手外科关节置换术

Arthroplasty in Hand Surgery

主编 〔瑞士〕斯蒂芬·F. 辛德勒（Stephan F. Schindele）

〔英〕格雷·吉丁斯（Grey Giddins）

〔法〕菲利普·贝尔梅尔（Philippe Bellemère）

主译 石仕元　崔永锋　谢庆平　翟伟韬

辽宁科学技术出版社
LIAONING SCIENCE AND TECHNOLOGY PUBLISHING HOUSE

拂石医典
FU SHI MEDBOOK

图书在版编目（ＣＩＰ）数据

手外科关节置换术 / (瑞士) 斯蒂芬· F.辛德勒, (英) 格雷·吉丁斯, (法) 菲利普·贝尔梅尔主编；石仕元等主译. -- 沈阳：辽宁科学技术出版社，2024. 9.
ISBN 978-7-5591-3883-5

Ⅰ. R658.2
中国国家版本馆CIP数据核字第2024FA7726号

著作权号：06-2023-20

版权所有　侵权必究

出版发行：辽宁科学技术出版社
　　　　　北京拂石医典图书有限公司
　　　　　地址：北京海淀区车公庄西路华通大厦 B 座 15 层
联系电话：010-57262361/024-23284376
E - m a i l: fushimedbook@163. com
印 刷 者：天津淘质印艺科技发展有限公司
经 销 者：各地新华书店

幅面尺寸：185mm×260mm
字　　数：594 千字　　　　　　　　　　印　　张：25.25
出版时间：2024 年 9 月第 1 版　　　　　印刷时间：2024 年 9 月第 1 次印刷

责任编辑：李俊卿　陈　颖　　　　　　　责任校对：梁晓洁
封面设计：潇　潇　　　　　　　　　　　封面制作：潇　潇
版式设计：天地鹏博　　　　　　　　　　责任印制：丁　艾

如有质量问题，请速与印务部联系　　　　联系电话：010-57262361

定　　价：168.00 元

翻译委员会名单

主　译　石仕元　崔永锋　谢庆平　翟伟韬

副主译　王凌椿　汪翼凡　胡胜平　章　鹏

译　者　崔永锋　杭州市第九人民医院

　　　　胡中青　杭州市第九人民医院

　　　　谢庆平　杭州求是医院

　　　　翟伟韬　上海市光华中西医结合医院

　　　　王凌椿　上海市光华中西医结合医院

　　　　金阳辉　杭州市红十字会医院

　　　　叶嘉杰　杭州市红十字会医院

　　　　冯俊凯　浙江中医药大学

　　　　曹满江　浙江中医药大学

　　　　石仕元　杭州市第九人民医院

　　　　陈根君　杭州市红十字会医院

　　　　汪翼凡　杭州市红十字会医院

　　　　胡胜平　杭州市红十字会医院

　　　　章　鹏　西湖大学

　　　　励迪鹏　杭州市第九人民医院

　　　　祖　罡　杭州市红十字会医院

　　　　金　昕　杭州市第九人民医院

主译简介

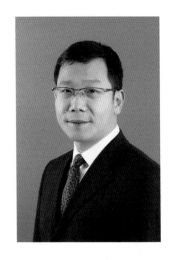

石仕元　骨科主任医师、浙江中医药大学硕导，现任杭州市红十字会医院钱塘院区（杭州市第九人民医院）院长，中国农工党杭州市委会副主委。中国防痨协会骨结核专业分会副主任委员，浙江省结核病临床质量控制中心主任，中华医学会结核病学分会骨科专业委员会副主任委员，中国康复医学会脊柱脊髓专业委员会脊柱感染学组副主任委员，浙江省医学会运动医学分会副主任委员，浙江省中西医结合学会骨伤专业委员会副主任委员，浙江省中西医结合学会骨质疏松专业委员会副主任委员。致力于骨关节创伤、感染、关节镜手术、人工关节置换手术30余年。在国内较早开展了关节镜手术；有丰富的髋关节、膝关节关节置换和翻修经验；在国内率先开展了关节结核早期人工关节置换手术；创新发展了脊柱结核的手术入路、方式方法等。主编专著《脊柱结核外科治疗学》、《脊柱感染诊断治疗学》等，主译专著《个体化髋关节和膝关节置换术》、《肩部手术精要》、《骨质疏松症患者骨科手术成功的秘诀》等，在国内外核心期刊发表论文120余篇。

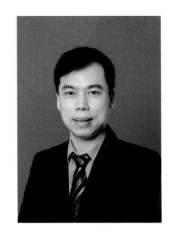

崔永锋　骨科博士后，主任医师，杭州市第九人民医院脊柱外科组长，骨外科后备学科带头人，美国纽约上州医科大学访问学者。目前任浙江省医学会骨质疏松与骨矿物盐疾病分会青年委员，浙江省中西医结合学会骨伤专业委员会骨质疏松诊断学组副组长，杭州市医学会骨质疏松与骨矿物盐疾病分会常务委员。被评为浙江省医坛新秀，杭州市131第二层次人才。擅长中老年脊柱退行性疾病的外科治疗，脊柱感染的诊断和治疗，骨关节创伤的中西医结合治疗和康复。主持国家级课题1项，省局级课题3项，在国家核心期刊发表论文20余篇，翻译著作2部，获发明专利3项。

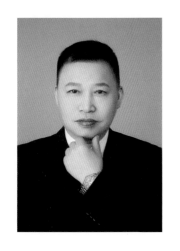

谢庆平　主任医师,硕士生导师,毕业于上海第二军医大学。现任杭州求是医院院长，中国医师协会显微外科医师分会常务委员、浙江省康复医学会四肢功能重建专业委员会主任委员，原浙江省医师协会显微外科分会会长，原浙江省医学会显微外科学分会主任委员。美国克利夫兰诊所客座教授，美国克利夫兰医学中心阿尔兹海默症合作首席研究员，韩国首尔峨山医学中心客座教授，德国明斯特大学医院客座教授。从事医、教、科学研究40年，共撰写科学论文及指导研究生论文20余篇，参编学术专著2部，获科研成果奖4项。

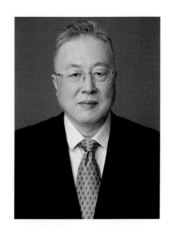

翟伟韬　上海市光华中西医结合医院关节矫形外科主任医师，硕士研究生导师，毕业于上海复旦大学医学院临床医学系，从事关节外科工作30余年，曾先后在上海市第六人民医院关节外科和华山医院运动医学科工作。具有丰富的关节疾病诊治临床经验，长期致力于类风湿关节炎、强直性脊柱炎、骨关节炎、股骨头无菌性坏死、运动损伤等关节疾病诊疗与研究，在人工关节置换外科和关节镜外科领域具有较深造诣。任白求恩公益基金会关节外科专业委员会委员，中国康复技术转化及发展促进会骨外科学与康复技术转化专业委员会委员，中国中药协会骨伤科药物研究专业委员会委员，中国研究型医院学会关节外科学专业委员会类风湿关节学组委员。

译者序

　　手部人工关节置换的患者主要是因为手外伤、类风湿关节炎、手关节骨性关节炎等疾病。我国有大量的手外伤患者，占大多数医院急诊创伤的20%～40%；根据2020年的数据，我国有类风湿关节炎患者500余万，类风湿关节炎大多以手部关节病变为主；2023年我国老年人有2.8亿，手部骨关节炎患者越来越多。然而，我国手部人工关节置换手术开展却并不普及。究其原因，首先是我国骨科医生包括手外科医生对手部关节置换手术的适应证、技术、疗效等总体上认识不深，有些关节假体设计还不够成熟；其次是患者对手部关节置换的情况也不甚了解，当然也由于手外伤大多是工伤，获得赔偿后患者觉得手部个别关节功能障碍对手整体功能影响不严重，也不再去进一步采取关节置换手术。我认为随着我国医疗保障水平的提高，患者最佳手部功能的需求增加，医生对手部关节置换的认识度提高，以及手部关节假体设计和材料的改进，手部关节置换也会越来越普及。此时我们来翻译出版这本全面而专业的手外科医学专著具有很重要的意义。

　　本书共分35章节，由来自瑞士、法国、英国、德国、意大利、丹麦、澳大利亚、比利时、挪威、瑞典、美国、摩洛哥等全球十几个国家的手外科专家教授编著，阐述了手部关节解剖学、人工关节材料学、人工关节发展史、手部人工关节置换的原则、适应证、禁忌证，系统全面地介绍了腕关节、掌指关节、指间关节、第一掌腕关节、尺腕关节、舟月关节、头月关节、豌豆三角关节、小指掌腕关节、舟状骨大多角骨关节等手部不同关节、不同方法、不同假体的人工关节置换手术技术，以及术后康复治疗、并发症的处理、人工关节的翻修手术等，还包含足趾关节移植重建手部关节技术。书中不仅推荐了相对成熟的手术方法，也不乏作者自己的手术经验，同时还结合了大量的文献资料，对手部人工关节置换术后疗效、生存率进行了客观的评价。该书中结合大量的解剖图、手术中照片、影像学图片，可读性强，读者在掌握手术技术的同时，还能了解手部关节置换手术的前世今生，开拓了视野。希望本书的翻译出版也能对我国的手外科从业者有所启示，进而推动我国手外科进入新时代。

　　感谢一年多来参与翻译和修改的各位医生。由于我们专业知识水平的局限，难免存在理解的偏差而出现错误，敬请同道们批评指正。

石仕元

2024年9月9日

原著前言

亲爱的同事和朋友们：

当2021年我们写这篇前言时，回顾了2020这一年发生的一切，在这一年，欧洲手外科协会联合会（FESSH）年会历史上第一次因疫情而无法举行。会议原本计划于2020年6月在瑞士巴塞尔举行，然而在2020 年 9 月初，在非常无奈的环境下和仓促的公告后，只能组织了一场精彩的 FESSH 线上会来取代原来的线下会议。

我们编辑、所有作者以及出版团队为出版这本书准备了将近2年的时间。我们非常感谢所有参与其中的人。经过巨大的艰苦努力和后勤工作上的各种挑战，该教材终于能够以印刷体和电子载体的形式出版。我们希望通过我们的这些努力能够提高读者们关于手外科人工关节置换术的认识，同时希望每个人都能因这本书而使日常工作受益。我们要特别感谢我们的家人，他们在整个项目中一直支持和鼓励我们。感谢 Ulrike、Flurin 和 Jakob的耐心工作，感谢Jane、Imogen、Miranda和Hugo的支持和包容，还要感谢Philippe Bellemère家人 Catherine、Olivia、Chloè和Matthieu。我们三个人都要向所有辛勤工作的作者表示衷心的感谢，也要感谢我们的同事们在这个项目中以及多年来的支持。

Stephan F. Schindele，MD

Grey Giddins，FRCS（Orth）

Philippe Bellemère，MD

原著作者简介

Stephan F. Schindele

　　医学博士，骨科和手外科医生

　　瑞士苏黎世舒尔泰斯诊所手外科副主任

Grey Giddins，FRCS（Orth）

　　皇家联合医院骨科和手外科顾问

　　英国巴斯大学客座教授

Philippe Bellemère

　　医学博士，骨科和手外科医生

　　法国南特圣赫布兰，南特大西洋学院

原著编委会

Ludovic Ardouin, MD
Elsan Santé Atlantique
Institut de la Main Nantes Atlantique
Nantes, France

Philippe Bellemère, MD
Hand and Orthopaedic Surgeon
Institut de la Main Nantes-Atlantique
Nantes Saint-Herblain, France

Onur Berber, FRCS (Tr&Orth), MSc, BSc (Hons), SEM. UK&Ire, DipHandSurg
Department of Trauma and Orthopaedics
Whittington Health
London, UK

Michel E. H. Boeckstyns, MD, PhD
Consultant Hand Surgeon
Capio Private Hospital
Senior Researcher
Clinic for Hand Surgery
Herlev–Gentofte Hospital
University of Copenhagen
Hellerup, Denmark

Michael Brodbeck, MD
Hand Surgeon
Department of Hand Surgery
Schulthess Klinik
Zurich, Switzerland

Marion Burnier, MD
Wrist Surgery Unit
Department of Orthopaedics
Claude-Bernard Lyon 1 University
Herriot Hospital
Lyon, France

Maurizio Calcagni, MD
Division of Plastic Surgery and Hand Surgery
University Hospital Zurich
Zurich, Switzerland

Massimo Ceruso, MD
Full Professor of Orthopaedics
Past President of SICM
Past FESSH Secretary General
Florence, Italy

Kevin C. Chung, MD
Department of Surgery
Section of Plastic Surgery
University of Michigan
Ann Arbor, Michigan, USA

Gilles Dautel, MD
Centre Chirurgical Emile Gallé
Nancy Medical School
Nancy, France

David Elliot, MA (Oxon), FRCS
Consultant Hand Surgeon (Retd.)
Essex, UK

Dirck Ananos Flores, FRACS
Consultant
Sir Charles Gairdner Hospital
Perth, Western Australia

Florian S. Frueh, MD
Division of Plastic Surgery and Hand Surgery
University Hospital Zurich
Zurich, Switzerland

Lorenzo Garagnani, MD, FRCS, EBHS DipHandSurg
Department of Orthopaedics
Guy's & St Thomas' Hospitals
London, UK

Marc Garcia-Elias, MD, PhD
Consultant and Co-Founder
Kaplan Hand Institute
Barcelona, Spain
Honorary Consultant
Pulvertaft Hand Center
Derby, UK

Grey Giddins, FRCS (Orth)
Consultant Orthopaedic and Hand Surgeon
The Royal United Hospitals;
Visiting Professor
University of Bath
Bath, UK

Sam Gidwani, MBBS, FRCS (Tr & Orth), DipHand Surg
Department of Orthopaedics
Guy's and St Thomas' Hospitals
London, UK

Thomas Giesen, MD
Chirurgia della Mano
Ars Medica
Gravesano, Switzerland

Jörg Grünert, MD
Professor
Clinic for Hand, Plastic and Reconstructive Surgery
Kantonsspital St. Gallen
St. Gallen, Switzerland

Marco Guidi, MD
Division of Plastic Surgery and Hand Surgery
University Hospital Zurich
Zurich, Switzerland

Elisabet Hagert, MD, PhD
Department of Clinical Science and Education
Karolinska Institutet;
Arcademy
H. M. Queen Sophia Hospital
Stockholm, Sweden

Timothy Hardwick, MD
Hand Unit, Department of Trauma and Orthopaedics
Brighton and Sussex NHS Trust
Royal Sussex County Hospital
Brighton, UK

Daniel B. Herren, MD, MHA
Schulthess Klinik
Zurich, Switzerland

Guillaume Herzberg, MD, PhD
Professor of Orthopaedic Surgery
Lyon Claude Bernard University
Herriot Hospital
Lyon, France

Nadine Hollevoet, MD, PhD
Associate Professor
Department of Orthopaedic Surgery and
    Traumatology
Ghent University Hospital
Gent, Belgium

Tom Joyce, PhD
Professor
School of Engineering
Newcastle University
Newcastle upon Tyne, UK

Koo Siu Cheong Jeffrey Justin, MBBS (HK), FHKCOS,
    FHKAM (Orthopaedic Surgery), FRCSEd (Orth),
    MHSM (New South Wales), MScSMHS (CUHK)
Associate Consultant (Orthopaedics Traumatology)
Department of Orthopaedics & Traumatology
Alice Ho Miu Ling Nethersole Hospital
Tai Po, Hong Kong

Yngvar Krukhaug, MD, PhD
Senior Consultant Orthopaedic Surgeon
Associate Professor
Orthopaedic Clinic
Haukeland University Hospital
University of Bergen
Bergen, Norway

Nikolai Kuz, MD
Physician
Department of Hand, Plastic, and Reconstructive
    Surgery
BG Trauma Center
Frankfurt/Main, Germany

Martin Franz Langer, MD
Professor
Clinic for Trauma, Hand, and Reconstructive Surgery
University Clinic Münster
Münster, Germany

Marc Leroy, MD
Institut de la main Nantes Atlantique
Nantes, France

Bruno Lussiez, MD
Orthopaedic Surgeon
Clinique de Chirurgie orthopédique et
    traumatologique de Monaco
Principality of Monaco

Augusto Marcuzzi, MD
Department of Hand Surgery
"Policlinico di Modena" University Hospital
Modena, Italy

Miriam Marks, PhD
Department of Teaching, Research and Development
Schulthess Klinik
Zurich, Switzerland

Lawrence Stephen Moulton, MD
Consultant Orthopaedic Upper Limb Surgeon
Department of Orthopaedic Surgery
Royal Cornwall Hospitals NHS Trust
Cornwall, UK

Giovanni Munz, MD
Unit of Surgery and Reconstructive Microsurgery of
    the Hand
Azienda Ospedaliero Universitaria Careggi
Florence, Italy

Ladislav Nagy, MD
Professor
Hand Surgery Division
University Clinic Balgrist
Zurich, Switzerland

Florian Neubrech, MD
Department for Plastic, Hand and Reconstructive
    Surgery
BG Trauma Center Frankfurt am Main
Frankfurt, Germany

Michaël Y. Papaloïzos, MD
CH8-Center for Hand Surgery and Therapy
Geneva, Switzerland

Sandra Pfanner, MD
Unit of Surgery and Reconstructive Microsurgery of
    the Hand
Azienda Ospedaliero Universitaria Careggi
Florence, Italy

Lukas Pindur, MD
Resident Plastic, Hand and Reconstructive Surgery
BG Trauma Center Frankfurt
Academic Hospital of the Goethe University Frankfurt
Frankfurt, Germany

Ole Reigstad, MD, PhD
Consultant
EBHS Fellow
Hand and Microsurgery Department
Orthopedic Clinic
Oslo University Hospital
Oslo, Norway

Susanne Rein, MD, PhD, MBA
Department of Plastic and Hand Surgery, Burn Unit
Hospital Sankt Georg
Leipzig, Germany

Lisa Reissner, MD
Division of Hand Surgery
The Balgrist
Zurich, Switzerland

Martin Richter, MD
Director
Department of Hand Surgery
Malteser Hospital Seliger Gerhard
Bonn, Germany

Matthew Ricks, BSc Hons, MBBS, MRCS, MSc Trauma
    Surgery, MSc Adv HCP, FRCS (Tr & Orth)
Consultant Upper Limb Trauma and Orthopaedic
    Surgeon
Wrightington Hospital
Wigan, UK

Marco Rizzo, MD
Professor, Department of Orthopedic Surgery
Chair, Division of Hand Surgery
Mayo Clinic
Rochester, Minnesota, USA

Sarah E. Sasor, MD
Department of Plastic Surgery
Medical College of Wisconsin
Milwaukee, Wisconsin, USA

Michael Sauerbier, MD
Professor
Department for Plastic, Hand and Reconstructive
    Surgery
BG Trauma Center Frankfurt am Main
Frankfurt, Germany

Stephan F. Schindele, MD
Orthopaedic and Hand Surgeon
Deputy Head, Department of Hand Surgery
Schulthess Klinik
Zurich, Switzerland

Adam Sierakowski, FRCS(Plast)
Consultant Plastic and Hand Surgeon
St. Andrew's Centre for Plastic Surgery and Burns
Chelmsford, UK

Maria Sirotakova, MD
Consultant Plastic and Hand Surgeon (Retd.)
Chelmsford, UK

Sumedh C. Talwalkar, MBBS, MRCS, MS (Orth),
  MCh (Orth) Liverpool, FRCS (Tr & Orth)
Consultant Hand and Upper Limb Surgeon
Divisional Medical Director Specialist Services
WWL NHS Trust
Wigan, UK

Athanasios Terzis, MD
Orthopaedic and Trauma Surgeon, Hand Surgeon
Consultant, Department for Plastic, Hand and Recon-
  structive Surgery
BG Trauma Center Frankfurt
Academic Hospital of the Goethe University Frankfurt
Frankfurt, Germany

Ian Trail, MD, FRCS
Consultant Orthopaedic Surgeon
WWL NHS Trust
Wigan, UK

Frank Unglaub, MD
Professor
Vulpiusklinik
Bad Rappenau, Germany

Jörg van Schoonhoven, MD
Professor and Senior Consultant
Hand Center Bad Neustadt
Bad Neustadt an der Saale, Germany

David Warwick, MD, FRCSOrth, Eur Dip Hand Surg
Professor and Consultant Hand Surgeon
University Hospital Southampton
Southampton, UK

Chris Williams, FRCS(Orth)
Consultant Hand Surgeon
Trauma and Orthopaedic Department
Royal Sussex County Hospital
Brighton, UK

Claire Jane Zweifel, MD, FMH(Plast), EBOPRAS EDHS
Consultant Plastic and Hand Surgeon
St. Andrew's Centre for Plastic Surgery and Burns
Broomfield Hospital
Chelmsford, UK

目 录

第2篇　指关节置换术

第1篇 概 论

1

第1章 手指关节的解剖结构和重要功能：简图

Martin Franz Langer, David Warwick, Frank Unglaub, and Jörg Grünert

【摘要】手指关节极为精巧，它们高效且精确，灵活又稳定。本章将展示手指关节的解剖图谱，以帮助读者了解从DIP到CMC 的所有手指关节详细的解剖、运动、血液供应和神经支配。重点介绍韧带的精确结构和功能；关节力学可以通过关节的两个旋转中心来理解：一个骨软骨中心和一个韧带中心。

【关键词】手指关节，解剖学，生物力学，神经支配，动力学，副韧带，血液供应，旋转中心

概述

手部功能的奇妙多样性是通过手指的大范围自由运动来实现的，这使得手指关节既稳定又精确。正如亚里士多德所说："手是'工具中的工具'"（Aristotle，Parts of animals IV 10，687a：8～10）。本章将介绍手指和拇指关节的解剖、生物力学和运动模式。

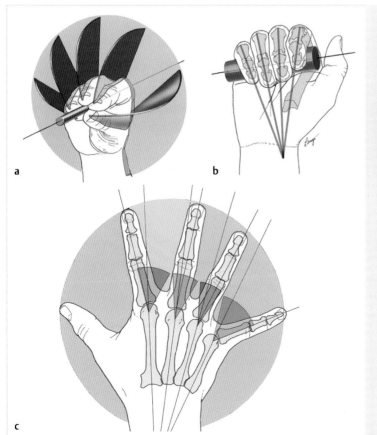

图 1.1 （a）当指间关节在伸直位同时屈曲掌指关节时，可使指尖聚拢在一起，它们围成一条穿过第三掌骨头的矢状轴。（b）如果手指在指间关节和掌指关节处弯曲，会在掌侧掌骨头前方围成一条横轴。中指的轴线以舟状骨或桡骨远端上方的一个点为中心。（c）如果拇指和其他手指尽可能张开，手指在一个圆形平面上排列。掌骨的轴线朝向桡骨干上的一个点。掌指关节在这个位置有最大的横向活动度（约40°），更偏向尺侧而不是桡侧方向。（©Martin F. Langer）

1

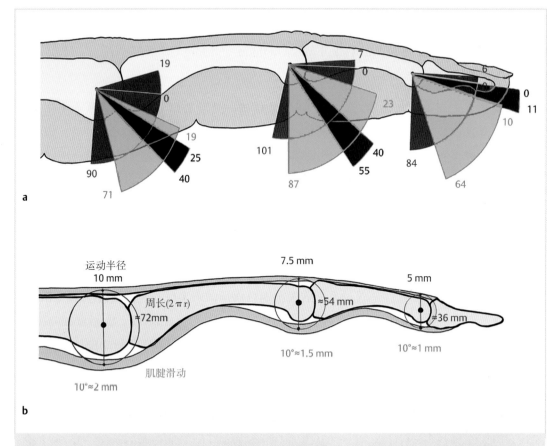

图 1.2 （a）手指关节的活动范围［掌指关节（MP 或 MCP）、近侧指间关节（PIP）和远侧指间关节（DIP）］：红色：最大活动范围。绿色：功能性运动范围。蓝色：关节融合术的推荐角度。关节融合术的角度因每个手指及患者功能需求的不同而异。 （b）屈肌腱和伸肌腱离关节轴的大约距离，用于简单的滑动计算。屈曲 10° 时肌腱离开关节的距离：DIP 1mm，PIP 1.5mm，MP 2mm。（©Martin F. Langer）

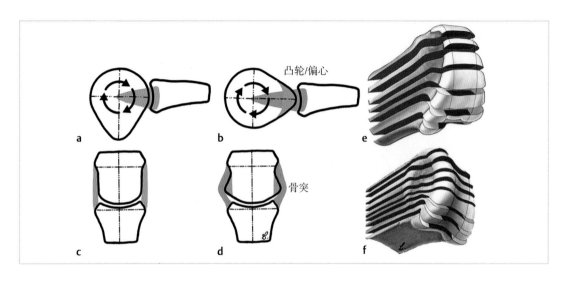

1

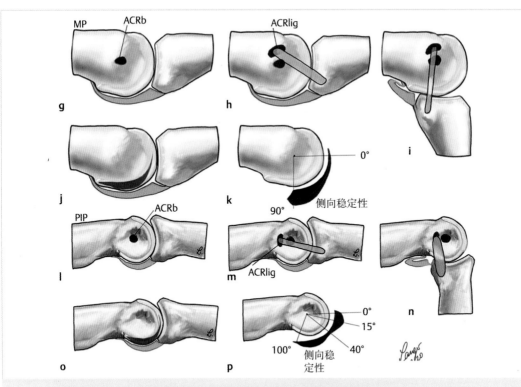

图 1.3　使关节保持稳定的机制是什么？有两个重要的机制使侧副韧带保持紧张：骨突杠杆力臂机制和偏心凸轮机制（韧带止点的偏心位置）。此外，骨和韧带有不同的旋转中心。这就是指关节的"双偏心机制"。（a）小半径时侧副韧带未处于紧张状态。（b）随着半径增大，侧副韧带被拉紧。（c）在向远侧水平方向伸直时（无骨突或杠杆力臂），侧副韧带呈松弛状态。（d）当关节屈曲时，侧副韧带需滑过增宽的基底（骨突）并被拉紧。（e）掌骨头的背侧呈球形而掌侧呈双髁状。（f）近节指骨头在背侧和掌侧均为双髁状。（g）掌指关节（MP）：在转动时并没有一个精确的旋转中心，而是在骨上由旋转中心形成一个区域（ACRb）。（h）侧副韧带有另一个旋转中心区域（ACRlig）。这个ACRlig 在掌指关节是位于 ACRb 的背侧。（i）屈曲时侧副韧带存在双重紧张机制。首先由于更大的弯曲半径，其次由于更宽的基底。（j）掌骨头增宽的基部（骨突）标记为蓝色。（k）在 MP 关节中，两种韧带紧张机制的作用方向相同。在伸直时两者都处于松弛状态，屈曲时两者都处于紧张状态：掌指关节（MCP）双重紧张机制。（l）近侧指间关节（PIP）的 ACRb。（m）在 PIP 中，ACRlig 位于ACRb 的近端。在伸直时，ACRlig 与骨突之间的距离大于屈曲时，因此侧副韧带处于紧张状态。（n）PIP 屈曲时，ACRlig 与结节之间的距离较短，但由于近节指骨头部在掌侧的骨突而使侧副韧带处于紧张状态。（o）指骨头在掌侧部分增宽（骨突）。（p）PIP 的偏心凸轮机制（红色）和骨突杠杆力臂机制（蓝色）作用互补，即"PIP 互补紧张机制"。（©Martin F. Langer）

1

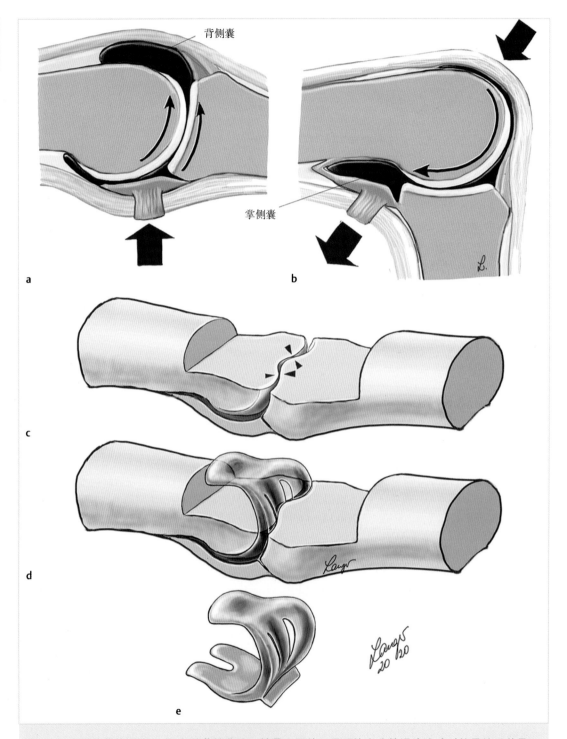

背侧囊

掌侧囊

a

b

c

d

e

图 1.4 手指关节的滑液。（a）关节的非均一性是必要的。尽可能充分的滑液流动对软骨的滋养是必要的。相邻关节软骨的接触面积明显小于软骨的总面积。当指关节伸直时，屈肌腱和副侧副韧带把掌板压到关节上，使关节囊滑液从掌侧囊流向背侧囊。（b）当指关节屈曲时，屈肌腱通过滑车牵拉掌板，产生一种吸力，将滑液从背侧囊吸到掌侧囊。（c~e）近侧指间关节（PIP）关节上的接触面（红色箭头）位于髁突的内侧。PIP 关节上的滑膜腔见（d）和（e）。（©Martin F. Langer）

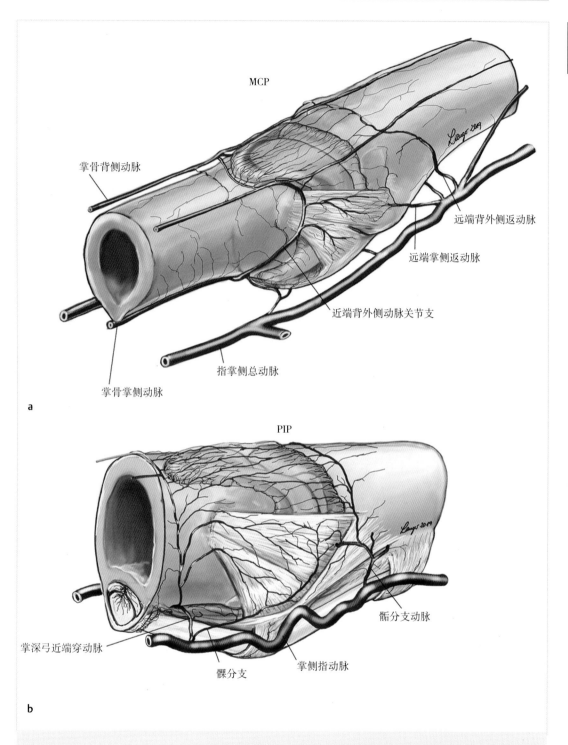

图 1.5　（a）掌指关节（MCP）的血供。滑膜囊在边缘有充足的血液供应。侧副韧带的血供是从韧带的近侧和远侧止点进入。（b）近侧指间关节（PIP）的血供。（©Martin F. Langer）

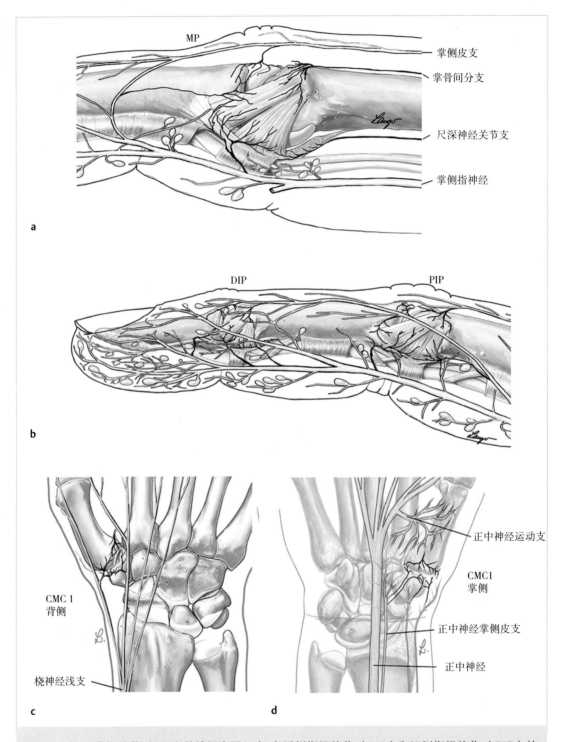

图 1.6 （a）掌指关节（MP）的神经支配。（b）近侧指间关节（PIP）和远侧指间关节（DIP）的神经支配。（c）第一腕掌关节（CMC1）神经支配 – 背侧观。（d）CMC1 关节的神经支配 – 掌侧观。（©Martin F. Langer）

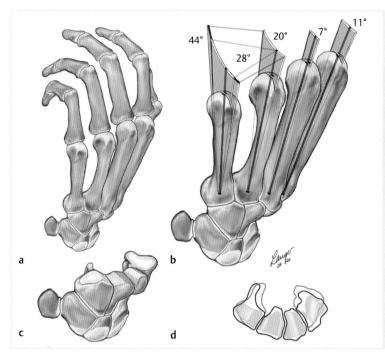

图 1.7　CMC2 至 CMC5 关节。（a）手部骨骼的尺背侧视图。（b）CMC 关节的活动度。第三掌骨（MC3）的掌背方向关节活动度仅为 7°，MC4 为 20°，MC5 为 28°。与 MC4 一起，MC5 的活动度甚至达到了 40°。（c）远排腕骨的远侧关节面视图。（d）远排腕骨的活动度很小。（©Martin F. Langer）

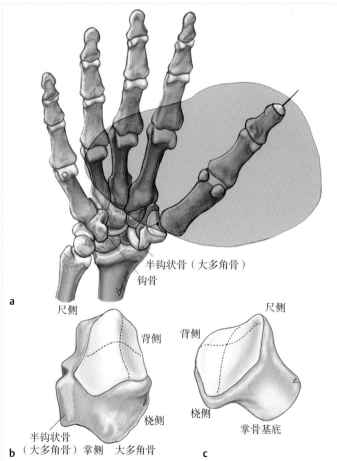

图 1.8　（a）拇指的活动范围。（b）CMC1 在大多角骨上的关节面。（c）CMC1 在 MC1 基底上的关节面。（©Martin F. Langer）

1

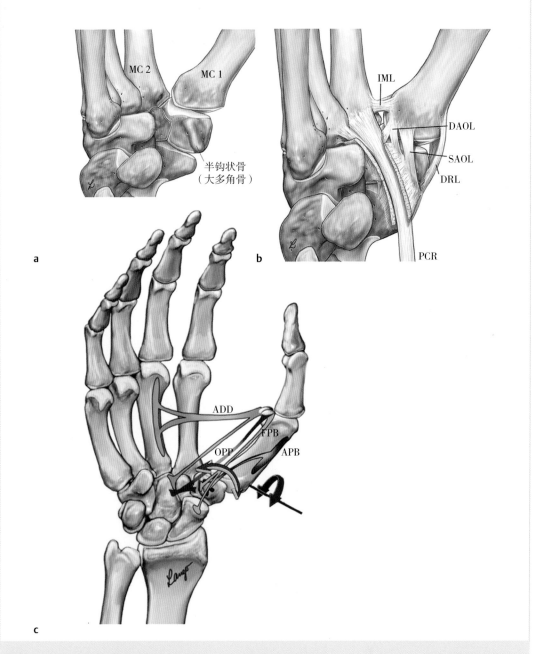

图 1.9 （a）CMC1 骨结构的掌侧视图。（b）CMC1 掌侧韧带。（c）作用于 CMC 1 的大鱼际肌。
ADD，拇内收肌；APB，拇外展肌；DAOL，深前斜韧带；DRL，桡背侧韧带；FPB，拇屈肌；IML，
掌骨间韧带；OPP，拇对掌肌；SAOL，浅前斜韧带。（©Martin F. Langer）

1

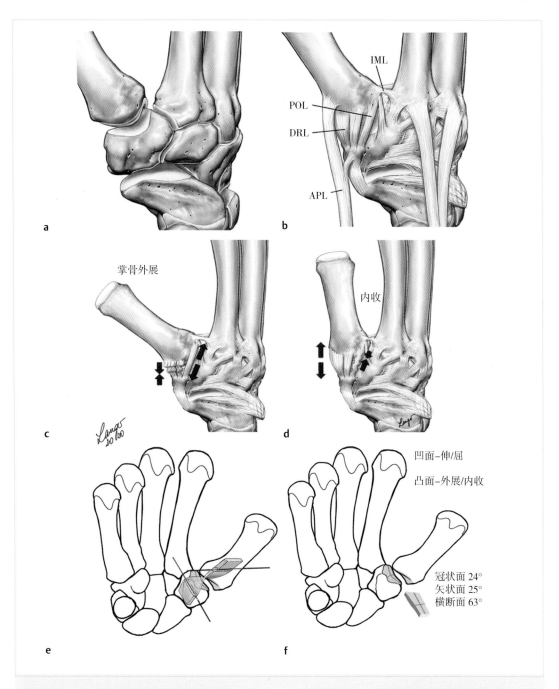

图 1.10 （a）CMC1 骨结构的背侧视图。（b）CMC1 背侧韧带。（c）外展时，桡侧韧带松弛，尺侧韧带紧张。（d）内收时，桡侧韧带紧张，尺侧韧带松弛。（e）CMC1 是具有两个活动轴的万向关节（Hooke 或 Cardan 关节）。（f）CMC1 关节面的方向和位置。（©Martin F. Langer）

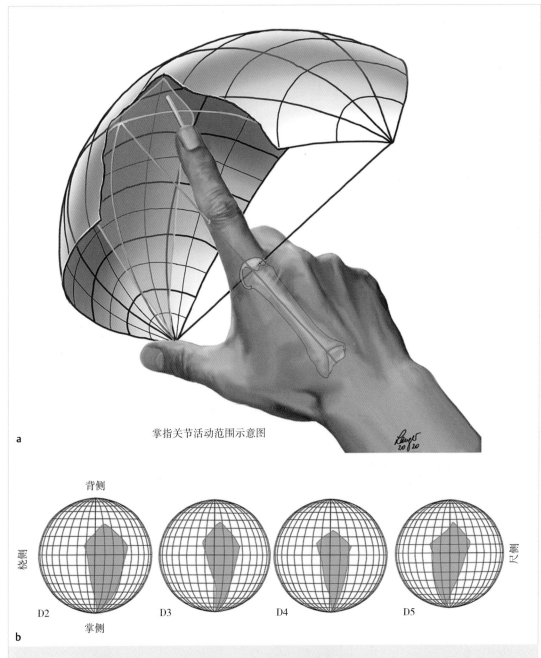

掌指关节活动范围示意图

a

背侧

桡侧

尺侧

D2　　　　　D3　　　　　D4　　　　　D5

掌侧

b

图 1.11　（a）掌指关节（MP）指数目测法。掌骨的轴线以绿线表示。（b）MP2 至 MP5 活动范围目测法。（由 Shiino 和 Fick 于 1925 年修改）（©Martin F. Langer）

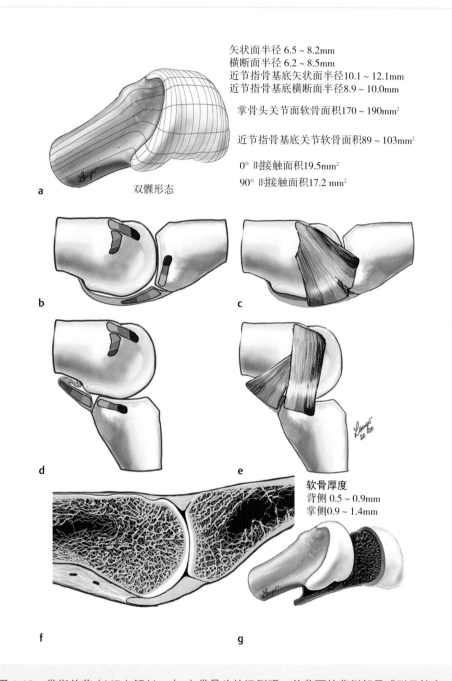

矢状面半径 6.5 ~ 8.2mm
横断面半径 6.2 ~ 8.5mm
近节指骨基底矢状面半径10.1 ~ 12.1mm
近节指骨基底横断面半径8.9 ~ 10.0mm

掌骨头关节面软骨面积170 ~ 190mm²

近节指骨基底关节软骨面积89 ~ 103mm²

0° 时接触面积19.5mm²

90° 时接触面积17.2 mm²

双髁形态

软骨厚度
背侧 0.5 ~ 0.9mm
掌侧0.9 ~ 1.4mm

图 1.12　掌指关节（MP）解剖。（a）掌骨头的远侧观。关节面的背侧部呈球形且较窄，掌侧部呈双髁状而较宽。（b）侧副韧带（固有侧副韧带）的起点和止点（红色、橙色、黄色）和副侧副韧带的起点和止点（绿色、蓝绿色、蓝色）。（c）处于 0° 的 MP 关节韧带。（d）屈曲 90° 时 MP 关节韧带的起点和止点。（e）处于 90° 的 MP 韧带。（f）矢状面上掌骨头骨小梁和近节指骨基底部。观察软骨的厚度、背板和掌板的厚度。（g）掌骨头矢状位截面斜位视图。（©Martin F. Langer）

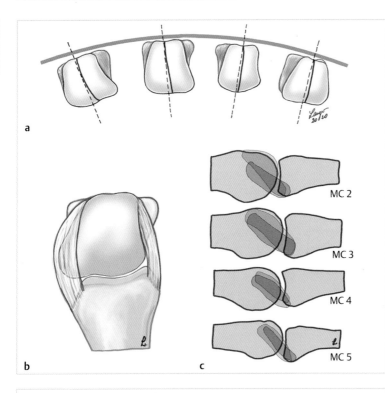

图 1.13　掌骨头与桡侧和尺侧副韧带的位置关系。（a）在关节微屈时，掌骨头正常位置的远侧面观。黑色虚线表示不同角度掌骨的正中矢状面，红线表示关节屈伸时的运动轴线且总是偏向尺侧。（b）食指（第二掌指关节）在屈曲 90° 时，掌骨头的位置更突出，且桡侧副韧带位置更靠背侧。（c）各个掌骨头桡侧副韧带（蓝色）和尺侧副韧带（红色）位置的投影。桡侧副韧带总是更靠背侧且更突出。（©Martin F. Langer）

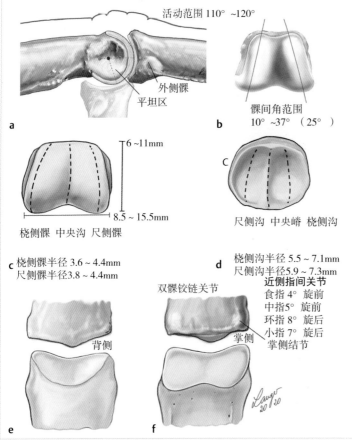

图 1.14　近侧指间关节（PIP）的解剖。（a）PIP 关节在 0° 和 90° 时的侧方视图。近节指骨头的"最准确"旋转中心是图中红点。近节指骨头桡侧面的旋转中心是两个蓝点。它们在 0° 和 90° 之间会有变化。注意关节面接触中心的位置，在 90° 时比在 0° 时更靠近接触区的背侧。旋转中心区域更靠近远侧和掌侧的位置是平坦的区域。这个平坦区域对于侧副韧带在屈曲时通过骨突（杠杆力臂）变得紧张具有重要作用。（b）近节指骨头两髁有一个 10° 至 37° 的发散角。（c）近节指骨头的大小。两髁突起的顶点和中央凹槽的低处呈曲线状。（d）中节指骨基底面的大小。尺侧沟和桡侧沟的凹槽和中央脊的顶点形成曲线。（e）PIP 关节的背侧观。（f）PIP 关节的掌侧观。（©Martin F. Langer）

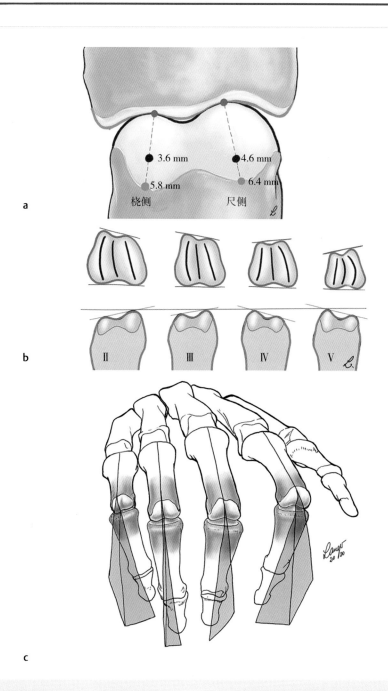

图 1.15　近侧指间关节（PIP）的不对称性。（a）PIP 关节桡侧髁和尺侧髁的背侧观。蓝点：较小的接触区域。红点：桡侧髁和尺侧髁的旋转中心。绿点：中节指骨基底部桡侧与尺侧沟的旋转中心。（b）"PIP 悖论"。上排：近节指骨头轴位图：多数情况下，第二和第三指桡侧髁大于尺侧髁，在无名指和小指尺侧髁大于桡侧髁。下排：近节指骨头部的背侧观。大多数情况下，食指和中指的尺侧髁较突出；无名指和小指桡骨髁更突出。因此食指的桡骨髁半径更大但更短而尺侧髁半径更小但更长。这对食指在屈曲时的聚拢动作很重要。（c）PIP 关节在屈曲时指尖的聚拢动作。最桡侧指和最尺侧指有更大的聚拢效应。（©Martin F. Langer）

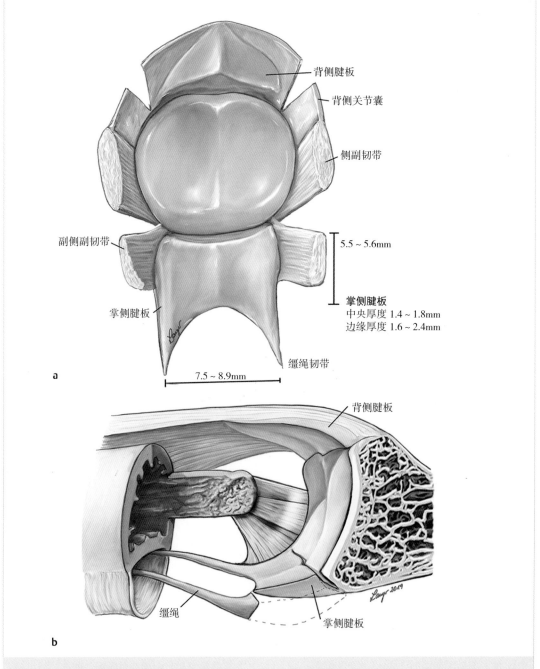

图 1.16　近侧指间关节（PIP）的关节囊结构。（a）中节指骨基底部韧带和关节囊结构附着点。（b）PIP 关节部分切除了头部和基底部的内部视图。（©Martin F. Langer）

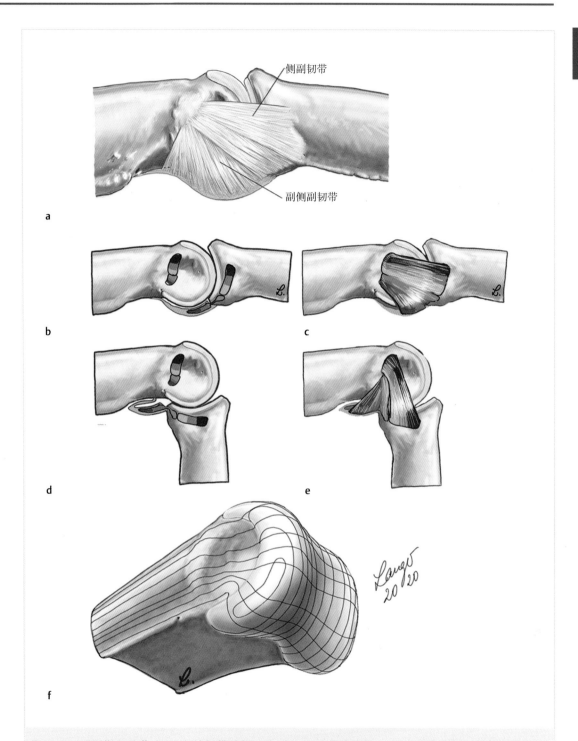

侧副韧带

副侧副韧带

a

b

c

d

e

f

图 1.17　近侧指间关节（PIP）的韧带结构。（a）PIP 关节的韧带。（b）固有侧副韧带起止点（红色、橙色、黄色）和副侧副韧带（绿色、蓝绿色、蓝色）的起止点。（c）PIP 在 0° 时的韧带图。（d）在 90° 时韧带的起止点。（e）PIP 在 90° 时的韧带图。（f）髁的掌侧部分明显向两侧突起，与平坦区一起形成骨突。（©Martin F. Langer）

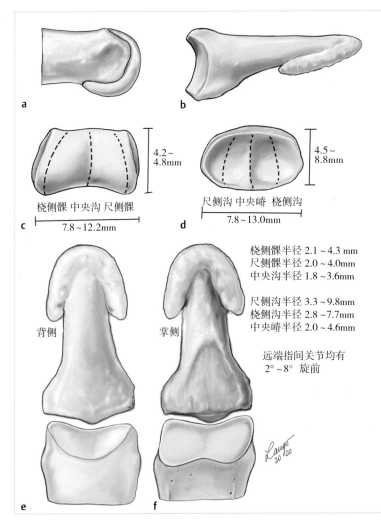

图 1.18 远侧指间关节（DIP）解剖。（a）中节指骨头侧面观。（b）远节指骨侧面观。（c）中节指骨头的大小。（d）远节指骨基底部的大小。（e）DIP 关节的背面观。（f）DIP 关节掌面观。（©Martin F. Langer）

4.2~4.8mm

桡侧髁 中央沟 尺侧髁

7.8~12.2mm

尺侧沟 中央嵴 桡侧沟

4.5~8.8mm

7.8~13.0mm

c   d

背侧   掌侧

桡侧髁半径 2.1~4.3 mm
尺侧髁半径 2.0~4.0mm
中央沟半径 1.8~3.6mm

尺侧沟半径 3.3~9.8mm
桡侧沟半径 2.8~7.7mm
中央嵴半径 2.0~4.6mm

远端指间关节均有 2°~8° 旋前

e   f

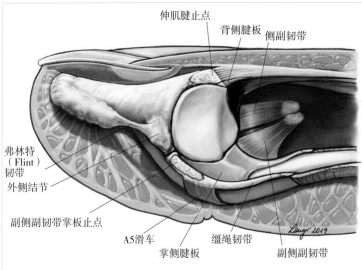

图 1.19 切除中节指骨后，远侧指间关节（DIP）视图。（©Martin F. Langer）

伸肌腱止点
背侧腱板
侧副韧带
弗林特（Flint）韧带
外侧结节
副侧副韧带掌板止点
A5滑车
掌侧腱板
缰绳韧带
副侧副韧带

a

推荐阅读文献

Aleksandrowicz R, Pagowski S, Seyfried A. Anatomic-geometric and kinematic analysis of the metacarpo-phalangeal articulation of the III digit of human hand. Folia Morphol (Warsz). 1974; 33(4):353–361

Allison DM. Anatomy of the collateral ligaments of the proximal interphalangeal joint. J Hand Surg Am. 2005; 30(5):1026–1031

Ash HE, Unsworth A. Proximal interphalangeal joint dimensions for the design of a surface replacement prosthesis. Proc Inst Mech Eng H. 1996; 210(2):95–108

Bade H, Schubert M, Koebke J. Functional morphology of the deep transverse metacarpal ligament. Ann Anat. 1994; 176(5):443–450

Bain GI, Polites N, Higgs BG, Heptinstall RJ, McGrath AM. The functional range of motion of the finger joints. J Hand Surg Eur Vol. 2015; 40(4):406–411

Bogumill GP. A morphologic study of the relationship of collateral ligaments to growth plates in the digits. J Hand Surg Am. 1983; 8(1):74–79

Bowers WH, Wolf JW, Jr, Nehil JL, Bittinger S. The proximal interphalangeal joint volar plate. I. An anatomical and biomechanical study. J Hand Surg Am. 1980; 5(1):79–88

Brand PW, Hollister AM. Clinical Mechanics of the Hand. 3 rd ed. St. Louis: Mosby;1999

BurfeindH. Zur Biomechanik des Fingers unter Berücksichtigung der Krümmungsinkongruenz der Gelenkflächen. Göttingen: Cuvillier;2003

ChaoEYS, AnK-n, CooneyWP, LinscheidRL. Biomechanics of the Hand. World Scientific;1989

Chen J, Tan J, Zhang AX. In vivo length changes of the proximal interphalangeal joint proper and accessory collateral ligaments during flexion. J Hand Surg Am. 2015; 40(6):1130–1137

Chikenji T, Suzuki D, Fujimiya M, Moriya T, Tsubota S. Distribution of nerve endings in the human proximal interphalangeal joint and surrounding structures. J Hand Surg Am. 2010; 35(8):1286–1293

Degeorges R, Parasie J, Mitton D, Imbert N, Goubier J-N, Lavaste F. Threedimensional rotations of human three-joint fingers: an optoelectronic measurement. Preliminary results. Surg Radiol Anat. 2005; 27(1):43–50

Dubousset J.. Les phénomènes de rotation lors de la préhension au niveau des doigts. Ann Chir. 1971; 25:19–20; C935–945

Dumont C, Albus G, Kubein-Meesenburg D, Fanghänel J, Stürmer KM, Nägerl H. Morphology of the interphalangeal joint surface and its functional relevance. J Hand Surg Am. 2008; 33(1):9–18

Dumont C, Burfeind H, Kubein-Meesenburg D, et al. Physiological functions of the human finger. J Physiol Pharmacol. 2008; 59 Suppl 5:69–74

Dumont C, Ziehn C, Kubein-Meesenburg D, Fanghanel J, Sturmer KM, Nagerl H. Quantified contours of curvature in metacarpophalangeal joints. J Hand Surg Am. 2009; 34A:317–325

Dy CJ, Tucker SM, Kok PL, Hearns KA, Carlson MG. Anatomy of the radial collateral ligament of the index metacarpophalangeal joint. J Hand Surg Am. 2013; 38(1):124–128

Dzwierzynski WW, Pintar F, Matloub HS, Yoganandan N. Biomechanics of the intact and surgically repaired proximal interphalangeal joint collateral ligaments. J Hand Surg Am. 1996; 21(4):679–683

Eaton RG. Joint Injuries of the Hand. Springfield: Charles C Thomas;1971

Fick R. Handbuch der Anatomie und Mechanik der Gelenke Band 1–3. In: Bardeleben CV, ed. Handbuch der Anatomie des Menschen. Jena: Gustav Fischer; 1904–1911

Gad P. The anatomy of the volar part of the capsules of the finger joints. J Bone Joint Surg Br. 1967; 49(2):362–367

Gigis PI, Kuczynski K. The distal interphalangeal joints of human fingers. J Hand Surg Am. 1982; 7(2):176–182

Hakstian RW, Tubiana R. Ulnar deviation of the fingers: the role of joint structure and function. J Bone Joint Surg Am. 1967; 49(2):299–316

Hendry JM, Mainprize J, McMillan C, Binhammer P. Structural comparison of the finger proximal interphalangeal joint surfaces and those of the third toe: suitability for joint reconstruction. J Hand Surg Am. 2011; 36A:1022–1027

KaplanEB. Functional and Surgical Anatomy of the Hand. 2nd ed. Philadelphia: JB Lippincott Company;1965:39–45

Kataoka T, Moritomo H, Miyake J, Murase T, Yoshikawa H, Sugamoto K. Changes in shape and length of the collateral and accessory collateral ligaments of the metacarpophalangeal joint during flexion. J Bone Joint Surg Am. 2011A; 93(14):1318–1325

Kenesi C. Les articulations interphalangiennes des doigts. Anat Clin. 1981; 3:39–47

Kenesi C, Deroide JP. A propos de la synoviale de l'articulation méracarpophalangienne. Application chiruricale à la synovectomie par voie dorsale. Arch Anat Pathol (Paris). 1971; 19(4):409–414

Kiefhaber TR, Stern PJ, Grood ES. Lateral stability of the proximal interphalangeal joint. J Hand Surg Am. 1986;

1

11(5):661–669

KoebkeJ. A Biomechanical and Morphological Analysis of Human Hand Joints. Berlin: Springer;1983

Koo BS, Song Y, Sung Y-K, Lee S, Jun J-B. Prevalence and distribution of sesamoid bones in the hand determined using digital tomosynthesis. Clin Anat. 2017; 30(5):608–613

Kuczynski K. The proximal interphalangeal joint. Anatomy and causes of stiffness in the fingers. J Bone Joint Surg Br. 1968; 50(3):656–663

Kuczynski K. Less-known aspects of the proximal interphalangeal joints of the human hand. Hand. 1975; 7(1):31–33

Landsmeer JMF. Anatomical and functional investigations on the articulation of the human fingers. Acta Anat Suppl (Basel). 1955; 25(24) Suppl.24: 1–69

Lawrence T, Trail IA, Noble J. Morphological measurements of the proximal interphalangeal joint. J Hand Surg [Br]. 2004; 29(3):244–249

Lee SWJ, Ng ZY, Fogg QA. Three-dimensional analysis of the palmar plate and collateral ligaments at the proximal interphalangeal joint. J Hand Surg Eur Vol. 2014; 39(4):391–397

Leibovic SJ, Bowers WH. Anatomy of the proximal interphalangeal joint. Hand Clin. 1994; 10(2):169–178

Loubert PV, Masterson TJ, Schroeder MS, Mazza AM. Proximity of collateral ligament origin to the axis of rotation of the proximal interphalangeal joint of the finger. J Orthop Sports Phys Ther. 2007; 37(4):179–185

Minami A, An K-N, Cooney WP, III, Linscheid RL, Chao EYS. Ligamentous structures of the metacarpophalangeal joint: a quantitative anatomic study. J Orthop Res. 1984; 1(4):361–368

Minamikawa Y, Horii E, Amadio PC, Cooney WP, Linscheid RL, An K-N. Stability and constraint of the proximal interphalangeal joint. J Hand Surg Am. 1993; 18(2):198–204

Pagowski S, Piekarski K. Biomechanics of metacarpophalangeal joint. J Biomech. 1977; 10(3):205–209

Pang EQ, Yao J. Anatomy and biomechanics of the finger proximal interphalangeal joint. Hand Clin. 2018; 34(2):121–126

Pastrana MJ, Zaidenberg EE, Palumbo D, Cesca FJ, Zaidenberg CR. Innervation of the proximal interphalangeal joint. An anatomical study. J Hand Surg Am. 2019; 44(5):422.e1–422.e5

Podolsky D, Mainprize J, McMillan C, Binhammer P. Comparison of third toe joint cartilage thickness to that of the finger proximal interphalangeal (PIP) joint to determine suitability for transplantation in PIP joint reconstruction. J Hand Surg Am. 2011; 36(12):1950–1958

Rhee RY, Reading G, Wray RC. A biomechanical study of the collateral ligaments of the proximal interphalangeal joint. J Hand Surg Am. 1992; 17(1): 157–163

Saito S, Suzuki Y. Biomechanics of the volar plate of the proximal interphalangeal joint: a dynamic ultrasonographic study. J Hand Surg Am. 2011; 36(2):265–271

Sandhu SS, Dreckmann S, Binhammer PA. Change in the collateral and accessory collateral ligament lengths of the proximal interphalangeal joint using cadaveric model three-dimensional laser scanning. J Hand Surg Eur Vol. 2016; 41(4):380–385

Schultz RJ, Storace A, Krishnamurthy S. Metacarpophalangeal joint motion and the role of the collateral ligaments. Int Orthop. 1987; 11(2):149–155

Shiino K. (Fick R). Einiges über die anatomischen Grundlagen der Greifbewegungen. Z Anat Entw Gesch. 1925; 77:344–362

Slattery PG. The dorsal plate of the proximal interphalangeal joint. J Hand Surg [Br]. 1990; 15(1):68–73

Smith RD, Holcomb GR. Articular surface interrelationships in finger joints. Acta Anat (Basel). 1958; 32(3):217–229

SommerR. Die traumatischen Verrenkungen der Gelenke. Neue Deutsche Chirurgie Band 41. Stuttgart: Ferdinand Enke;1928

Sun YC, Sheng XM, Chen J, Qian ZW. In vivo metacarpophalanageal joint collateral ligament length changes during flexion. J Hand Surg Eur Vol. 2017; 42(6):610–615

Tamai K, Ryu J, An KN, Linscheid RL, Cooney WP, Chao EY. Three-dimensional geometric analysis of the metacarpophalangeal joint. J Hand Surg Am. 1988; 13(4):521–529

Unsworth A, Alexander WJ. Dimensions of the metacarpophalangeal joint with particular reference to joint prostheses. Eng Med. 1979; 8:75–80

Werner D, Kozin SH, Brozovich M, Porter ST, Junkin D, Seigler S. The biomechanical properties of the finger metacarpophalangeal joints to varus and valgus stress. J Hand Surg Am. 2003; 28(6):1044–1051

Williams EH, McCarthy E, Bickel KD. The histologic anatomy of the volar plate. J Hand Surg Am. 1998; 23(5):805–810

Youm Y, Gillespie TE, Flatt AE, Sprague BL. Kinematic investigation of normal MCP joint. J Biomech. 1978; 11(3):109–118

van Zwieten KJ, Kosten L, DeMunter S, et al. Het normale proximale interphalangeale gewricht van de vinger-enkele anatomische observaties. Ned Tijdsch Rheumat. 2017; 17(3):56–59

第2章 手关节置换术中的生物材料

Koo Siu Cheong Jeffrey Justin

【摘要】手指关节置换术的发展有助于改善类风湿关节炎、骨关节炎和创伤后疾病患者的生活质量。在过去的几十年里，人们对替代受损关节的生物材料进行了广泛的研究。生物材料要么通过改变其组分后以其天然形式使用，要么与其他材料结合使用，例如关节置换术中的材料。我们需要了解生物材料的力学特性，这样才能合理地使用这些材料。当前材料的局限性和未来的研究途径都是我们要讨论的。

【关键词】生物材料；生物相容性；手；聚合物；硅胶弹性体；金属合金；羟基磷灰石钙；热解碳

一、概述

自1890年Themistocles Gluck首次使用象牙假体进行腕关节置换术以来，人们一直致力于开发用于手部的小关节假体。关节置换术的成功依赖于对关节力学、假体设计和制造假体所用材料的透彻理解。

1969年，Alfred Swanson制定了理想的关节置换术标准（见表2.1）。他指出，用于制造假体组件的材料应该能够在受区保持持久的稳固，并且能够承受关节运动产生的应力。此外，假体在生物学和机械力学方面应能够被宿主接受，且应易于制造、消毒和使用[1]。

表 2.1 Swanson 推荐的理想关节置换术标准

- 维持关节间隙
- 使关节运动稳定
- 设计简单高效
- 提供简单耐用的固定方式
- 能耐受应力和磨损
- 在生物学和机械力学方面被宿主接受
- 易于制造、消毒和使用
- 便于快速康复

任何为医学目的而与生物系统相互作用的材料都被统称为生物材料。根据欧洲生物材料学会第二次共识会议提出的定义，生物材料是"一种旨在与生物系统相互作用以评估、增强或替代身体任何组织、器官或功能的材料。[2]"本章将介绍与生物材料学相关的基本概念，并回顾目前用于小关节和手关节置换术的主要生物材料。

二、生物材料的性能

当假体被植入人体时，它们处于比常温下的空气更恶劣的环境中。体内较高的温度和氯化钠含量以及高度应力会加速金属腐蚀和聚合物降解。同时，根据材料种类不同，人体也会产生排异反应。为了使假体在足够的时间内发挥预期的功能，生物材料的选择及其设计必须符合以下基本要求。

（一）生物相容性

生物相容性的定义多年来一直在演变。在20世纪60年代和70年代，第一代生物材料试图以最小的宿主/异物反应来匹配所替代组织的化学和物理特性，以尽量减少任何生物排斥反应[3]。"生物惰性"是这些生物材料的基本原则，今天仍然适用于多种植入物。

随着20世纪80年代和90年代对排异反应的深入了解，研究思路转向开发出能够在骨–假体界面诱发生物结合反应的生物活性材料以改善假体稳定[4]。与活体组织粘合的能力被定义为生物活性[5]。目前，生物相容性是"材料在特定应用中产生适当的宿主反应的能力"；"适当的宿主反应"是指可接受的毒性和免疫反应，不产生排异反应，并促进正常的组织修复[6]。

（二）无毒

植入体内的材料不应因释放离子或其他有害物质而产生任何毒性作用，这些物质可能导致不必要的过敏、炎症、组织坏死、钙化甚至肿瘤风险[7]。硅胶滑膜炎[8–11]和髋关节置换术后金属离子病就是这方面失败的例子[12,13]。

（三）耐腐蚀性

腐蚀是指金属浸没在溶液中时产生的有害降解，可能是由于电化学溶解现象、磨损或两者兼而有之。这一特性决定了金属假体的耐久性，如果假体是永久性植入体内的，则耐久性要求是非常高的。钝化作用是通过在金属表面形成一薄层的氧化膜来保护金属免受腐蚀[14]。

（四）强度

强度是指材料开始断裂时所能承受的最大应力，与假体的耐久性相对应，并取决于施加在材料上的力的类型和矢量，可以用多种数值来描述，例如抗压强度、抗拉强度和屈服强度[15]。

（五）弹性模量

弹性模量是指材料在应力作用下承受弹性变形的能力。表2.2提供了手指关节置换术中常用生物材料的数据[16–18]。假体的受力特点与假体柄的大小应尽可能接近皮质骨。否则，将导致应力遮挡并引起假体周围骨吸收，有导致骨–假体界面失败的潜在风险[15,19]。

表2.2　常见材料的弹性模量 [10–12]

材料	弹性模量（GPa）	材料	弹性模量（GPa）
松质骨	0.5 ～ 1.5	钛合金（Ti6AI4V）	110
皮质骨	7 ～ 30	不锈钢 316L	190
硅胶弹性体	0.08	钴铬合金	210
超高分子量聚乙烯	1.2	热解碳	13.7
聚甲基丙烯酸甲酯骨水泥	2.2		

（六）抗疲劳性

疲劳是由低于材料极限抗拉强度的反复循环载荷引起的，最终导致变形和疲劳断裂。对于金属生物材料，这与制造过程中使用的加工和热处理类型密切相关[20]。

（七）耐磨性

低耐磨性是不被接受的，因为它会产生磨损颗粒进入关节或骨-植入物界面，导致炎症反应、骨溶解，最终导致假体松动。此外，腐蚀不断加速，并增加细胞毒性金属离子从磨损的假体中释放出来[21]。

（八）抗蠕变性

蠕变是指材料在恒压作用下随时间增加而产生塑性变形。高抗蠕变性对于减少关节置换部件的变形和磨损是很重要的[22]。蠕变是骨水泥材料的一种特性，常被用在假体上（如假体柄外周）以增强效果。

（九）骨结合能力

骨结合能力是指活体骨与假体承载面之间在结构和功能上的直接连接。这可能取决于植入物的形貌表征[23]，这对假体的寿命至关重要。为了促进骨结合，已经开发了多种表面处理方法，包括最佳的表面粗糙度或添加骨诱导涂层以促进骨长入[24]。

三、经典生物材料

目前在临床实践中常用的生物材料主要有四种：聚合物、金属合金、陶瓷和热解碳。其中大多数为第一代生物材料，通常是从工业用途转化过来的。

（一）聚合物

已有多种聚合物材料，如硅胶、聚乙烯（PE）和聚甲基丙烯酸甲酯（PMMA；骨水泥）投入使用。

1. 硅胶

Swanson 于 1966 年开发出硅胶垫片，标志着现代小关节置换术时代的开始[1,25-27]。硅胶也称为聚硅氧烷，是由重复的硅氧烷单元组成的聚合物，其主链由硅原子和氧原子交替连接形成（图2.1）。硅胶弹性体是由线性有机硅聚合物链进行三维（3D）交联产生的。因其化学惰性、热稳定性和耐久性使其在医学上得到广泛应用。良好的生物耐受性、高疏水性和承受各种灭菌过程的能力是硅胶弹性体用于人工关节置换术的额外好处[26,28-33]。

硅胶弹性体的硬化是通过固化这一化学过程，通过添加硫化剂来诱导聚合物交联[29]。辅料的加入进一步提高其抗拉强度。医用硅胶弹性体通常使用无定形硅辅料来增强交联结构。当将二氧化硅与有机硅聚合物混合时，辅料表面的羟基与有机硅聚合物之间形成氢键，从而获得更高的抗拉强度和更好的抗延伸能力（图2.1）[34]。

最初的 Swanson 假体是由热硫化的医用级有机硅胶弹性体制成的。假体是一体成形的，在模具中通过 121.1℃ 的温度和 22.8 kg/cm² 的高压形成。大多数硅胶手指假体是由铰链连接的两个髓内柄组成（图2.2）。有机硅胶弹性体的固有灵活性允许其在铰链处弯曲和延伸，并对骨骼提供控制作用。同时，它的硬度足够维持关节的对线。硅胶假体的长期功能稳定性是通过纤维囊的发育而实现的，纤维囊在植入后3天内开始发育[32]。然而，硅胶弹性体也存在一些问题，包括假体断裂、产生磨损碎片和微粒性滑膜炎。

2

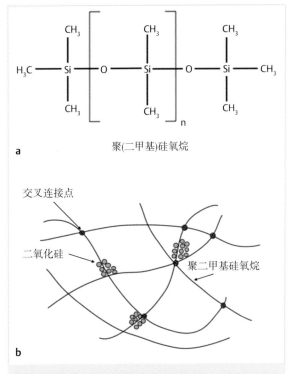

图2.1 （a）硅胶的化学结构。（b）硅胶弹性体交叉结构

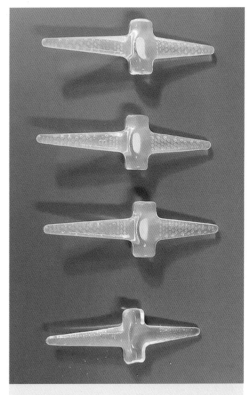

图2.2 Swanson硅胶手指关节假体

Joyce等从3例患者中取出12个Sutter MCP假体来分析硅胶假体断裂的原因。他们发现断裂通常发生在远端柄和铰链的交界处，这是因为在MCP关节存在半脱位的趋势使应力集中于此，而且屈曲活动是发生在柄部而不是铰链处。

此外，近节指骨的皮质骨会撞击假体远端柄的背侧表面。据推测，来自近节指骨的锋利骨刺可在假体的背侧表面产生小裂口。随着时间的推移，裂纹扩展导致疲劳断裂（图2.3）[35,36]。三分之二的硅胶MCP关节假体在植入后14～17年发生断裂[37,38]。幸运的是，当发生断裂时，纤维性假关节已形成。手指关节有一定的稳定性，通常不需要翻修手术[26]。

在磨损和疲劳断裂过程中，微观磨损粒子在关节周围脱落。这会刺激单核细胞的增殖和聚集，单核细胞会分泌细胞因子和蛋白水解酶，产生假性滑膜或引起滑膜的肿胀和炎症。持续性慢性滑膜炎可导致假体周围的纤维化、骨溶解和骨坏死。尽管有这些缺点，硅胶关节假体仍然是手指关节置换的常用选择。

（二）手关节置换术发展的新浪潮

全髋关节和全膝关节置换术的成功令人瞩目。这使Linscheid和Dobyns在1979年率先将表面置换引入手部关节成形术[39]，其理念是试图重建生理性关节并保留侧副韧带以提高稳定性，从而最大限度地减少骨溶解和假体下沉[40]。没有哪种单一材料可以复制关节内不同结构的所有生物力学特性。通过在假体不同组件使用两种或两种以上具有不同特

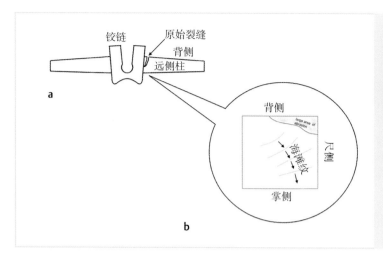

图 2.3　取出的 Sutter 掌指关节假体发生疲劳断裂的部位。（a）疲劳断裂部位；（b）疲劳断裂部位的末端视图，显示背侧部位的磨损和带沙滩痕的扩展裂纹。（参见 Joyce et al. 2003.35）

性的生物材料，可以更接近人体天然结构的特性。这产生了一种新型表面置换设计方案，即采用钴铬近端组件和超高分子聚乙烯（UHMWPE）远端组件作为近侧指间关节（PIP）的表面置换假体（图2.4）[39]。

1. 超高分子量聚乙烯（UHMWPE）

聚乙烯（PE）具有易于制成各种形状的优点。它主要与金属部件联合使用。它以乙烯气体为原材料，经Ziegler-Natta催化剂［氯化钛（III）］聚合成超高分子量聚乙烯粉末，并在高温高压下凝固[41]。由于其熔融粘度高，最终产品是通过压缩成型和冲压挤压出来的[41]。

超高分子量聚乙烯是一种高密度聚乙烯，具有半晶体结构，分子质量超过200万道尔顿。大分子由嵌在无定形区域内的局部有序片状晶体片组成，并通过系带分子与周围的晶体作用（图2.5）[42]。由于其摩擦力低、耐磨性高和韧性高，已广泛应用于大关节置换术[43]。

医用级超高分子量聚乙烯不含硬脂酸钙，并要求符合美国材料测试协会（ASTM）

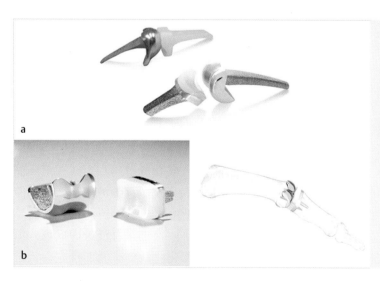

图 2.4　近侧指间关节（PIP）表面置换假体的各种设计：（a）SR MCP 和 PIP 关节置换系统（由 Stryker Corporation, USA 提供）。（b）CapFlex-PIP 关节置换术系统（由德国 Tuttlingen 的 KLS Martin Group 提供）

2

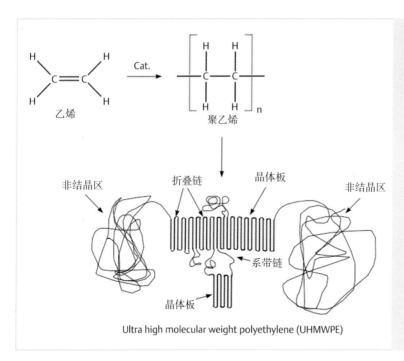

图 2.5 超高分子量聚乙烯（UHMWPE）的化学结构

648-14号规定[44]，由于超高分子量聚乙烯的合成需要专门工厂来处理危险的化工产品，所以只有两家公司有能力生产这些树脂（表2.3）。尽管制造方法相同，但分子量和树脂形态的细微差异会影响它们的机械性能和耐磨性。

表 2.3 医用级超高分子量聚乙烯树脂的物理特性

属性	类型 1 GUR 1050	类型 2 GUR 1020	类型 3 1900a
平均分子量 （$\times 10^6$g/mol）	3.5	5 ~ 6	> 4
颗粒大小 （mm）	140	140	300
拉伸模量 （MPa）	720	680	750
冲击强度 （kJ/m^2）	> 210	> 130	> 65
屈服应力 （MPa）	> 17	> 17	19

a. 3 型 1900 树脂在市场上已无相应产品。

UHMWPE在关节置换术中失效的主要原因是氧化降解。氧化降解的产生与灭菌和储存方法有关。高能辐射如伽马射线或电子束辐射是PE组件最常用的灭菌方法[46]。通常使用的标称剂量为25~40kGy的伽马辐射，其释放的能量高于聚合化学键的能量。这将导致超高分子量聚乙烯的一些化学键断裂，使其分子质量减小。在存在氧气的情况下，由于自由基的形成，进而导致材料的一些化学和物理特性的恶化。只要有氧气供应，氧化过程就会继续。这种现象被称为辐照后老化。它已被证明可发生在超高分子量聚乙烯植入物中，这些植入物在空气中进行伽马灭菌并包装在透气包装中[50-52]。由于氧化作用，材料耐磨性和机械性能下降，导致磨损微粒的形成，从而引起骨溶解，这被认为是骨科植入物失败的主要原因[53]。

为了减少氧化对UHMWPE耐磨性和机械性能的影响，骨科植入物制造商改良了灭菌方案，以减少储存过程中的氧暴露。其中包括真空包装或惰性气体包装后进行伽马辐射灭菌。然而，已经存在的自由基不能被清除，体内氧化仍然是可能发生[54]。因此，又采用了多种方法以提高UHMWPE的耐磨性，包括交联、热处理和添加抗氧化剂维生素E。交联是通过在链端形成活性位点来实现的，这些活性位点可以重新组合形成反式乙烯键[55]。这可以通过伽马射线和过氧化物法来实现。高交联超高分子量聚乙烯的磨损率是常规材料的6倍[56]。这样制造商就可以生产更薄的假体，应用于手关节置换术。然而，随着交联密度的增大，弹性模量、极限抗拉强度、屈服强度和可延展性降低，这反映了交联UHMWPE对抗疲劳裂纹扩展的能力较差的原因[56]。因此，最好是具有最佳的交联密度，并使其保持在材料的表面，以保持整体机械性能[57]。

为了去除UHMWPE交联或灭菌过程中形成的自由基，可采用热处理方法。两种常见的热处理方法是重熔和退火。重熔是温度高于熔点（150℃）时，包裹在晶体区域内的自由基扩散出去[54]。通常，采用这种方法可使残余自由基含量下降到无法检测的水平[54]。但重熔会显著降低其结晶度，影响材料的力学性能[58,59]。在退火过程中，温度不超过熔点，因此结晶区域不会发生熔解，但这会在加工过的超高分子量聚乙烯内部留下可测量数量的自由基，这仍然容易受到体内氧化降解的影响[60,61]。

维生素E是一种天然抗氧化剂，能够消耗自由基，提高耐磨性。目前采用的掺入方法有两种：一种是将维生素E（浓度小于0.3 wt.-%）与超高分子量聚乙烯粉混合后再固结；另一种是让维生素E扩散到大块的超高分子量聚乙烯中。含维生素E的超高分子量聚乙烯表现出优异的氧化稳定性，具有较高的机械强度和疲劳强度；这些方法现在已被用于临床[62-64]。

2. 聚甲基丙烯酸甲酯（PMMA）

聚甲基丙烯酸甲酯（PMMA）通常被称为骨水泥。自John Charnley于1958年推广以来，PMMA一直是将植入物固定于宿主骨的首选材料。PMMA的主要功能是将负重时的载荷从骨转移到植入物，反之亦然。此处"水泥"一词是用词不当[65]，因为PMMA没有粘合性能。相反，它作为一个空间填充物，可在粗糙的髓腔和植入物之间建立一个紧密的机械交锁。这种紧密的联系导致最佳的应力和界面应变能分布，这对假体的寿命至关重要。如果产生的极端应力超过骨水泥传递和吸收的能力，就会导致疲劳断裂。

PMMA是由液体甲基丙烯酸甲酯（MMA）单体和粉末状MMA–苯乙烯共聚物混合而成的丙烯酸聚合物。聚合物粉末中的过氧化苯甲酰（BPO）作为诱发剂，液体单体中的N，N–二甲基对甲苯胺（DMPT）或二甲基对甲苯胺（DMPT）作为室温（冷固化）自由基聚合反应的促进剂。为了避免液体成分在储存过程中过早聚合，加入了对苯二酚作为稳定剂（表2.4）。

2

表2.4 骨水泥的成分

粉末成分		液体成分	
聚合物	聚甲基丙烯酸甲酯	单体	甲基丙烯酸甲酯（MMA）
诱发剂	过氧化苯甲酰	促进剂	N，N- 二甲基对甲苯胺（DMPT）/ 二甲基对甲苯胺（DMPT）
造影剂	硫酸钡（BaSO₄）/ 二氧化锆（ZrO₂）	稳定剂	氢醌酮
抗生素	硫酸庆大霉素 盐酸克林霉素妥布霉素 红霉素葡萄糖肝素酸酯 粘菌素 – 甲烷磺酸钠		
添加剂	染料（叶绿素） 增塑剂（邻苯二甲酸二环己酯）		

大多数商用骨水泥的聚合物粉末/液体单体比为2∶1［重量（g）/体积（mL）］，其目的是为了降低聚合过程中MMA向PMMA转化时因密度变化导致的收缩。当混合在一起时，BPO诱发剂和DMPT促进剂开始在室温下形成苯甲酰自由基。这些不稳定的自由基通过在诱发剂片段和单体分子的一个双碳键之间形成新的化学键来启动聚合过程。一个新的自由基在活化的单体分子上产生，它可以与新单体分子的双碳键反应，这与诱发剂片断的反应方式相同。这个过程被称为增殖，这一过程反复发生，形成一条单体组成的长链。当两个自由基链重新组合导致自由基耗尽时，聚合停止（图2.6）[66]。

PMMA骨水泥的自由基聚合过程是一种高度放热的化学反应，这是聚合物链传播过程中C=C双键断裂释放能量的结果。体外峰值温度可达110℃。它特别受液体单体组成、聚合物粉末/液体单体比和放射性不透明剂含量的影响[67]。在50℃温度下暴露1分钟或47℃温度下暴露5分钟可发生骨坏死[68]。

尽管临床研究显示在骨界面处检测到较低的峰值温度（40～47℃），这可能是由于较薄的水泥涂层以及通过广泛的假体表面和局部血液循环散热所致[69,70]。然而，动物模型研究显示热量导致骨坏死，这可能导致早期松动和随后假体植入失败，因而令人担忧[71]。

各种添加剂改善了聚合物的可用性（见表2.4）。为了使水泥不透光，添加造影剂，如硫酸钡（BaSO₄）或二氧化锆（ZrO₂）。叶绿素染料有助于区分骨水泥与天然骨，并在进行翻修手术时方便移除。含抗生素的骨水泥常被用作药物释放系统。植入物更容易受到细菌在其表面定植的影响，因为细菌可以形成多糖包膜，隔断身体的免疫系统监视，导致假体周围感染。单纯通过静脉途径输注，局部抗生素往往达不到有效的治疗剂量。当骨水泥加载抗生素时，骨水泥作为载体基质发挥作用，并与全身使用的抗生素产生协同作用[72]。临床上已有多种抗生素被加入PMMA骨水泥中，但仍需评估包括细菌学、物理和化学等多种因素，以优化临床结果（表2.5）[73]。

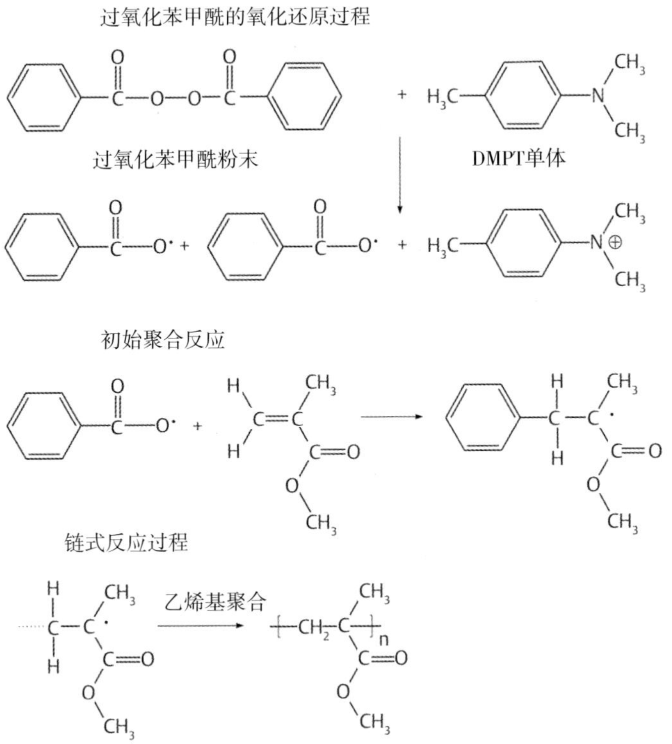

图 2.6 聚甲基丙烯酸甲酯（PMMA）的化学结构和甲基丙烯酸甲酯（MMA）的聚合过程

过氧化苯甲酰的氧化还原过程

过氧化苯甲酰粉末　　　　DMPT单体

初始聚合反应

链式反应过程

乙烯基聚合

表 2.5　骨水泥中加入抗生素时应考虑的因素

较广的抗菌谱	过敏反应发生率较低
低浓度时良好的杀菌效果	对骨水泥性能无显著影响
原发性耐药菌较少	化学性能稳定和热稳定性
产生细菌耐药概率低	良好的水溶性
低蛋白结合率	骨水泥中抗生素释放率良好

在PMMA骨水泥聚合的不同阶段，其外观和触摸特性均在发生变化。此过程包括四个不同的阶段。混合阶段是粉末和液体组分彻底混合的阶段。它可以手动混合或用市售的真空混合系统，以尽量减少孔隙的数量，这个阶段持续大约1分钟。在接下来的等待阶段，骨水泥的黏度逐渐增加，达到不粘外科手套的程度，这个阶段持续几分钟。骨水泥表面通常表现出从有光泽到哑光的明显变化。工作阶段是外科医生涂抹骨水泥和插入假体的时期，这个过程大约持续2～4分钟。黏度要高到足以承受出血压力，但又要有足够的流动性，使骨水泥能够与周围的松质骨交合。这两个阶段通常取决于骨水泥的类型和环境温度。骨水泥在凝固阶段硬化，这是放热期并达到峰值温度。总凝结时间，即从液粉混合开始至骨水泥温度降至环境温度与最高温度折中点的时间，通常为8～10分钟。多种因素可以影响凝结时间（表2.6）[74-76]。

2

表2.6 影响聚甲基丙烯酸甲酯力学性能的因素

环境温度和湿度	温度或湿度的升高会导致工作期缩短
粉末（P）/液体（L）比例	P/L比例下降（如液体量增加）会导致凝固时间延长
混合处理	剧烈搅拌促使骨水泥成团 真空混合加速骨水泥凝固
应用方法	手动操作减慢骨水泥凝固

MCP和PIP关节表面置换的一些设计需要骨水泥来帮助适应髓腔内结构的变化，并恢复正确的对线[40]。PMMA骨水泥具有良好的术中可加工性，是填补假体与骨之间缺损的理想材料。然而，手关节置换术系统没有任何骨水泥限制器或骨水泥枪来实现加压，这意味着会形成一个不均匀且更弱的骨水泥套，容易产生过度应力。这可能导致骨水泥骨折，骨水泥颗粒的释放会诱发局部炎症反应，并可能导致假体周围骨溶解[77]。

3. 金属合金

金属合金是由金属和非金属元素构成的，因其良好的机械强度而被广泛使用。大多数用于生物医学的金属都符合ISO 5832标准。它们主要包括三大类金属：不锈钢、钴铬合金和钛（Ti）合金[19]，且各具不同的机械性能和耐腐蚀能力。所有金属合金都具有高硬度、强韧性和高强度的特点，为特定应用选择合适的金属需要考虑各种参数。

纯金属形成晶格微观结构，即具有紧密排列的高密度金属原子反复交锁形成三维结构，组成以下三种晶体之一：体心立方、面心立方或密排六方晶格（图2.7）。然而，这些组分并不总是完美结合形成晶粒团，彼此之间的排列不精确，这会导致晶粒微观结构和宏观结构的缺陷，即划痕和孔隙。晶粒的大小影响材料的强度和各向均质性等机械性能。从生物力学角度看，晶体颗粒越大，材料越早发生疲劳和失效。

合金通常是在熔融状态下向主金属元素中加入金属合金元素而形成的。当它凝固时，金属合金元素如不锈钢中的铬和镍，由于原子大小相似可取代晶粒中的铁原子。当加入非金属合金元素时，因其体积更小，更适于填充金属原子之间的空隙。晶体晶格发生变形，又反过来阻止晶体单元之间的流动，从而增加其抗塑性变形的能力和增加其屈服应力[14]。将原始金属合金转化为关节假体的金属部件需要几个步骤。在制造骨科植入

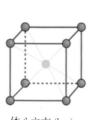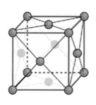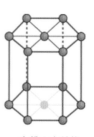

图2.7 常见的金属晶体排列：体心立方、面心立方或密排六方晶格

体心立方 (bcc)
Fe,V, Nb, Cr

面心立方 (fcc)
Al,Ni, Ag, Cu, Au

密排六方晶格
Ti, Zn, Mg, Cd

物时通常使用铸造的方式，因为这种方式是规模化生产的有效途径，而这是机械加工难以实现的。但铸造过程会产生较大的晶粒和冶金缺陷，因此它们的机械性能低于锻轧或锻造合金。锻造是一种在压力下优化材料性能的制造过程，根据其再结晶温度分为冷加工或热加工。在室温下冷加工可以增加塑性变形的应变数值和密度，使其难以进一步发生变形，因而使其屈服强度增加，但塑性降低。热加工是再结晶温度以上的塑性变形，它可以增加晶粒大小，从而增加均匀性和延展性。烧结是在未达到材料熔点的情况下，通过加热或压力压实并形成固体物质的过程。它可以提高材料的机械强度，用于温度极高的材料的成型工艺。表2.7列出了用各种合金生产关节假体金属部件的不同技术的总结[14,78-80]。

表 2.7 关节置换术所用的金属生物材料的常用生产技术

技术	不锈钢	钴铬合金	cP–Ti	钛合金
铸造	未使用	熔模铸造	困难	困难
机械加工	可能	困难	可能	可能
冷加工	卷制	困难	卷制	困难
热加工	冷轧锻制 熔炼锻制	冷轧锻制 熔炼锻制	未使用	冷轧锻制 熔炼锻制
烧结	可能	热等静压	未使用	未使用
热处理	再结晶	沉淀硬化	再结晶	沉淀硬化

（1）不锈钢

不锈钢是最早用于骨科植入物的金属合金。它通常由碳和铁组成，如果加入铬，则会形成CrO_3的耐腐蚀氧化物涂层[80]。AISI 316L是骨科中最常用的不锈钢。数字316表示合金中添加了3%的钼和16%的镍，字母"L"表示低碳含量（小于0.03%）。由于碳与铬反应形成脆性碳化物，从而使金属易于遭受腐蚀，随后导致失效，因此低碳含量可提高耐蚀性。由于其优异的耐疲劳强度、相对较低的成本和易于加工的特点，而被广泛用于骨科植入物，例如创伤手术中的钢板和螺钉。AISI 316L不锈钢具有较好的耐蚀性，但与CoCr和Ti合金相比，仍存在易产生缝隙和坑蚀的缺点。此外，不锈钢具有200GPa的弹性模量，比皮质骨坚硬十倍。这种弹性模量的不匹配导致植入物周围骨吸收和假体–骨界面减弱，这种现象称为应力遮挡[13,81,82]。目前，制造关节置换术中金属组件时已不再青睐于使用不锈钢。

（2）钛合金

钛合金最初用于航空航天，现在广泛用于骨科植入物。钛6Al4V是骨科中最常用的钛合金。6Al4V中的数字表示合金元素的比例：铝（6%）和钒（4%）。它通过钝化在表面形成氧化层（TiO_2），具有优异的耐腐蚀性。弹性模量约为不锈钢的50%，使其刚性较低，从而减轻了应力遮挡[14]。此外，钛植入物有利于骨长入，大大增加了植入物的生物相容性和长期生存率[83]。然而，钛具有缺口敏感的缺点，即表面的划痕或缺口可能导致疲劳失效，也不太耐颗粒引起的磨损，并有细胞毒性钒离子释放；因此，钛合金不能用作承载表面[80,84]。

（3）钴铬合金（CoCr）

钴铬合金（CoCr）含有钴（30%～60%）、大量的铬（20%～30%）（可提高耐腐蚀性）、少量的钼（可减小晶粒尺寸以提高机械强度），还含有一些碳和镍[14,19]。CoCr合金具有优异的耐腐蚀性，由于较高的弹性模量而具有较高的刚度（表2.2），并且具有良好的耐磨性，适用于制造关节承载面以及假体的柄。然而由于与骨直接接触，CoCr植入物因其高弹性模量而承担大部分载荷，产生应力遮挡并会导致骨吸收和假体失稳[83,84]。由于PMMA骨水泥的弹性模量低于CoCr合金，为了克服合金与皮质骨之间的弹性模量不匹配，可使用PMMA骨水泥将CoCr植入物固定在骨上。尽管如此，植入物的长期稳定性仍然存在问题，因为植入物上没有骨长入，并且当水泥套破裂时可能发生松动。鉴于此，已经开发出非骨水泥植入物，其需要对金属植入物表面进行特殊处理。

（三）改善骨结合能力的表面处理

对于提高非骨水泥植入物骨长入效率和面积的需求，促进了表面处理技术的发展。目前已有两种方法：多孔涂层和骨导电性涂层。

多孔涂层在非骨水泥植入物的应用在20世纪70年代被引入，由于其更好的亲骨性和骨结合能力，可使骨长到涂层假体上，因此可能比骨水泥植入物具有更好的效果[85,86]。基于从全髋关节和膝关节置换术中借鉴的经验，有几种成熟的方法来生产多孔金属涂层（表2.8）。

表 2.8 非骨水泥假体多孔涂层的制备方法

方法	说明
烧结	在种植体表面放置粉末或颗粒，然后加热至足够的熔点（90%～95%），使涂层材料黏附在种植体表面。高温会损害力学性能，导致涂层和植入物之间的粘结强度较低。
扩散粘结	类似于烧结，但可以在较低的温度（65%～75%）下使用压力进行。因此可以避免力学性能的变化。焊接过程是根据浓度梯度通过原子在假体上的迁移来实现的。
热喷涂	将融化的材料喷在假体表面，这是一种经济型的提供高沉积率和不同厚度涂层的方法，但难以喷涂在凹坑和复杂表面上。热喷涂需要的高温和快速冷却会导致非晶涂层。
等离子喷涂	是一种热喷涂，使用熔融或热软化的金属粉末或金属丝，注入高温等离子体火焰，并高速喷向假体。它可以喷涂超高熔点材料比如钨等耐火金属和氧化锆等陶瓷，而不像燃烧过程。高温材料喷向基底表面，并迅速冷却形成涂层。等离子喷涂的优点是，涂层通常比其他热喷涂工艺更致密、更坚固、更清洁，并且植入物可以在低温下加工处理，避免了基底材料的损坏、冶金变化和变形。
电子束沉积	物理气相沉积形式，在高真空条件下用电子束轰击靶材，涂料通常以金属丝的形式沉积在电子束点。这可以在低温环境下在假体表面形成一层致密均匀的薄膜。

植入物表面的粗糙度影响成骨细胞的黏附和分化。在粗糙钛表面生长的成骨细胞样细胞增殖减少，成骨分化增强，碱性磷酸酶（ALP）活性和成骨分化标志物骨钙素上调[87–83]。这可能是由整合素 $\alpha_2\beta_1$ 介导的，并上调一系列成骨生长因子包括转化生长因子1

（TGF-1）、前列腺素 E_2（PGE_2）、Wnt通路激动剂Dickkopf相关蛋白2（Dkk2）、血管内皮生长因子（VEGF）、表皮生长因子（EGF）和成纤维细胞生长因子（FGF）[93-96]。除了对成骨细胞的作用外，微孔表面还通过上调核因子κB受体活化因子配体（RANKL）和诱饵受体骨保护素（OPG）抑制破骨细胞活性，间接促进净骨沉积[92,93]。

表面孔隙度允许成骨细胞直接向内生长到种植体上，加强骨-假体界面。许多研究小组研究了孔隙形态和尺寸的影响，表明孔隙尺寸（50～400μm）、孔隙连结（75～100μm）、颗粒连结、体积分数孔隙率（球形珠为3%～40%）和涂覆面积百分比是影响多孔涂层固定作用的重要因素[79]。

另一种促进骨结合的方法是在植入物上引入骨诱导材料。这是围绕第二代生物材料发展起来的。生物活性材料被添加到非骨水泥组件中以增强固定，羟基磷灰石钙（HA）是最常用的生物添加剂。

羟基磷灰石钙（HA）

羟基磷灰石钙是一种陶瓷。陶瓷是金属元素与非金属元素离子共价结合的化合物。羟基磷灰石钙中钙与磷酸盐的比例与初级骨组织类似，说明它具有骨诱导特性[98]。羟基磷灰石（COHA）一旦植入体内，由于与周围环境的离子交换，可在其表面形成一层碳酸盐-羟基磷灰石（COHA）[99-102]。在HA上形成的涂层称为碳酸盐-羟基磷灰石（COHA），它类似于正常骨中的磷灰石。新的磷灰石层作为成骨细胞的支架，随着时间的推移，它被破骨细胞进一步吸收，并被新骨所取代[103]。一些研究表明，HA涂层假体减少了组件的松动，并且在假体压配相似的情况有更高的生存率[104]。然而，由于HA层的界面结合强度低、韧性低，如果碎屑迁移到关节间隙，可能导致骨柄表面断裂和分层，导致骨溶解或异物磨损[105]。为了提高HA层的界面结合强度，已研发了一种新的涂层技术（表2.8）[79]。

（四）热解碳

碳是四价非金属化学元素。键合模式决定了其物理形态且差异很大。广为人知的同素异形体包括金刚石、石墨和无定形碳。碳化合物的物理性质随其价电子的灵活变化而表现多样，从杂乱的碳阵堆叠到复杂精确的序列[106]。

热解碳是一种合成材料，属于一组被称为涡轮层碳的碳化合物。它是由平行的碳层组成的，缺乏结构性，也没有特定的空间关系。这种结构使热解碳具有低弹性模量，同时具有高强度（图2.8）。

"热解（Pyrolytic）"一词来源于"Pyrolysis"，即有机物质的热分解。热解碳是由碳氢化合物如丙烷在无氧条件下热解形成的。它通常在高温下的流化床反应器中进行（1000℃；图2.9）[107]。无氧条件下，碳氢化合物就不能分解成二氧化碳和水，而是分解成气相，即由碳原子和氢原子组成的有核液滴。碳气体凝结并沉积在植入物上，形成一层薄薄的涂层。所得到的组件是层状结构，由热解碳形成0.5mm厚的外壳，并包裹内部的耐火基底如细粒石墨（图2.9）。

由于热解过程发生在高温下，这将影响大多数金属的机械性能，因此植入物基质的选择非常有限。此外，植入物基质和热解碳的热膨胀系数必须匹配，否则在冷却到室温时，涂层将受到高应力而产生裂纹。假体关节面被抛光以提高耐磨性，假体柄部未抛光以利于骨的附着生长[108]。

2

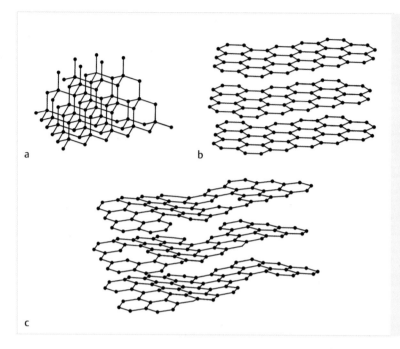

图2.8 碳的同素异形体结构：（a）金刚石，（b）石墨，（c）涡轮热解碳

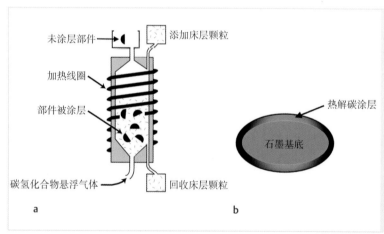

图2.9 （a）热解流化床反应器原理图；（b）热解碳植入物的横截面。

热解碳最初是在核电站用于包裹核燃料的。它首次作为骨科植入物用于MCP关节置换术，是在1983年机械心脏瓣膜成功应用之后[109,110]。热解碳的多种机械性能使其适于用作各种植入物。它的弹性模量与骨相似，这提供了更好生物力学兼容性，并可最大限度减少骨–假体界面的应力遮挡[111]。在金属中发生的断裂–裂纹开裂在热解碳中不存在。它具有显著的抗疲劳性，疲劳阈值的大小非常接近单次断裂强度，只有少数热解碳组件发生断裂。热解碳的抗磨损性能非常好，与金属和聚合物不同，热解碳在循环加载后不会发生降解，能够承受较大的弹性应变而不发生永久变形[110-114]。体内测试PIP关节的热解碳轴承，在500万次循环后，其磨损仍可以忽略不计，体外植入物评估也显示了类似的结果。此外，热解碳与软骨具有良好的生物相容性[115,116]。一项动物实验评估了不同关节表面材料的软骨磨损，结果表明，与金属表面相比，热解碳能显著降低软骨磨损、纤维

2

化、象牙化、黏多糖丢失和软骨下退变[117]。热解碳假体接触的关节面纤维软骨再生率为86%，而CoCr合金植入物仅为25%[118]。据推测，类石墨的热解碳能够吸收其表面的磷脂而不破坏它们。B型滑膜细胞产生的表面活性磷脂可作为软骨润滑剂和抗磨剂。其主要成分之一双棕榈酰磷脂酰胆碱对热解碳有很强的亲和力，这解释了其表面与关节软骨之间的润滑和摩擦减少的显著特性[119]。由于与软骨具有良好的生物相容性，热解碳制成的半关节置换术和间置关节置换术得以发展[118]。

不幸的是，热解碳柄不能实现骨结合或骨诱导。骨固定是通过将假体柄与准备好的髓腔相匹配进行的[120]。理论上，要实现持久的初次固定，需要仔细的骨准备，以获得最佳力线，并最大化骨接触，从而减少应力[121]。在80%的病例中，由于纤维软骨膜包裹假体，可导致机械上不坚固但宏观上稳定的状况。热解碳植入物的并发症发生率高，影像学表现为透光、松动和下沉。一项研究表明，由于日常手部活动中的循环负荷导致应变增加，松质骨支撑在中长期有导致疲劳失效的潜在风险。这种风险似乎比应力遮挡所引起的骨吸收风险要重要得多[122]。

四、当前材料的局限性

尽管有更好的手部关节置换术设计，这些假体与周围骨骼的结合能力仍然有限。因此，假体的锚固可能不够牢固，无法稳定地固定假体。再加上骨和假体材料之间弹性模量的巨大不匹配，应力遮挡会导致假体周围骨吸收[123]。这将影响关节置换术中假体的寿命。对于某些植入材料，磨损颗粒的出现仍然是一个问题，因为它会引起异物反应，导致骨溶解和无菌性松动，尽管与下肢关节置换术相比，腕部和手部的这个问题要小得多。如果发生围手术期感染，细菌牢固定植于被多糖蛋白质覆盖的假体表面，如果不移除感染的假体，通常无法根除感染。

五、未来手关节置换术的生物材料

自从在手部引入关节置换术以来，已发展了更新的理念和技术。处理手部关节损伤的理论也发生了根本性的变化，从用永久性生物惰性植入物替换受损组织，到引入生物活性成件使其在骨-植入物界面引发特定生物反应。更新的第三代生物材料正在开发中，旨在促进细胞和分子水平上的反应[124]。生物可降解的三维多孔支架，通过细胞植入和附着来刺激骨向支架内生长的研究正在进行中[125]。精确控制孔径、几何结构和组成需要先进的计算机辅助设计和3D打印制造技术，以制造出利于细胞长入的理想的精确定制分层结构[126,127]。将生长因子，如TGF-β2和骨形态发生蛋白-2（BMP-2）渗入假体柄的涂层中，有助于触发机体的内在愈合和修复能力，从而改善假体的骨长入能力[128]。动物实验表明，可生物降解的载药壳聚糖三聚磷酸盐纳米颗粒可以成功地在Ti6Al4V等常见植入材料上装载具有生物活性的BMP-2[129]。控制涂层的组成可以获得新的性能，如提高抗菌功效。羟基磷灰石可以通过抗生素涂层或银覆盖物，提高其抗菌效果和骨结合性能[129-131]。

六、结论

多年来，多种不同的材料已经从各种工业应用进入到手关节置换术领域。更好地了

2

解宿主对植入材料的反应，有助于我们开发出更好的与生物环境相兼容的材料。人们对开发新型生物材料用于骨科假体的兴趣依旧浓厚，包括使用新材料，改变现有材料的配方，找出现有材料的新应用。但我们在将体外实验室评估结论和动物实验研究结果用于临床时仍需保持谨慎。

参考文献

[1]　Swanson AB. Finger joint replacement by silicone rubber implants and the concept of implant fixation by encapsulation. Ann Rheum Dis. 1969; 28(5) Suppl:47–55

[2]　Williams DF, Black J, Doherty PJ. Second consensus conference on definitions in biomaterials, Chester, England. In: Doherty PJ, Williams RF, Williams DF, Lee AJC, eds. Biomaterial–Tissue Interfaces. Advances in Biomaterials, Vol. 10. Amsterdam: Elsevier; 1992

[3]　Hench LL. Biomaterials. Sci. 1980; 208:826–831

[4]　Hench LL, Thompson I. Twenty-first century challenges for biomaterials. J R Soc Interface. 2010; 7 Suppl 4:S379–S391

[5]　Shi D, ed. Introduction to Biomaterials. Beijing, China; Singapore; Hackensack, NJ: Tsinghua University Press; 2006

[6]　Williams DF, ed. Definitions in Biomaterials. Proceedings of a Consensus Conference of the European Society for Biomaterials, Vol. 4. Chester, England, March 3–5, 1986. New York:Elsevier; 1987

[7]　Adamovic D,Ristic B,Zivic F. Review of existing biomaterials—Method of material selection for specific applications in orthopedics. In: Zivic F, Affatato S, Trajanovic M, Schnabelrauch M, Grujovic N, Choy K, eds. Biomaterials in Clinical Practice. Cham: Springer; 2018: 47–99

[8]　Peimer CA, Medige J, Eckert BS, Wright JR, Howard CS. Reactive synovitis after silicone arthroplasty. J Hand Surg Am. 1986; 11(5):624–638

[9]　Atkinson RE, Smith RJ. Silicone synovitis following silicone implant arthroplasty. Hand Clin. 1986; 2(2):291–299

[10]　Khoo CTK. Silicone synovitis:the current role of silicone elastomer implants in joint reconstruction. J Hand Surg [Br]. 1993; 18(6):679–686

[11]　Foliart DE. Swanson silicone finger joint implants: a review of the literature regarding long-term complications. J Hand Surg Am. 1995; 20(3):445–449

[12]　Korovessis P, Petsinis G, Repanti M, Repantis T. Metallosis after contemporary metal-on-metal total hip arthroplasty. Five to nine-year follow-up. J Bone Joint Surg Am. 2006; 88(6):1183–1191

[13]　Ollivere B, Darrah C, Barker T, Nolan J, Porteous MJ. Early clinical failure of the Birmingham metal-on-metal hip resurfacing is associated with metallosis and soft-tissue necrosis. J Bone Joint Surg Br. 2009; 91(8):1025–1030

[14]　Chatterjee S, Blunn G. Biomaterials. In: Ramachandran M, ed. Basic Orthopaedic Sciences: The Stanmore Guide. London: Hodder Education; 2006: 154–163

[15]　Hudecki A, Kiryczyński G, Łos MJ. Biomaterials, definition, overview.In: Łos MJ, Hudecki A, Wiecheć E, eds. Stems Cells and Biomaterials for Regenerative Medicine. London, UK: Academic Press; 2019:85–98

[16]　Li Y, Yang C, Zhao H, Qu S, Li X, Li Y. New developments of Ti-based alloys for biomedical applications. Materials (Basel). 2014; 7(3): 1709–1800

[17]　Overview of Materials for Silicon Rubber. http://www.matweb. com/search/datasheettext.aspx?matguid=cbe7a46989 7a47eda563816c86a73520. Accessed June 15, 2019

[18]　Tian CL, Hetherington VJ, Reed S. A review of pyrolytic carbon: application in bone and joint surgery. J Foot Ankle Surg. 1993; 32(5): 490–498

[19]　Mc Tighe T, Brazil D, Bruce W. Metallic alloys in total hip arthroplasty. In: Cashman J, Nitin G, Parvizi, eds. The Hip: Preservation, Replacement, and Revision. Data Trace Publishing Company; 2015:14.1–14.12

[20]　Boretos JW, Eden M. Contemporary Biomaterials, Material and Host Response, Clinical Applications, New Technology and Legal Aspects. Park Ridge, NJ: Noyes Publications; 1984:232–233

[21]　Singh R, Dahotre NB. Corrosion degradation and prevention by surface modification of biometallic materials. J Mater Sci Mater Med. 2007; 18(5):725–751

[22]　Ashby MF, Jones DRH. Engineering Materials 1: An Introduction to Their Properties and Applications. Pergamon Press; 1980

[23]　Brånemark PI. Osseointegration and its experimental background. J Prosthet Dent. 1983; 50(3):399–410

[24]　Rigo ECS, Boschi AO, Yoshimoto M, Allegrini SJ, Konig BJ, Carbonari MJ. Evaluation in vitro and in vivo of biomimetic hydroxyapatite coated on titanium dental implants. Mater Sci Eng C. 2004; 24: 647–651

2

[25] Swanson AB. Silicone rubber implants for replacement of arthritis or destroyed joints in the hand. Surg Clin North Am. 1968; 48(5): 1113–1127

[26] Swanson AB. Flexible implant arthroplasty for arthritic finger joints: rationale, technique, and results of treatment. J Bone Joint Surg Am. 1972; 54(3):435–455

[27] Swanson AB. Implant resection arthroplasty of the proximal interphalangeal joint. Orthop Clin North Am. 1973; 4(4):1007–1029

[28] Murray PM. New-generation implant arthroplasties of the finger joints. J Am Acad Orthop Surg. 2003; 11(5):295–301

[29] Jerschow P. Silicone Elastomers. Shawbury, UK: Smithers Rapra; 2001

[30] Nalbandian RM, Swanson AB, Maupin BK. Long-term silicone implant arthroplasty:implications of animal and human autopsy findings. JAMA. 1983; 250(9):1195–1198

[31] Swanson AB, Nalbandian RM, Zmugg TJ, et al. Silicone implants in dogs:a ten-year histopathologic study. Clin Orthop Relat Res. 1984(184):293–301

[32] DeHeer DH, Owens SR, Swanson AB. The host response to silicone elastomer implants for small joint arthroplasty. J Hand Surg Am. 1995; 20(3 Pt 2):S101–S109

[33] Poitout DG. Biomaterials used in orthopaedics. In: DG Poitout, ed. Biomechanics and Biomaterials in Orthopaedics. London: Springer-Verlag; 2016:13–19

[34] Lynch W. Handbook of Silicone Rubber Fabrication. New York, NY: Van Nostrand Reinhold; 1978

[35] Joyce TJ, Milner RH, Unsworth A. A comparison of ex vivo and in vitro Sutter metacarpophalangeal prostheses. J Hand Surg [Br].2003; 28(1):86–91

[36] Gillespie TE, Flatt AE, Youm Y, Sprague BL. Biomechanical evaluation of metacarpophalangeal joint prosthesis designs. J Hand Surg Am.1979; 4(6):508–521

[37] Trail IA, Martin JA, Nuttall D, Stanley JK. Seventeen-year survivorship analysis of silastic metacarpophalangeal joint replacement. J Bone Joint Surg Br. 2004; 86(7):1002–1006

[38] Goldfarb CA, Stern PJ. Metacarpophalangeal joint arthroplasty in rheumatoid arthritis:a long-term assessment. J Bone Joint Surg Am. 2003; 85(10):1869–1878

[39] Linscheid RL, Dobyns JH. Total joint arthroplasty:the hand. Mayo Clin Proc. 1979; 54(8):516–526

[40] Linscheid RL, Murray PM, Vidal MA, Beckenbaugh RD. Development of a surface replacement arthroplasty for proximal interphalangeal joints. J Hand Surg Am. 1997; 22(2):286–298

[41] Kurtz SM. From ethylene gas to UHMWPE component: the process of producing orthopedic implants. Ultra-high molecular weight polyethylene in total joint replacement. In: Kurtz SM, ed.The UHMWPE Handbook. San Diego, CA: Academic Press; 2004:13–36

[42] Turell MB, Bellare A. A study of the nanostructure and tensile properties of ultra-high molecular weight polyethylene. Biomaterials. 2004; 25(17):3389–3398

[43] Zaribaf FP. Medical-grade ultra-high molecular weight polyethylene: past, current and future. Mater Sci Technol. 2018; 34(16):1940–1953

[44] American Society for Testing and Materials. ASTM F648–14 Standard Specification for Ultra-high-molecular Weight Polyethylene Powder and Fabricated Form for Surgical Implants. ASTM International; 2012

[45] Lancin P, Essner A, Yau SS,Wang A.Wear performance of 1900 direct compression molded, 1020 direct compression molded, and 1020 sheet compression molded UHMWPE under knee simulator testing. Wear. 2007; 263(7–12):1030–1033

[46] Bruck SD, Mueller EP. Radiation sterilization of polymeric implant materials. J Biomed Mater Res. 1988; 22(A2) Suppl:133–144

[47] McKellop H, Shen FW, Lu B, Campbell P, Salovey R. Effect of sterilization method and other modifications on the wear resistance of acetabular cups made of ultra-high molecular weight polyethylene:a hip-simulator study. J Bone Joint Surg Am. 2000; 82(12):1708–1725

[48] Costa L, Jacobson K, Bracco P, Brach del Prever EM. Oxidation of orthopaedic UHMWPE. Biomaterials. 2002; 23(7):1613–1624

[49] Brach del Prever E, Crova M, Costa L, Dallera A, Camino G, Gallinaro P. Unacceptable biodegradation of polyethylene in vivo. Biomaterials. 1996; 17(9):873–878

[50] Costa L, Bracco P. Mechanisms of crosslinking and oxidative degradation of UHMWPE. In: Kurtz SM,ed. The UHMWPE Handbook. Oxford, UK: William Andrew Publishing;2016:467–487

[51] Bracco P, Brunella V, Luda MP, del Prever EB, Zanetti M, Luigi C. Oxidation behaviour in prosthetic UHMWPE components sterilised with high-energy radiation in the presence of oxygen. Polym Degrad Stabil. 2006; 91(12):3057–3064

[52] Rimnac CM, Klein RW, Betts F, Wright TM. Post-irradiation aging of ultra-high molecular weight polyethylene. J

Bone Joint Surg Am. 1994; 76(7):1052–1056

[53] Shaw JH. The Effect of Gamma Irradiation on Ultra High Molecular Weight Polyethylene. London:Medical Devices Agency, UK Department of Health;1997

[54] Kurtz SM, Muratoglu OK, Evans M, Edidin AA. Advances in the processing, sterilization, and crosslinking of ultra-high molecular weight polyethylene for total joint arthroplasty. Biomaterials. 1999; 20(18):1659–1688

[55] Muratoglu OK, Bragdon CR, O'Connor DO, Jasty M, Harris WH. A novel method of cross-linking ultra-high-molecular-weight polyethylene to improve wear, reduce oxidation, and retain mechanical properties. Recipient of the 1999 HAP Paul Award. J Arthroplasty. 2001; 16(2):149–160

[56] Muratoglu OK, Bragdon CR, O'Connor DO, et al. Unified wear model for highly crosslinked ultra-high molecular weight polyethylenes (UHMWPE). Biomaterials. 1999; 20(16):1463–1470

[57] Gul RM, Oral E, Muratoglu OK. Oxidation resistant peroxide crosslinked UHMWPE produced by blending and surface diffusion. In: IOP Conference Series: Materials Science and Engineering. IOP Publishing; 2014;60(1):012015

[58] Slouf M, Synkova H, Baldrian J, et al. Structural changes of UHMWPE after e-beam irradiation and thermal treatment. J Biomed Mater Res B Appl Biomater. 2008; 85(1):240–251

[59] Jahan MS, Wang C, Schwartz G, Davidson JA. Combined chemical and mechanical effects on free radicals in UHMWPE joints during implantation. J Biomed Mater Res. 1991; 25(8):1005–1017

[60] Muratoglu OK, Bragdon CR. Highly cross-linked and melted UHMWPE. In: Kurtz SM,ed. The UHMWPE Handbook. Oxford, UK: William Andrew Publishing;2016:264–273

[61] Shen FW, McKellop HA. Interaction of oxidation and crosslinking in gamma-irradiated ultrahigh molecular-weight polyethylene. J Biomed Mater Res. 2002; 61(3):430–439

[62] Shibata N, Kurtz SM, Tomita N. Recent advances of mechanical performance and oxidation stability in ultrahigh molecular weight polyethylene for total joint replacement: highly crosslinked and α-tocopherol doped. J Biomechan Sci Eng. 2006; 1(1):107–123

[63] Bracco P, Oral E. Vitamin E-stabilized UHMWPE for total joint implants: a review. Clin Orthop Relat Res. 2011; 469(8):2286–2293

[64] Oral E, Wannomae KK, Hawkins N, Harris WH, Muratoglu OK. α-Tocopherol-doped irradiated UHMWPE for high fatigue resistance and low wear. Biomaterials. 2004; 25(24):5515–5522

[65] Charnley J. Anchorage of the femoral head prosthesis to the shaft of the femur. J Bone Joint Surg Br. 1960; 42-B:28–30

[66] Dunne N, Clements J, Wang JS. Acrylic cements for bone fixation in joint replacement. In: Revell PA, ed. Joint Replacement Technology. Cambridge, UK:Woodhead Publishing; 2014:212–256

[67] Dunne NJ, Orr JF. Curing characteristics of acrylic bone cement. J Mater Sci Mater Med. 2002; 13(1):17–22

[68] Lundskog J. Heat and bone tissue:an experimental investigation of the thermal properties of bone and threshold levels for thermal injury. Scand J Plast Reconstr Surg. 1972; 9:1–80

[69] Toksvig-Larsen S, Franzen H, Ryd L. Cement interface temperature in hip arthroplasty. Acta Orthop Scand. 1991; 62(2):102–105

[70] Kuehn KD, Ege W, Gopp U. Acrylic bone cements: composition and properties. Orthop Clin North Am. 2005; 36(1):17–28, v

[71] Berman AT, Reid JS, Yanicko DR, Jr, Sih GC, Zimmerman MR. Thermally induced bone necrosis in rabbits:relation to implant failure in humans. Clin Orthop Relat Res. 1984(186):284–292

[72] Hendriks JGE. Antibiotic Release from Bone Cement under Simulated Physiological Conditions. University Library Groningen; 2003

[73] Breusch SJ, Kühn KD. Bone cements based on polymethylmethacrylate. Orthopade. 2003; 32(1):41–50

[74] Hosseinzadeh HRS, Emami M, Lahiji F, Shahi AS, Masoudi A, Emami S. The acrylic bone cement in arthroplasty. In: Kinov P, ed. Arthroplasty-Update. IntechOpen; 2013

[75] Ranjan RK, Kumar M, Kumar R, Ali MF. Bone cement. Int J Orthopaed Sci. 2017; 3(4):79–82

[76] Vaishya R, Chauhan M, Vaish A. Bone cement. J Clin Orthop Trauma. 2013; 4(4):157–163

[77] Goldring SR, Jasty M, Roelke MS, Rourke CM, Bringhurst FR, Harris WH. Formation of a synovial-like membrane at the bone-cement interface:its role in bone resorption and implant loosening after total hip replacement. Arthritis Rheum. 1986; 29(7):836–842

[78] del Prever EMB, Costa L, Baricco M, Piconi C, Massé A. Biomaterials for total joint replacements. In: Poitout DG, ed. Biomechanics and Biomaterials in Orthopedics. London, UK: Springer; 2016:59–70

[79] Kaivosoja E, Tiainen VM, Takakubo Y,et al. Materials used for hip and knee implants. In: Affatato S, ed. Wear of Orthopaedic Implants and Artificial Joints. Woodhead Publishing Series in Biomaterials. Woodhead Publishing; 2013: 178–218

[80]　Navarro M, Michiardi A, Castaño O, Planell JA. Biomaterials in orthopaedics. J R Soc Interface. 2008; 5(27):1137–1158

[81]　Bauer TW, Schils J. The pathology of total joint arthroplasty.II. Mechanisms of implant failure. Skeletal Radiol. 1999; 28(9):483–497

[82]　Huiskes R, Weinans H, van Rietbergen B. The relationship between stress shielding and bone resorption around total hip stems and the effects of flexible materials. Clin Orthop Relat Res. 1992(274):124–134

[83]　Breine U, Johansson B, Roylance PJ, Roeckert H, Yoffey JM, Yoffey JM. Regeneration of bone marrow: a clinical and experimental study following removal of bone marrow by curettage. Acta Anat (Basel). 1964; 59:1–46

[84]　Brown RP, Fowler BA, Fustinoni S, Nordberg M. Toxicity of metals released from implanted medical device. In: Nordberg GF, Fowler BA, Nordberg M, eds. Handbook on the Toxicology of Metals. London, UK: Academic Press; 2014:113–122

[85]　Froimson MI, Garino J, Machenaud A, Vidalain JP. Minimum 10-year results of a tapered, titanium, hydroxyapatite-coated hip stem: an independent review. J Arthroplasty. 2007; 22(1):1–7

[86]　Junker R, Dimakis A, Thoneick M, Jansen JA. Effects of implant surface coatings and composition on bone integration: a systematic review. Clin Oral Implants Res. 2009; 20 Suppl 4:185–206

[87]　Schwartz Z, Lohmann CH, Oefinger J, Bonewald LF, Dean DD, Boyan BD. Implant surface characteristics modulate differentiation behavior of cells in the osteoblastic lineage. Adv Dent Res. 1999; 13:38–48

[88]　Lincks J, Boyan BD, Blanchard CR, et al. Response of MG63 osteoblastlike cells to titanium and titanium alloy is dependent on surface roughness and composition. Biomaterials. 1998; 19(23):2219–2232

[89]　Batzer R, Liu Y, Cochran DL, et al. Prostaglandins mediate the effects of titanium surface roughness on MG63 osteoblast-like cells and alter cell responsiveness to 1 α,25-(OH)2D 3. J Biomed Mater Res. 1998; 41(3):489–496

[90]　Boyan BD, Batzer R, Kieswetter K, et al. Titanium surface roughness alters responsiveness of MG63 osteoblast-like cells to 1 α,25-(OH) 2D 3. J Biomed Mater Res. 1998; 39(1):77–85

[91]　Kieswetter K, Schwartz Z, Hummert TW, et al. Surface roughness modulates the local production of growth factors and cytokines by osteoblast-like MG-63 cells. J Biomed Mater Res. 1996; 32(1):55–63

[92]　Lossdörfer S, Schwartz Z, Wang L, et al. Microrough implant surface topographies increase osteogenesis by reducing osteoclast formation and activity. J Biomed Mater Res A. 2004; 70(3):361–369

[93]　Olivares-Navarrete R, Hyzy SL, Hutton DL, et al. Direct and indirect effects of microstructured titanium substrates on the induction of mesenchymal stem cell differentiation towards the osteoblast lineage. Biomaterials. 2010; 31(10):2728–2735

[94]　Raines AL, Olivares-Navarrete R, Wieland M, Cochran DL, Schwartz Z, Boyan BD. Regulation of angiogenesis during osseointegration by titanium surface microstructure and energy. Biomaterials. 2010; 31 (18):4909–4917

[95]　Olivares-Navarrete R, Raz P, Zhao G, et al. Integrin α2β1 plays a critical role in osteoblast response to micron-scale surface structure and surface energy of titanium substrates. Proc Natl Acad Sci U S A. 2008; 105(41):15767–15772

[96]　Wang L, Zhao G, Olivares-Navarrete R, et al. Integrin β1 silencing in osteoblasts alters substrate-dependent responses to 1,25-dihydroxy vitamin D3. Biomaterials. 2006; 27(20):3716–3725

[97]　Khosla S. Minireview: the OPG/RANKL/RANK system. Endocrinology. 2001; 142(12):5050–5055

[98]　Murshed M, Harmey D, Millán JL, McKee MD, Karsenty G. Unique coexpression in osteoblasts of broadly expressed genes accounts for the spatial restriction of ECM mineralization to bone. Genes Dev.2005; 19(9):1093–1104

[99]　Wongwitwichot P, Kaewsrichan J, Chua KH, Ruszymah BH. Comparison of TCP and TCP/HA hybrid scaffolds for osteoconductive activity. Open Biomed Eng J. 2010; 4:279–285

[100]　Daculsi G, LeGeros RZ, Nery E, Lynch K, Kerebel B. Transformation of biphasic calcium phosphate ceramics in vivo: ultrastructural and physicochemical characterization. J Biomed Mater Res. 1989; 23(8): 883–894

[101]　Daculsi G, Laboux O, Malard O, Weiss P. Current state of the art of biphasic calcium phosphate bioceramics. J Mater Sci Mater Med. 2003; 14(3):195–200

[102]　Heughebaert M, LeGeros RZ, Gineste M, Guilhem A, Bonel G. Physicochemical characterization of deposits associated with HA ceramics implanted in nonosseous sites. J Biomed Mater Res. 1988; 22(3) Suppl:257–268

[103]　Barrère F, van Blitterswijk CA, de Groot K. Bone regeneration: molecular and cellular interactions with calcium phosphate ceramics. Int J Nanomedicine. 2006; 1(3):317–332

[104]　Søballe K, Toksvig-Larsen S, Gelineck J, et al. Migration of hydroxyapatite coated femoral prostheses:a Roentgen Stereophotogrammetric study. J Bone Joint Surg Br. 1993; 75(5):681–687

[105]　D'Angelo F, Molina M, Riva G, Zatti G, Cherubino P. Failure of dual radius hydroxyapatite-coated acetabular cups. J Orthop Surg Res. 2008; 3:35

[106]　Bokros JC. Carbon biomedical devices. Carbon. 1977; 15(6):353, 355–371

[107]　Stanley J, Klawitter J, More R. Replacing joints with pyrolytic carbon. In: Revell PA, ed. Joint Replacement

Technology. Cambridge, UK: Woodhead Publishing; 2008:631–656

[108] More RB, Haubold AD, Bokros JC. Pyrolytic carbon for long-term medical implants. In: Ratner B, Hoffman A, Schoen F, Lemons J, eds. Biomaterials Science: An Introduction to Materials in Medicine. London, UK: Elsevier Academic Press; 2004:170–180

[109] Beckenbaugh RD. Preliminary experience with a noncemented nonconstrained total joint arthroplasty for the metacarpophalangeal joints. Orthopedics. 1983; 6(8):962–965

[110] Haubold AD. On the durability of pyrolytic carbon in vivo. Med Prog Technol. 1994; 20(3–4):201–208

[111] Reilly DT, Burstein AH. Review article:the mechanical properties of cortical bone. J Bone Joint Surg Am. 1974; 56(5):1001–1022

[112] Gilpin CB, Haubold AD, Ely JL. Fatigue crack growth and fracture of pyrolytic carbon composites. In: Ducheyne P, Christiansen D, eds. Bioceramics.1993;6(1):217–223

[113] Ma L, Sines G. Fatigue behavior of a pyrolytic carbon. J Biomed Mater Res. 2000; 51(1):61–68

[114] Beavan LA, James DW, Kepner JL. Evaluation of fatigue in pyrolite carbon. In: Ducheyne P, Christiansen D, eds. Bioceramics. 1993;6(1):205–210

[115] Naylor A, Bone MC, Unsworth A, Talwalkar SC, Trail IA, Joyce TJ. In vitro wear testing of the PyroCarbon proximal interphalangeal joint replacement: five million cycles of flexion and extension. Proc Inst Mech Eng H. 2015; 229(5):362–368

[116] Bone MC, Giddins G, Joyce TJ. An analysis of explanted pyrolytic carbon prostheses. J Hand Surg Eur Vol. 2014; 39(6):666–667

[117] Cook SD, Thomas KA, Kester MA. Wear characteristics of the canine acetabulum against different femoral prostheses. J Bone Joint Surg Br. 1989; 71(2):189–197

[118] Kawalec JS, Hetherington VJ, Melillo TC, Corbin N. Evaluation of fibrocartilage regeneration and bone response at full-thickness cartilage defects in articulation with pyrolytic carbon or cobaltchromium alloy hemiarthroplasties. J Biomed Mater Res. 1998; 41(4):534–540

[119] Gale LR, Coller R, Hargreaves DJ, Hills BA, Crawford R. The role of SAPL as a boundary lubricant in prosthetic joints. Tribol Int. 2007; 40(4):601–606

[120] Daecke W, Veyel K, Wieloch P, Jung M, Lorenz H, Martini AK.Osseointegration and mechanical stability of pyrocarbon and titanium hand implants in a load-bearing in vivo model for small joint arthroplasty. J Hand Surg Am. 2006; 31(1):90–97

[121] Ross M, James C, Couzens G, Klawitter J. Pyrocarbon small joint arthroplasty of the extremities. In: Revell PA, ed. Joint Replacement Technology. Cambridge, UK:Woodhead Publishing; 2014:628–673

[122] Completo A, Nascimento A, Girão AF, Fonseca F. Biomechanical evaluation of pyrocarbon proximal interphalangeal joint arthroplasty: an in-vitro analysis. Clin Biomech (Bristol, Avon). 2018; 52:72–78

[123] Conolly WB, Rath S. Silastic implant arthroplasty for post-traumatic stiffness of the finger joints. J Hand Surg [Br]. 1991; 16(3):286–292

[124] Ratner BD, Bryant SJ. Biomaterials: where we have been and where we are going. Annu Rev Biomed Eng. 2004; 6:41–75

[125] Agrawal CM, Ray RB. Biodegradable polymeric scaffolds for musculoskeletal tissue engineering. J Biomed Mater Res. 2001; 55(2):141–150

[126] Hutmacher DW, Sittinger M, Risbud MV. Scaffold-based tissue engineering: rationale for computer-aided design and solid free-form fabrication systems. Trends Biotechnol. 2004; 22(7):354–362

[127] Trauner KB. The emerging role of 3D printing in arthroplasty and orthopedics. J Arthroplasty. 2018; 33(8):2352–2354

[128] Zhang BG, Myers DE, Wallace GG, Brandt M, Choong PF. Bioactive coatings for orthopaedic implants-recent trends in development of implant coatings. Int J Mol Sci. 2014; 15(7):11878–11921

[129] Poth N, Seiffart V, Gross G, Menzel H, Dempwolf W. Biodegradable chitosan nanoparticle coatings on titanium for the delivery of BMP-2. Biomolecules. 2015; 5(1):3–19

[130] Motoc MM, Axente E, Popescu C, et al. Active protein and calcium hydroxyapatite bilayers grown by laser techniques for therapeutic applications. J Biomed Mater Res A. 2013; 101(9):2706–2711

[131] Roy M, Fielding GA, Be, yenal H, Bandyopadhyay A, Bose S. Mechanical, in vitro antimicrobial, and biological properties of plasmasprayed silver-doped hydroxyapatite coating. ACS Appl Mater Interf. 2012; 4(3):1341–1349

第3章 拇指和腕关节置换术中的本体感觉和神经反馈

Elisabet Hagert and Susanne Rein

【摘要】本体感觉是指调节姿势、运动和控制关节的有意识和无意识的感觉功能。对于关节控制，本体感觉包括对关节位置和运动的感觉（运动觉）以及前馈控制。形成正常关节本体感觉的基础包括完整的机械感受器神经支配、传入到脊髓的反馈机制和控制关节的肌肉。在过去的十年中，大量研究详细介绍了手腕、拇指基底和下尺桡关节的机械受体神经支配。此外，对于关节反射的研究强调了韧带-肌肉反射弧的存在，它同时提供了对关节快速的保护和控制，以及缓慢的肌肉协调反射。然而，在晚期骨关节炎患者中，韧带和滑膜的神经支配模式发生改变，本体感觉能力下降，并表现为疼痛和炎症。作为临床医生，在减轻患者疼痛的同时面临着保护神经支配的挑战。本章概述了手和手腕本体感觉的基础，并讨论了需要进行关节置换术患者的注意事项。

【关键词】关节位置觉，运动觉，韧带，神经肌肉控制，本体感觉，感觉神经末梢

> 在自然界的任何领域，一个伟大的发现者必不可少的天赋是提出正确问题的能力。但如果提出问题的时机不成熟，也产生不了作用。必须有正确的方法和足够的相关知识，才能使回答更有价值。
>
> ——Sir Charles Scott Sherrington

一、关节控制中的本体感觉基础

Sir Charles Scott Sherrington的这句话反映了他在20世纪初关于神经科学和本体感觉的开创性工作，这项工作使他获得了1932年的诺贝尔生理学或医学奖。他在1906年对本体感觉的定义是："产生于身体深层区域的感觉，有助于意识感觉（肌肉感觉）、整体姿势（姿势平衡）和节段姿势（关节稳定性）[1]。" Sherrington进一步将这些感觉描述为来自"皮肤、关节和肌肉中的感受器"。在他一百多年前工作的基础上，在过去的二三十年里，关于关节控制的本体感觉的研究取得了成果[2]。正如Sherrington上面所说，"必须有正确的方法和足够的相关知识，才能使回答更有价值。"通过全球的相关研究，我们今天所知道的是，本体感觉可以分为有意识感觉和无意识感觉（图3.1），且二者以协作的方式提供关节控制和神经肌肉的稳定性。

（一）有意识本体感觉

有意识感觉包括对触觉和运动的躯体体验。对于前者，主要包括由皮肤感受器产生的触觉、振动和疼痛。后者包括运动觉（关节运动的感觉）、关节位置觉以及对肌肉力量和张力的感觉。有意识的关节本体感觉的神经是在皮肤、肌肉和关节感受器中发现的。因为控制手指的肌肉位于较远处的前臂和手上[3]，皮肤感受器在手指关节的运动觉中极其重要。关节感受器同样被认为在肌肉穿过多个关节时是首要的[4]，因此限制了肌

3

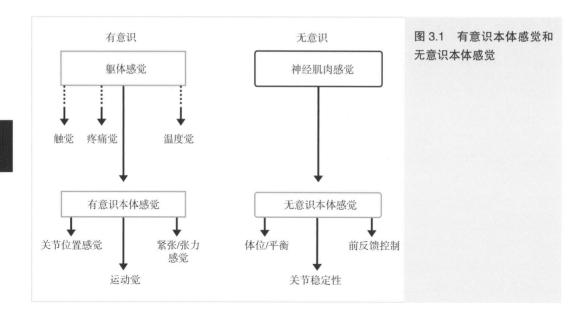

图 3.1 有意识本体感觉和无意识本体感觉

肉束感知运动的灵敏度。

（二）无意识本体感觉

无意识本体感觉是与姿势、关节稳定和肌肉复杂协调动作的神经肌肉控制有关的感觉，称为前馈控制[5,6]。无意识关节本体感觉主要受韧带和关节囊内感受器的影响，来自这些高度特化的神经末梢的传入信息产生脊髓反射，用于直接控制关节，并在高级运动控制、关节稳定性和神经肌肉控制的计划/执行时向小脑发送信号[7,8]。为了了解腕部和手部关节本体感觉的复杂性，接下来将介绍腕部和手部的感觉神经末梢及其分布。

（三）感觉神经末梢

韧带的神经支配是以特定的感觉神经末梢为特征，这些末梢可以根据其典型的形状（图3.2）和神经生理学特点（表3.1）按照Freeman和Wyke法（Hagert修改）进行分类[9,10]。感觉神经末梢对机械刺激（如极端的运动范围）作出反应，将其转化为神经兴奋，并通过传入神经和背根神经节将这些信息从关节发送到脊髓。在那里，一部分信息被发送到小脑和皮层，而另一部分信息则用于局部或节段性的多突触相互作用[6]。

根据Erlanger和Gasser分类法[11]，以及Lloyd[12]和Hunt[13]分类法对传入和传出神经纤维进行分类（表3.1），传入神经、鲁菲尼（Ruffini）末梢和帕西尼（Pacini）小体为Ⅱ组和A-β纤维，神经传导速度为36～72m/s。关节周围组织中高尔基样末梢属于Ⅱ组，而最初描述的肌腱连接处的高尔基肌腱器官属于Ⅰb组。游离神经末梢的传入神经传导速度为4～36m/s的细髓鞘Ⅲ组和Aδ组纤维，或传导速度为0.4～2m/s的无髓鞘Ⅳ组和C组纤维[14]。

1. 鲁菲尼小体

19世纪后期，意大利组织学家Angelo Ruffini描述了皮肤中的神经末梢[15]，并以他的名字命名。鲁菲尼小体是树突状或树枝状神经末梢的代名词。

猫膝关节囊内韧带的鲁菲尼末梢微神经电图显示，在关节运动过程中，慢调节低阈值感受器不断产生响应[16]。鲁菲尼（Ruffini）末梢可侦测关节静态位置、关节内和气压

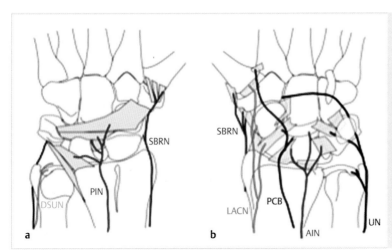

图 3.2　腕部背侧（a）和掌侧（b）、下尺桡关节和第一腕掌关节的神经支配：尺神经背侧感觉支（DSUN）；后骨间神经（PIN）；桡神经感觉支（SBRN）；前臂外侧皮神经（LACN）；正中神经掌皮支（PCB）；前骨间神经（AIN）；尺神经（UN）

表 3.1　韧带中感觉神经末梢的分类

类型	名称	形态	神经生理学特点	Erlanger / Gasser 分类	Lloyd/Hunt 分类	本体感觉功能	组织学特点
I	鲁菲尼小体	树突状神经末梢，部分或薄包埋 50 ～ 120μm	慢调节 低阈值	A-β	II	静态关节位置，运动觉速度 / 幅度变化	中央轴突：PGP9.5，S100 荚膜：p75 树突神经末梢：S100，p75，PGP 9.5
II	帕西尼小体	厚层状洋葱层状包裹 20 ～ 150μm	快调节 低阈值	A-β	II	关节加速或减速	中央轴突：S100（PGP9.5） 荚膜：p75
III	高尔基样末梢	大的梭形体，薄包裹，大感觉体内成簇小体，＞ 150μm	快调节 高阈值	A-β	II	关节运动的最大范围	末梢神经分支：S100，PGP9.5 荚膜：p75
IV	游离神经末梢	常位于血管附近、成簇或为单纤维	不可调节	A-δ C	III	有害的化学、机械、伤害性或炎症性刺激	轴突：S100，PGP 9.5 雪旺细胞：p75
V	不可分类小体	多样	未知	未知	IV	未知	多样

注：韧带中机械感受器的分类是基于 Freeman 和 Wyke 分类（由 Hagert 修改），总结了各种小体的形态和神经生理特征。Erlanger 和 Gasser 神经纤维分类法可适用于感觉（传入）和运动（传出）神经纤维，而 Lloyd 和 Hunt 分类法只适用于感觉（传入）神经纤维。

变化，以及主动和被动关节运动的方向、幅度和速度。它们可对轴向载荷和张力作出反应，但对关节的垂直压应力无反应，显示出它们在特定关节位置和旋转中的重要性。这是调节关节周围肌肉挛缩和神经肌肉关节控制所必需的[17]。

2. 帕西尼（Pacini）小体

虽然帕西尼小体是1741年由Johannes Gottlieb Lehmann[18]在他的博士论文中第一次提及的，同年，德国解剖学家和植物学家AbrahamVater[19]也提到了帕西尼小体，但这一发现被遗忘了近一个世纪[20]。1835年，意大利解剖学家Filippo Pacini重新发现了这一小体[21]，并以他的名字命名。帕西尼小体是一种具有低兴奋阈值的快速适应感受器，可对关节的加速和减速作出反应[22]。

3. 高尔基样神经末梢

1878年，意大利解剖学家Camillo Golgi[23]在肌腱交界处发现了这种感觉神经末梢，最初被称为"高尔基肌腱器官"。在韧带中发现的高尔基样末梢以他的名字命名，是一种与鲁菲尼末梢同科的树枝样末梢。

高尔基末梢是一种慢调节感受器，与鲁菲尼末梢相比，它对机械应力有很高的阈值，这使得它们在不运动的关节中完全处于非活动状态，但它对关节极限运动范围的感知很重要[24]。

4. 游离神经末梢

游离神经末梢是一种非适应性的高阈值伤害感受器，可对不同的刺激作出反应，如化学的、机械的、有害的或炎症刺激。它们主要分布在致密的胶原纤维间隙、韧带表面和血管附近[25,26]。

5. 不可分类小体

有些不能归类为鲁菲尼小体、帕西尼小体、高尔基样末梢或游离神经末梢的小体被视为不可分类小体，第V型[10]。不可分类小体的功能和生理特性目前尚不清楚。

二、神经支配模式（图 3.3）

（一）腕关节

桡神经、尺神经、正中神经和肌皮神经的关节分支是腕关节神经支配的主要组成部分[29]。桡腕关节的桡侧受前臂外侧皮神经支配，前臂外侧皮神经是肌皮神经的末端感觉分支[28]。掌侧腕关节囊的中央三分之二和舟月骨间韧带（SLIL）的掌侧部分由骨间前神经（AIN）支配[29,30]。正中神经的掌皮支支配掌侧腕中区，三角纤维软骨复合体（TFCC）主要受尺神经（UN）支配[31]，包括UN神经背侧感觉支。骨间后神经（PIN）支配腕关节囊背侧、SLIL背侧、月三角骨间韧带、桡腕背韧带和腕骨间韧带。最后，桡神经浅支（SBRN）分出少量关节分支到腕关节背侧和桡掌侧关节囊[28]。

（二）第一腕掌关节（TMJ）

尸体解剖显示，TMJ的神经分支100%发自LACN，70%发自正中神经的PCB，40%发自SBRN[32]。此外，TMJ的桡背韧带、中央背侧韧带和后斜韧带有丰富的感觉神经末梢。相比之下，前斜韧带很少或没有神经支配[33]。鲁菲尼小体可调节关节的位置觉，是主要的机械感受器，在韧带的掌骨止点处密度较大，这表明关节位置觉在高度灵活的TMJ中

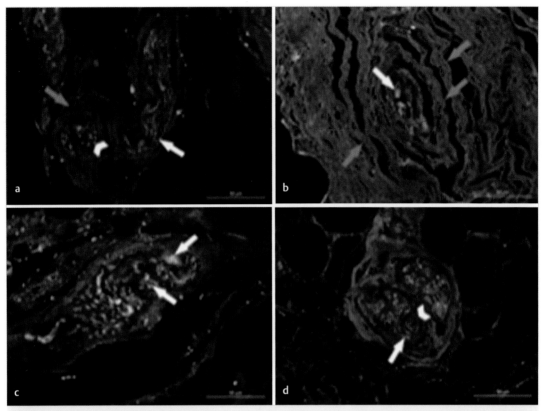

图 3.3　感觉神经末梢同步免疫荧光染色（a）鲁菲尼小体，（b）帕西尼小体，（c）高尔基样末梢，（d）游离神经末梢，用蛋白基因产物（PGP）9.5、S100 蛋白、神经营养因子受体 p75 和 4′，6–二脒基 –2 苯基吲哚（DAPI）染色。

（a）在鲁菲尼小体（箭头）中发现特征性的树突神经末梢，对 PGP 9.5、S100 和 p75 有免疫反应。鲁菲尼小体荚膜与 p75 产生免疫反应（灰色箭头）。传入中枢轴突清晰可见（白色箭头）。（b）帕西尼小体有典型的洋葱层状囊，与 p75 产生免疫反应（灰色箭头）；而中央轴突对 S100 有免疫反应（白色箭头）。（c）大的高尔基样末梢包含较小的、成组的小体，它们在高尔基样末梢内对 S100、p75 和 PGP 9.5 产生免疫反应（白色箭头）。（d）游离神经末梢轴突对 PGP 9.5 和 S100 有免疫反应（箭头）；它们的神经鞘对 p75（箭头）有免疫反应。原始放大倍率 400 倍。

是重要的本体感觉。

（三）下尺桡关节（DRUJ）

TFCC是下尺桡关节（DRUJ）的主要稳定结构[34]。TFCC的七个部分，即尺侧腕伸肌腱鞘、尺侧腕半月板样结构、关节盘以及尺桡背侧和掌侧韧带、尺月韧带和尺三角韧带，主要由游离神经末梢支配。

由于关节盘和尺月韧带很少受神经支配，这两个结构主要具有机械功能。两根尺桡韧带（背侧和掌侧）受丰富的感觉神经末梢支配。掌侧尺桡韧带的鲁菲尼小体数量最多，说明了其在调节关节位置觉方面的作用。这表明这两种韧带在前臂旋转过程中对DRUJ的本体感觉控制都很重要。尺三角韧带、尺侧腕伸肌腱鞘和尺侧腕半月板样结构具有所有类型的感觉神经末梢，因此具有独特的本体感觉特性[35]。

三、骨关节炎的神经支配模式

手骨关节炎（OA）的本体感觉研究主要是通过对TMJ关节的研究。在对疼痛性TMJ的OA患者的机械感受器神经支配的分析中，与非OA标本的神经支配相比，其神经支配模式不同[36]。在正常关节中鲁菲尼小体占主导地位，而关节炎关节有明显的不可分类小体和游离神经末梢的神经支配，表明通常与关节稳定和控制相关的神经末梢减少，而疼痛感受器占主导地位[37]。OA患者的TMJ中缺乏鲁菲尼和帕西尼小体，这可能解释了为什么与健康参与者相比，OA患者的TMJ关节位置觉受损[38]。

最近的一篇文章报道，OA患者的TMJ周围组织中的游离神经末梢，与自主神经、感觉神经和谷氨酸能通路的标志物产生免疫反应性，这意味着骨性关节炎的疼痛是由多模式神经源性炎症引起的。这些不同的痛觉通路可以解释为什么抗炎镇痛药或关节内皮质类固醇注射通常有助于减轻OA患者的相关疼痛[39]。

四、腕关节和拇指的神经反馈

在腕和TMJ关节中发现的复杂的关节和机械能感受器神经支配，支持以下的理论，即手和腕关节的韧带在关节稳定的动态神经肌肉控制方面具有重要的感觉功能。在腕关节韧带-肌肉反射的研究中，已经发现电刺激腕背侧的SLIL韧带可引起作为关节保护反射的即时单突触反射[40]。同样地，电刺激TMJ的背桡韧带可引起关节保护性反射，有助于稳定TMJ并避免关节半脱位[41]。这些反射类似于前交叉韧带和腘绳肌的韧带肌肉反射，这已被证明在膝关节本体感觉和神经肌肉稳定性中起重要作用[42,43]。

在健康对照组进行骨间后神经（PIN）钝化后[44]，发现SLIL引起的关节保护反射完全消除，这表明关节的去神经支配将对关节的本体感觉产生重大影响。然而，最近发表的一篇关于腕关节完全去神经化对腕部本体感觉影响的文章认为，通过评估腕反射时间、腕关节位置觉和力量感知，并不能得出健康个体和接受Wilhelm去神经支配手术的患者之间存在本体感觉差异的结论[45]。这项研究的结论是，在刺激皮肤感受器和肌腱结构中的高尔基末梢的实验里，两者都不受腕部去神经支配的影响。

五、临床应用

拇指或腕关节置换术的指征，通常是用人工假体代替疼痛/退化的关节炎关节，以消除/减轻疼痛，同时提供高度的活动能力。被置换关节的神经支配模式可能发生改变，变为激活的游离神经末梢，而不是专门的本体感受器，即鲁菲尼和帕西尼小体，这意味着本体感觉减少，而术后康复的目标是恢复神经肌肉控制和本体感觉功能[46]。我们应该如何处理这个明显的困境？去神经化还是重新神经化，这是个问题！

（一）保留神经的手术案例

关节置换术的主要目标必须是尽可能减小对患者的伤害，并恢复拇指/手腕功能。旨在保护关节神经支配的手术入路，将有助于术后组织愈合，并通过引导康复促进本体感觉功能的恢复[47,48]。在膝关节置换术的研究中发现，关节置换术既能减轻疼痛，又可使关节囊和韧带恢复到解剖位置，因此促进了膝关节本体感觉（关节位置觉、运动觉和平衡能力）的改善[49]。

腕关节和拇指关节置换术也期待出现类似的结果。例如，对于近侧指间关节或掌指关节重建中带血管的关节移植术，保留神经支配对其最佳愈合至关重要[50]。在保留大部分韧带和关节囊的关节置换术中，如尺骨头置换术，保留的TFCC的神经支配有助于愈合和术后本体感觉的康复。之前在腕部和DRUJ部分已经详细介绍过保留神经的手术入路[51,52]，其中的原则很容易理解：进入关节的入路要小心并考虑到神经支配问题。就像所有的医学操作一样，不论任何情况，切勿对患者造成伤害。

（二）去神经化的手术案例

虽然有上面关于保护神经重要性的讨论，但去神经支配是否有作用仍是一个问题。例如，众所周知，有反复外伤史的患者为了保持PIN的连续性可能会遭受神经瘤性疼痛。类似的结果也见于手腕OA患者，他们可能会发现PIN异常增大[53]，显微镜检查显示与牵引神经瘤一致的纤维化和神经瘤样外观[54,55]。在这些病例中，PIN不再是具有再神经支配和本体感觉功能的健康神经，而是病变神经，似乎适合作为较大的腕部修复手术的一部分切除，或为缓解长期疼痛而单独手术[56]。

在严重和疼痛性TMJ的OA患者中，发现TMJ去神经支配可显著减轻疼痛。也有人提出，TMJ关节的去神经支配影响关节滑膜的神经支配，这反过来可能减少神经源性炎症而减轻疼痛[25]。

六、结论——去神经化或再神经化？

让我们以Charles Scott Sherrington爵士的一段话作为结束：我们面临的问题是，神经系统把不同的器官结合起来，使之成为一个整体。

以作者的拙见，对于能够提供再神经支配和本体感觉的健康神经，必须谨慎行事，这是首要目标。但需清醒地认识到，对于关节严重退变和疼痛的患者，及时去神经支配最有可能缓解疼痛，重要的是要解决目前面对的问题。

参考文献

[1]　Sherrington CS. The Integrative Action of the Nervous System. New Haven, CT: Yale University Press; 1906

[2]　Burke RE. Sir Charles Sherrington's the integrative action of the nervous system: a centenary appreciation. Brain. 2007; 130(Pt 4):887–894

[3]　Collins DF, Refshauge KM, Todd G, Gandevia SC. Cutaneous receptors contribute to kinesthesia at the index finger, elbow, and knee. J Neurophysiol. 2005; 94(3):1699–1706

[4]　Sturnieks DL, Wright JR, Fitzpatrick RC. Detection of simultaneous movement at two human arm joints. J Physiol. 2007; 585(Pt 3):833–842

[5]　Lephart SM, Riemann BL, Fu FH. Introduction to the sensorimotor system. In: Lephart S, Fu FH (Eds). Proprioception and neuromuscular control in joint stability. Champaign, IL: 2000; Human Kinetics, xvii–xiv

[6]　Sjölander P, Johansson H, Djupsjöbacka M. Spinal and supraspinal effects of activity in ligament afferents. J Electromyogr Kinesiol. 2002; 12(3):167–176

[7]　Paulin MG. The role of the cerebellum in motor control and perception. Brain Behav Evol. 1993; 41(1):39–50

[8]　Lephart SM, Fu FH. Proprioception and Neuromuscular Control in Joint Stability. Champaign, IL: Human Kinetics; 2000:1–439

[9]　Freeman MA, Wyke B. The innervation of the knee joint:an anatomical and histological study in the cat. J Anat. 1967; 101(Pt 3):505–532

[10]　Hagert E. Wrist ligaments: innervation patterns and ligamentomuscular reflexes. 2008; Thesis for doctoral degree

3

(PhD). Karolinska Institutet, Stockholm

[11] Erlanger J, Gasser HS. Electrical Signs of Gassernervous activity. Oxford: Univ Penn Press; 1937

[12] Lloyd DPC. Neuron patterns controlling transmission of ipsilateral hind limb reflexes in cat. J Neurophysiol. 1943; 6:293–315

[13] Hunt CC. Relation of function to diameter in afferent fibers of muscle nerves. J Gen Physiol. 1954; 38(1):117–131

[14] Gilman S. Joint position sense and vibration sense: anatomical organisation and assessment. J Neurol Neurosurg Psychiatry. 2002; 73(5): 473–477

[15] Ruffini A. Sur un novel organe nerveux terminal et sur la présence des corpuscles Golgi-Mazzoni dans le conjunctiv sous-cutané de la pulpe des doigts de l'homme. Arch Ital Biol. 1894; 21:249–265

[16] Grigg P, Hoffman AH. Stretch-sensitive afferent neurons in cat knee joint capsule: sensitivity to axial and compression stresses and strains. J Neurophysiol. 1996; 75(5):1871–1877

[17] Grigg P, Hoffman AH. Properties of Ruffini afferents revealed by stress analysis of isolated sections of cat knee capsule. J Neurophysiol. 1982; 47(1):41–54

[18] Lehmann JG. Dissertatio inauguralis medica de consensu partium corporis humani occasione spasmi singularis in manu ejusque digitisex hernia observati; exposito simul nervorum barchialium et cruralium coalitu peculiari atque papillarum nervearum in digitis dispositio. Wittenberg1741

[19] Vater A. Dissertatio de consensu partium corporis humani occasione spasmi singularis in manu eiusque digitis ex hernia observati exposito simul nervorum brachialium et cruralium coalitu peculiari atque papillarum nervearum in digitis dispositione. In: Haller A, ed. Disputationum anatomicarum selectarum. Göttingen: Vandenhoeck; 1741:953–972

[20] Bentivoglio M, Pacini P. Filippo Pacini: a determined observer. Brain Res Bull. 1995; 38(2):161–165

[21] Pacini F. Sopra un particolare genere di piccoli corpi globosi scoperti nel corpo umano da Filippo Pacini, Alunno interno degli Spedali riuniti di Pistoia. Letter to the Accademia Medico-Fisica di Firenze. 1835

[22] Macefield VG. Physiological characteristics of low-threshold mechanoreceptors in joints, muscle and skin in human subjects. Clin Exp Pharmacol Physiol. 2005; 32(1–2):135–144

[23] Golgi C. Della terminazione dei nervi nei tendini e di un nuovo apparato nervoso terminale muscolo-tendineo. Milano: Atti della Settima Riunione Starordinaria della Società Italiana di Scienze Naturali in Varese, Tipografia G. Bernardoni; 1878

[24] Skoglund S. Anatomical and physiological studies of knee joint innervation in the cat. Acta Physiol Scand Suppl. 1956; 36(124):1–101

[25] Rein S, Okogbaa J, Hagert E, Manthey S, Ladd A. Histopathological analysis of the synovium in trapeziometacarpal osteoarthritis. J Hand Surg Eur Vol. 2019; 44(10):1079–1088

[26] Rein S, Hagert E, Hanisch U, Lwowski S, Fieguth A, Zwipp H. Immunohistochemical analysis of sensory nerve endings in ankle ligaments: a cadaver study. Cells Tissues Organs. 2013; 197(1):64–76

[27] Ferreres A, Suso S, Foucher G, Ordi J, Llusa M, Ruano D. Wrist denervation: surgical considerations. J Hand Surg [Br]. 1995; 20(6):769–772

[28] Van de Pol GJ, Koudstaal MJ, Schuurman AH, Bleys RL. Innervation of the wrist joint and surgical perspectives of denervation. J Hand Surg Am. 2006; 31(1):28–34

[29] Fukumoto K, Kojima T, Kinoshita Y, Koda M. An anatomic study of the innervation of the wrist joint and Wilhelm's technique for denervation. J Hand Surg Am. 1993; 18(3):484–489

[30] Berger RA. The anatomy of the ligaments of the wrist and distal radioulnar joints. Clin Orthop Relat Res. 2001(383):32–40

[31] Shigemitsu T, Tobe M, Mizutani K, Murakami K, Ishikawa Y, Sato F. Innervation of the triangular fibrocartilage complex of the human wrist: quantitative immunohistochemical study. Anat Sci Int. 2007; 82(3):127–132

[32] Tuffaha SH, Quan A, Hashemi S, et al. Selective thumb carpometacarpal joint denervation for painful arthritis: clinical outcomes and cadaveric study. J Hand Surg Am. 2019; 44(1):64.e1–64.e8

[33] Hagert E, Lee J, Ladd AL. Innervation patterns of thumb trapeziometacarpal joint ligaments. J Hand Surg Am. 2012; 37(4):706–714.e1

[34] Hagert E, Chim H, Moran SL. Anatomy of the distal radioulnar joint and ulnocarpal complex. In: Greenberg JA, ed. Ulnar-sided Wrist Pain: A Master Skills Publication. Chicago, IL: American Society for Surgery of the Hand; 2013:11–21

[35] Rein S, Semisch M, Garcia-Elias M, Lluch A, Zwipp H, Hagert E. Immunohistochemical mapping of sensory nerve endings in the human triangular fibrocartilage complex. Clin Orthop Relat Res. 2015; 473 (10):3245–3253

[36] Mobargha N, Ludwig C, Ladd AL, Hagert E. Ultrastructure and innervation of thumb carpometacarpal ligaments in surgical patients with osteoarthritis. Clin Orthop Relat Res. 2014; 472(4):1146–1154

[37] Ludwig CA, Mobargha N, Okogbaa J, Hagert E, Ladd AL. Altered innervation pattern in ligaments of patients with basal thumb arthritis. JWrist Surg. 2015; 4(4):284–291

[38] Ouegnin A, Valdes K. Joint position sense impairments in older adults with carpometacarpal osteoarthritis: a descriptive comparative study. J Hand Ther. 2019(Mar):11

[39] Conaghan PG, Peloso PM, Everett SV, et al. Inadequate pain relief and large functional loss among patients with knee osteoarthritis: evidence from a prospective multinational longitudinal study of osteoarthritis real-world therapies. Rheumatology (Oxford). 2015; 54(2):270–277

[40] Hagert E, Persson JK, Werner M, Ljung BO. Evidence of wrist proprioceptive reflexes elicited after stimulation of the scapholunate interosseous ligament. J Hand Surg Am. 2009; 34(4):642–651

[41] Mobargha N, Rein S, Hagert E. Ligamento-muscular reflex patterns following stimulation of a thumb carpometacarpal ligament: an electromyographic study. J Hand Surg Am. 2019; 44(3):248.e1–248.e9

[42] Krogsgaard MR, Dyhre-Poulsen P, Fischer-Rasmussen T. Cruciate ligament reflexes. J Electromyogr Kinesiol. 2002; 12(3):177–182

[43] Fridén T, Roberts D, Ageberg E, Waldén M, Zätterström R. Review of knee proprioception and the relation to extremity function after an anterior cruciate ligament rupture. J Orthop Sports Phys Ther. 2001; 31(10):567–576

[44] Hagert E, Persson JK. Desensitizing the posterior interosseous nerve alters wrist proprioceptive reflexes. J Hand Surg Am. 2010; 35(7): 1059–1066

[45] Rein S, Winter J, Kremer T, Siemers F, Range U, Euchner N. Evaluation of proprioception in denervated and healthy wrist joints. J Hand Surg Eur Vol. 2020: 5(4):408–413

[46] Hagert E. Proprioception of the wrist joint: a review of current concepts and possible implications on the rehabilitation of the wrist. J Hand Ther. 2010; 23(1):2–17

[47] Mammoto T, Seerattan RA, Paulson KD, Leonard CA, Bray RC, Salo PT. Nerve growth factor improves ligament healing. J Orthop Res. 2008; 26(7):957–964

[48] Salo P. The role of joint innervation in the pathogenesis of arthritis. Can J Surg. 1999; 42(2):91–100

[49] Swanik CB, Lephart SM, Rubash HE. Proprioception, kinesthesia, and balance after total knee arthroplasty with cruciate-retaining and posterior stabilized prostheses. J Bone Joint Surg Am. 2004; 86(2):328–334

[50] Ju J, Li L, Hou R. Transplantation of a free vascularized joint flap from the second toe for the acute reconstruction of defects in the thumb and other fingers. Indian J Orthop. 2019; 53(2):357–365

[51] Hagert E, Ferreres A, Garcia-Elias M. Nerve-sparing dorsal and volar approaches to the radiocarpal joint. J Hand Surg Am. 2010; 35(7):1070–1074

[52] Garcia-Elias M, Hagert E. Surgical approaches to the distal radioulnar joint. Hand Clin. 2010; 26(4):477–483

[53] Carr D, Davis P. Distal posterior interosseous nerve syndrome. J Hand Surg Am. 1985; 10(6 Pt 1):873–878

[54] Dellon AL. Partial dorsal wrist denervation: resection of the distal posterior interosseous nerve. J Hand Surg Am. 1985; 10(4):527–533

[55] Lluch A. Treatment of radial neuromata and dysesthesia. Tech Hand Up Extrem Surg. 2001; 5(4):188–195

[56] Peltz TS, Yapp LZ, Elherik FK, Breusch SJ. Patient satisfaction and outcomes of partial wrist denervation in inflammatory arthritis. Clin Rheumatol. 2019; 38(11):2995–3003

3

第4章 手和腕关节置换术的疗效评估

Miriam Marks

【摘要】本章总结了手部和腕部关节置换术患者最适用的患者自行报告结果评估系统（PROMs），解释了PROM所需的理想评估指标，并为各种研究目的选择合适的结果评估方法提供指导。此外，本章介绍了将PROM纳入日常临床实践的挑战，并给出了一些解释评估结果的要点。

【关键词】患者自行报告的结果评估，评估指标特点，可靠性，有效性，响应能力，密歇根手部结果问卷，患者自行腕关节评分，核心策略，最小有意义改变，可被患者接受的状态

一、概述

如果不进行治疗结果的评估，那么我们既不能改善手术技术，也不能证明其有效性。疗效评估不仅可以量化患者的获益，还有助于查明问题以及治疗方法的局限性。除了客观的临床测量，如活动范围、力量和影像评估外，主观的患者自行报告的结果评估（PROMs）已成为必需项。系统地使用来自PROMs的信息可以改善医患之间的沟通和决策，并提高患者对医疗照护的满意度[1]。

标准化和有效的PROMs对于监测疾病进程、评估其疗效以及相关的社会经济效益至关重要。在日益关注医疗控费的现代社会，可量化的结果可以成为与卫生当局谈判的基础。

二、手部关节置换术患者常用的PROMs

有多种疗效评估方法可用于手部疾病的评估。例如，一篇关于CMC的OA的文献综述发现有21种不同的问卷式疗效评估方法。

在Dupuytren综合征的相关研究中也发现了类似的情况[2]，只有14%的研究采用了有效的PROM进行评估。报告结果的多样性使得这些研究之间难以进行比较，例如进行荟萃分析研究时。表4.1列出了适用于手或腕关节置换术患者的最常用和有效的PROMs[3]。

（一）密歇根手部结果问卷（MHQ[8]）/简化MHQ[16]

MHQ是一份有37项内容的问卷，分为六个子表：手功能、日常生活能力（ADL）、疼痛、工作能力、审美和手功能满意度。大约需要15分钟才能完成，每只手有独立得分。总分在0到100分之间，分数越高表示手功能越好。MHQ已被翻译成多种语言并被不同文化背景的人采用。总体而言，它对多种手部疾病都显示出良好的评估能力[9]。

为了减轻使用者的负担，开发了简化的密歇根手部结果问卷（brief MHQ）作为原版的精简版，只有12个项目[16]。与原来的MHQ类似，简化版对各种手部疾病均具有优异的评估能力。然而，使用简化版既不可能得出子表分数，也不可能对左右手分别评分。简化MHQ会产生一个0到100的综合得分，得分越高表明整体手功能越好。更多信息和问卷模板（免费提供）可在以下链接找到：http：//mhq.lab.medicine.umich.edu/

表 4.1 评估手和腕关节置换术最常用和有效的患者自行报告结果评估系统（PROMs）

名称	适用群体	条目数量	范围	优缺点
PRWE[4-7]	腕部疾患（如桡骨远端骨折）	15 条	两个子表：疼痛和功能	优点：良好评估能力，子表可单独评分；缺点：可能项目繁复
MHQ[8-15]	所有腕部疾患	37 条	六个子表：整体手功能、日常生活能力、疼痛、工作能力、审美、满意度	优点：良好评估能力，双手单独评分，子表可单独评分；缺点：太长
简化 MHQ[13,16-18]	所有腕部疾患	12 条	六个子表：整体手功能、日常生活能力、疼痛、工作能力、审美、满意度	优点：良好评估能力，简便；缺点：子表不能单独评分

MHQ：密歇根手部结果问卷；PRWE：患者自行腕关节评分

（二）患者自行腕关节评分 （PRWE）

PRWE是专门为腕关节疾病设计的包含15项内容的量表[20]。这15个项目分为疼痛和功能两个子表。项目评分从0到10。两个子表都可以独立计算，也可以计算出综合得分。与MHQ相比，PRWE总分为100分，但可能会获得较高的疼痛和残疾得分。最近开发了一个决策树版本，可以更快完成问卷。根据一个问题的答案，计算机会选择最合适的后续问题。最终患者只需要回答6个问题，而不是15个问题，但仍然得出与原始版本高度一致的结果。后来引入了PRWHE，将术语"腕"替换为"腕/手"，以便更广泛地适用于手部功能的评估[6]。PRWHE有两个考虑到手部美学的附加问题。这两种调查问卷通常用于手部研究，其测量对于评估各种手部疾病都是可靠的。更多信息和问卷模板（免费提供）可在以下链接找到：https：//srs-mcmaster.ca /research/ musculoskeletal-outcome-measures

（三）手臂、肩部和手部残疾问卷 （DASH）/简化DASH

DASH是一项针对上肢的包含30个条目的问卷，QuickDASH是包含11个条目的简化表。这是手外科最常用的问卷。有几项研究证实了它们测量结果的可靠性[23-27]。但DASH和Quick DASH旨在测量整个上肢的功能，而不仅仅是手。问卷中包含与肩肘功能相关的项目，这些项目对总分有显著影响。因此，建议使用手部专用问卷对手部手术进行初步评估。DASH仍有其自己的作用，例如在评估影响更广泛的疾病（如类风湿关节炎）时，整个上肢都受到影响，这时需要评估某一干预措施对上肢整体功能的影响。更多信息和问卷模板（免费）可以在以下链接找到：http：//www.dash.iwh.on.ca

（四）患者自行报告的结果评估系统（PROMIS）[28]

PROMIS是一个包含了与身体、心理和社会健康相关的信息库。这些项目可以作为固定的简化形式或计算机自适应测试（CAT）进行管理。CAT使用一种基于项目响应理论的算法，该算法根据前一个项目的答案选择合适的后续问题。针对不同的健康状况有多种可用的工具。对于患有手部疾病的患者，PROMIS UE最有价值。CAT版本包括46个问题，简化版包括7个问题，所有问题都是一个5分的李克特量表。最终产生的结果是一个T值，其形式是标准化的平均值（±标准差），如50（±10）。PROMIS的主要优点在于它的完成速度。它可靠性高，与DASH/Quick DASH高度一致[29,30]。然而，与DASH一样，该工具也包含受肩部功能影响的项目[31]。PROMIS UE的反应能力明显低于MHQ或腕管疾病调查问卷。更多信息和问卷模板（可免费用于个人研究）可在以下链接找到：http://www.healthmeasures.net/explore-measurement-systems/promis

（五）特定患者的功能量表（PSFS）

PSFS是一种个人疗效评估表，让患者对自己的个人健康问题进行评分。患者指出至少三种他们无法完成或有困难的特定活动，并在0到10分的范围内对它们进行评分，其中10分表示无法进行活动，0分表示患者的活动能力与受伤或疾病之前处于同一水平，即正常。这个评分表的优势在于，可能对传统问卷不会涉及的健康问题进行评估。例如，PSFS可能对有特定功能需求的患者（如运动员）有用，他们在传统疗效评估中得分很高，但仍然承受与训练相关的特定问题。另一方面，PSFS也可用于评估活动受限的患者，这些患者无法完成传统问卷中给出的任务。缺点是PSFS很难在不同患者之间进行比较，特别是在研究中。虽然该评分已被证明是可靠的，但与DASH只有微弱的相关性。因此，建议PSFS作为一种辅助工具，与传统评估方法结合使用[33,34]。

（六）单个问题数字评估系统（SANE）[35]

SANE是一个概括性的单个问题PROM。根据以下问题，患者在0到100分的范围内给出他们的答案：你如何评价你今天（比如手）正常程度的百分比？（正常=100%）SANE最初是为伴有肩部疾病的患者设计的，现在也用于评估膝关节手术的疗效。它与其他肩部和膝关节专用评分法有中度或较好的相关性。它可以非常快速和简单地对患者主观状况进行评估，但它不能取代现有的综合问卷。仅通过一个概括性问题，无法区分影响答案的因素。临床医生无法断定评分是否基于疼痛、功能、外观还是其他相关因素。因此，建议仅将SANE作为补充评估方法[39]。

（七）生活质量评估

生活质量的量化可以作为次要的疗效评定标准，但对经济评估至关重要。在这些研究中，需要估计质量调整寿命（QALY）。QALY起源于最受欢迎的问卷，包括EuroQol EQ-5D[37]和简表-36（SF-36）[38]或其简要版本SF-12[39]。

EQ-5D有两个版本，其中第一个版本每个问题包括三个选项（EQ5D-3L），而第二个更精确的版本每个问题有五个选项（EQ-5D-5l）。每个版本都涉及到行动能力、自我护理、正常活动、疼痛/不适和焦虑/抑郁这五个方面[40]。它的评估特点已被大量研究用于不同的肌骨系统疾病。最终得分范围为-0.285 ～ 1.0（英国数值）[41]，得分越高代表健康状况越好。它可以免费用于非商业研究。

　　SF-36和SF-12分别包括36个和12个问题，它们包括了身体和心理健康两部分的评估结果。得分范围从0到100，得分越高代表健康状况越好，正常值为平均值50（±10）。健康调查显示，其在患有各种肌骨系统疾病的患者（如OA和类风湿关节炎[42]、桡骨远端骨折以及腕管综合征患者）中的评估性能良好[43,44]。简表问卷的使用需付费。更多信息见于EQ-5D：https：//euroqol.org，简化版问卷：https：//www.optum.com/solutions/life-sciences/answer-research/patient-insights/sf-health-surveys.html

（八）其他有效的手部专用PROM

　　除了上述适用于关节置换术患者的PROM外，其他PROM可免费用于特定的手部疾病。联合风湿病量表（URAM）是专门为Dupuytren病患者设计的一份包含9个项目的问卷[45]。波士顿腕管调查问卷（BCTQ）[46]或莱文（Levine）量表涵盖了与腕管综合征患者相关的领域。两种PROM都具有良好的评估性能，并被推荐用于评估这些特定患者。

三、核心策略

　　疗效评估应涵盖所有感兴趣的领域，以全面评估患者的健康状况。例如，客观数据（临床评估、影像学参数）、功能评分（手部和四肢专用评分）、患者自我评价的主观数据（生活质量、功能和疼痛）以及社会经济数据和合并症等都值得关注。这意味着使用各种不同的疗效评估工具，可能会给医疗保健提供方和患方带来很大的管理负担。如果可以的话，推荐使用综合评价临床结果和患者自我评定结果以及并发症的核心策略，例如已经建立的评价桡骨远端骨折[47]或手部OA患者的核心策略[48]。

四、疗效评估的特征

　　通俗地讲，"有效的"疗效评估工具应具有可靠的测量和心理学特性，包括可靠性、有效性、响应性和可判读性。根据专定组意见，确定了选择健康评估工具应具备以下特性[49-52]。

（一）可靠性

　　可靠性定义为测量结果免于误差的程度，通常由重测可靠性（组内相关系数，ICC）、内部一致性（信度系数Cronbach's alpha）和测量误差（测量标准误差，SEM）来确定。大于或等于0.7的ICC是可以接受的，0.8或更高被认为最佳的。Cronbach的alpha值在0.7～0.9之间，表明内部一致性较好。更高的值可能表明问卷条目之间存在冗余。

（二）有效性

　　有效性可以细分为三个独立的组成部分：内容效度、结构效度和标准效度。内容效度是指工具的内容充分反映待测结构的程度。例如，一个评估肥胖的仪器应该包括体重和身高的信息，而不仅仅是一个人的体重。结构效度是指工具测得分与假设一致的程度。这些假设包括了与其他工具的关系，这些工具是用来测量同一结构或相关组之间差异的。一个疼痛问卷的假设，可能与疼痛视觉评分高度相关（即相关系数＞0.7）。标准效度，经常与检测相似评分结果相关性的结构效度混淆。准确地讲它是指一种工具充分反映"金标准"的程度。除了那些简化问卷的完整版外，目前没有现成的金标准问卷。例如，MHQ是简化MHQ的金标准，DASH是快速DASH的金标准。

（三）响应性

响应性定义为仪器感知差异并随时间产生变化的能力。在有效性测试类似的方式中，必须使用一个预先假设的公式进行建构，并对响应能力进行评估。这些假设可能包括关于预期效果的假设，并可以通过计算效应大小（ES）或标准化响应平均值（SRM）来分析。0.2和0.5分别表示效应较小和中等[53]，而≥0.8则表示效应较大。这种假设可以是被检测仪器的ES值＞0.8，或者ES值高于作为对照的仪器。

（四）可判读性

问卷的可判读性是指定性的含义可以被定量分数解释的程度。它包括最小有意义变化（MIC）、最小有意义差异（MID）或下限/上限效应（见下文）。Prinsen等对可靠评估工具所具备特点的标准做了详细的总结[54]。

五、选择合适的疗效评价方法

选择合适的疗效评价工具是具有挑战性的，因为该工具不仅要关注特定领域（例如：疼痛），还需要适合用于目标人群。使用为Dupuytren病患者设计的疗效评价方法就不适合于桡骨远端骨折患者。此外，工具的测量特性必须适合目标疾病和目标患者，重要的是该工具经常被应用并记录于文献中，以便可在每个结果之间进行充分比较。最后且仍很重要的是，应将疗效评估工具的常规使用情况，并在较低管理成本下对其在日常临床实践中的可行性进行评估。患者应能快速、无困难地完成问卷。表4.2列出了如何选择合适疗效评估工具的路线图，图4.1列出了如何为手或腕部关节置换术患者寻找合适PROM的决策树。

表4.2 选择合适疗效评估工具的路线图

步骤	回答问题
第1步	评估工具是否能评估我的目标项目？ 评估项目内容是否能反映我想要评估的项目？ 如果你想评估手部功能，选择的工具很可能不同于评估疼痛的工具。
第2步	评估工具是否适合我的研究群体？ 有些工具是针对特定疾病的。例如，URAM量表是专门为Dupuytren病患者设计的，因此不适合评估手腕OA患者。
第3步	评测工具的特点是否合适？ 确认该工具已在目标人群中进行过可靠性、有效性和响应性的测试。 特别是，在工具和适应证之间的响应性经常不同。
第4步	在文献中是否经常被使用和记录？ 为了比较不同研究的结果（例如在荟萃分析中），应使用相似的疗效评估工具，避免使用不常用的工具。

续表

步骤	回答问题
第 5 步	评估工具是否可行? 需要多长时间完成评估? 需要特殊的评分软件吗? 如何将它融入日常实践中? 是否能得到许可?
第 6 步	选择疗效评估工具。

参考文献 Marks M. Which patient-reported outcomes shall we use in hand surgery? J Hand Surg Eur Vol. 2020; 45: 5-11.

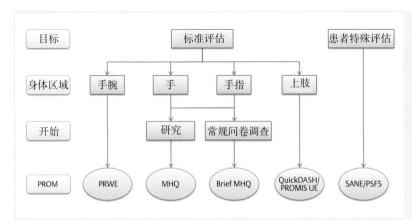

图 4.1 为手或腕部关节置换术患者寻找合适 PROM 的决策树

六、疗效评价的数据收集和处理

选择了适当的疗效评估工具后,下一个挑战是如何将其应用到日常实践中,并处理由此产生的数据。人们常常忘记,对结果进行标准化处理需要时间和投入。在收集数据之前,首先要明确如何处理数据很重要。对患者提供的所有数据进行分析是我们的责任。收集数据而不进行分析只会给患者带来负担,因此是不道德的。一开始就应该明确,是否数据只是在内部用于患者监测或疗效保障? 是用于登记区域的日常记录还是用于临床试验?

数据收集需要一个多学科团队,包括一名临床医生、一名研究护士、一名数据管理员和熟悉临床实验管理规范(Good Clinical Practice,GCP)的IT人员。如果数据是临床试验的一部分,可能还需要统计学家、监察员和医学作家。

必须先开发出一个既符合国际法律法规,又能保护患者信息的专业数据库。使用Excel进行研究已经过时了,因为数据很容易被篡改或放错地方。开发和维护如REDCap(www.project-redcap.org)[55]或secu Trial(www.secutrial.com)这样的数据库需要研究助理和IT人员的专业知识。

最好以电子版方式向患者分发问卷。如果患者无法完成电子问卷,则需要研究护士分发纸质表格以完成问卷,并将患者信息录入到数据库中,但这增加了管理负担和录入错误的可能性。

七、结果的判读

传统上，研究结果是基于P值来解释的。如果P值<0.05这一"魔法"阈值，则认为治疗显著有效。然而，正如美国统计协会（the American Statistical Association）所强调的，P值并不能衡量临床疗效的优劣[56]。由于受样本量的影响，在一个大样本中尽管差异很小，仍可能会获得一个显著的P值，但疗效很微小[57,58]。因此，基于对患者重要的内容来解释研究结果已变得越来越流行。从病人的角度看，成功的治疗包括以下几个基本的概念。

（一）最小有意义差异值（MID）和临床最小重要改善（MIC）

MID是患者间或组间被认为有意义的最小差异。MIC是患者认为有意义的最小的评分变化[59,60]。超过此值的变化可被认为与患者相关。有几项手外科研究调查了几种手部疾病的MIC和MID，其中两篇综述总结了可用的数据[58,61]。除了MID和MIC外，还定义了最小临床意义变化（minimum clinical Important Difference，MCID）的相关术语。然而，建议遵循COSMIN小组提出的已有术语[62]，MID定义为组间或患者间的差异，MIC定义为"组内或患者"差异。例如，在一项随机对照试验（RCT）中，研究拇指CMC的OA患者的两种不同手术方式，重要的是观察结果评分的差异。如果随访时的差异高于定义的MID值，即简化MHQ为12分，则可以认定两种干预措施之间存在临床相关差异。在一项观察性研究中，MIC有助于解释随访结果与基线相比较的临床治疗效果。例如，如果简化MHQ的变化高于定义的MIC（16分）[63]，则可以得出结论，干预措施导致了患者主观感受相关的改善。

（二）患者可接受的症状状态（PASS）

PASS是患者认为自己可以接受的症状状态。对于有手部疾病的患者，有两项研究调查了拇指CMC关节OA[63]和近侧指间关节置换术后患者的PASS[64]。MID/MIC和PASS是解释临床日常中患者个体疗效、评估研究结果和计算研究样本量的有用工具。在临床实践中，外科医生可以判断治疗是否对患者产生了主观上有意义的改变，以及尽管存在潜在的残留症状，患者是否满意。对研究结果进行解释时，除了P值，了解MIC和PASS的知识是至关重要的。因为P值不考虑治疗效果的大小，且严重依赖于样本量。

八、结论

选择一个合适的疗效评估工具是有难度的，在这个过程中可能要花费较多的时间。必须考虑评估的特性和可行性。对于患者个人或整体的评估，笔者建议使用简化MHQ，管理更高效，并且适用于几乎所有患手部疾病者。对于探索性研究，所选工具必须与研究的问题相匹配。通常，需要多个工具来回答主要和次要的研究问题。原版MHQ可能是临床研究中评估各种手部状况的良好基础。然而，根据具体的研究问题，其他工具可能更合适。

参考文献

[1] Nelson EC, Eftimovska E, Lind C, Hager A, Wasson JH, Lindblad S. Patient reported outcome measures in practice. BMJ. 2015; 350:g7818

[2] Marks M, Schoones JW, Kolling C, Herren DB, Goldhahn J, VlietVlieland TPM. Outcome measures and their measurement properties for trapeziometacarpal osteoarthritis: a systematic literature review. J Hand Surg Eur Vol. 2013; 38(8):822–838

[3] Ball C, Pratt AL, Nanchahal J. Optimal functional outcome measures for assessing treatment for Dupuytren's disease: a systematic review and recommendations for future practice. BMC MusculoskeletDisord. 2013; 14(1):131

[4] MacDermid JC. Development of a scale for patient rating of wrist pain and disability. J Hand Ther. 1996; 9(2):178–183

[5] MacDermid JC. The PRWE/PRWHE update. J Hand Ther. 2019; 32(2): 292–294

[6] Mehta SP, MacDermid JC, Richardson J, MacIntyre NJ, Grewal R. A systematic review of the measurement properties of the patient-rated wrist evaluation. J Orthop Sports PhysTher. 2015; 45(4):289–298

[7] Mulders MAM, Kleipool SC, Dingemans SA, et al. Normative data for the Patient-Rated Wrist Evaluation questionnaire. J Hand Ther. 2018; 31(3):287–294

[8] Chung KC, Pillsbury MS, Walters MR, Hayward RA. Reliability and validity testing of the Michigan Hand Outcomes Questionnaire. J Hand Surg Am. 1998; 23(4):575–587

[9] ShauverMJ, Chung KC. TheMichigan hand outcomes questionnaire after 15 years of field trial. PlastReconstrSurg. 2013; 131(5):779e–787e

[10] Marks M, Audigé L, Herren DB, Schindele S, Nelissen RG, VlietVlieland TP. Measurement properties of the German Michigan Hand Outcomes Questionnaire in patients with trapeziometacarpal osteoarthritis. Arthritis Care Res (Hoboken). 2014; 66(2):245–252

[11] Kroon FPB, Boersma A, Boonen A, et al. Performance of the Michigan Hand Outcomes Questionnaire in hand osteoarthritis. Osteoarthritis Cartilage. 2018; 26(12):1627–1635

[12] Chung BT, Morris SF. Reliability and internal validity of the michigan hand questionnaire. Ann PlastSurg. 2014; 73(4):385–389

[13] Busuioc SA, Karim M, Efanov JI, et al. The Michigan Hand Questionnaire and Brief Michigan Hand Questionnaire were successfully translated to Canadian French. J Hand Ther. 2018; 31(4):564–567

[14] Waljee JF, Chung KC, Kim HM, et al. Validity and responsiveness of the Michigan Hand Questionnaire in patients with rheumatoid arthritis: a multicenter, international study. Arthritis Care Res (Hoboken). 2010; 62(11):1569–1577

[15] Nolte MT, Shauver MJ, Chung KC. Normative values of the Michigan Hand Outcomes Questionnaire for patients with and without hand conditions. PlastReconstrSurg. 2017; 140(3):425e–433e

[16] Waljee JF, Kim HM, Burns PB, Chung KC. Development of a brief, 12-item version of the Michigan Hand Questionnaire. PlastReconstrSurg. 2011; 128(1):208–220

[17] Marks M, Hensler S, Wehrli M, Schindele S, Herren DB. Minimal important change and patient acceptable symptom state for patients after proximal interphalangeal joint arthroplasty. J Hand Surg Eur Vol. 2019; 44(2):175–180

[18] Wehrli M, Hensler S, Schindele S, Herren DB, Marks M. Measurement properties of the Brief Michigan Hand Outcomes Questionnaire in patients with Dupuytrencontracture. J Hand Surg Am. 2016; 41(9): 896–902

[19] van der Oest MJW, Porsius JT, MacDermid JC, Slijper HP, Selles RW. Item reduction of the patient-rated wrist evaluation using decision tree modelling. DisabilRehabil. 2019; •••:1–8

[20] MacDermid JC, Tottenham V. Responsiveness of the disability of the arm, shoulder, and hand (DASH) and patient-rated wrist/hand evaluation (PRWHE) in evaluating change after hand therapy. J Hand Ther. 2004; 17(1):18–23

[21] Hudak PL, Amadio PC, Bombardier C, The Upper Extremity Collaborative Group (UECG). Development of an upper extremity outcome measure: the DASH (disabilities of the arm, shoulder and hand) [corrected]. Am J Ind Med. 1996; 29(6):602–608

[22] Beaton DE, Wright JG, Katz JN, Upper Extremity Collaborative Group. Development of the QuickDASH: comparison of three item-reduction approaches. J Bone Joint Surg Am. 2005; 87(5):1038–1046

[23] Rodrigues J, Zhang W, Scammell B, et al. Validity of the Disabilities of the Arm, Shoulder and Hand patient-reported outcome measure (DASH) and the Quickdash when used in Dupuytren's disease. J Hand Surg Eur Vol. 2016; 41(6):589–599

[24] Forget NJ, Jerosch-Herold C, Shepstone L, Higgins J. Psychometric evaluation of the Disabilities of the Arm, Shoulder and Hand (DASH) with Dupuytren's contracture: validity evidence using Rasch modeling. BMC MusculoskeletDisord. 2014; 15:361

4

4

[25] Kennedy CA, Beaton DE, Smith P, et al. Measurement properties of the QuickDASH (disabilities of the arm, shoulder and hand) outcome measure and cross-cultural adaptations of the QuickDASH: a systematic review. Qual Life Res. 2013; 22(9):2509–2547

[26] Gummesson C, Ward MM, Atroshi I. The shortened disabilities of the arm, shoulder and hand questionnaire (QuickDASH): validity and reliability based on responses within the full-length DASH. BMC MusculoskeletDisord. 2006; 7(1):44

[27] Kleinlugtenbelt YV, Krol RG, Bhandari M, Goslings JC, Poolman RW, Scholtes VAB. Are the patient-rated wrist evaluation (PRWE) and the disabilities of the arm, shoulder and hand (DASH) questionnaire used in distal radial fractures truly valid and reliable? Bone Joint Res. 2018; 7(1):36–45

[28] Cella D, Riley W, Stone A, et al. PROMIS Cooperative Group. The Patient-Reported Outcomes Measurement Information System (PROMIS) developed and tested its first wave of adult self-reported health outcome item banks: 2005–2008. J Clin Epidemiol. 2010; 63(11):1179–1194

[29] Brodke DJ, Saltzman CL, Brodke DS. PROMIS for orthopaedic outcomes measurement. J Am AcadOrthopSurg. 2016; 24(11):744–749

[30] Fidai MS, Saltzman BM, Meta F, et al. Patient-reported outcomes measurement information system and legacy patient-reported outcome measures in the field of orthopaedics: a systematic review. Arthroscopy. 2018; 34(2):605–614

[31] Mahmood B, Chongshu C, Qiu X, Messing S, Hammert WC. Comparison of the Michigan Hand Outcomes Questionnaire, Boston Carpal Tunnel Questionnaire, and PROMIS Instruments in carpal tunnel syndrome. J Hand Surg Am. 2019; 44(5):366–373

[32] Stratford P, Gill C, Westaway M, Binkley J. Assessing disability and change on individual patients: a report of a patient specific measure. Physiother Can. 1995; 47(4):258–263

[33] Rosengren J, Brodin N. Validity and reliability of the Swedish version of the Patient Specific Functional Scale in patients treated surgically for carpometacarpal joint osteoarthritis. J Hand Ther. 2013; 26(1): 53–60, quiz 61

[34] Wright HH, O'Brien V, Valdes K, et al. Relationship of the Patient-Specific Functional Scale to commonly used clinical measures in hand osteoarthritis. J Hand Ther. 2017; 30(4):538–545

[35] Williams GN, Gangel TJ, Arciero RA, Uhorchak JM, Taylor DC. Comparison of the Single Assessment Numeric Evaluation method and two shoulder rating scales:outcomes measures after shoulder surgery. Am J Sports Med. 1999; 27(2):214–221

[36] Furtado R, MacDermid J. Clinimetrics: single assessment numeric evaluation. J Physiother. 2019; 65(2):111

[37] EuroQol Group. EuroQol: a new facility for the measurement of health-related quality of life. Health Policy. 1990; 16(3):199–208

[38] Ware JE, Kosinski M, Dewey JE, Gandek B. SF-36 Health Survey: Manual and Interpretation Guide. Lincoln, RI: Quality Metric Inc.; 2000

[39] Ware JEJr, Kosinski M, Gandek B, et al. User's Manual for the SF-12v2 Health Survey. 2nd ed. Lincoln, RI: QualityMetric Incorporated; 2010

[40] Grobet C, Marks M, Tecklenburg L, Audigé L. Application and measurement properties of EQ-5D to measure quality of life in patients with upper extremity orthopaedic disorders: a systematic literature review. Arch Orthop Trauma Surg. 2018; 138(7):953–961

[41] Devlin NJ, Shah KK, Feng Y, Mulhern B, van Hout B. Valuing healthrelated quality of life: an EQ-5D-5 L value set for England. Health Econ. 2018; 27(1):7–22

[42] Gandhi SK, Salmon JW, Zhao SZ, Lambert BL, Gore PR, Conrad K. Psychometric evaluation of the 12-item short-form health survey (SF-12) in osteoarthritis and rheumatoid arthritis clinical trials. Clin Ther. 2001; 23(7):1080–1098

[43] MacDermid JC, Richards RS, Donner A, Bellamy N, Roth JH. Responsiveness of the short form-36, disability of the arm, shoulder, and hand questionnaire, patient-rated wrist evaluation, and physical impairment measurements in evaluating recovery after a distal radius fracture. J Hand Surg Am. 2000; 25(2):330–340

[44] Keith MW, Masear V, Amadio PC, et al. Treatment of carpal tunnel syndrome. J Am AcadOrthopSurg. 2009; 17(6):397–405

[45] Beaudreuil J, Allard A, Zerkak D, et al. URAM Study Group. UnitéRhumatologique des Affections de la Main (URAM) scale: development and validation of a tool to assess Dupuytren's disease-specific disability. Arthritis Care Res (Hoboken). 2011; 63(10):1448–1455

[46] Levine DW, Simmons BP, Koris MJ, et al. A self-administered questionnaire for the assessment of severity of symptoms and functional status in carpal tunnel syndrome. J Bone Joint Surg Am. 1993; 75(11): 1585–1592

[47] Goldhahn J, Beaton D, Ladd A, Macdermid J, Hoang-Kim A, Distal Radius Working Group of the International Society for Fracture Repair (ISFR), International Osteoporosis Foundation (IOF). Recommendation for measuring

clinical outcome in distal radius fractures: a core set of domains for standardized reporting in clinical practice and research. Arch Orthop Trauma Surg. 2014; 134(2):197–205

[48]　Kloppenburg M, Bøyesen P, Smeets W, et al. Report from the OMERACT Hand Osteoarthritis Special Interest Group: advances and future research priorities. J Rheumatol. 2014; 41(4):810–818

[49]　De Vet HCW, Terwee CB, Mokkink LB, Knol DL. Measurement in Medicine. Cambridge: Cambridge University Press; 2011

[50]　Terwee CB, Bot SD, de Boer MR, et al. Quality criteria were proposed for measurement properties of health status questionnaires. J Clin Epidemiol. 2007; 60(1):34–42

[51]　Mokkink LB, Terwee CB, Knol DL, et al. The COSMIN checklist for evaluating the methodological quality of studies on measurement properties: a clarification of its content. BMC Med Res Methodol. 2010;10:22

[52]　Mokkink LB, Terwee CB, Patrick DL, et al. The COSMIN study reached international consensus on taxonomy, terminology, and definitions of measurement properties for health-related patient-reported outcomes. J Clin Epidemiol. 2010; 63(7):737–745

[53]　Cohen J. A power primer. Psychol Bull. 1992; 112(1):155–159

[54]　Prinsen CA, Vohra S, Rose MR, et al. How to select outcome measurement instruments for outcomes included in a "Core Outcome Set": a practical guideline. Trials. 2016; 17(1):449

[55]　Harris PA, Taylor R, Thielke R, Payne J, Gonzalez N, Conde JG. Research electronic data capture (REDCap): a metadata-driven methodology and workflow process for providing translational research informatics support. J Biomed Inform. 2009; 42(2):377–381

[56]　Wasserstein RL, Lazar NA. The ASA's statement on p-values: context, process, and purpose. Am Stat. 2016; 70(2):129–133

[57]　Harris JD, Brand JC, Cote MP, Faucett SC, Dhawan A. Research pearls: the significance of statistics and perils of pooling. Part 1: clinical versus statistical significance. Arthroscopy. 2017; 33(6):1102–1112

[58]　Marks M, Rodrigues JN. Correct reporting and interpretation of clinical data. J Hand Surg Eur Vol. 2017; 42(9):977–979

[59]　de Vet HC, Beckerman H, Terwee CB, Terluin B, Bouter LM. Definition of clinical differences. J Rheumatol. 2006; 33(2):434–, author reply 435

[60]　Rodrigues JN. Different terminologies that help the interpretation of outcomes. J Hand Surg Eur Vol. 2020; 45(1):97–99

[61]　Rodrigues JN, Mabvuure NT, Nikkhah D, Shariff Z, Davis TR. Minimal important changes and differences in elective hand surgery. J Hand Surg Eur Vol. 2015; 40(9):900–912

[62]　Engel L, Beaton DE, Touma Z. Minimal clinically important difference: a review of outcome measure score interpretation. Rheum Dis Clin North Am. 2018; 44(2):177–188

[63]　Marks M, Grobet C, Audigé L, Herren DB. Clinical thresholds of symptoms for deciding on surgery for trapeziometacarpal osteoarthritis. J Hand Surg Eur Vol. 2019; 44(9):937–945

[64]　Tubach F, Ravaud P, Baron G, et al. Evaluation of clinically relevant states in patient reported outcomes in knee and hip osteoarthritis: the patient acceptable symptom state. Ann Rheum Dis. 2005; 64(1): 34–37

4

第5章 挪威关节置换术登记系统

Ynvar Krukhaug

【摘要】挪威关节置换术登记系统（NAR）是一个全国性的、接收在挪威进行的初次和翻修关节置换术信息的系统。从1994年到2018年，共登记了300例初次全腕置换术。记录显示NAR中全腕关节置换术的生存率与其他腕部关节置换术研究相似，但低于大多数全膝关节和髋关节置换术。每年腕关节置换的总数量随着时间的推移而变化。炎症性关节炎（IA）的关节置换术数量在减少（$P<0.001$），但骨关节炎的手术数量在增加（$P<0.001$）。1994年至2011年，432例患者进行了515例拇指CMC关节置换术。总体5年和10年生存率分别为91%和90%。假体品牌间差异无统计学意义（$P=0.60$）。在此期间，每年因IA进行的关节置换术的数量有所减少（$P=0.003$），而因OA进行的关节置换术的数量有所增加（$P<0.001$）。1994年至2018年，共登记了3786例初次MCP关节置换术。在此期间，翻修了768个假体。在过去的20年里，每年的初次关节置换数量有所下降。从1994年到2018年，登记了105例初次PIP关节置换术，其中16个（13%）已经翻修。在过去的20年中，PIP每年的初次关节置换数量保持不变。

【关键词】登记，记录，结果，关节置换术，腕关节置换术，近侧指间关节，掌指关节，拇指腕掌关节

一、概述

挪威关节置换术登记系统（NAR）是一个全国性的、收集在挪威进行的初次和翻修关节置换术的信息系统。

NAR于1987年开始收集全髋关节置换术的数据。1994年，该登记制度扩展到所有人工关节[1]。从该国（截至2019年1月1日，人口：530万）实施全腕置换术的所有七家医院收集患者报告。

最近，通过将其与挪威患者登记系统（NPR）中的强制性行政数据进行比较，评估了NAR系统的完整性，发现髋关节置换术的完整性为97%，膝关节置换术为97%，所有初次踝关节置换术为94%，腕关节置换术为86%（NAR年度报告，http：//nrlweb.ihelse.net/eng/ Rapporter/Report2018_english.pdf）。

腕关节置换术漏报的一种可能原因是相对于髋关节和膝关节，腕关节置换术较少，因此关节置换登记中尚未建立好腕关节置换术的报告机制。

然而，漏报的程度尚不清楚，因为医院在向NPR报告时使用的NOMESCO 2006编码系统的NBD编码组（NBD 8除外）不要求注明假体是用于桡腕关节还是腕部的其他关节。此外，编码NBD 99适用于腕关节或手部的任何假体手术。因此，腕部植入物的NPR数据很可能也包括除桡腕关节外的其他关节植入物的数据[2]。我们没有理由认为有任何系统性问题导致NAR漏报。

二、腕关节置换

从1994年到2018年，共进行了300例初次全腕置换术（表5.1）。使用了三种类型的腕关节假体："Biax"、"Motec"和"ReMotion"。诊断分为"炎症性关节炎"（IA）（$n=130$），包括类风湿关节炎和银屑病关节炎，以及"非炎症性关节炎"（NIA）（$n=170$），包括原发性骨关节炎（OA）、骨折后疾病、韧带损伤和感染后关节破坏。

（一）方法

NAR自1994年就开始登记腕关节置换术。从1994年至2018年，300例患者进行了300例腕关节置换术（Biax假体90例，其中非骨水泥80例，Motec非骨水泥154例，ReMotion关节置换术56例）。采用Cox回归分析假体生存率。对三种假体的设计进行了比较并分析时间相关趋势。

（二）结果

每年腕关节置换的总数量随着时间的推移而变化。IA关节置换术的数量减少（$P<0.001$），但NIA手术的次数增加（$P<0.001$）。此结果与其他关节置换术的一般趋势一致[3-7]。NAR中全腕关节置换术的生存率与其他腕部关节置换术研究报道相似，但低于大多数全膝关节和髋关节置换术研究的结果（表5.1和表5.2，以及图5.1）。

表 5.1 人口统计学数据

假体类型	初次置换假体数量	女性占比	平均年龄（范围）年	病因：非炎症性关节炎（例数）	病因：炎症性关节炎（例数）	医院数量	每个医院平均手术量	翻修率（%）	随访时间中位数
Biax	90	89%	57（28～77）	6	84	5	18（1～46）	21	15.2
ReMotion	56	43%	59（20～79）	53	3	4	14（3～27）	7	4.3
Motec	154	47%	55（17～79）	111	43	5	31（4～94）	33	9.0
合计	300	59%	56（17～85）	170	130	9	21（1～94）	61	9.0

表 5.2 翻修原因（可给出多个原因）

品牌	Biax	ReMotion	Motec	合计
近端组件松动	3	1	2	6
远端组件松动	9	3	14	26
脱位	2	–	–	2

续表

品牌	Biax	ReMotion	Motec	合计
不稳定	4	–	–	3
轴问题	7	1	4	12
深部感染	1	2	5	8
疼痛	8	–	13	21
衬垫磨损	3	–	–	3
翻修总数	21	7	33	61

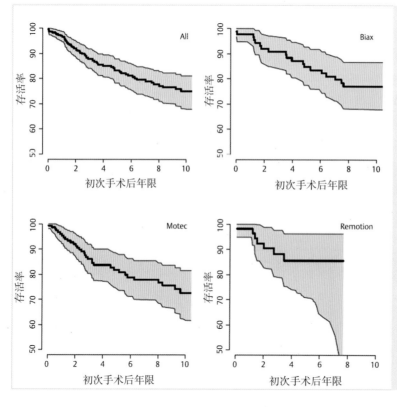

图 5.1　生存率（Kaplan–Meier），95% CI 置信区间为红色。所有假体（a），Biax（b），Motec（c），ReMotion（d）

三、腕掌关节炎（CMC IA）的关节置换

NAR自1994年以来，已开始登记拇指腕掌（CMC）关节置换手术。

1994—2011年，432例患者进行了515例拇指CMC关节置换术。分析时排除了36例，其中12例使用了更罕见的假体（5例为Custom made，7例为Avanta），16例缺少假体品牌信息，8例为缺少诊断（n=5）或为罕见诊断（n=3）。

分析中包括四种不同品牌的CMC假体："硅胶大多角骨"（Swanson 硅胶），"Swanson 钛金属"，"Elektra"和"Motec"。

按诊断将患者分为两组："炎性关节炎"（IA）（n=108）和"骨关节炎"（OA）（n=371）。IA组99例为类风湿关节炎，8例为银屑病关节炎，1例为狼疮。

（一）结果

在研究期间，拇指CMC关节置换术的手术率无变化（P=0.55）（图5.2）。因IA导致的关节置换术数量减少（P=0.003），而OA患者数量增加（P＜0.001）。

1. 假体类型

两组均采用Swanson硅胶假体和钛金属假体。Motec和Elektra假体仅用于OA患者（表5.3）。Swanson硅胶假体（7.9年）和Swanson钛金属假体（11.7年）的中位随访时间长于Elektra假体（2.0年）和Motec假体（1.9年）（P＜0.001）。所有假体的中位随访时间为7.4年。

2. 翻修率和生存率

479个CMC假体中有42个（8.8%）进行了翻修（表5.3）。分析调查到第一次翻修的平均时间为7.0年（95% CI：6.6～7.5）。与全假体（Elektra和Motec）比较，插入式假体（Swanson硅胶假体和钛金属假体）的生存率无统计学差异（P=0.70；表5.4）。同样，当分析对象仅限于OA患者时，差异也无统计学意义（P=0.55）。

总体5年生存率和10年生存率分别为91%（95% CI：88～93）和90%（95% CI：87～93）。假体品牌间差异无统计学意义（P=0.60；表5.4和图5.2）。

登记病例数最多、随访时间最长假体（Swanson硅胶假体）的5年和10年生存率分别为90%和89%。

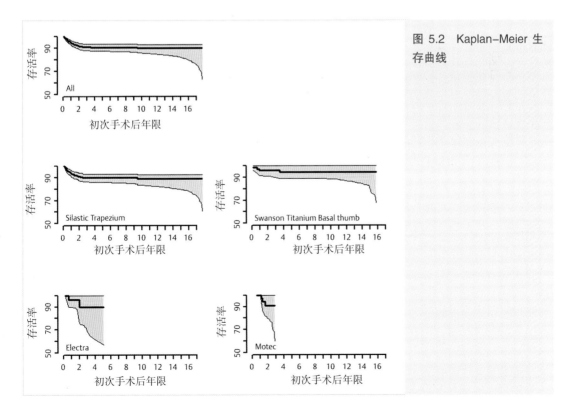

图 5.2 Kaplan–Meier 生存曲线

表 5.3 人口统计学数据

假体类型	初次置换假体数量	女性占比	平均年龄（范围）年	骨性关节炎（OA）	炎症性关节炎（IA）	医院数量	每个医院平均手术量（范围）	翻修率（%）	随访时间中位数
硅胶大多角骨	326	89%	64（21～86）	239	97	14	23（2～185）	33	7.9
Swanson 钛金属	71	82%	63（38～82）	60	11	4	18（1～52）	4	11.7
Elektra	29	72%	62（50～72）	29	0	1	29（29～29）	2	2.0
Motec	53	60%	63（51～85）	53	0	3	18（4～38）	3	1.9
合计	479	84%	64（21～86）	371	108	16	30（1～202）	42	7.4

表 5.4 1994–2011 年挪威登记报告的拇指腕掌骨（CMC）关节置换术采用未调整的 COX 回归模型分析 5 年和 10 年生存率和风险比（RR）

假体品牌（假体数）	5 年生存率（95% CI）	10 年生存率（95% CI）	RR（95% CI）	P 值
Swanson 硅胶（326）	90%（86～93）	89%（85～93）	1[a]	0.60
Swanson 钛金属（71）	94%（89～100）	94%（89～100）	0.50（0.18～1.42）	0.20
Elektra（29）	90%（75～100）	—	0.80（0.19～3.35）	0.76
Motec（53）	91%（81～100）[b]	—	0.73（0.22～2.38）	0.60
所有假体（479）	91%（88～93）	90%（87～93）		

a. 以 Swanson 硅胶作为其他假体的参照进行比较。
b. 由于随访不足，这个数字代表 3 年生存率。

脱位（n=20）和疼痛（n=23）是最为常见的翻修原因（表5.5）。42例接受翻修的患者中，19例植入物被移除。其余病例中，整个假体或部分假体被替换。

表 5.5 翻修原因（可能 1 个病例有多个原因）

翻修原因	Swanson 硅胶	Swanson 钛基	Elektra	Motec	合计
松动	1	1	1	3	6
脱位	18	1	1		20
不稳定	5		1		6
疼痛	19	3		1	23
翻修总数量	33	4	2	3	42

3. 翻修的危险因素

患者的性别［风险比（RR）女性vs男性1.0（95% CI 0.4～2.5）］、年龄［RR每10年增加1.0（95% CI 0.7～1.3）］和诊断组［RR IA vs OA 0.6（95% CI 0.3～1.4）］等对翻修风险无影响。

在研究期间，挪威有16家医院开展了拇指CMC关节置换术。各医院处于观察期内的关节置换术的数量为1 ～ 70个不等。手术例数大于30（5家）和小于30的医院在翻修率方面无统计学差异。

四、手指关节置换

自1994年NAR开始登记掌指关节（MCP）和近侧指间关节（PIP）的置换手术。

（一）掌指关节（MCP）置换

1994—2018年，共登记了3786例初次MCP关节置换术。

在过去的20年里，每年的初次置换数量有所减少，但翻修的数量保持相对稳定（图5.3）。所有假体均为非骨水泥型。所使用的假体品牌列于表5.6。

在此期间，有768个假体进行了翻修，翻修的原因见表5.7。

（二）近侧指间关节（PIP）置换

1994—2018年，共登记了105例初次PIP关节置换术。

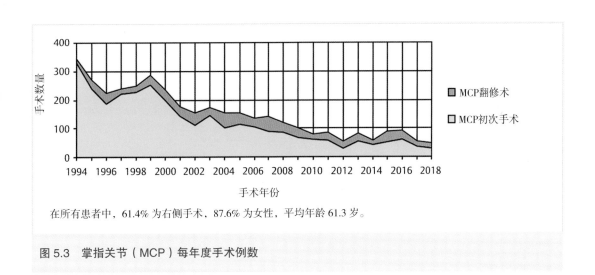

在所有患者中，61.4% 为右侧手术，87.6% 为女性，平均年龄61.3 岁。

图 5.3　掌指关节（MCP）每年度手术例数

表 5.6　初次手术中使用的掌指关节假体

假体类型	1994–2009	2010	2011	2012	2013	2014	2015	2016	2017	2018	合计
硅胶 HP 100	1814	53	49	27	25		5	1	5		1979
Avanta	554	1					1		4		560
硅胶 HP 100 II	2	5	6		28	41	45	56	26	26	235
NeuFlex	196										196
Ascension MCP	26	1	2		1			2		2	34
MCS	6										6
SR Avanta								2			2
Moje	1										1
合计	2599	60	57	27	53	42	51	61	35	28	3013

表 5.7　掌指关节（MCP）假体翻修的原因

年份	近端组件松动	远端组件松动	脱位	不稳	力线不佳	深度感染	假体周围骨折	疼痛	聚乙烯缺陷	骨折/组件缺陷	其他	失访
2018			4	7	1		6	5		8	4	
2017			1	3			9	4			10	
2016			5	5	8	1	2	10	9	5	9	
2015	6	2		6		1		15	9	8	10	
2014		1		4				2	4		5	
2013				4	13			13		10	1	
2012			1	2	4			10	4	13	1	
2011					6	2		13		12	8	
2010	1	1	2				2	3		10	3	
2009	1	2	3	2	2	4		6	3	22	5	
2008		1	2	4	15	4		13	5	10	5	
2007		3	11	8	2	1		16		39		4
2006			4	10	4	1		7	4	11		1
2005			5	6	6			12	5	24	4	2
2004	2	5		8	8			12		30	5	4

续表

年份	近端组件松动	远端组件松动	脱位	不稳	力线不佳	深度感染	假体周围骨折	疼痛	聚乙烯缺陷	骨折/组件缺陷	其他	失访
2003		1	1		9			8	1	17	2	
2002		3		12	7			15		27	4	
2001		3	3	4	7			11	3	9	10	
2000		2	1	2	1	4	8	4		20	5	1
1999		1	4	3	6		4	7		14	8	
1998		1	1	3	5		1	2		11	1	
1997		1	3	4	4	1		8		11	1	
1996				8				13		22	7	2
1995	4			4			7	12		13	5	
1994				1			1	1		2	4	6
合计	14	27	51	105	113	19	40	222	47	348	117	20

注：翻修原因并不相互排斥，翻修的原因可能不止一个。

在过去20年中，每年的PIP初次关节置换数量保持不变。16例（13%）进行了翻修。

参考文献

[1] Havelin LI. The Norwegian Joint Registry. Bull Hosp Jt Dis. 1999;58 (3):139–147

[2] Espehaug B, Furnes O, Havelin LI, Engesaeter LB, Vollset SE, Kindseth O. Registration completeness in the Norwegian Arthroplasty Register. Acta Orthop. 2006;77(1):49–56

[3] da Silva E, Doran MF, Crowson CS, O'Fallon WM, Matteson EL. Declining use of orthopedic surgery in patients with rheumatoid arthritis? Results of a long-term, population-based assessment. Arthritis Rheum. 2003;49(2):216–220

[4] Pedersen AB, Johnsen SP, Overgaard S, Søballe K, Sørensen HT, Lucht U. Total hip arthroplasty in Denmark: incidence of primary operations and revisions during 1996–2002 and estimated future demands. Acta Orthop. 2005;76(2):182–189

[5] Weiss RJ, Stark A, Wick MC, Ehlin A, Palmblad K, Wretenberg P. Orthopaedic surgery of the lower limbs in 49,802 rheumatoid arthritis patients: results from the Swedish National Inpatient Registry during 1987 to 2001. Multicenter Study Ann Rheum Dis. 2006;65(3): 335–341

[6] Fevang BTS, Lie SA, Havelin LI, Engesaeter LB, Furnes O. Reduction in orthopedic surgery among patients with chronic inflammatory joint disease in Norway, 1994-2004. Arthritis Rheum. 2007;57(3):529–532

[7] Krukhaug Y, Lie SA, Havelin LI, Furnes O, Hove LM. Results of 189 wrist replacements. A report from the Norwegian Arthroplasty Register. Acta Orthop. 2011;82(4):405–409

第6章 手和腕关节置换术的历史

Michael Brodbeck

【摘要】人类替换受损关节的梦想与希腊神话一样古老。在19世纪之前，对感染的肢体进行截肢手术，是拯救人类免于败血症和死亡的首选治疗方法。1536年，在法国军队服役的理发师Ambroise Paré第一次尝试切除关节，同时保留肢体的远端部分，以恢复之前关节同水平的运动能力。1890年，Themistocles Gluck完成并记录了第一例全腕关节置换术。1962年，Alfred B. Swanson介绍了可屈伸假体用于四肢小关节重建的理念，并首次进行了硅胶-骨生物相容性研究，这彻底改变了手部关节炎的手术治疗。在之后50多年里，手指关节硅胶假体置换一直是治疗的金标准。近几十年，手部关节置换的发展史经历了材料、设计、摩擦学和骨锚定等各方面的进步。本章对手关节置换术的一些概念和假体进行简要的历史回顾。

【关键词】发展史，关节成形术，假体，关节置换术，植入物，腕，掌指关节，指间关节，下尺桡关节，第一腕掌关节

一、最早期历史

（一）宙斯与众神时代

人类替换受损关节的梦想与希腊神话一样古老，从"象牙肩膀"的传说可见一斑。坦塔罗斯是宙斯的儿子，他统治着吕狄亚的西庇洛斯。有一天他邀请诸神到家中做客。为了测试诸神是否通晓一切，坦塔罗斯把他的儿子珀罗普斯切成碎片，把他的肉炖成汤，献给奥林匹斯山上的众神。诸神识破了这个骗局，没有动那顿饭。只有德墨忒尔，因为深陷她女儿Persephone被绑架的极度悲伤中，心不在焉地尝了供品，吃了珀罗普斯的左肩。众神之父宙斯（Zeus）命令Hermes把珀罗普斯的残片放进一个大锅里。Hermes可以在凡界和神界之间自由穿梭，是灵魂进入来世的向导。克罗托（Clotho）是掌管着生命之线的命运三女神之一，她帮助Hermes救活了珀罗普斯。由于珀罗普斯的左肩被德墨忒尔吃掉了，后来只好用象牙补做了他的左肩。象牙是一种现代仍在使用的材料[1]，1890年Themistocles Gluck使用它完成了第一例全腕关节假体植入手术。

（二）截肢——旧石器时代晚期至中世纪

在19世纪之前，对感染的肢体进行截肢手术，是拯救人类免于败血症和死亡的首选治疗方法。这是最古老的外科手术之一。在法国西南部加尔加斯的洞穴中，一些来自旧石器时代晚期（大约距今22000年到25000年）的壁画显示出一些残缺的手，部分或全部失去手指，还包括部分或全部失去拇指等所有可能的情况。根据目前对各个部落的习俗的了解，人们可以假设这些法国绘画代表了一种为了宗教仪式或目的而进行的残害。然而，包括外伤、冻伤、麻风病和雷诺现象等在内的其他自然事件，也可能导致手指的残缺，这在世界其他大洲也有发现[2]。

在伊斯兰的黄金时代，截肢最常见的原因是对罪犯的惩罚。因此，一些患者会拒绝

出于医疗原因的截肢，因为人们可能会把他们当成罪犯。第一次人工手置换可以追溯到埃及和罗马时代。在一具公元前200年的木乃伊上发现了一只埃及假肢手。罗马将军Marcus Sergius（公元前167年）失去了右手，他用一只人造金属手代替，从而能够继续战斗[2]。

二、腕关节置换术现代史的里程碑事件

（一）切除式关节成形术

1536年，人类第一次尝试切除关节，同时保留肢体的远端部分，以恢复与之前关节同水平的运动能力。这种治疗措施由在法国军队服役的理发师Ambroise Paré实施。他被称为法国外科学的创始人，他切除了一个因感染而破坏的肘关节[3]。

两个世纪后，在普鲁士军队服役的德国外科医生Johann Ulrich Beyer记录了第一例腕关节切除术。患者是火枪手Adam Kilian，他因榴弹炮袭击导致手出现了严重的挤压伤。尽管发生了暴发性感染和严重失血，但患者在四个月后实现了"完全康复"，最后他的手外观正常但没有功能[4]。

18世纪末，Victor Moreau和他的儿子，两位来自法国巴尔-勒-杜克（Bar-le-Duc）的外科医生，向巴黎皇家外科学院（Academie Royale de Chirurgie）报告了他们切除关节的经验，并出版了一本介绍他们技术的书。然而，他们对腕部关节置换术的贡献并没有得到认可[5]。

从早期开始，外科医生的一个共同梦想就是通过关节成形术使僵硬的关节可以活动并且无痛。John Rhea Barton通常被认为是1826年在宾夕法尼亚州兰开斯特（Lancaster）实施了第一例关节切除成形术。他观察到长骨假关节通常是无痛的，这启发他在股骨近端制造了一个人工假关节，可以提供有限的可控制的髋关节运动[6]。

七分钟内，在没有现代麻醉的情况下，他在小转子上方进行了粗隆下截骨术。伤口保持开放，以免发生可预见的术后感染，并强制早期活动。19世纪，在现代外科基础（即麻醉）和1888年Lister的无菌手术概念引入之后，欧洲和美国的外科学发生了井喷式的发展[6]。外科医生包括Kocher、Lister、Von Langenbeck和Ollier等都遵循了Barton的关节切除术后早期活动的理念。Von Langenbeck推荐骨膜下剥离技术，以在一定程度上确保骨的恢复[7]。

（二）填充式关节成形术

单纯关节切除手术后在切除的关节之间置入材料是合乎逻辑的。这一方法是由纽约的John Murray Carnochan提出的，他于1840年切除了患者的下颌颈部后，置入了一小块木头，以使僵硬的下颌能够活动。20年后，法国外科医生Aristide Verneuil使用软组织进行填充，最初使用肌肉，之后使用脂肪组织和筋膜[6]。脂肪填充由于吸收迅速，很快被废弃。到19世纪末，大量的材料被测试和使用，包括皮肤、玻璃、猪膀胱、赛璐珞、橡胶、镁和金箔。1894年，Péan发现人体组织存在排异反应，将铂板作为人体关节（包括手腕）的植入材料。Murphy从1902年开始大力提倡使用阔筋膜进行髋关节和膝关节成形术，1910年后，他进行了第一次腕关节填充式成形术。这种方法在20世纪初的欧洲被广泛使用[3]。

（三）第一次全膝和腕关节置换——Themistocles Gluck（1853-1942）

Themistocles Gluck于1853年出生于罗马尼亚的雅西（Jassy），父亲是一位著名的德国医生，也是皇室的主治医生。1873年，Gluck在莱比锡开始了他的临床前医学研究，并在柏林继续深造，Virchow和Von Langenbeck都是他的老师。他是Von Langenbeck最后的助手，并于1883年获得大学教授的头衔。在Von Langenbeck退休后，Gluck没有获得大学职位，所以他在柏林做了一名工厂的医生，直到1890年，他被任命为柏林Kaiser-und Kaiserin-Friedrich-Kinderkrankenhaus的外科主任。

他的早期工作集中在神经和肌腱移植术后使用导轨进行组织再生。他对组织移植领域很感兴趣。在进行了动物自体移植和异体移植实验后，他开始研究外来材料。他用蚕丝和肠衣制成的缝线成功地桥接了肌腱、肌肉和骨缺损，并将由此形成的纤维组织命名为"自体成形术"。在1877年和1885年的两次巴尔干战争中担任医生期间，Gluck使用镀镍钢板和螺钉进行骨折的内固定。在用铝、木材、玻璃、赛璐珞和钢板植入物进行动物实验后，他认为象牙是最合适的植入材料，因为它可以与骨骼结合，炎症反应最小。于是，他开始使用象牙髓内栓和髓内钉进行骨折固定。Gluck迅速开发出肩关节、肘关节、手部和膝关节全关节置换模型。Gluck比John Charnley爵士至少早了65年，就已经开始使用骨水泥，并试验了各种物质，包括铜汞合金、巴黎石膏和腻子材料（即树脂与浮石或石膏的混合物），这些材料混合后可迅速硬化。

1890年5月20日，Gluck进行了第一次象牙全膝关节置换术，三周后，于1890年6月9日进行了全腕关节置换术（图6.1）。他为4例结核脓毒性关节炎患者进行了全关节置换术（3例膝关节和1例腕关节），虽然短期效果显著，但由于慢性感染，最终都失败了。

Gluck打算在1890年的国际医学大会上报告他的人工关节置换术。为此，他准备了一

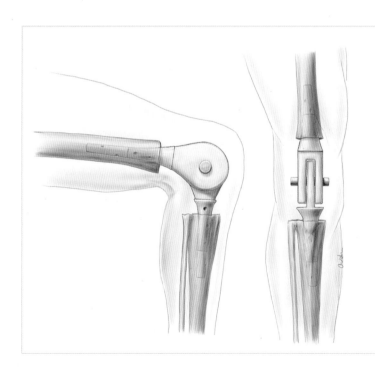

图 6.1　Gluck 的第一个象牙膝关节假体，在干部钻孔作为横向象牙栓的固定槽（图片由瑞士圣加仑的Samuel Christen 博士免费提供）

个骨架，在髋部、肩部、肘部、手腕和膝关节处植入了几件假体，这就是著名的"巴黎骨架"。他的前任上司Von Bergmann拒绝Gluck参加大会，并为了阻止他的演讲写道："作为德国外科学的引领者，我不允许你在国际外科专家面前丢德国科学的脸，我和我的学生会用一切手段与你做斗争。"最后，只有"巴黎骨架"被展出，Gluck停止了他的关节置换工作。

晚年时，Gluck因他的工作而获得了荣誉。1921年，他在第45届德国外科学会年会上报告了他的手术植入物的良好长期效果。如果他的第一个植入物不是被用于治疗结核性关节，1891年的耻辱可能就不会发生。然而，他认为这些关节已被结核完全破坏了，不会因他的实验性手术而再损失什么。1922年，他被授予"杰出教授"称号。1930年，77岁的他被德国外科学会列入荣誉成员名单。1943年4月25日，Gluck在柏林去世，享年近90岁[8]。

（四）可屈伸假体置换的理念——Alfred B. Swanson（1923-2016）

Alfred B. Swanson于1923年出生于美国威斯康星州（Wisconsin），父母是瑞典人。他于1947年毕业于伊利诺伊大学（the University of Illinois）医学院，随后在伊利诺伊大学、西北大学和印第安纳大学（Indiana university）接受矫形外科培训[9]。在沙利度胺灾难和小儿麻痹症大流行期间，Swanson开始了他的职业生涯，他对治疗患有小儿麻痹症、脑瘫、先天性肢体发育不全和手关节畸形的儿童很感兴趣。他后来成为密歇根州立大学的外科教授，并在1963—1978年期间担任三届玛丽自由康复医院的办公室主任。作为众多国家和国际学会的成员，他在世界各地进行讲座和手术演示。他撰写了300多部出版物，其中许多是与他的妻子Geneviève de Groot Swanson共同完成的。他曾任美国手外科学会会长（1979—1980），国际手外科学会联合会（IFSSH）秘书长（1976—1983）、主席（1983—1989）和历史学家（1990-2003）。Swanson于2016年去世，享年93岁。

当Swanson将硅胶作为膝关节以下截肢的内衬垫时，他发现这种材料有可能适用于关节置换术。1962年，他将可屈伸假体的概念引入四肢小关节重建，并首次进行了硅胶与骨的生物相容性研究。Swanson一体式假体包括两端各一个髓内柄，并通过铰链连接。有机硅胶弹性体的固有可屈伸性允许假体在铰链处屈曲和伸展，并提供对骨骼的阻尼作用。假体有足够的硬度，可在骨切除后维持关节力线及软组织平衡。硅胶假体经过超过1.3亿次的机器测试，而没有损坏迹象。Swanson发现假体经历两个进程，理论上能提高假体性能。第一个进程是"包裹"或假体周围纤维关节囊形成，这可以增强关节的稳定性。第二个进程是"活塞效应"，即关节屈伸时假体柄在髓腔内的滑动运动。从理论上讲，活塞效应增加了假体的寿命，因为应力可在假体周围更大范围分布。滑动也使关节有更大的活动范围（ROM）[10]。最初的Swanson假体是由热硫化的医用级硅胶弹性体制成的。Swanson的硅胶弹性假体满足了他对于理想关节置换的大部分标准：维持关节空间，保持关节稳定的运动，设计简单有效，固定简单耐用，抗应力和衰变，生物和机械上可被宿主接受，易于制造和消毒，易于康复[9]。

Swanson关于非刚性假体的理念以及硅胶弹性体、钛和其他用于小关节重建假体的发展，彻底改变了手、上肢和前足关节炎的手术治疗。他的工作使全世界数百万关节炎患者受益，50多年后，手指关节硅胶假体置换仍然是治疗的金标准。

6

三、腕关节置换术的早期设计

由于其可预见的功能疗效、减轻疼痛的作用和成本效益，全髋关节置换术被称为"20世纪的手术"[11]。然而，其他关节置换（不包括膝关节置换）的疗效就不那么容易预测了。腕关节置换术的历史始于Swanson的硅胶关节置换术概念，随后几十年在材料、设计、摩擦学和骨锚定方面都有了发展。由于目前腕关节置换术的多样性，尚无唯一的最佳标准。对于大多数患者而言，关节置换术是否优于全腕关节融合术仍不清楚。

（一）第一代：弹性体可屈伸铰链设计

Swanson假体是1967年开发的第一个常用的腕关节假体。它是一种双柄可屈伸铰链硅胶假体，置于手和前臂之间，有一定的活动度（图6.2）。遵循"包裹"和"活塞效应"的概念，假体并不追求与骨之间的固定，而是允许假体和骨之间活动。随着时间的推移，在腕关节周围形成纤维组织。近排腕骨切除术，包括头状骨最远端，并去除桡骨远端和尺骨头，为桶状的假体中间部创造空间。假体中心用涤纶（聚对苯二甲酸乙二醇酯[PET]）加固，以提供轴向稳定性和抗旋转能力。1974年，最初的硅胶被改为高性能硅胶弹性体，具有更强的生物相容性、更好的抗磨损和抗疲劳性。为了解决断裂和磨损问题，对最初的设计进行了几次改进，其中包括1982年使用钛金属密封圈来保护弹性体免受尖锐骨骼的摩擦。

Swanson报告了181例腕关节置换，平均随访4年（0.5～10年），结果显示，患者获得了良好的疼痛缓解、可接受的关节ROM（34°屈曲，26°背伸，10°桡偏和18°尺偏）、握力显著改善和相对较低的并发症发生率。其中25例腕关节翻修，3个腕关节转为关节融合术[12]。但这些结果很难被其他医疗小组复制，并且据报道其中假体断裂、破坏性硅胶滑膜炎、持续性疼痛和伸肌腱不平衡的发生率较高[13]。尽管使用金属垫圈后假体断裂率有所下降，但仍在高达50%的患者中发生，且通常发生在远端柄和体部交界处[14]。据报道，硅胶滑膜炎的发生率为30%[15]。

（二）第二代：多组件假体

在20世纪70年代，引入了第二代硬轴承多组件假体。它们通常由桡骨组件和固定在一个或多个掌骨上的腕骨组件组成，但对于这种类型假体的定义尚无共识。由于长期效果不理想以及相关的松动、软组织失衡和脱位等不良事件，大多数此类假体已不再在市场上销售。

1. 球窝设计

（1）Meuli / MWP III

来自瑞士Berne的H. C. Meuli于1972年推出了他的首款假体——一种非限制反向球窝假体。近端和远端金属组件各有两个有弹性的尖头（呈叉样），分别在桡骨和掌骨上用骨水泥固定。最初近端组件的头是由聚酯制成的，这导致部分第一批患者有明显的组织反应。后来它被高分子量聚乙烯（HMWPE）假体所代替。此外，由于其旋转中心过于偏向远端的桡骨，导致明显的尺侧偏差[16]。1978年对假体设计进行了改进，使假体中心稍微向掌侧和尺侧偏移轴线（offset）。为了调整稳定性和不平衡问题，Meuli的第三代假体（MWP III）于1986年上市（图6.3）。该假体由刚玉钛合金制成，表面粗糙，可

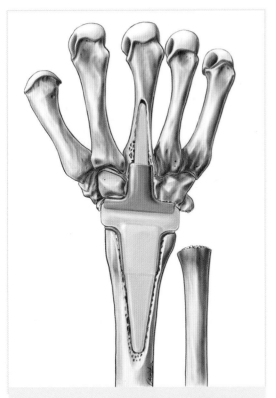

图 6.2　Swanson 的硅胶可屈伸铰链腕关节假体。在随后的应用中，使用了钛金属密封圈以保护硅胶免受锋利骨尖的摩擦（图片由瑞士圣加仑的 Dr. Samuel Christen 博士免费提供）

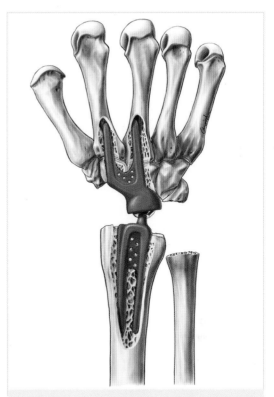

图 6.3　Meuli 反向球窝假体经历了三代的发展（图片由瑞士圣加仑的 Samuel Christen 博士免费提供）

通过骨水泥或压配技术植入。将有氮化物涂层的球固定在近端组件上，并与远端相对较深的超高分子量聚乙烯（UHMWPE）窝形成关节。腕关节组件的锚定尖头与中轴线向背侧成15°角。Meuli报道了38例MWP Ⅲ假体满意的临床应用结果，患者的平均随访时间为5.5年（3～9.5年），但翻修率为30%[17]。由于脱位、假体松动、软组织畸形、正中神经受压、肌腱断裂和血肿，Cooney医疗小组对140例Meuli腕关节假体中的53例进行了翻修[18]。

（2）Elos/Gibbon/Motec

Reigstad及其同事在20世纪90年代末开发了Elos假体[19]，这是一种模块化的球窝式腕关节假体。尽管Motec假体有球窝式设计和长的掌骨柄，但实际上应该被认为是第三代假体，此部分内容将在第26章进行更详细的讨论。

2.限制型设计

（1）Figgie/三球面

1977年，H. E. Figgie Ⅲ和他的同事开发了唯一一款全限制型腕关节假体。三球形假体具有掌骨和桡骨组件，并通过HMWPE轴承和限制轴形成关节。限制轴可防止脱位，但不能吸收在日常正常生活中产生的负荷[20]。在一项平均9年（5～11年）的长期随访研究中，34例类风湿关节炎（RA）患者中有28个腕关节被评为良好到优秀，平均屈伸活动度从35°提高到50°[21]。无深部感染或脱位。2例腕关节需要移除假体进行关节融合术，1例因松动，另1例因持续疼痛。6例腕关节发生术后肌腱磨损并有肌腱断裂，需要进行肌腱转移。放射影像学显示7例腕关节出现假体周围透亮带，其中7例在掌骨柄周围，1例在桡骨柄周围[21]。Lorei等报道了87例三球形全腕关节假体，随访时间平均为8.7年（3～18年），翻修率为9%（8个假体），主要并发症为松动、伸肌腱磨损断裂和晚期脓肿[22]。5例患者接受了假体移除和关节融合术，2例进行了关节翻修成形术，1例进行了关节切除术。

（2）Volz/亚利桑那医学中心（Arizona Medical Center）

R.G.Volz受到Charnley低速摩擦概念的启发，该概念采用金属对聚乙烯关节，并使用甲基丙烯酸甲酯水泥进行骨固定，其在髋关节置换术中获得了成功。1973年，他在亚利桑那医学中心基于这一概念设计了一种半限制骨水泥型腕关节假体（图6.4）。该假体采用半球形设计，具有两种不同尺寸的半径，在不发生旋转的情况下可实现两个平面内的运动，同时提供90°的屈伸和50°的桡/尺偏活动。金属在聚乙烯界面上的设计深度为关节假体提供了足够的稳定性[23]，特别是对分离的力量。近端和远端假体的骨水泥界面进一步增强了假体的稳定性。腕关节不平衡是双叉样掌骨组件效果较差的主要原因，后来被翻修成单叉掌骨组件。平均8.6年（3.5～12.5年）的长期随访研究中，在大多数为RA的患者中，疼痛缓解率为83%～86%，屈伸活动度为49°，桡尺偏活动度为25°。22%发生掌骨柄松动，24%发生腕骨高度下降，6%发生桡骨柄松动[24]，桡骨颈圈下骨吸收占79%[25]。

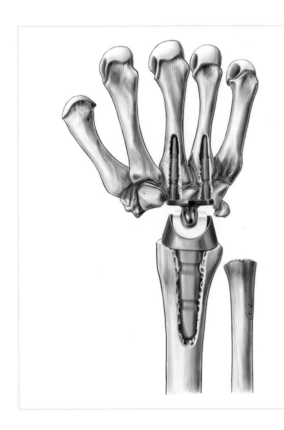

图 6.4　Volz 设计的半限制型假体。最初的掌骨柄有两个尖头，后来被改良为单个尖头（图片由瑞士圣加仑的 Samuel Christen 博士免费提供）

3. 凸凹椭圆球形组件设计

（1）双轴假体

自20世纪80年代初以来，梅奥诊所开发并使用了双轴假体。它有一个钴铬（CoCr）合金掌骨端组件，其椭圆形头部与附着在桡骨端金属组件上的超高分子量聚乙烯轴承表面形成铰链。掌骨组件的长柄插入中指掌骨，另有一个小钉插入小多角骨，提供额外的稳定和固定。骨水泥用于固定掌骨柄和桡骨柄，也可以采用压配的方法固定。假体近端表面有多孔涂层，以改善骨水泥固定界面的应力分布[26]。

Cobb和Beckenbaugh对46例接受双轴假体植入的RA患者进行了回顾研究，平均随访时间为6.5年（5～9.9年），结果显示患者在疼痛、ROM（背伸和桡偏）和握力方面有显著改善。虽然双轴全腕关节假体的5年总生存率为83%（非骨水泥型为67%），但有影像学松动的占22%，随后有8例患者进行了翻修。一项系统性文献综述显示，在7组病例共278例双轴假体患者中，有22例（8%）发生脱位[27]。一项针对32例双轴全腕关节假体的回顾性分析显示7年后的生存率为81%，31例出现并发症，有22个腕关节出现影像学上松动的迹象[28]。总的来说，除了旋前外的ROM得到改善，平均疼痛和DASH评分也得到改善。

（2）Guépar/Horus假体

Guépar假体是由法国巴黎的Y. Alnot于1979年发明的。桡骨组件完全由超高分子量聚乙烯制成，并用骨水泥与桡骨粘合在一起。腕关节组件有一个金属板，用两颗螺钉固定在食指和中指掌骨上。金属板上有一个蛋形的CoCr合金轴承表面，并用一个小螺钉固定。术中切除尺桡骨远端，并在头状骨近端准备一个直切面[29]。

一项研究回顾性随访了72例腕关节，平均随访4年（1～10年），结果显示有11例腕关节因小螺钉和近端组件松动而进行了翻修。随时间的延长，在腕部金属板下可见到骨溶解和骨吸收[29]。自2009年起，重新设计的假体在市场上被称为Horus全腕关节假体。

（3）通用假体

通用腕关节假体由J. Menon开发，包括钛金属桡骨端和腕骨端组件，是一种非限制型关节置换假体。桡骨端的凹形关节面具有20°倾斜，其Y形柄被钛网包围，以利于骨向内长入。该组件可以使用或不使用骨水泥植入。使用这种特殊假体，几乎95%的头状骨以及部分舟状骨和三角骨得以保存。腕部金属板的初始稳定是靠头状骨而不是中指掌骨的髓腔。腕骨组件呈卵形，在腕部金属板上有三个孔，以便使用螺钉固定腕骨/掌骨。一个圆形凸面HMWPE衬垫通过锁扣固定于腕部金属板上。手术技术包括通过头状骨近端水平进行舟状骨及远排腕骨截骨，并进行腕骨间关节融合术，包括尺骨小头切除和桡骨远端斜形截骨[30]。对37例腕关节随访平均6.7年（48～120个月）的初步结果显示，88%的患者疼痛得到很好缓解，屈伸活动度从73°增加到96°。但并发症的发生率为28%，包括脱位、桡骨端组件松动和深部感染。在第二次的改良设计中，远端组件在中心放置一枚螺栓，两侧各有一个缺口和螺钉（图6.5）。桡侧的远端螺钉做得更长，以增强在食指掌骨上的固定作用。在假体的近端和远端栓部位均使用骨水泥。一项对15例RA患者19个改良通用腕关节假体的前瞻性研究显示，在平均7.3年（5.0～10.8年）的随访中，患者的失败率很高，其翻修率为50%。9个假体（45%）因腕骨端组件松动而进行翻修手术[31]。

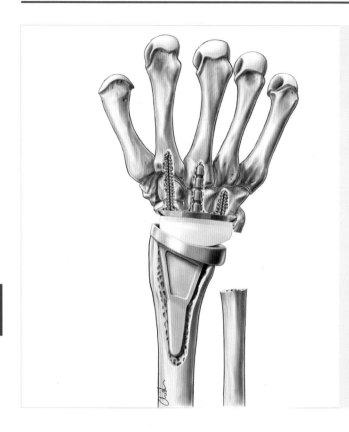

图6.5　在20世纪80年代和90年代初，开发了包括通用假体在内的几种凸凹椭球形腕关节假体。这些早期假体需要更广泛的骨切除，并通过贯穿腕掌关节（CMC）在掌骨内获得更大范围的固定（图片由瑞士圣加仑的Samuel Christen博士免费提供）

（4）Destot假体

Destot假体于1991年由法国和比利时的公司设计研发，专用于治疗创伤性骨关节炎（OA）。其结构包括了采用喷砂多孔涂层钢制成的远端和近端组件，加上桡骨端UHMWPE杯、近端腕骨钢球、髁状UHMWPE圆柱体和远端钢组件。远端假体被设计成紧靠舟状骨和月骨切除后的三角骨，同时保留下尺桡关节（DRUJ）。

Levadoux和Legré发表了他们治疗的25例患者中的28个2期或3期舟月骨晚期塌陷（SLAC）和舟骨骨不连晚期塌陷（SNAC）腕关节的经验，平均随访47个月（12～72个月）[32]，结果显示有较高的翻修率和远端组件松动率。有3个腕关节由于疼痛或感染进行了翻修。4年生存率为85%。屈伸活动度从26°（屈）/20°（伸）增加到48°（屈）/41°（伸），桡/尺偏活动度从7°/25°增加到15°/22°，旋前/旋后从60°/45°增加到90°/77°。平均握力从20kg增加到32kg。

（5）解剖生理假体（APH）

APH腕关节假体是由德国柏林的S. Radmer及其同事设计并应用的。该假体是为类风湿关节炎患者开发的，是一种双组件羟基磷灰石涂层CoCr合金假体[33]，其柄部为钛涂层，采用非骨水泥植入。桡侧组件的关节面与腕骨组件的滑动承载面有10°的桡尺偏角。远端组件固定在中指掌骨和远排腕骨。虽然短期效果良好，但治疗结果逐渐恶化。在平均52个月（24～73个月）的随访中，40例患者中有39例需要翻修手术，主要是因为松动和随之导致的脱位[34]。每次翻修时都看到严重的钛磨损对软组织的染色。

四、腕关节置换术的现代设计

文献中对假体代际的定义缺乏共识。目前可用于关节置换术的一般被称第三代或第四代假体，并不统一。本综述中，第三代假体包括所有目前可用的多组件假体。大多数第三代假体以及由热解碳制成的假体，也可以称为第四代假体，将在本书后面进一步详细讨论。

（一）第三代：最小的骨切除

第三代腕关节置换术的设计目标是尽量减少骨切除，保留DRUJ，避免在掌骨上固定，恢复腕关节旋转的"解剖"中心，改善软组织的平衡和稳定性。Motec设计是个例外，其不同之处在于其桡骨和中指掌骨的大螺钉固定，并使用球窝关节，这种假体被称为第二代假体。最近发表的一篇关于全腕关节置换术和腕关节融合术的系统综述显示，与本综述中定义为第二代的旧假体相比，新一代假体的总并发症发生率显著降低[35]。据报道，假体生存率分别为：15年为78%（通用型2代），8年为95%（Maestro假体），9年为90%（ReMotion假体），10年为86%（Motec假体）。目前可用的假体将在本书的后续章节中详细讨论。

五、下尺桡关节（DRUJ）成形术

（一）切除/植入式关节成形术

对于DRUJ关节炎，过去已经介绍了几种非假体植入手术，仍是许多手外科医生常用的备选方案。Darrach手术涉及尺骨头切除。1855年，法国的J. F. Malgaine 在文献中首次报道了尺骨头切除术，该方法用于不可复性开放脱位患者，以防止因感染导致失去整个手[36]。对于治疗急性损伤，美国的E. M. Moore于1880年在文献中首次提到了该手术，德国的C. Lauenstein于1887年在文献中做了报道。1918年，法国外科医生R. Le Fort和P. Cololian首次实施了尺骨干节段性切除而不进行DRUJ融合，但常被当作Lauenstein手术来引用[37]。尺骨干远段节段性切除联合尺桡关节融合术被称为Sauve-Kapandji手术，由L. Sauvé和M. Kapandji于1936年报道[38]，并在1986年被Kapandji进行了改良[39]。20世纪80年代，W. H. Bowers介绍了尺骨远端纵向部分切除术[40]，包括背侧关节囊或肌腱肌肉止点，同时也被H. K. Watson报道，他采用了相应的尺骨远段切除术，但保留了尺骨干-茎突轴和三角软骨复合体（TFC），同时保持尺骨远端韧带附着点的完好无损[41]。

尽管这些姑息性手术被改良并不断完善，但与前臂远端不稳定相关的并发症仍然是导致疼痛的最常见问题，这也与尺桡骨撞击、握力和前臂扭转力减退有关[42]。负荷从腕部传递到肘部的最佳状态需要一个功能正常的DRUJ[43]。总负荷的大约20%通过正常的DRUJ传递到尺骨。在旋后位时，通过尺骨的最大负荷可达34%。如果尺骨头被切除，则只有1.8～2.7%的总负荷传递到手腕处的尺骨[44]。

（二）尺骨头置换

部分DRUJ关节置换术是在20世纪70年代发展起来的，用硅胶假体替代尺骨头[45]。由于极高的骨吸收率（高达100%）和很高的假体移位或断裂率（40%～63%），这些假体已不再使用[46,47]。在认识到硅胶假体的缺点后，一些欧美手外科医生在T. J. Herbert的

领导下，设计了一种模块化的尺骨头置换术，并于1995年投放市场。该系统包括一个陶瓷尺骨头，安装在金属杆上，用于插入尺骨[48]。当桡骨在尺骨周围动态旋转时，尺骨头能够在柄上旋转。在Herbert尺骨头假体发布后不久，其他几家制造商也推出了类似的假体。主要使用的假体是Avanta U-Head或Integra First Choice尺骨头。这些假体的临床应用结果将在第31～33章中更详细地描述。

（三）部分尺骨头置换

由M. Garcia-Elias开发的Eclipse假体是一种用于DRUJ半关节置换术的热解碳植入物。它替代了尺骨头的关节部分，同时保留了TFC在中央窝水平的止点以及尺腕韧带和尺侧腕伸肌鞘的止点[49]。这种假体将在第34章中详细介绍。

（四）DRUJ全关节置换

作为之前介绍的DRUJ破坏的姑息手术的替代方案，L. R. Scheker设计了一个DRUJ全关节置换术。用于DRUJ全关节置换术的Aptis假体，是由一组半限制型和模块化设计的假体组成，以替换尺骨头、桡骨乙状切迹和TFC韧带。尺骨组件包括一个压配的髓内CoCr合金杆，其表面为钛等离子体以利于骨结合，以及一个超高分子聚乙烯球。术中将尺骨头固定在桡骨板上，以确保维持足够水平的假体约束[50]。这种假体将在第35章中更详细地介绍。

六、掌指关节和近侧指间关节置换术

（一）切除/植入式关节成形术

创伤后掌指关节（MCP）和近侧指间关节（PIP）的僵硬，是开发部分或完全关节切除关节成形术的原因，以努力恢复关节的运动功能。

1946年，S. B. Fowler报道了一种用于MCP关节的技术，该技术通过切除掌侧和背侧各半楔形骨质，使掌骨头形成横形尖端[51]。留下一细条形骨端与近节指骨基部的中心形成关节。既往的滑动关节被改为铰链关节，只允许有限的屈曲活动。对于严重掌侧脱位的类风湿性MCP关节畸形，Fowler建议额外地将伸肌腱固定于近节指骨基底部，以防止掌侧脱位的复发。1956年，D. C. Riordan对该技术进行了改进，只从掌骨头切除掌侧半楔骨，并用克氏针固定关节，使侧副韧带在掌骨背侧皮质的新止点能够愈合[51]。

受到Vitallium（CoCrMo合金）杯在髋关节置换术的良好应用结果的启发[52]，M. S. Burman和R. H. Abrahamson于1943年尝试使用CoCrMo合金杯和Lucite（甲基丙烯酸甲酯）帽对MCP和PIP关节进行植入式关节置换术，但导致了关节侧方不稳定[53]。在1964年第四版《Bunnell's Surgery of the Hand》中，介绍了一种使用阔筋膜的植入式关节成形术[54]。

1968年K. Vainio及其同事介绍了一种RA患者MCP的关节置换术。手术方式为切除了掌骨头，将截断的伸肌腱远端残端插入关节，将其向下缝合到掌板，并将桡侧骨间肌转位[55]。

在20世纪60年代后期，A. Tupper报道了MCP的关节切除成形术，手术方式为插入从近端剥离掉的掌板，并将其缝合到截除的掌骨背侧缘[56]。

人们普遍认为，RA患者不管接受何种关节置换术，长期随访最终都将出现掌骨吸收和缩短，并伴有进行性不稳定、掌侧半脱位复发、尺偏畸形和手指缩短[51]。

最早关于不植入任何材料的PIP关节切除成形术的报道是由Carroll和Taber于1954年发

表的，他们报道了对30例变形和强直的PIP关节的治疗结果，随访时间为6个月至7年[57]，手术方式为通过中段外侧入路切除近节指骨远端部分。克氏针穿过中节指骨维持关节牵拉状态6周。

对于PIP关节，掌板关节成形术在早期并不适用，因为掌板负责关节稳定，以防止过伸时背侧半脱位。1967年，R. G. Eaton采用掌板植入式关节置换术治疗创伤后PIP关节破坏。将掌板从中节指骨上剥离后，缝合到中节指骨底部的凹槽中，重建掌侧关节面。重建的目的是恢复中节指骨基底部光滑的滑动表面[58]。平均随访11.5年，结果显示患者获得了满意的功能和无痛的关节运动[59]。

（二）移植法关节成形术

早在1910年，德国外科医生H. Wolff报道了一例无名指近节指骨感染了结核的女性患者，成功进行了第二趾整个近节趾骨的自体骨移植，包括其骨膜和两个关节。三年后，W. Goebel用同样的方法治疗了一例内生软骨瘤患者。Oeleker在一个PIP关节因枪伤而强直的尸体模型上进行了关节移植术[60]。1948年，W. C. Graham和D. C. Riordan用第四跖骨头替换了几个掌骨头，术后1年ROM令人满意，影像学显示无任何退行性改变[61]。1954年，Graham为一名3岁男孩用第四个跖趾关节置换了整个拇指MCP关节[10]。使用带血管蒂的足趾转移技术进行移植关节成形术的内容，将在稍后的第10章中进一步详细讨论。

（三）铰链式假体关节置换术

E. B. Brannon和G. Klein开发了一种金属铰链假体，治疗特定病例的创伤后手指关节损伤，作为截肢或关节融合术的替代方法。1959年，他们发表了对14例患者随访大约3年的研究结果。最初的假体是钢制的，现在使用钛金属假体，包括非骨水泥型的近端和远端柄，且由螺钉固定的铰链构成关节（图6.6）。由于柄周围明显的骨吸收、轴向旋转和下沉，最终需要用钉将柄固定在相邻骨上进行翻修。因此，A. E. Flatt 开发了另一种铰链式金属假体，其具有两个脚的柄，用于类风湿性MCP和PIP关节[62]。

虽然已经开发了几种类型的铰链式MCP和PIP假体，但它们都有共同的问题。侧向和半脱位的力可通过假体柄进行传递，并把应力施加在柄-骨界面。已有文献报道了骨吸收导致松动、髓腔柄周围骨折、铰链周围纤维化、柄脚断裂、螺钉失效、传统铰链机制磨损导致金属微粒沉积以及表层皮肤的破溃等情况[63-66]。

（四）一体式聚合物关节置换术

由于金属铰链假体的效果不理想，塑料假体受到了青睐。随后在20世纪60年代末开发了几种一体式聚合物假体[64]。聚丙烯和硅胶相对便宜、惰性、耐用和易于成型。这些特点使薄铰链设计成为可能，以改善屈曲功能，同时保持良好的横向稳定性。然而，在轴向压缩时，可发生铰链皱褶和随后的半脱位。F. V. Nicolle和J. S. Calnan开发了一种薄铰链聚乙烯假体，该假体带有一个封闭的硅胶聚合物球囊，以防止软组织与铰链之间的直接接触（图6.7）。J. J. Niebauer和同事设计了一种板状硅胶Dacron（抗皱而坚固的聚酯纤维）薄铰链装置，其柄上覆盖着一层Dacron网，以获得纤维固定[67,68]。Swanson于1962年开始开发各种新型MCP和PIP假体。这些装置的基本设计包括一个独立硅胶单元，具有锥形的近端和远端柄和一个具有背侧偏移（offset）的铰链区。宽阔的柄-轮毂连接可以对抗皱褶，但在一个弯曲力矩作用下，铰链凸面的张应力不成比例地增加，与厚度的平

6

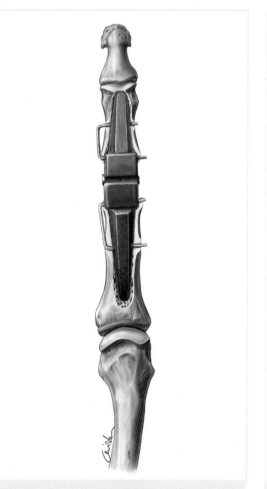

图6.6　Brannon 和 Klein 开发了一种金属铰链假体，用于创伤后掌指关节（MCP）和近侧指间关节（PIP）损伤的非骨水泥型关节置换（图片由瑞士圣加仑的 Samuel Christen 博士免费提供）

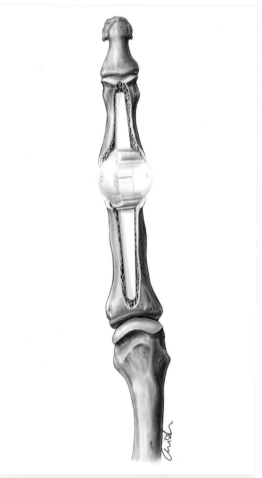

图6.7　Nicolle 和 Calnan 设计了一种由聚丙烯体部和硅胶球囊组成的包裹式薄铰链假体（图片由瑞士圣加仑的 Samuel Christen 博士免费提供）

方成正比而与长度成反比。随着时间的推移，这会导致铰链元件内部或附近的断裂，并产生冷流变形或结构变化。后期改进包括改变硅胶聚合物的组分以提供更大的强度，并在柄-轮毂连接处加入保护性金属密封圈，以防止骨端侵蚀[69]。尽管如此，Swanson设计的硅胶假体几十年来一直是关节置换的首选。

（五）金属对塑杯假体关节置换术

金属对塑杯假体在使用金属对聚乙烯关节组件的全髋关节置换术获得成功后激增。这种混合材料设计使用了几种不同的方式来建立可行的关节运动和髓腔内稳定。大多数依赖于有限制性的金属组件和内部旋转的UHMWPE轴承，部分用于植入MCP和PIP关节。限制性越大，通过假体传递到柄-骨界面的应力就越大。断裂、侵蚀、挛缩和其他不良事件一直都是各种创新举措的困扰（图6.8）[65]。

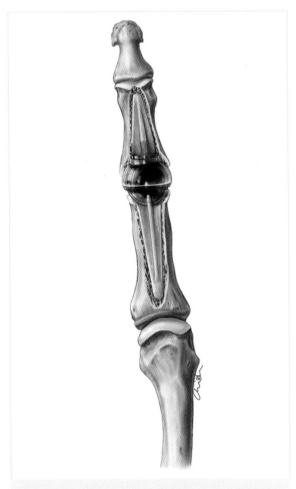

图6.8 Nicolle假体是既往用于治疗掌指关节（MCP）和近侧指间关节（PIP）的各种限制型金属假体关节置换术中的一个例子（图片由瑞士圣加仑的 Samuel Christen 博士免费提供）

（六）表面关节置换术

1979年，R. L. Linscheid和J. H. Dobyns在梅奥诊所为PIP关节开发了第一个解剖型表面置换关节成形术（SRA）[70]。SRA旨在重建原关节的旋转中心，允许在运动的末端产生滚动和滑动的组合运动。通过保留侧副韧带和掌板、假体-骨界面骨长入和固有的假体设计，以实现假体的稳定。最初的Mayo SRA是一个内部限制的假体。对皮质骨的进行性侵蚀和假体的连续移动导致了不满意的临床结果。为了克服这些问题，对原始设计进行了调整，将近端双髁CoCr合金组件与远端骨水泥型的纯UHMWPE双凹组件组成关节。结果显示在治疗退行性关节炎时的效果特别好，而且背侧入路可能效果更好。并发症的发生率约为30%，包括不稳定、尺偏畸形、鹅颈样畸形、屈曲挛缩、肌腱粘连和关节半脱位。2000年对假体设计进行了改进，加入了钛金属柄的远端组件，以支持压配非骨水泥固定[71]。基于这一特定设计，在过去的二十年里，市场上出现了几种假体。一些最新的PIP关节SRA将在第9章和第12至15章中进一步详细讨论。

（七）热解碳假体关节置换术

R. D. Beckenbaugh开发了第一个用于MCP关节的热解碳假体。作为一种非骨水泥的双组件假体，该装置通过压配固定在髓腔的骨面上，并于1979年首次应用于PIP关节[72]。该假体被应用于PIP关节，并取得了良好的初步效果[73]。然而，自从引入PIP关节热解碳假体以来，大量研究报道了不同的长期随访结果。MCP和PIP关节的热解碳假体关节置换术将在第12章中进行更详细的讨论。

七、第一腕掌关节（TMC）置换术

（一）植入式关节置换术

1. 软组织

TMC关节炎最常见的手术治疗方法是大多角骨切除术，并用软组织填充，重建或不重建韧带[74-77]。总的来说，这一方式可使患者获得良好的疼痛缓解，但关于第一掌骨向近端短缩是否会导致夹捏力下降，意见不一[78-81]。事实上，长期研究表明，患者在肌腱填充关节置换术后存在较弱的侧捏力量。因此，这种治疗方式主要适用于年龄较大、不从事手工劳动或重型机械职业的低需求患者[78,80,81]。

2. 硅胶

第一例TMC关节置换术是由Swanson在1965年完成的，包括大多角骨切除术和硅胶假体置换，患者获得了良好的ROM和握力[82]。从那时起，TMC关节的硅胶关节置换术被许多外科医生广泛使用和研究。患者自行评估系统（PROM）包括疼痛缓解和功能结果，一般可与其他手术治疗相媲美，如大多角骨切除术及其改良手术。然而，影像学结果显示假体周围出现骨溶解、第一掌骨端下沉、骨折导致的长期假体失败以及由此导致的硅胶巨细胞滑膜炎伴骨吸收是与该假体相关的主要不良事件[83-85]。

3. Artelon材料

Artelon公司的 TMC垫片是一种T形可生物降解的聚己酸内酯基聚氨酯尿素材料，用于孤立的TMC关节炎病例。该装置有两种作用机制：第一，通过增强关节囊来稳定腕掌关节（CMC）；第二，可重新修整大多角骨远端部分表面。该装置旨在为组织向内生长提供支架，并防止CMC关节骨间的撞击。假体两翼通常用两个螺钉固定。体外降解研究表明，Artelon材料完全降解大约需要6年[89]。在Nilsson及其同事的初步研究中，与大多角骨切除术加韧带重建、肌腱填充（LRTI）关节成形术相比，该假体在关键功能和三指夹紧功能方面显示出更好的结果。然而，一项随机、对照、多中心随访研究显示，与接受大多角骨切除加LRTI关节成形术的患者相比，接受Artelon治疗的患者，疼痛和术后肿胀更为常见，并且关键功能和三指夹紧功能并未改善[90]。几例接受Artelon治疗的患者随后进行了假体移除。在翻修病例中，对切除的软组织和滑膜的活检显示存在假体诱导的肉芽肿性异物巨细胞反应[91-93]。

4. 热解碳

P. Bellemère及其同事于2011年报道了对TMC关节炎患者实施热解碳植入关节置换术[94]。根据结构的不同，假体可以在大多角骨切除术或部分大多角骨切除术后使用，也可以将假体置入TMC关节间隙[73]。这些被称为Pyrocardan、PyroDisk和Pi^{2}的植入物将在第19和20章进一步详细讨论。

（二）第一腕掌关节（TMC）半关节置换术

1. 钛

为了解决硅胶的磨损问题，Swanson选择非合金钛作为间隔植入物的替代材料，并于1984年使用这种金属部件进行了TMC关节半关节成形术[95]。在平均随访5年后，Swanson发表了出色的临床结果。在手术后的前6个月内，从放射影像学上可以看到假体基底部的骨重塑并保持稳定。然而，放射影像学显示伴随假体沉降的松动和小多角骨异常磨损较为常见，导致高达20%的失败率[96,97]。钛的杨氏弹性模量比皮质骨高1000倍，这种刚度的不匹配可能是导致应力集中进而导致假体松动的原因[97]。

2. 热解碳

第一代热解碳TMC半关节置换假体（热成形半球假体）最初是为MCP关节设计的，用作这种假体的近端组件[98]。NuGrip是专门为TMC关节设计的第二代假体，将在第19章进一步详细讨论。

（三）第一腕掌全关节置换术

1. 球窝形设计

最早的 TMC 全关节置换术是采用骨水泥球窝假体，将 UHMWPE 杯插入大多角骨，CoCr 合金杆插入掌骨内，这是由 J. Y. de la Caffinière 和 Aucouturier 于 1971 年设计的[99]。早期研究显示，尽管有几例无症状的大多角骨组件松动，但临床效果总体良好[100-102]。长期随访 8.5 年（范围 2～16 年）的结果显示，假体生存率为 72%，整体松动率为 44%[103]。

在过去的十年中，为了克服在长期随访中出现的早期脱位和组件松动等最常见的并发症，已经研制出多种假体。目前大多数在用的 TMC 全关节假体均为球窝型设计。这些假体的临床结果将在第 18 章详细介绍。

双动结构可能是减少脱位和获得良好 ROM 的一种有效理念。在机械方面，有两个同心的关节面：小的一端是颈部，沿着杯内运动；大的一端是杯，沿着大多角骨假体进行运动[104]。假体固定技术的发展，优化了掌骨端力臂的长度和不同表面涂层以利于持久的骨长入，这可能有助于减少假体松动。一些最新的假体，如 MAÏA、Ivory、Moovis 或 Touch 假体，将在第 21 章详细讨论。

致谢

感谢 Samuel Christen 博士（Kantonsspital St. Gallen）绘制的图片和 Melissa Wilhelmi 博士（Schulthess Klinik）的文稿编辑。

参考文献

[1] PacheCO. Pelops. In: Pache CO, ed. Baby and Child Heroes in Ancient Greece. Urbana, IL: University of Illinois Press;2004:84–94

[2] Friedmann LW. Amputations and prostheses in primitive cultures.Bull Prosthet Res. 1972; 10–17:105–138

[3] Ritt MJ, Stuart PR, Naggar L, Beckenbaugh RD. The early history of arthroplasty of the wrist:from amputation to total wrist implant. J Hand Surg [Br]. 1994; 19(6):778–782

[4] BeyerJU. Zwanzigste Wahrnehmung. In: Bilguer JU, ed. Chirurgische Wahrnehmungen welche meistens während dem von 1756 bis 1763 gedauerten Krieg über in denen Königlich Preussischen Feldlazarethen von verschiedenenWundärzten aufgezeichnet. Berlin:Wever; 1763:443–444

[5] Chauvin F, Schiele P, Chauvin E, Fischer Cossu-Ferra V, Fischer LP. Les docteurs Moreau de Bar-le-Duc: Victor Moreau (1746–1799) et Pierre-Félix Moreau (1778–1846). Les premières resections ostéoarticulaires. Hist Sci Med. 2002; 36(3):250–251

[6] Thompson FR. An essay on the development of arthroplasty of the hip. Clin Orthop Relat Res. 1966; 44(44):73–82

[7] Rosenfeld JF, Nicholson JJ. History and design considerations for arthroplasty around the wrist. Hand Clin. 2013; 29(1):1–13

[8] Eynon-Lewis NJ, Ferry D, Pearse MF. Themistocles Gluck: an unrecognised genius. BMJ. 1992; 305(6868):1534–1536

[9] Swanson AB. Finger joint replacement by silicone rubber implants and the concept of implant fixation by encapsulation. Ann Rheum Dis. 1969; 28 Suppl 5:47–55

[10] Berger RA. A brief history of finger arthroplasty. Iowa Orthop J. 1989; 9:77–82

[11] Learmonth ID, Young C, Rorabeck C. The operation of the century: total hip replacement. Lancet. 2007; 370(9597):1508–1519

[12] Swanson AB, de Groot Swanson G, Maupin BK. Flexible implant arthroplasty of the radiocarpal joint:surgical technique and longterm study. Clin Orthop Relat Res. 1984(187):94–106

[13] Reigstad O. Wrist arthroplasty: bone fixation, clinical development and mid to long term results. Acta Orthop Suppl. 2014; 85(354):1–53

[14] Capone RA, Jr. The titanium grommet in flexible implant arthroplasty of the radiocarpal joint: a long-term review of 44 cases. Plast Reconstr Surg. 1995; 96(3):667–672

[15] Lawler EA, Paksima N. Total wrist arthroplasty. Bull NYU Hosp Jt Dis. 2006; 64(3–4):98–105

[16] Meuli HC. Meuli total wrist arthroplasty. Clin Orthop Relat Res. 1984 (187):107–111

[17] Meuli HC. Total wrist arthroplasty:experience with a noncemented wrist prosthesis. Clin Orthop Relat Res. 1997(342):77–83

[18] Cooney WP, III, Beckenbaugh RD, Linscheid RL. Total wrist arthroplasty: problems with implant failures. Clin Orthop Relat Res. 1984 (187):121–128

[19] Reigstad A, Reigstad O, Grimsgaard C, Røkkum M. New concept for total wrist replacement. J Plast Surg Hand Surg. 2011; 45(3):148–156

[20] Figgie HE, III, Ranawat CS, Inglis AE, Straub LR, Mow C. Preliminary results of total wrist arthroplasty in rheumatoid arthritis using the trispherical total wrist arthroplasty. J Arthroplasty. 1988; 3(1):9–15

[21] Figgie MP, Ranawat CS, Inglis AE, Sobel M, Figgie HE, III. Trispherical total wrist arthroplasty in rheumatoid arthritis. J Hand Surg Am. 1990; 15(2):217–223

[22] Lorei MP, Figgie MP, Ranawat CS, Inglis AE. Failed total wrist arthroplasty:analysis of failures and results of operative management. Clin Orthop Relat Res. 1997(342):84–93

[23] Volz RG. The development of a total wrist arthroplasty. Clin Orthop Relat Res. 1976(116):209–214

[24] Bosco JA, III, Bynum DK, Bowers WH. Long-term outcome of Volz total wrist arthroplasties. J Arthroplasty. 1994; 9(1):25–31

[25] Dennis DA, Ferlic DC, Clayton ML. Volz total wrist arthroplasty in rheumatoid arthritis: a long-term review. J Hand Surg Am. 1986; 11(4):483–490

[26] Cobb TK, Beckenbaugh RD. Biaxial total-wrist arthroplasty. J Hand Surg Am. 1996; 21(6):1011–1021

[27] Boeckstyns ME. Wrist arthroplasty: a systematic review. Dan Med J. 2014; 61(5):A4834

[28] Harlingen Dv, Heesterbeek PJ, J de Vos M. High rate of complications and radiographic loosening of the biaxial total wrist arthroplasty in rheumatoid arthritis: 32 wrists followed for 6 (5–8) years. Acta Orthop. 2011; 82(6):721–726

[29] Fourastier J, Le Breton L, Alnot Y, Langlais F, Condamine JL, Pidhorz L. La prothèse totale radio-carpienne Guépar dans la chirurgie du poignet rhumatoïde. A propos de 72 cas revus. Rev Chir Orthop Repar Appar Mot. 1996; 82(2):108–115

[30] Menon J. Universal total wrist implant: experience with a carpal component fixed with three screws. J Arthroplasty. 1998; 13 (5):515–523

[31] Ward CM, Kuhl T, Adams BD. Five to ten-year outcomes of the Universal total wrist arthroplasty in patients with rheumatoid arthritis. J Bone Joint Surg Am. 2011; 93(10):914–919

[32] Levadoux M, Legré R. Total wrist arthroplasty with Destot prostheses in patients with posttraumatic arthritis. J Hand Surg Am. 2003; 28(3):405–413

[33] Radmer S, Andresen R, Sparmann M. Wrist arthroplasty with a new generation of prostheses in patients with rheumatoid arthritis. J Hand Surg Am. 1999; 24(5):935–943

[34] Radmer S, Andresen R, Sparmann M. Total wrist arthroplasty in patients with rheumatoid arthritis. J Hand Surg Am. 2003; 28(5):789–794

[35] Berber O, Garagnani L, Gidwani S. Systematic review of total wrist arthroplasty and arthrodesis in wrist arthritis. J Wrist Surg. 2018; 7(5):424–440

[36] Darrach W. Partial excision of lower shaft of ulna for deformity following Colles's fracture. Ann Surg. 1913; 57:764–765

[37] Buck-Gramcko D. On the priorities of publication of some operative procedures on the distal end of the ulna. J Hand Surg [Br]. 1990; 15(4):416–420

[38] Sauvé L, Kapandji M. Nouvelle technique de traitement chirurgical des luxations récidivantes isolées de l'extrémité inferieure du cubitus.J Chir (Paris). 1936; 47:589–594

[39] Kapandji IA. The Kapandji-Sauvé operation:its techniques and indications in non rheumatoid diseases. Ann Chir Main. 1986; 5(3): 181–193

[40] Bowers WH. Distal radioulnar joint arthroplasty: the hemiresectioninterposition technique. J Hand Surg Am. 1985; 10(2):169–178

[41] Watson HK, Ryu JY, Burgess RC. Matched distal ulnar resection. J Hand Surg Am. 1986; 11(6):812–817

[42] Sauerbier M, Hahn ME, Berglund LJ, An KN, Berger RA. Biomechanical evaluation of the dynamic radioulnar convergence after ulnar head resection, two soft tissue stabilization methods of the distal ulna and ulnar head prosthesis implantation. Arch Orthop Trauma Surg. 2011; 131(1):15–26

[43] Werner FW, Palmer AK, Fortino MD, Short WH. Force transmission through the distal ulna: effect of ulnar variance, lunate fossa angulation, and radial and palmar tilt of the distal radius. J Hand Surg Am. 1992; 17(3):423–428

[44] Shaaban H, Giakas G, Bolton M, Williams R, Scheker LR, Lees VC. The distal radioulnar joint as a load-bearing

mechanism: a biomechanical study. J Hand Surg Am. 2004; 29(1):85–95

[45] Swanson AB. Implant arthroplasty for disabilities of the distal radioulnar joint:use of a silicone rubber capping implant following resection of the ulnar head. Orthop Clin North Am. 1973; 4(2):373–382

[46] Sagerman SD, Seiler JG, Fleming LL, Lockerman E. Silicone rubber distal ulnar replacement arthroplasty. J Hand Surg [Br]. 1992; 17(6): 689–693

[47] Stanley D, Herbert TJ. The Swanson ulnar head prosthesis for posttraumatic disorders of the distal radio-ulnar joint. J Hand Surg [Br]. 1992; 17(6):682–688

[48] van Schoonhoven J, Fernandez DL, Bowers WH, Herbert TJ. Salvage of failed resection arthroplasties of the distal radioulnar joint using a new ulnar head prosthesis. J Hand Surg Am. 2000; 25(3):438–446

[49] Garcia-Elias M. Eclypse: partial ulnar head replacement for the isolated distal radio-ulnar joint arthrosis. Tech Hand Up Extrem Surg. 2007; 11(1):121–128

[50] Scheker LR. Implant arthroplasty for the distal radioulnar joint. J Hand Surg Am. 2008; 33(9):1639–1644

[51] Riordan DC, Fowler SB. Arthroplasty of the metacarpophalangeal joints: review of resection-type arthroplasty. J Hand Surg Am. 1989;14 2 Pt 2:368–371

[52] Hernigou P. Smith-Petersen and early development of hip arthroplasty. Int Orthop. 2014; 38(1):193–198

[53] Steinberg DR, Steinberg ME. The early history of arthroplasty in the United States. Clin Orthop Relat Res. 2000(374):55–89

[54] BunnellS, ed. Surgery of the Hand. 4th ed. Philadelphia: JB Lippincott; 1964

[55] Hellum C, Vainio K. Arthroplasty of the metacarpophalangeal joints in rheumatoid arthritis with transposition of the interosseus muscles. Scand J Plast Reconstr Surg. 1968; 2(2):139–143

[56] Tupper JW. The metacarpophalangeal volar plate arthroplasty. J Hand Surg Am. 1989; 14(2 Pt 2):371–375

[57] Carroll RE, Taber TH. Digital arthroplasty of the proximal interphlangeal joint. J Bone Joint Surg Am. 1954; 36-A(5):912–920

[58] Eaton RG, Malerich MM. Volar plate arthroplasty of the proximal interphalangeal joint: a review of ten years' experience. J Hand Surg Am. 1980; 5(3):260–268

[59] Dionysian E, Eaton RG. The long-term outcome of volar plate arthroplasty of the proximal interphalangeal joint. J Hand Surg Am. 2000; 25(3):429–437

[60] Gohla T, Metz Ch, Lanz U. Non-vascularized free toe phalanx transplantation in the treatment of symbrachydactyly and constriction ring syndrome. J Hand Surg [Br]. 2005; 30(5):446–451

[61] Graham WC, Riordan DC. Reconstruction of a metacarpophalangeal joint with a metatarsal transplant. J Bone Joint Surg Am. 1948; 30A (4):848–853

[62] Brannon EW, Klein G. Experiences with a finger-joint prosthesis. J Bone Joint Surg Am. 1959; 41-A(1):87–102

[63] Flatt AE, Ellison MR. Restoration of rheumatoid finger joint function. 3. A follow-up note after fourteen years of experience with a metallic-hinge prosthesis. J Bone Joint Surg Am. 1972; 54(6):1317–1322

[64] Nicolle FV, Calnan JS. A new design of finger joint prosthesis for the rheumatoid hand. Hand. 1972; 4(2):135–146

[65] Linscheid RL. Implant arthroplasty of the hand: retrospective and prospective considerations. J Hand Surg Am. 2000; 25(5):796–816

[66] Yamamoto M, Chung KC. Implant arthroplasty: selection of exposure and implant. Hand Clin. 2018; 34(2):195–205

[67] Niebauer JJ, Shaw JL, Doren WW. Silicone-dacron hinge prosthesis: design, evaluation, and application. Ann Rheum Dis. 1969; 28(5):56–58

[68] Niebauer JJ, Landry RM. Dacron-: silicone prosthesis for the metacarpophalangeal and interphalangeal joints. Hand. 1971; 3(1):55–61

[69] Swanson AB, Maupin BK, Gajjar NV, Swanson GD. Flexible implant arthroplasty in the proximal interphalangeal joint of the hand. J Hand Surg Am. 1985; 10(6 Pt 1):796–805

[70] Linscheid RL, Dobyns JH. Total joint arthroplasty:the hand. Mayo Clin Proc. 1979; 54(8):516–526

[71] Johnstone BR, Fitzgerald M, Smith KR, Currie LJ. Cemented versus uncemented surface replacement arthroplasty of the proximal interphalangeal joint with a mean 5-year follow-up. J Hand Surg Am. 2008; 33(5):726–732

[72] Beckenbaugh RD. Preliminary experience with a noncemented nonconstrained total joint arthroplasty for the metacarpophalangeal joints. Orthopedics. 1983; 6(8):962–965

[73] Bellemère P. Pyrocarbon implants for the hand and wrist. Hand Surg Rehabil. 2018; 37(3):129–154

[74] Burton RI, Pellegrini VD, Jr. Surgical management of basal joint arthritis of the thumb. Part II. Ligament reconstruction with tendon interposition arthroplasty. J Hand Surg Am. 1986; 11(3):324–332

[75] Froimson AI. Tendon interposition arthroplasty of carpometacarpal joint of the thumb. Hand Clin. 1987; 3(4):489–505

[76] Weilby A. Tendon interposition arthroplasty of the first carpo-metacarpal joint. J Hand Surg [Br]. 1988; 13(4):421–

6

425

[77] Sigfusson R, Lundborg G. Abductor pollicis longus tendon arthroplasty for treatment of arthrosis in the first carpometacarpal joint. Scand J Plast Reconstr Surg Hand Surg. 1991; 25(1):73–77

[78] Dell PC, Brushart TM, Smith RJ. Treatment of trapeziometacarpal arthritis: results of resection arthroplasty. J Hand Surg Am. 1978; 3(3):243–249

[79] Iyer KM. The results of excision of the trapezium. Hand. 1981; 13(3): 246–250

[80] Gibbons CER, Gosal HS, Choudri AH, Magnussen PA. Trapeziectomy for basal thumb joint osteoarthritis: 3-to 19-year follow-up. Int Orthop. 1999; 23(4):216–218

[81] Downing ND, Davis TRC. Trapezial space height after trapeziectomy: mechanism of formation and benefits. J Hand Surg Am. 2001; 26(5):862–868

[82] Swanson AB, deGoot Swanson G, Watermeier JJ. Trapezium implant arthroplasty:long-term evaluation of 150 cases. J Hand Surg Am.1981; 6(2):125–141

[83] Pellegrini VD, Jr, Burton RI. Surgical management of basal joint arthritis of the thumb. Part I. Long-term results of silicone implant arthroplasty. J Hand Surg Am. 1986; 11(3):309–324

[84] Minamikawa Y, Peimer CA, Ogawa R, Howard C, Sherwin FS. In vivo experimental analysis of silicone implants on bone and soft tissue. J Hand Surg Am. 1994; 19(4):575–583

[85] Lanzetta M, Foucher G. A comparison of different surgical techniques in treating degenerative arthrosis of the carpometacarpal joint of the thumb:a retrospective study of 98 cases. J Hand Surg [Br]. 1995; 20(1):105–110

[86] Lehmann O, Herren DB, Simmen BR. Comparison of tendon suspension-interposition and silicon spacers in the treatment of degenerative osteoarthritis of the base of the thumb. Ann Chir Main Memb Super. 1998; 17(1):25–30

[87] Bezwada HP, Webber JB. Questions regarding the Swanson silicone trapezium implant. J Bone Joint Surg Am. 2002; 84(5):872–, author reply 872–873

[88] Minami A, Iwasaki N, Kutsumi K, Suenaga N, Yasuda K. A long-term follow-up of silicone-rubber interposition arthroplasty for osteoarthritis of the thumb carpometacarpal joint. Hand Surg. 2005; 10(1): 77–82

[89] Nilsson A, Liljensten E, Bergström C, Sollerman C. Results from a degradable TMC joint Spacer (Artelon) compared with tendon arthroplasty. J Hand Surg Am. 2005; 30(2):380–389

[90] Nilsson A, Wiig M, Alnehill H, et al. The Artelon CMC spacer compared with tendon interposition arthroplasty. Acta Orthop. 2010; 81 (2):237–244

[91] Choung EW, Tan V. Foreign-body reaction to the Artelon CMC joint spacer: case report. J Hand Surg Am. 2008; 33(9):1617–1620

[92] Giuffrida AY, Gyuricza C, Perino G,Weiland AJ. Foreign body reaction to artelon spacer: case report. J Hand Surg Am. 2009; 34(8):1388–1392

[93] Robinson PM, Muir LT. Foreign body reaction associated with Artelon: report of three cases. J Hand Surg Am. 2011; 36(1):116–120

[94] Bellemère P, Gaisne E, Loubersac T, Ardouin L, Collon S, Maes C. Pyrocardan implant: free pyrocarbon interposition for resurfacing trapeziometacarpal joint. Chir Main. 2011; 30:S28–S35

[95] Swanson AB, de Groot Swanson G, DeHeer DH, et al. Carpal bone titanium implant arthroplasty: 10 years experience. Clin Orthop Relat Res. 1997(342):46–58

[96] Phaltankar PM, Magnussen PA. Hemiarthroplasty for trapeziometacarpal arthritis-a useful alternative? J Hand Surg [Br]. 2003; 28(1):80–85

[97] Naidu SH, Kulkarni N, Saunders M. Titanium basal joint arthroplasty: a finite element analysis and clinical study. J Hand Surg Am. 2006; 31(5):760–765

[98] Vitale MA, Hsu CC, Rizzo M, Moran SL. Pyrolytic carbon arthroplasty versus suspensionplasty for trapezial-metacarpal arthritis. J Wrist Surg. 2017; 6(2):134–143

[99] de la Caffinière JY, Aucouturier P. Trapezio-metacarpal arthroplasty by total prosthesis. Hand. 1979; 11(1):41–46

[100] Søndergaard L, Konradsen L, Rechnagel K. Long-term follow-up of the cemented Caffinière prosthesis for trapezio-metacarpal arthroplasty. J Hand Surg [Br]. 1991; 16(4):428–430

[101] Nicholas RM, Calderwood JW. De la Caffinière arthroplasty for basal thumb joint osteoarthritis. J Bone Joint Surg Br. 1992; 74(2):309–312

[102] Chakrabarti AJ, Robinson AH, Gallagher P. De la Caffinière thumb carpometacarpal replacements: 93 cases at 6 to 16 years follow-up. J Hand Surg [Br]. 1997; 22(6):695–698

[103] van Cappelle HG, Elzenga P, van Horn JR. Long-term results and loosening analysis of de la Caffinière replacements of the trapeziometacarpal joint. J Hand Surg Am. 1999; 24(3):476–482

[104] Dreant N, Poumellec MA. Total thumb carpometacarpal joint arthroplasty: a retrospective functional study of 28 MOOVIS prostheses. Hand (N Y). 2019; 14(1):59–65

6

第 2 篇
指关节置换术

第 2 篇
A 部分
掌指关节（MCP）置换术

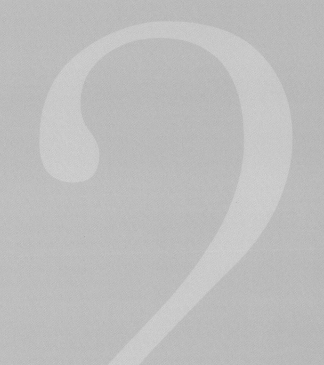

第7章 掌指和近侧指间关节硅胶假体失效原因分析

Grey Giddins and Tom Joyce

【摘要】几十年来，掌指关节和近侧指间关节硅胶假体置换术在手指关节置换术中占据主导地位。尽管临床结果普遍乐观，但硅胶假体的问题仍然存在，最重要的问题是断裂。尽管有报道称15年的断裂率高达65%，但到失效时，纤维性假关节已经形成，因此并不总是需要更换假体。三种主要的假体设计是Swanson, Sutter和NeuFlex。对于Swanson和Sutter MCP关节假体，断裂通常发生在假体远端的柄与假体的交界处。对于NeuFlex来说，它可能在这里断裂，但最常见的是在铰链处断裂。特别是对于Sutter MCP关节假体，研究表明，断裂始于假体的背侧并向掌侧方向延伸，这可能是由于类风湿性关节炎掌指关节的半脱位倾向占主导地位。虽然多年来一直认为，耐磨的两段式假体更贴合指关节解剖，将取代非解剖的一体式硅胶设计，然而尽管提出了多种巧妙的设计，但这均未在临床上实现。也许对指关节置换来说，对目前硅胶设计的改进，将是下一步的重要措施。

【关键词】掌指关节，近侧指间关节，假体，硅胶，Swanson, Sutter, NeuFlex, 断裂，失败，植入物

一、概述

一体式硅胶假体是最常见的掌指关节（MCP）和近侧指间关节（PIP）置换假体[1]，MCP关节似乎比PIP关节更多地被置换，也有更多的临床数据。虽然推出了多种不同设计的硅胶假体，但都具备中心铰链结构，以保持关节两端指骨的分开状态，并使假体柄适应关节两端指骨的髓腔（图7.1）。最常见的假体设计是Swanson假体[2]。这种假体提供了钛金属密封圈，它可以在柄上滑动，旨在保护相对柔软的硅胶材料免受骨头的刺伤，尽管通常不会发生。第二种主流设计是Sutter假体，也被称为Avanta假体[3]。最近，DePuy的NeuFlex设计已经可用[4]，与Swanson和Sutter假体的直型柄不同，它具有预弯曲的柄（图7.1）。

尽管一体式硅胶假体取得了成功，但最主要的顾虑还是假体断裂[2-5]。据报道，大约三分之二的在体硅胶指关节假体发生的断裂是在植入14～17年后[6,7]。众所周知，断裂发生率是随着在体内的时间延长而增加的。据报道，5年断裂率为7%，10年断裂率42%，15年断裂率为65%[8]。然而，一旦这些假体断裂，就会形成纤维性假关节，可保持一定的稳定性，因此可能不需要进行翻修手术[9]。Boe等[8]报道了325例硅胶MCP关节假体，其中，有22个进行了翻修，大多数（14/22）为假体断裂。在一项针对214个MCP关节假体超过2年的影像随访研究中，80个（37%）假体发生断裂。作者指出，假体断裂与年龄增长、女性、体重指数增加、骨关节炎、创伤性关节炎以及糖尿病显著相关。虽然关于PIP关节硅胶假体的可用信息较少，但其与MCP关节硅胶假体有共同的特点。对于Swanson PIP关节假体，体内断裂的发生率很高，但对于MCP关节，不一定要进行翻修。在一项

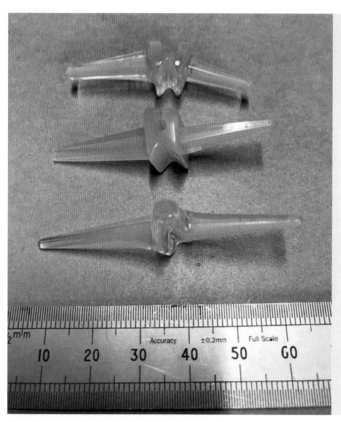

图 7.1　硅胶掌指关节假体，从上往下，依次是 NeuFlex, Sutter 和 Swanson 假体

平均10年的随访研究中[10]，38个Swanson PIP关节假体有21个（55%）发生断裂。在该研究中有4个假体被取出，其中3个是因为假体断裂。这种体内断裂的高发生率与MCP关节假体相似，医务工作者应认识到这一共性。关于NeuFlex PIP关节假体，在一项平均39个月随访中，假体断裂率为10%[11]。Herren等指出，44%的PIP硅胶假体翻修手术与假体断裂有关[12]。作者还回顾了70篇已发表的论文，并指出翻修最常见的原因是假体断裂（占40%）。研究中未明确使用的是哪种硅胶假体。断裂率情况总结见表7.1。

二、失效机制

对于Swanson和Sutter MCP关节假体，断裂通常发生在远端柄和体部的连接处，但也可能发生在近端假体柄和体部[3,13]。相比之下，最近的一项研究表明，NeuFlex假体似乎主要在铰链处发生断裂[4]，但也可能发生在柄-体连接处或两者兼有（图7.2）。

既往人们认为，一旦假体发生断裂，应力就会消散，不会发生进一步的断裂，但最近的研究对这一观点提出了质疑，其机制尚不清楚。如果断裂的发生率可以降低，那么硅胶指关节假体将会更好、更长久地发挥作用，从而为患者提供更大的益处。要降低断裂发生率，就需要了解导致断裂的原因。研究人员对12个取出的Sutter MCP关节假体进行观察发现，断裂始于远端柄的背侧[14]，并向掌侧方向延伸。断裂的起始点可能是由于近端指骨皮质骨的撞击而形成，由于类风湿性关节炎MCP关节中起主导作用的半脱位倾

表 7.1　硅胶假体在掌指关节（MCP）和近侧指间关节（PIP）的断裂发生率

参考文献	假体类型	随访时间	断裂率	部位
Joyce 等[3]	Sutter	42 个月	27%（11/41 例）	MCP
Joyce and Giddins[4]	NeuFlex	59 个月	77%（23/30 例取出物）	MCP
Trail 等[6]	Swanson	17 年	66%（1336 例）	MCP
Goldfarb and Stern[7]	Swanson	14 年	67%（99/148 例）	MCP
Goldfarb and Stern[7]	Sutter	14 年	52%（31/60 例）	MCP
Boe 等[8]	Not stated	＞2 年	37%（80/214 例）	MCP
Bales 等[10]	Swanson	10 年	55%（21/38 例）	PIP
Bouacida 等[11]	NeuFlex	39 个月	10%（3/28 例）	PIP
Herren 等[12]	Not stated	8.3 年	44%（27 例）	PIP

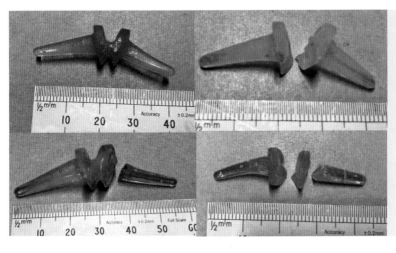

图 7.2　NeuFlex 掌指关节（MCP）假体断裂的不同位置。左上，无断裂；右上，铰链处断裂；左下，远端柄断裂；右下，铰链和远端柄均断裂

向，或者仅仅是趋势（通常是尺偏和屈曲），会在近端假体柄与体部连接处的桡背侧形成极大的张应力。相比之下，假体柄的掌侧损伤相对较少。此外，疲劳断裂的典型特征也可以在假体上看到。这些特征包括"放射状纹理"，表明断裂的起始点在远端柄的背侧，走向桡侧（图7.3）。其次，"滩痕"显示疲劳裂纹从桡侧到尺侧、从背侧到掌侧，呈弧形扩展（图7.3）。最后，掌侧的"裂痕"，表明了硅胶假体的最终断裂区域（图7.3）。疲劳断裂是硅胶假体失效的典型模式。

诱发断裂的可能原因包括手术处理不当、术中损坏假体以及锋利的骨端造成的损伤。操作不当很少导致明显的假体撕裂，但可能会有微观损伤导致失败。尖锐的骨边缘会明显地损伤假体表面。由于这些担忧，引入了密封圈的使用，但似乎并没有降低失败率，并且基本上没有被广泛使用。偏心应力似乎是断裂的最常见原因，如图7.3所示。这些力最终会造成远端假体尺背侧（或NeuFlex假体的铰链处）撕裂，继之因持续的应力

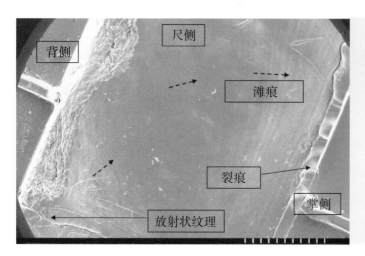

图7.3　硅胶掌指关节（MCP）假体取出人体后，对断裂面进行电镜扫描，显示了断裂起始点（桡侧标记）、断裂延伸（黑色虚线箭头标记的滩痕）和最终断裂区域（裂痕）

作用而延伸。正如在完整假体和模型中显示的那样，随着尺偏应力的增加而发生弹性形变[15]。

三、材料特性

硅胶指的是一类材料。指关节假体制造商都使用自己的医用级硅胶，例如，"Flexspan"，"Silflex II"和"Anasil"，但除了这些名称，其材料特性很少被披露。众所周知，Swanson假体中使用的硅胶也随时间推移而进行了改进，以降低假体断裂率[16]。根据对失败假体分析的结果可知，材料需要的关键性能，除生物相容性之外，还包括抗裂纹以防止断裂延伸和抗磨损以防止裂纹产生。应该认识到，材料厚度对裂纹延伸有影响，越薄的材料裂纹产生率越高[17]。换句话说，在相同的载荷条件下，较大/较厚的材料比较薄的材料存活时间更长。作为一种替代生物材料，据说聚氨酯比有机硅具有更大的抗裂缝生长能力[18]，并且比有机硅具有更高的抗撕裂和耐磨性。有趣的是，临床上对21个硅胶（Swanson）和23个聚氨酯（Swanson形状）MCP关节假体术后随访4.5年（3～5年）后的比较发现，每组均有一例假体断裂，因此作者得出结论，聚氨酯假体的临床效果并不比硅胶假体差[19]。得出这一结果的原因可能是研究时间太短，样本量太小，看不到两种材料之间有显著差异。可替代材料还需要进行充分的进一步研究。

四、改进型硅胶假体

未来用于MCP或PIP关节置换的硅胶假体有可能会被硬质假体取代。在过去的30年里，这一观点可能被提到过很多次。然而，这个"预测"大大阻碍了对硅胶假体的研究，因为人们感觉它很快就会被取代了。从目前的情况来看，这个"很快"似乎还需要一段时间，因此硅胶假体的改良可能会更快地帮助患者。这些改良的目的都是为了防止发生断裂和裂痕扩大。主要的改良思路就是改进制造假体的材料。不幸的是，不太可能有商业机构或研究基金来解决这个问题。改变假体的构型有助于延长假体的寿命，这是显而易见的。减少术后活动范围，尤其在MCP关节置换术后，可能会满足患者的功能需求，同时会延长假体寿命。这一观点还有待验证。

五、结论

几十年来,硅胶手指关节假体为低需求患者提供了一种简单、合理且可靠的假体选择。即使是高需求的患者,即便并未获得理想的力量和稳定性,但也能获得疼痛的长期缓解。到目前为止,硅胶手指关节假体依然没有被取代。因此,它们在当代手外科临床仍继续发挥作用。也许新型的硅胶假体设计将改善患者的临床结果,这可能与康复进步密切相关。

参考文献

[1] Norwegian_Arthroplasty_Register. Nasjonalt Register for Leddproteser. 2018; http://nrlweb.ihelse.net/eng/Rapporter/Report2018_english.pdf. Accessed April 14, 2019

[2] Joyce TJ, Unsworth A. A literature review of "failures" of the Swanson finger prosthesis in the metacarpophalangeal joint. Hand Surg. 2002;7(1):139–146

[3] Joyce TJ, Milner RH, Unsworth A. A comparison of ex vivo and in vitro Sutter metacarpophalangeal prostheses. J Hand Surg [Br]. 2003; 28(1):86–91

[4] Joyce TJ, Giddins G. Sites of fractures in explanted NeuFlex® silicone metacarpophalangeal joint prostheses. J Hand Surg Eur Vol. 2018;43(10):1083–1087

[5] Weiss A-PC, Moore DC, Infantolino C, Crisco JJ, Akelman E, McGovern RD. Metacarpophalangeal joint mechanics after 3 different silicone arthroplasties. J Hand Surg Am. 2004; 29(5):796–803

[6] Trail IA, Martin JA, Nuttall D, Stanley JK. Seventeen-year survivorship analysis of silastic metacarpophalangeal joint replacement. J Bone Joint Surg Br. 2004; 86(7):1002–1006

[7] Goldfarb CA, Stern PJ. Metacarpophalangeal joint arthroplasty in rheumatoid arthritis: a long-term assessment. J Bone Joint Surg Am.2003; 85(10):1869–1878

[8] Boe C, Wagner E, Rizzo M. Long-term outcomes of silicone metacarpophalangeal arthroplasty: a longitudinal analysis of 325 cases. J Hand Surg Eur Vol. 2018; 43(10):1076–1082

[9] Swanson AB. Flexible implant arthroplasty for arthritic finger joints: rationale, technique, and results of treatment. J Bone Joint Surg Am.1972; 54(3):435–455

[10] Bales JG, Wall LB, Stern PJ. Long-term results of Swanson silicone arthroplasty for proximal interphalangeal joint osteoarthritis. J Hand Surg Am. 2014; 39(3):455–461

[11] Bouacida S, Lazerges C, Coulet B, Chammas M. Proximal interphalangeal joint arthroplasty with Neuflex® implants: relevance of the volar approach and early rehabilitation. Chir Main. 2014; 33(5):350–355

[12] Herren DB, Keuchel T, Marks M, Schindele S. Revision arthroplasty for failed silicone proximal interphalangeal joint arthroplasty: indications and 8-year results. J Hand Surg Am. 2014; 39(3):462–466

[13] Joyce TJ, Unsworth A. The design of a finger wear simulator and preliminary results. Proc Inst Mech Eng H. 2000; 214(5):519–526

[14] Joyce TJ. Analysis of the mechanism of fracture of silicone metacarpophalangeal prostheses. J Hand Surg Eur Vol. 2009; 34(1):18–24 (British and European Volume)

[15] Drayton P, Morgan BW, Davies MC, Giddins GEB, Miles AW. A biomechanical study of the effects of simulated ulnar deviation on silicone finger joint implant failure. J Hand Surg Eur Vol. 2016; 41(9):944– 947

[16] Joyce TJ. Currently available metacarpophalangeal prostheses: their designs and prospective considerations. Expert Rev Med Devices. 2004; 1(2):193–204

[17] Alnaimat FA, Shepherd DET, Dearn KD. Crack growth in medicalgrade silicone and polyurethane ether elastomers. Polym Test. 2017;62:225–234

[18] Hutchinson DT, Savory KM, Bachus KN. Crack-growth properties of various elastomers with potential application in small joint prostheses. J Biomed Mater Res. 1997; 37(1):94–99

[19] Sollerman CJ, Geijer M. Polyurethane versus silicone for endoprosthetic replacement of the metacarpophalangeal joints in rheumatoid arthritis. Scand J Plast Reconstr Surg Hand Surg. 1996; 30(2):145–150

7

第8章　掌指和近侧指间关节硅胶假体置换术

Sarah E. Sasor, Kevin C. Chung

【摘要】关节炎可导致掌指关节（MCP）和近侧指间关节（PIP）变形和残疾。由于骨破坏和肌腱失衡，其治疗很有挑战性。重建一个稳定的、便于活动和无痛的关节，对于恢复手部功能至关重要。硅胶关节成形术适用于严重疼痛、畸形或功能丧失的患者。关节成形术后，患者的MCP关节可获得30°～40°、PIP关节可获得60°的活动度。本章节介绍了MCP和PIP关节硅胶假体置换术的适应证、手术技术和临床疗效。

【关键词】硅胶关节置换术，假体关节置换术，间隔关节置换术，小关节置换术，手指关节置换术，近侧指间关节，掌指关节，类风湿关节炎，硬皮病，硅胶假体

一、概述

Alfred Swanson博士于1962年在美国密歇根州的大溪城介绍了一种铰链硅胶假体用于手指关节置换[1,2]。这种假体旨在缓解疼痛，提供合理的运动，减少关节畸形。1973年，他发表了他的第一篇针对222例近侧指间关节置换术的队列研究，结果显示了很有前景的短期随访结果[1]。尽管在过去60年里，手术适应证和手术技术发生了变化，但小关节硅胶假体置换术的假体设计和一般原则大体上并未改变。

二、硅胶假体的特点

硅胶具有生物惰性以及其他多种特性，使其成为小关节置换的理想选择。它具有热稳定性，及优异的弯曲和力阻尼特性。与刚性假体不同，硅胶假体比骨更柔软，不会刺激骨吸收。它们作为关节切除后的动态填充物，可提供内部稳定性并保持手指对线良好。

硅胶假体不需要固定，由周围的韧带结构提供稳定，植入后不久便被纤维组织包裹[3]。早期运动对于形成功能适应性关节囊至关重要。假体在关节囊内滑动，当其找到关节旋转轴的最佳位置时，便可获得较大的运动范围。在假体断裂的情况下，关节通常仍可保留类似简单关节切除成形术所能具备的功能。一旦假体起到了填充物的作用，就会形成稳定的关节囊韧带以保持关节的稳定[4]。

三、掌指关节（MCP）置换术

（一）适应证

掌指关节（MCPJ）关节炎通常是风湿病或炎症性关节炎，但也可发生在创伤后或年龄相关退行性变发生后。食指和中指的MCP关节通常首先受到影响[5,6]。硅胶关节置换术适用于严重疼痛、畸形或功能丧失的患者。类风湿关节炎患者发生手指向尺侧偏移（ulnar drift）和向掌侧半脱位（volar subluxation）而不能被复位时，首选关节置换术。

（二）禁忌证

硅胶MCP关节置换术禁用于伤口愈合能力差、软组织覆盖不足、感染、骨质过度侵

蚀或脂肪化无法维持假体稳定的患者。

（三）术前评估

在类风湿疾病患者中，必须在考虑MCP关节之前解决手腕畸形和下尺桡关节（DRUJ）不稳定问题。腕关节桡偏畸形会导致MCP关节进行性向尺侧偏移，而DRUJ的不稳定可导致伸肌腱的磨损断裂。检查MCP关节时通常会发现伸肌腱向尺侧半脱位，滑入到两个掌骨头之间（图8.1）。

如果MCP关节畸形可以被矫正，那么软组织重建就有可能——滑膜切除并将尺侧束韧带原位交叉转移（cross-intrinsic transfer）以使伸肌腱居中。当畸形严重（尺侧偏移＞15°或伸直不全＞20°）不能被矫正时，需要进行关节成形术。

在硬皮病患者中，纽扣畸形（Boutonnier畸形）很常见。关节囊、侧副韧带和屈肌腱鞘硬化以及中央束变薄导致侧束向掌侧移位和近侧指间关节屈曲挛缩。患者通过将MCP关节过伸来补偿（图8.2）。

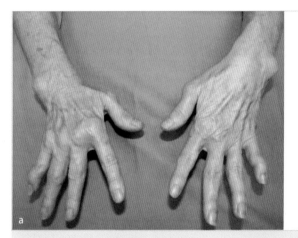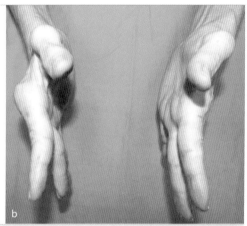

图 8.1 （a，b）59 岁女性类风湿关节炎患者的术前评估。在掌指关节（MCP）手指出现尺偏畸形和掌侧半脱位

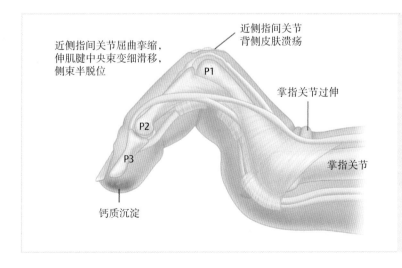

图 8.2 硬皮病的纽扣畸形（Boutonnier 畸形）。[经 Kamnerdnakta S.，Kelley B. P.，Chung K. C.许可，转载自 Chung K. C 主编《Operative Techniques: Hand and Wrist Surgery》（Elsevier; 2018）中 "Silicone Metacarpophalangeal Arthroplasty（SMPA）" 章节]

对受累关节进行标准的三位影像检查是必需的。骨质量能否承受假体植入也需要进行评估，并对关节面破坏、关节间隙丢失、关节不协调和骨性力线进行评估（图8.3）。如果有任何病理方面的怀疑，均需行腕关节X线片检查。

（四）外科解剖

MCP关节是一个非对称的髁状关节——掌骨头的卵圆形关节面与近节指骨基底的椭圆形臼相匹配。掌骨头呈坡状向掌侧和尺侧倾斜。允许两个平面上的运动：屈伸和桡尺偏。掌板、侧副韧带和伸肌装置共同稳定关节。矢状带位于关节上伸肌腱的中心，防止过伸时的弓弦现象。手内在肌止于侧束，侧束穿过掌侧至MCP关节的旋转轴，并产生屈曲、内收和内收力（图8.4）。

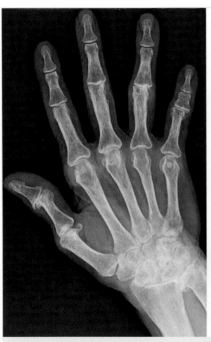
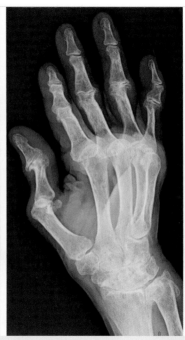
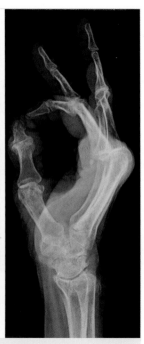

图 8.3　标准的三位 X 线检查显示，近节指骨从掌骨头向掌侧和尺侧半脱位

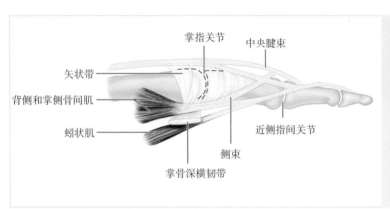

图 8.4　掌指关节解剖结构

类风湿关节炎常常影响到MCP关节，滑膜炎症引起桡侧副韧带变薄弱，并导致近节指骨向掌侧半脱位和手指向尺侧偏移。慢性关节半脱位导致内在肌肉挛缩，这可能需要在关节成形术时进行松解和原位交叉转移术（cross-intrinsic transfer）。或者取代尺侧束松解，而更激进的方式为切除掌骨头以减少侧束的张力。

（五）手术入路

背侧入路可快速进入MCP关节。以关节为中心的纵行切口或呈S形切口（Lazy-S incision）用于进入单个MCP关节。多个关节置换术可通过单个扩大的横行切口（图8.5）或多个纵行切口进行。注意保留背部静脉以减少术后肿胀。

（六）作者推荐的技术

将皮肤切开，剥离伸肌装置浅层的皮下组织，切开矢状带桡侧，牵开伸肌腱。纵向切开关节囊，切除滑膜组织，松解侧副韧带在掌骨头上的近端附着点，锯除掌骨头的关节面（图8.6），然后MCP关节就很容易复位到正常力线。如果关节仍然紧张或手指向尺侧偏，则进行尺侧内在肌松解。如果软组织紧绷仍然存在，可松解掌板或切除更多的掌骨。

用锥子打开近节指骨和掌骨的髓腔。食指、中指和小指的MCP关节成形术，应首先准备近节指骨的髓腔。而对于无名指，由于第四掌骨髓腔狭窄，顺序则相反；在对近节指骨扩髓前，先对掌骨扩髓，确定假体的大小，以免过度扩髓。

近节指骨锥子的进入点在关节面背侧和中间三分之一的交界处。锥子插入时轻轻转动。然后用最小的铰刀，沿锥子形成的路径，直向插入近节指骨的髓腔（图8.7）。在插入和拔出过程中必须保持铰刀的方向，特别是铰刀上有编号的一侧应与骨干背侧皮质

8

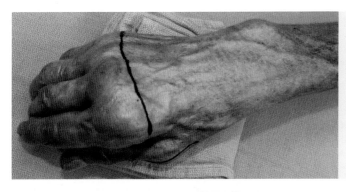

图 8.5　多个掌指关节（MCP）背侧入路横向切口

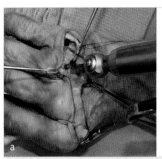
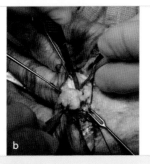
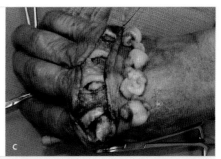

图 8.6　（a-c）用摆锯切除掌骨头

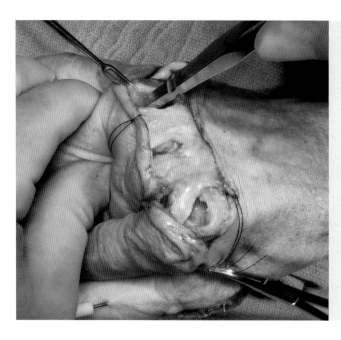

图 8.7　对近节指骨髓腔进行扩髓

保持平行。如果铰刀变向，就会造成髓腔非对称地扩大，导致髓腔与假体匹配不良。铰刀应完全插入到髓腔内，以便为假体创造足够的空间。注意小心地沿指骨中轴线插入铰刀，如果破坏背侧或掌侧皮质会引起假体的不稳定。增加铰刀尺寸，直到达到所需的假体尺寸。

　　在掌骨上重复同样的过程。截除掌骨头关节面后，锥子很容易插入髓腔。依次插入铰刀，并完全达到所需深度，直到获得假体所需要的尺寸。以髓腔所能接受的最大假体尺寸，作为最佳匹配选择。

　　在插入假体前，要在掌骨上进行桡侧副韧带的修复。修复过程是必需的，以恢复关节对线和提高夹捏时的稳定性。用两根直径0.035英寸（0.89mm）的克氏针在掌骨截骨面末端的桡背侧皮质上钻孔。用3-0不可吸收编织缝线穿过这些孔不打结备用（图8.8）。随后使用此缝线将桡侧副韧带重新缝合固定到掌骨。

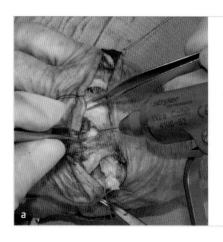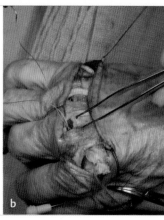

图 8.8　（a，b）桡骨副韧带修复的准备工作。不可吸收编织缝线穿过掌骨桡背预钻孔备用

　　根据所使用最大铰刀的尺寸选择假体试模的尺寸。注意放置试模的方向使凹侧朝向掌侧。首先将近端柄插入掌骨髓腔，然后将远端柄插入近节指骨髓腔。假体柄应很容易地插入髓腔，假体在运动过程中不应受到挤压或出现折皱。如果发生这种情况，可能是假体太大或髓腔扩得太短。可能需要从掌骨上切除更多的骨头。如果试模合适，则将之取出，并打开正式的假体。在确认正确的方向后，使用同样的顺序，用两个干净、光滑的镊子，采用无接触技术将假体植入（图8.9）。术中需检查屈伸活动状态。

　　当进行软组织修复时，应保持关节伸直位。桡侧副韧带用先前穿过掌骨的缝合线编织固定。当桡侧副韧带严重减弱且无法修复时，将基底位于远侧的掌板皮瓣掀起并固定在掌骨上。使用3-0不可吸收编织缝线修复关节囊。在关节伸直位紧密修复桡侧副韧带和关节囊，限制了屈曲弧度10°～20°，但稳定了关节。

　　使用4-0尼龙线缝合皮肤，将患者MCP关节用夹板固定于伸直位。

（七）术后护理

　　患者在术后2周到医院复查拆线。用可拆卸短臂夹板（支具）维持腕背伸20°固定，MCP关节保持完全伸直并向桡偏，持续6周。6周后，允许患者增加活动（图8.11）。

（八）预期结果

　　硅胶MCP关节置换术在纠正类风湿患者尺偏畸形和改善手部外观方面是有效的[7]。据报道，创伤后和骨关节炎患者置换术后可获得较好的疼痛缓解[8]。预期患者可以改善手指伸展功能，运动范围达到30°～40°[9,10]。尽管在握力和夹捏方面改善不大，但患

8

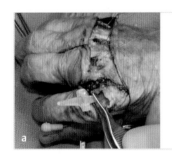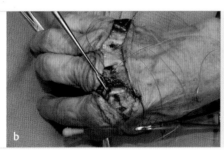

图8.9　（a，b）插入硅胶掌指关节（MCP）假体

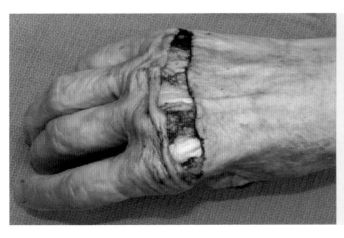

图8.10　伸肌腱居中和桡侧矢状带修复

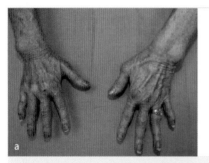
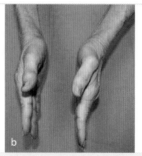
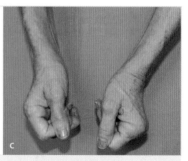

图 8.11　（a–c）右手第二至第五掌指关节（MCP）硅胶关节置换术后 3 个月

者通常还是满意的[11]。长期研究表明，随着假体疲劳和出现裂隙（特别在柄–铰链连接处）[1,12]，并发症逐渐增加。术后7年，假体断裂的发生率大约为10%[10]。断裂不一定会影响活动范围，但与手指持续尺偏畸形、疼痛和患者满意度下降有关[4]。

四、近侧指间关节（PIP）置换术

小关节硅胶假体成形术的许多原理与MCP和PIP关节相似。PIP关节置换术的适应证、手术技术和临床结果的不同之处如下。

（一）适应证

硅胶PIP关节置换术适用于严重疼痛、运动丧失或PIP畸形且非手术治疗无效的患者。炎症性、退行性和创伤后关节炎采用硅胶关节置换术治疗均可获得良好疗效。

（二）禁忌证

硅胶PIP关节置换术的禁忌证包括感染、韧带不稳定、骨性成角畸形或明显的关节周围骨质流失。对高需求患者，由于主要的拿捏动作对关节有侧向应力，因此首选对食指PIP进行关节融合术。对于低需求患者，可以考虑对食指PIP进行关节置换术。

（三）术前评估

检查手指的共线性和对称性（图8.12）。评估主动和被动活动范围，并在应力下检查PIP关节韧带的稳定性。假体的稳定性依赖于现存的软组织包裹——极不稳定的关节最好采用融合治疗。需要获得受累关节的标准三张X线片（正位、斜位和侧位），以评估关节损伤、关节间隙丧失和关节不协调的程度。也需要对骨质接受和支持假体的能力进行评估（图8.13）。

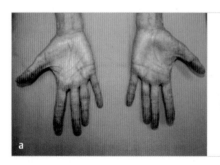
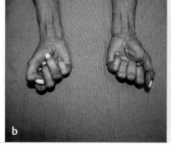

图 8.12　（a，b）56 岁女性患者右无名指近侧指间关节（PIP）骨关节炎术前评估。注意：PIP 关节的活动范围缩小

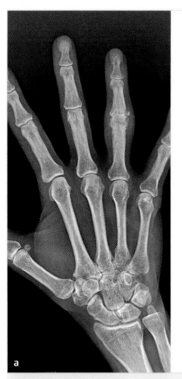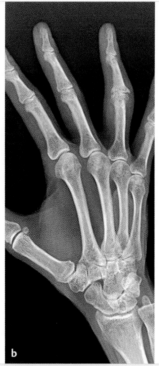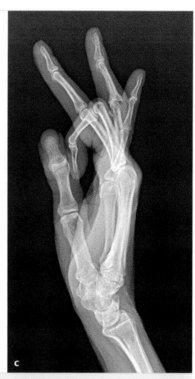

图 8.13　（a–c）标准三位片显示右无名指近侧指间关节（PIP）退行性变

8

（四）外科解剖

PIP是由近节指骨的双髁头和中节指骨的凹底组成的滑动铰链关节。掌板、侧副韧带和伸肌装置在各个方向起到稳定关节的作用（图8.14）。

（五）手术入路

可以经背侧、外侧和掌侧入路进入PIP关节。背侧入路提供快速、广泛的关节显露，

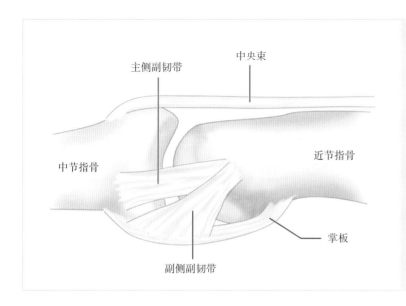

图 8.14　近侧指间关节解剖［经 Saito T.，Chung K. C, Haase S. C. 许可，转载自 Chung K. C 主编《Operative Techniques: Hand and Wrist Surgery》（Elsevier; 2018）中"Dynamic External Fixation of Fracture-Dislocation of Proximal Interphalangeal Joint"章节］

但有损伤伸肌腱中央束的风险，并经常导致伸直活动迟滞。在外侧入路中，分离侧副韧带以暴露关节；很少有文章介绍这种技术，结果也不确定[13-15]。最近的研究[16-19]显示掌侧入路效果良好，这也是作者推荐的技术。神经血管束、屈肌腱和掌板需权衡考虑，然而，伸肌装置的完整性得以保留。术后允许早期活动，以减少粘连和关节挛缩。

（六）作者推荐的技术

以PIP关节为中心采用布鲁纳切口（Bruner incision）（图8.15）。在保护神经血管束的同时，将皮肤和皮下组织皮瓣剥离至屈肌腱鞘水平。辨认A2，A3和A4滑车。保留A2和A4滑车以防止屈肌腱出现弓弦现象。A3滑车沿其外侧纵向切开，牵开屈肌腱，显露掌板。如果可能的话，在保留侧副韧带的情况下，将掌板近侧切开（图8.16）。对于关节暴露，通常不需要使用广泛粗暴入路（shotgun approach）进入PIP关节。

用窄的矢状锯，从髁突增粗的近侧去除近节指骨关节面。截骨面必须垂直于指骨干，以防止假体植入后的关节成角畸形。使用咬骨钳去除残留的骨赘。

扩髓过程与上述MCP关节置换术相似。中节指骨髓腔较小，应首先进行扩髓以确定假体的大小。用锥子从中节指骨基底关节面的中心开口。用最小的铰刀直着插入髓腔至其最大深度，有型号的一侧平行于背侧皮质（图8.17）。逐渐增加铰刀尺寸，直到获得所期望假体大小。通常假体大小为：小手尺寸为00，普通手为0，大手为1。使用近端锥子和铰刀对近节指骨重复此过程，近节和远节关节面使用不同的铰刀，以匹配假体的柄。铰刀依次达到其最大深度，直到获得所需假体尺寸。

选择临时假体试模。正确放置试模使掌侧形成铰链。首先将远端柄插入中节指骨，然后将近端柄插入近节指骨。通过检查活动范围确认是否合适，并根据需要进行调整。如果合适，取出试模，插入正式假体。在正式假体放置成功后测试屈伸活动度。在术中患者通常有0°～90°的活动范围，但由于瘢痕和手术相关疼痛，在术后会有所损失。

如果侧副韧带在显露关节时完全松解，则用4-0可吸收缝线修复。掌板用4-0可吸收缝线修复。将屈肌腱置于中心位置，用4-0可吸收缝线修复A3滑车。用4-0尼龙线缝合皮肤，并使用背侧阻挡夹板将手指固定于PIP轻度屈曲位（见图8.18）。

（七）术后护理

术后患者需使用夹板固定2～3天，然后在持证手部治疗师的监督下进行主动功能锻炼（图8.19）。2周后拆线。6周后，允许患者增加活动（图8.20）。

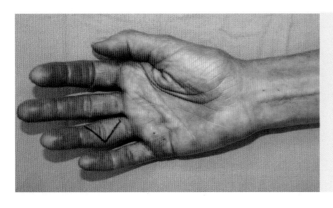

图 8.15　近侧指间关节（PIP）掌侧入路的切口设计

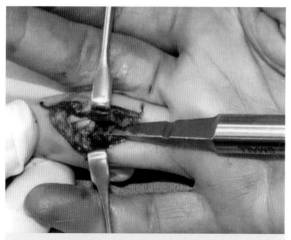

图 8.16　切开 A3 滑车，牵开屈肌腱，从近节指骨上松解掌板，显露近侧指间关节（PIPJ）

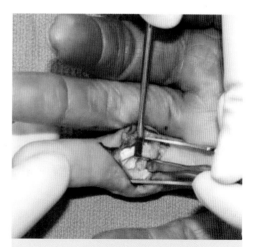

图 8.17　对中节指骨髓腔进行扩髓

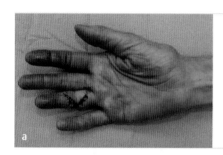
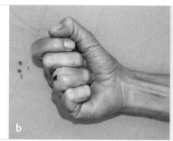

图 8.18　（a,b）术中近侧指间关节（PIP）有 0°～90° 活动范围

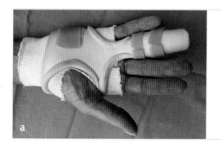
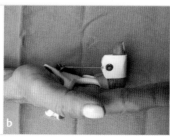

图 8.19　（a,b）无名指近侧指间关节（PIP）术后夹板固定

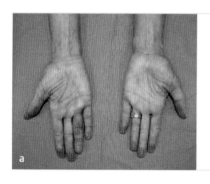
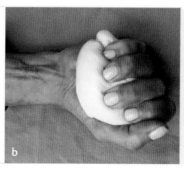

图 8.20　（a,b）右手无名指近侧指间关节（PIP）硅胶关节置换术后 9 周

8

（八）预期结果

经掌侧入路的硅胶PIP关节置换术后，患者可望获得约60°的关节活动范围，握力和捏力适度增加，疼痛极大缓解。长期研究表明，术后41个月时的翻修率为6%，5年时假体失败的风险为11%[20]。与退行性关节炎、创伤后关节炎或特发性关节炎患者相比，类风湿患者的总体预后通常较差。女性似乎可获得比男性更好的疗效[21]。

参考文献

[1] Swanson AB. Implant resection arthroplasty of the proximal interphalangeal joint. Orthop Clin North Am. 1973; 4(4):1007–1029

[2] Swanson AB. Silicone rubber implants for replacement of arthritis or destroyed joints in the hand. Surg Clin North Am. 1968; 48(5):1113–1127

[3] Swanson AB. Finger joint replacement by silicone rubber implants and the concept of implant fixation by encapsulation. Ann Rheum Dis. 1969; 28(5) Suppl:47–55

[4] Goldfarb CA, Stern PJ. Metacarpophalangeal joint arthroplasty in rheumatoid arthritis:a long-term assessment. J Bone Joint Surg Am. 2003; 85(10):1869–1878

[5] Rettig LA, Luca L, Murphy MS. Silicone implant arthroplasty in patients with idiopathic osteoarthritis of the metacarpophalangeal joint. J Hand Surg Am. 2005; 30(4):667–672

[6] Feldon P, Belsky MR. Degenerative diseases of the metacarpophalangeal joints. Hand Clin. 1987; 3(3):429–447

[7] Chung KC, Kowalski CP, Myra Kim H, Kazmers IS. Patient outcomes following Swanson silastic metacarpophalangeal joint arthroplasty in the rheumatoid hand: a systematic overview. J Rheumatol. 2000;27(6):1395–1402

[8] Goldfarb CA, Dovan TT. Rheumatoid arthritis: silicone metacarpophalangeal joint arthroplasty indications, technique, and outcomes. Hand Clin. 2006; 22(2):177–182

[9] Elhassan B, McNeal D, Wynn S, Gonzalez M, Amirouch F. Experimental investigation of finger dynamics before and after metacarpophalangeal joint arthroplasty. J Hand Surg Am. 2006; 31(2):228–235

[10] Chung KC, Kotsis SV, Burns PB, et al. Seven-year outcomes of the silicone arthroplasty in Rheumatoid Arthritis Prospective Cohort Study. Arthritis Care Res (Hoboken). 2017; 69(7):973–981

[11] Waljee JF, Chung KC. Objective functional outcomes and patient satisfaction after silicone metacarpophalangeal arthroplasty for rheumatoid arthritis. J Hand Surg Am. 2012; 37(1):47–54

[12] Boe C, Wagner E, Rizzo M. Long-term outcomes of silicone metacarpophalangeal arthroplasty: a longitudinal analysis of 325 cases. J Hand Surg Eur Vol. 2018; 43(10):1076–1082

[13] Stahlenbrecher A, Hoch J. Proximal interphalangeal joint silicone arthroplasty: comparison of Swanson and NeuFlex implants using a new evaluation score. Handchir Mikrochir Plast Chir. 2009; 41(3): 156–165

[14] Merle M, Villani F, Lallemand B, Vaienti L. Proximal interphalangeal joint arthroplasty with silicone implants (NeuFlex) by a lateral approach: a series of 51 cases. J Hand Surg Eur Vol. 2012; 37(1):50–55

[15] Hage JJ, Yoe EP, Zevering JP, de Groot PJ. Proximal interphalangeal joint silicone arthroplasty for posttraumatic arthritis. J Hand Surg Am. 1999; 24(1):73–77

[16] Proubasta IR, Lamas CG, Natera L, Millan A. Silicone proximal interphalangeal joint arthroplasty for primary osteoarthritis using a volar approach. J Hand Surg Am. 2014; 39(6):1075–1081

[17] Lautenbach M, Kim S, Berndsen M, Eisenschenk A. The palmar approach for PIP-arthroplasty according to Simmen: results after 8 years follow-up. J Orthop Sci. 2014; 19(5):722–728

[18] Lin HH, Wyrick JD, Stern PJ. Proximal interphalangeal joint silicone replacement arthroplasty: clinical results using an anterior approach. J Hand Surg Am. 1995; 20(1):123–13

[19] Bouacida S, Lazerges C, Coulet B, Chammas M. Proximal interphalangeal joint arthroplasty with Neuflex® implants: relevance of the volar approach and early rehabilitation. Chir Main. 2014; 33(5):350–355

[20] Yamamoto M, Malay S, Fujihara Y, Zhong L, Chung KC. A systematic review of different implants and approaches for proximal interphalangeal joint arthroplasty. Plast Reconstr Surg. 2017; 139(5):1139e–1151e

[21] Takigawa S, Meletiou S, Sauerbier M, Cooney WP. Long-term assessment of Swanson implant arthroplasty in the proximal interphalangeal joint of the hand. J Hand Surg Am. 2004; 29(5):785–795

8

第9章 掌指关节表面滑动型假体

Marco Rizzo

【摘要】用于掌指关节炎的表面滑动型假体，可以替代其前身——硅胶填充物。这些金属-塑料和热解碳假体是模块化的，因此与铰链式硅胶假体相比，其缺乏固有的稳定性。然而，它们具有比硅胶关节更坚固、更耐用的材料特性。MCP关节的骨质量和软组织稳定条件较好的患者，是使用这类假体的理想选择。这些假体在治疗非炎症性关节炎方面效果良好。

【关键词】关节表面置换术，热解碳，掌指关节，骨关节炎，炎症性关节炎

一、概述

健康、无痛、功能完善的掌指关节（MCP）对于良好的手部功能至关重要。MCP关节炎可导致明显的疼痛、残疾和畸形。炎症性关节炎通常会影响关节，创伤后和原发性骨关节炎对患者的关节产生影响的情况也并不罕见。保守治疗方式包括调整运动方式、夹板固定、局部外用或口服抗炎药物以及注射疗法。对于保守治疗失败的患者，出现持续疼痛、功能受限和手部畸形可考虑手术治疗。

虽然关节融合术仍然是手术治疗MCP关节炎的一种选择（并且是拇指MCP关节炎的一个很好的选择），但在手指MCP关节炎的手术治疗中，融合术的耐受性通常较差。除了关节的屈曲和伸展功能丧失，手指在外展和内收时的不稳定，会导致用手障碍和烦恼，特别是当多个手指融合时。

由Swanson于1962年推出的硅胶MCP关节置换术，一直是MCP关节炎手术治疗的金标准，特别是对类风湿关节炎患者[1]。然而，在过去的二三十年里，表面滑动假体的引入，已经成为传统硅胶假体的替代品。在美国，主要的选择包括Pyrocarbon（Integra Life Sciences，Austin，TX）和金属-塑料表面置换关节成形术（Stryker，New Jersey）。与硅胶相比，这些假体具有良好的材料性能。然而，它们是模块化的，非限制性的，更需要有良好的软组织条件来维持关节稳定。

本章节的目的是回顾表面滑动型假体治疗MCP关节炎的适应证、手术技巧和临床效果。

二、表面滑动型假体特性

（一）热解碳

热解碳是一种独特的材料，其用于心脏瓣膜置换已有多年历史[2]，具有多方面优异的材料特性，其弹性模量与皮质骨非常相似，使得假体可以很好地与骨分担负荷，最大限度地减少应力遮挡。它具有生物惰性，不会像硅胶和聚乙烯那样引起免疫反应。其关节面的抗磨损特性也非常有优势。研究表明，最小颗粒碎片来自于反复的循环加载。不幸的是，这些假体的柄部没有骨长入，主要依靠假体周围骨的生长来提供稳定。由于其

9

良好的材料特性，热解碳在半关节置换术中具有广阔的应用前景。犬动物模型的研究表明，与钴铬相比，热解碳不会产生炎症反应，较少产生表面裂隙，且能促进更多的纤维软骨再生，避免关节外露[3]。

热解碳是在1979年被用于小关节置换的，假体的设计已进行了改良，特别是柄部[4]。目前的设计是模拟天然MCP关节解剖结构的球窝式关节（图9.1）。在运动功能方面，该设计与传统的MCP关节相似，保持了曲率和旋转中心。

假体植入的手术技术与硅胶假体相似。可采用背侧或横向切口。对于炎症性关节炎患者，笔者更倾向于通过桡侧矢状带，在伸肌腱的桡侧显露关节，这样在缝合伤口时可使伸肌腱保持居中和松弛。纵向切开关节囊以显露关节，屈曲MCP关节以露出掌骨头。在掌骨头靠近背侧三分之一处，沿掌骨髓腔纵向插入克氏针，这有助于确定掌骨力线的起点和截骨面。术中通过透视确定合适的导针插入点。插入导针后，放置切割导板并进行掌骨背侧面截骨。然后移除导针，剩下的截骨可以徒手操作。截骨面设计成斜形，以保护侧副韧带。切除掌骨头后可看到掌板和软组织，如有需要，可进行松解术。掌骨端准备好后，可进行近节指骨截骨。在背侧三分之一处插入力线/截骨导板。同样，在透视下插入克氏针，以便确定力线导板合适的位置。近节指骨截骨面垂直于纵轴。截骨在导向器的帮助下开始，最终在移除导向器后徒手完成。

使用铰刀扩髓，直到获得所需的最大髓腔尺寸。使用侧边毛刺状髓腔锉可以帮助准备髓腔以优化匹配。铰刀处理后，对假体进行试模。此时，可以在冠状面和矢状面评估假体稳定性。如有需要，可在植入正式假体之后，对软组织进行平衡，如紧缩侧副韧带和进一步松解掌板。

此外，如果在使用表面滑动假体试模后，关节不够稳定，该系统还有硅胶试模，与截骨面相匹配，作为补救方案。植入正式假体后，要重新评估关节运动和稳定性。然后完成软组织平衡，并保持伸肌腱位置居中。在骨关节炎患者中，很少在同一部位同时进行超过2个的关节假体植入，因此，可以采用纵向切口。肌腱劈开入路也常被采用。其余步骤与上述手术方式类似，只是通常不需要进行软组织平衡。

（二）MCP表面关节置换术（SRA）

SRA假体早于热解碳关节，由Ronald Linscheid博士设计，并被广泛使用。像热解碳

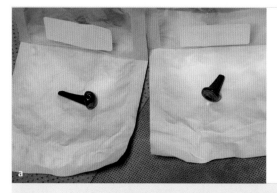
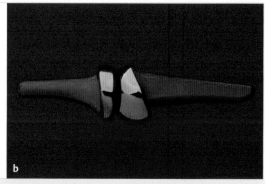

图 9.1　热解碳掌指关节（MCP）假体。（a）从包装中取出的假体。（b）假体关节结构图示

假体一样，它是解剖型设计，模拟了MCP关节的解剖结构。此外，在准备用于假体植入的骨床时保留了韧带，并允许在需要时进行修复、紧缩或松解。它的设计为球窝式，模仿了原生力量传递，旨在最大限度地提高关节运动和肌腱滑动能力。此外，掌骨头的设计有一个偏心距，有助于在MCP屈曲时保持稳定和在伸直时保持放松。最后，桡尺侧横向膨大的髁有助于提高冠状面的稳定性。

SRA假体是一种金属对聚乙烯关节界面（图9.2）。掌骨组件由一个钴铬合金头与钛金属柄组成。整个远端组件由聚乙烯制成。掌骨组件可以是骨水泥或非骨水泥型，远端假体柄需要使用骨水泥。

手术方式类似于热解碳假体。可以使用背侧横行切口（多关节）或纵向切口（单关节或双关节）。侧副韧带被保留或反折以备稍后修复。如果侧副韧带松解后出现了折皱，那么可以在正式假体植入后，在掌骨远背侧的附着点或通过克氏针孔缝合收紧韧带。掌骨头截骨需要垂直于其轴线，这与硅胶系统的截骨方法类似。然而，第二次截骨需要切除掌骨远端的掌侧部分。近节指骨截骨要垂直于其长轴，小心保护掌板和侧副韧带的止点。髓腔被扩髓至最合适的程度。进行试模并评估其稳定性，然后插入组件。远端组件先用骨水泥固定，然后放置近端组件。最后将韧带合理修复，缝合关节囊，将肌腱居中。

康复方案因病情而异。对于类风湿关节炎患者，术后前3～4周，MCP关节固定于伸直位，同时允许PIP关节活动。此后，为患者更换成短支具，并开始MCP关节锻炼。术后8～12周，患者可以开始增强锻炼。骨关节炎患者往往有可靠的软组织稳定能力，因此能够更早地开始康复治疗。在关节稳定性和侧副韧带状态良好的情况下，可以早期开始运动。如果需要修复侧副韧带，则应固定更长时间（接近炎症性关节炎患者的固定时间）。

三、适应证/禁忌证

表面滑动假体置换术是治疗非炎症性MCP关节炎很好的选择。考虑到设计的模块化特性，需要患者自身具有良好的软组织条件来维持关节的稳定。许多非炎性关节病患者的软组织条件能够成功支持MCP关节置换术。图9.3和图9.4列举了两个使用热解碳假体成

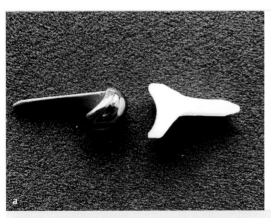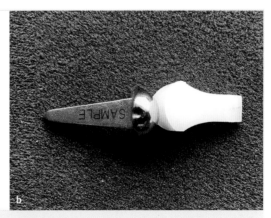

图9.2　表面关节置换术。（a）关节视图（b）冠状面视图

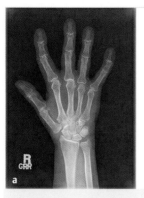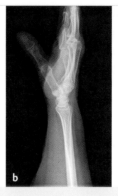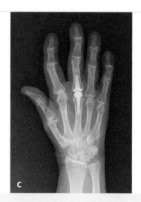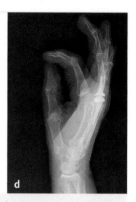

图 9.3　女性（69 岁），右利手，患有严重 MCP 骨关节炎和右中指疼痛。（a）前后位片（PA）和（b）侧位片显示关节炎。术后 6 个月 PA（c）和侧位 X 线片（d）显示假体稳定性良好

功治疗的病例。然而，大多数 MCP 关节炎患者都有炎症性关节炎。在这些患者中，非限制性表面滑动 MCP 假体的治疗效果尚不明确。控制良好的类风湿关节炎患者可能也是较好的适应证患者。表面滑动 MCP 关节置换术的禁忌证包括控制不佳的炎症性关节炎、伴有明显的畸形、有感染史（相对禁忌）、肌肉功能不全、神经系统受损、骨量储备和质量差以及软组织条件差的患者。

像所有关节置换术一样，术前 X 线片对于确定表面滑动假体的可行性非常重要。在严重炎性关节病患者中，MCP 关节半脱位和有症状的明显脱位通常不适合表面滑动 MCP 关节置换术。除了明显的不稳定外，在近节指骨基底部的背侧常有明显的骨质流失。此外，MCP 关节的明显尺偏畸形与桡侧副韧带和矢状带功能不全有关，这会影响滑动型假体的疗效。

由于热解碳具有良好的生物学特性和抗磨损特性，热解碳 MCP 关节置换术的另一个适应证是急性/亚急性创伤。这种情况既可行全关节置换术，也可行半关节置换术。事实上，即使是关节病，热解碳半关节置换术已被证明是多种关节的有效选择，包括腕、肩、拇指基部以及手指关节[5-11]。

四、文献结果

（一）热解碳

自 Cook 等[12]首次报道热解碳 MCP 关节置换术结果以来，已有大量相关研究报道[13-19]。Cook 等对 26 例患者的 71 个热解碳 MCP 关节置换术进行了平均 12 年的随访观察，治疗了多种退行性疾病，但最常见的是炎症性关节炎。Kaplan-Meier 回顾分析发现 5 年生存率为 82%，10 年生存率为 81%，预测每年失败率为 2%。MCP 关节的整体活动度平均改善了 13°，运动弧扩大了 16°，为患者提供了更舒展的姿势，改善了手部功能。71 个手指中有 53 个有影像学结果。94% 的关节维持复位状态。然而，随着时间的推移，有明显的尺偏畸形复发的趋势，但在最近的多数病例随访中，尺偏程度并不比术前测量结果差。总的来说，疼痛缓解效果非常好。作者认为，热解碳是一种生物学和生物力学相容且耐用的 MCP 关节置换材料。

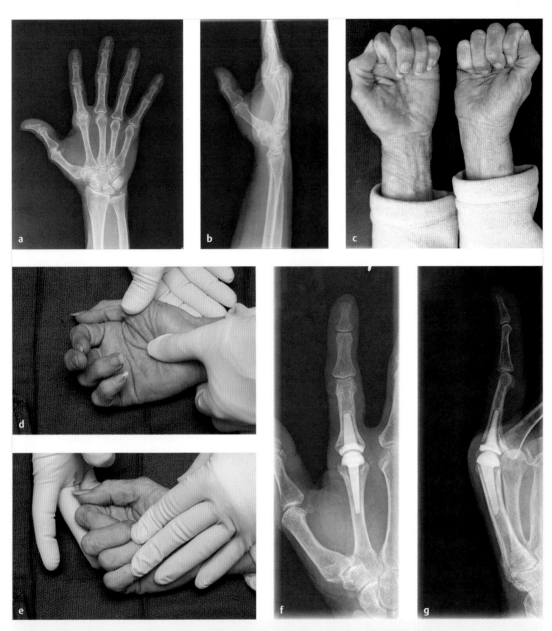

图 9.4　65 岁女性，伴有明显的食指掌指关节骨性关节炎，旋转不良和桡侧副韧带功能不全。术前（a）正位片和（b）侧位片显示严重的关节炎，术中（c-e）体位图片显示继发于半脱位和桡侧副韧带功能不全的旋转不良。无论是在初次手术还是翻修手术中，都是具有挑战性的。桡侧副韧带的紧缩通常是必要的，MCP 关节的固定时间延长到 4 周，才可获得成功的结果。（f）术后 2 年的 PA 和（g）侧位片显示假体保持稳定。患者的关节旋转不良也得到了很好的纠正

　　随后的一系列研究也报道了令人鼓舞的结果，特别是对骨关节炎患者。Parker 等研究了 130 例 MCP 初次热解碳关节置换术，其中 116 例可用于放射影像学分析，平均随访时间为 17 个月，类风湿关节炎组 96 个关节，骨关节炎组 20 个关节。临床结果总体良好，

在这项初步研究中假体生存率为99%。疼痛缓解是可以预见的。两组患者的活动范围和力量均有改善。平均随访1年，患者满意度大于90%。在这组病例中轻微并发症发生率为6%，严重并发症发生率为9%。类风湿关节炎患者中主要并发症发生率为10%。值得注意的主要并发症包括2例MCP半脱位，2例手部功能障碍和偏移，需要重新进行软组织平衡，1例脱位，1例关节僵硬在麻醉下进行手法治疗。骨关节炎组有两个"主要"并发症：一个是伸肌腱断裂，另一个是持续疼痛需要取出假体。骨性关节炎组X线结果总体表现稳定，假体无松动迹象。然而，类风湿/炎症性关节炎患者的影像学结果令人担忧，特别是在术后1年。大多数患者未进行翻修是因为无症状或不愿意，但脱位率增加到14%。此外，在1年多的X线随访中，几乎所有（95%）患者的透光带增加，55%患者有轴向下沉，45%患者有假体周围侵蚀。

Kopylov等也分析了14例类风湿关节炎患者的40个热解碳MCP关节置换术的结果[13]。在至少3年的随访中，所有患者的疼痛均得到缓解，临床结果和运动都有所改善。1例患者的两个关节因过度松动而翻修。然而，该研究与Parker等的研究相比，缺乏长期的影像学分析。如前所述，使用热解碳MCP关节置换术治疗骨关节炎已取得了令人鼓舞的结果，Nunez和Citron发表了一篇关于在骨关节炎患者中使用热解碳MCP关节的短期随访研究结果。7例患者的10个MCP关节接受了治疗，平均随访时间为2.2年（1～4年）。疼痛评分从68%显著改善到3%。此外，没有证据表明假体失败或松动。总体而言，患者满意度得分很高。作者认为，热解碳MCP关节置换术是治疗骨关节炎的一种很有前途的方法。

Wall和Stern对11例患者进行了至少2年的随访（平均4年）[18]，结果显示，患者的疼痛缓解非常明显，活动范围有所改善，然而，患者的握力却没有改善。所有患者都能重返以前的工作，患者的预后指标也很好。1例患者的伸肌腱出现半脱位，另1例患者因持续的不明原因的疼痛而进行关节融合术。X线片显示平均下陷3mm，但未见假体移位、断裂或脱位。作者得出结论，热解碳MCP关节置换术是骨关节炎患者良好的手术选择。

Simpson-White和Chojnowski也回顾了10例骨关节炎患者的18个手指，平均随访时间近5年（58.6个月）。患者的疼痛、活动范围和患者相关预后（Quick DASH）指标均得到改善。除了1例患者外，其他所有患者都对治疗效果满意。1例患者因食指拿捏姿势异常，对硅胶假体进行了翻修。与Wall和Stern的报告相似，作者注意到假体的X线影像表现出现下沉（在某些组件中高达5mm），但没有假体脱位或明显松动。研究认为，可继续使用热解碳假体来治疗MCP关节的骨关节炎。

Dickson等对36例骨关节炎患者接受热解碳MCP关节置换术的手指的临床结果进行了回顾分析，平均随访时间为103个月[16]。术前没有持续的疼痛，对运动和功能进行了评分。然而，与既往研究相似，患者的临床结果普遍良好。术后VAS（1～10）疼痛评分平均为0.9（0～7）。MCP关节运动幅度平均为54°（20°～80°），握力平均为25kg（11～45kg）。Quick DASH和患者评分（PEM）的平均值分别为28.9（0～56.8）和26.5（10～54），10年假体总体生存率为88%。总并发症发生率为20%，其中4个被定义为"早期"，5个被定义为"晚期"。早期并发症中，1例出现复杂的局部疼痛综合征，3例出现脱位。早期脱位患者接受了进一步的干预：一例在闭合复位后稳定，第二例行硅胶关节置换术翻修，第三例使用更大号组件翻修。在晚期并发症中，有2例MCP关节僵硬，采用手法松解和经皮软组织松解术治疗。假体柄断裂1例，无菌性松动1例；这两例患者都采用硅胶MCP关节置换术翻修。最后，1例MCP关节半脱位患者采用更大号组件翻修。有趣的是，所有的假体翻修都是在术后的前18个月内进行的，表明翻修原因是技术问题而不是假体本身的问题。研究认为，热解碳MCP关节置换术可明显减轻非炎症性关节炎患者的疼痛，使患者获得良好运动功能和满意度。

如前所述，热解碳的耐用性、材料特性和生物力学特性使其适合于年轻患者和半关节置换术。热解碳MCP关节成形术的一个新适应证是治疗创伤后问题。Houdek等回顾了热解碳MCP关节置换术和半关节置换术治疗不可重建软骨缺损的临床结果。7例患者中的10个手指在创伤后合并有关节软骨部分或完全损伤，在24小时内接受了MCP关节置换术。所有患者的损伤机制均为锯伤。6例患者行半关节置换术（4例掌骨远端置换术，2例指骨近端置换术）和4例全MCP关节置换术。平均随访时间为4年。临床结果显示MCP关节的平均运动幅度为56°（30°～70°）。大多数患者没有或只有轻微疼痛。所有患者都伴有软组织和肌腱损伤，也需要治疗，大约一半的患者在食指手术后3～18个月需要肌腱松解术。没有患者发生翻修、松动、感染或脱位。该研究表明，在软骨或关节损伤无法修复的创伤患者中，可以安全地使用热解碳假体进行MCP关节重建。

（二）关节表面置换术（SRA）

虽然金属对塑料SRA是一种比热解碳MCP关节重建更成熟的选择，但目前尚无关于该假体使用经验的最新论文发表。在我们机构有大量使用SRA假体治疗类风湿关节炎患者的经验。我们回顾了27例患者的80个手指手术，平均随访9.5年。患者疼痛得到明显缓解，运动范围显著改善。对13根手指（16%）进行了翻修，29根手指（36%）需要再次手术。Kaplan-Meier分析显示，1年、5年、10年和20年的生存率分别为100%、95%、85%和69%。对于再次手术的患者，临床结果会更差，再手术后1年、5年、10年和20年的生存率分别为89%、80%、65%和46%，而且并发症很常见。31%的手指发生功能性不稳定和/或半脱位。较不常见的并发症包括：伤口延迟愈合，肌腱/韧带断裂，韧带松弛，异位骨化以及滑膜炎。

在非炎症性关节炎中，我们回顾了15例使用SRA假体患者的18个手指，平均随访时间为6.9年。患者的疼痛和活动范围得到明显改善。3根手指需要翻修手术，5根需要再手术。再手术最常见的原因是关节僵硬。Kaplan-Meier分析显示，2年、5年、10年和15年的生存率分别为89%、89%、76%和76%。2年、5年、10年和15年再次手术率分别为72%、72%、62%和62%。总体患者满意度为72%。

五、个人经验（注意事项/经验分享）

我个人的大部分经验都与热解碳假体有关。我认为应避免在手指关节成形术中使用骨水泥，而SRA假体至少在远端部分需要骨水泥。患者的选择是使用这些假体的关键。热解碳假体在治疗炎性关节炎方面，遇到的困难和失败的情况非常多，尤其是对于软组织稳定条件差的患者，会导致复发性不稳定、半脱位和畸形。然而，对于非炎症性关节炎患者，我发现这种热解碳假体非常可靠。我的经验与相关研究报道相似。

技术层面，我倾向于截取最少的骨质，这有助于保护侧副韧带和保存骨量。我试着在掌骨的远背侧找到骨-软骨界面，并以此作为截骨标记点。在进行判断评估之前，需要小心去除骨赘，因为它有可能导致截骨过多。在进行掌骨截骨时，要注意保护侧副韧带。在取出掌骨头后，松解掌板（如果它是紧的）将有助于稳定，特别是对于MCP关节掌侧半脱位的患者。我试着仅从近节指骨上截取2～3mm的骨头。需要注意侧副韧带在近端指骨基底部的止点更靠近掌侧，这有助于保护它们。扩髓到适合髓腔的最大尺寸。当植入假体时，如果最适合的尺寸在两个尺寸之间，我更倾向于选择较小的假体，因为过度填充关节会导致伸展/运动受限，偶尔会引起疼痛。在试模插入后评估稳定性是必要的。外科医生需要确保关节有良好的滑动，没有碰撞，特别是在屈曲时，因为偶尔掌侧骨赘会限制屈曲或在屈曲时出现手指偏移。我希望MCP关节能在被动伸直时过伸至少5°，因为这样可以保证假体不会过度填充。如果匹配不好，可能需要更多的截骨或放置更大的假体。带毛刺的锉可用于扩大髓腔，以允许放置更大的组件。使用截除掌骨头的骨植入髓腔内，可以帮助改善组件的匹配和对线。必要时，可以通过掌骨背侧的克氏针孔或通过侧副韧带附着点加强/收紧侧副韧带。我更喜欢使用韧带折叠缝合法，使用包括3-0 mersilene，2-0 ticron，或3-0 vicryl缝线（这取决于软组织质量和松弛程度）。这些应该在植入正式组件之前处理到位，以便在植入后保持张力。

食指由于在侧向夹捏时存在横向应力，会带来关节的不稳定，因此可能会带来挑战。应充分评估术前和植入假体后术中这些指骨的稳定性。根据我的经验，桡侧副韧带加固通常是有价值的，而我不能容忍对MCP关节进行长时间的固定。图9.4显示了一例有食指桡侧副韧带松弛和旋转不良的患者。她成功地接受了关节表面置换术、桡侧副韧带加固和延长的（4周）MCP关节固定。通过我们专业的手外伤治疗团队的指导，多年来患者的康复已经慢慢变得简化。根据术中关节的稳定性，我通常将MCP固定在伸直位置，允许PIP在手术后1～2周内活动。随后，患者可以逐渐使用可拆卸夹板，该夹板也可以保持MCP关节的伸直，并可以启动小幅度锻炼方案，每周逐步增加10°～15°的主动运动，直到75°～80°。术后3个月开始强化锻炼。

六、结论

在MCP关节炎的治疗中，表面滑动型假体已成为硅胶假体可行的替代品，特别是在非炎症性关节炎患者中。由于其设计模仿了天然关节，并且具有更强、更有利的材料性能，因此它们有可能成为首选假体。在我的实践中，对于骨关节炎患者已采用表面滑动假体。长期随访研究将进一步证实它们的作用。

参考文献

[1] Swanson AB. Flexible implant resection arthroplasty. Hand. 1972; 4(2):119–134

[2] Haubold AD. On the durability of pyrolytic carbon in vivo. Med Prog Technol. 1994; 20(3–4):201–208

[3] Kawalec JS, Hetherington VJ, Melillo TC, Corbin N. Evaluation of fibrocartilage regeneration and bone response at full-thickness cartilage defects in articulation with pyrolytic carbon or cobalt-chromium alloy hemiarthroplasties. J Biomed Mater Res. 1998; 41(4):534–540

[4] BeckenbaughRD. Pyrolytic carbon implants.In: Simmen, ed. Hand Arthroplasties.London: Martin Dunitz;2000:323–327

[5] Garret J, Harly E, Le Huec JC, Brunner U, Rotini R, Godenèche A. Pyrolytic carbon humeral head in hemi-shoulder

arthroplasty: preliminary results at 2-year follow-up. JSES Open Access. 2018; 3(1):37–42

[6]　Houdek MT, Wagner ER, Rizzo M, Moran SL. Metacarpophalangeal joint arthroplasty in the setting of trauma. J Hand Surg Am. 2015; 40(12):2416–2420

[7]　Kim K, Gong HS, Baek GH. Pyrolytic carbon hemiarthroplasty for avascular necrosis of the metacarpal head: a case report. J Hand Surg Asian Pac Vol. 2018; 23(1):140–143

[8]　Pettersson K, Amilon A, Rizzo M. Pyrolytic carbon hemiarthroplasty in the management of proximal interphalangeal joint arthritis. J Hand Surg Am. 2015; 40(3):462–468

[9]　Santos FL, Ferreira A, Grazina R, Sá D, Canela P, Lemos R. APSI scaphoid hemiarthroplasty: long-term results. Rev Bras Ortop. 2018; 53(5):582–588

[10]　Vitale MA, Hsu CC, Rizzo M, Moran SL. Pyrolytic carbon arthroplasty versus suspensionplasty for trapezial-metacarpal arthritis. J Wrist Surg. 2017; 6(2):134–143

[11]　Bigorre N, Saint Cast Y, Cesari B, Rabarin F, Raimbeau G. Intermediate term evaluation of the Eclypse distal radio-ulnar prosthesis for rheumatoid arthritis. A report of five cases. Orthop Traumatol Surg Res. 2016; 102(3):345–349

[12]　Cook SD, Beckenbaugh RD, Redondo J, Popich LS, Klawitter JJ, Linscheid RL. Long-term follow-up of pyrolytic carbon metacarpophalangeal implants. J Bone Joint Surg Am. 1999; 81(5):635–648

[13]　Kopylov P, Tagil M. Ascension MCP metacarpophalangeal nonconstrained pyrolytic carbon prosthesis in rheumatoid arthritis. J Hand Surg [Br]. 2005; 30B:61

[14]　Parker WL, Rizzo M, Moran SL, Hormel KB, Beckenbaugh RD. Preliminary results of nonconstrained pyrolytic carbon arthroplasty for metacarpophalangeal joint arthritis. J Hand Surg Am. 2007; 32(10): 1496–1505

[15]　Syed MA, Smith A, Benjamin-Laing H. Pyrocarbon implant fracture after metacarpophalangeal joint arthroplasty: an unusual cause for early revision. J Hand Surg Eur Vol. 2010; 35(6):505–506

[16]　Dickson DR, Badge R, Nuttall D, et al. Pyrocarbon metacarpophalangeal joint arthroplasty in noninflammatory arthritis: minimum 5-year follow-up. J Hand Surg Am. 2015; 40(10):1956–1962

[17]　Simpson-White RW, Chojnowski AJ. Pyrocarbon metacarpophalangeal joint replacement in primary osteoarthritis. J Hand Surg Eur Vol. 2014; 39(6):575–581

[18]　Wall LB, Stern PJ. Clinical and radiographic outcomes of metacarpophalangeal joint pyrolytic carbon arthroplasty for osteoarthritis. J Hand Surg Am. 2013; 38(3):537–543

[19]　Nuñez VA, Citron ND. Short-term results of the ascension pyrolytic carbon metacarpophalangeal joint replacement arthroplasty for osteoarthritis. Chir Main. 2005; 24(3–4):161–164

9

第10章　带血管蒂足趾关节移植重建近侧指间关节和掌指关节

Gilles Dautel

【摘要】在儿童或年轻患者中，带血管蒂的足趾关节移植用于近侧指间关节（PIP）或掌指关节（MCP）重建，是假体植入的替代选择。在儿童患者中，重建的目的是恢复关节活动范围（ROM）和生长潜力。第二趾的PIP关节是PIP重建的首选供体部位，当保存捐献者足趾成为强制义务时，也可用于MCP重建。这些移植体仅带一个短的血管蒂，以减少剥离时间和减少供体部位的残障。虽然这些重建提供了持久的结果，但获得的ROM总是比正常手指关节小，比人工PIP关节置换术也略小。

【关键词】足趾移植，足趾关节移植，显微外科，近侧指间关节，掌指关节，带血管蒂的关节移植

一、概述

带血管蒂的足趾关节移植的适应证包括：成长中的儿童或年轻人的手指重要关节的功能破坏，如手指的近侧指间关节（PIP）或掌指关节（MCP）关节。手指的远侧指间关节（DIP）或拇指的MCP关节的破坏可以通过关节融合成功治疗。在儿童患者中，关节重建与足趾关节移植的目的是恢复受累关节的活动范围（ROM）及其生长能力。在年轻成人患者中，重建的目标是提供比经典人工关节置换术更持久的作用。

二、足趾关节移植到手的解剖基础

（一）动脉网络

第二个足趾及其关节的动脉供应是由足背动脉的分支提供的，足背动脉是胫前动脉的延伸。在第一跖骨间隙的近端，该动脉发出第一跖背动脉（DMA1）和第一跖底动脉（PMA1）。DMA1在第一跖骨间隙以不同的深度走行。一些研究人员报告了它的解剖学变异。Gilbert[1]根据其在第一间隙的深度提出了一种分类系统：

- 1型（66%的患者）：动脉在第一间隙浅表走行，要么在第一背侧骨间肌之上（1a型），要么在该肌体内（1b型）。
- 2型（22%的患者）：动脉在第一间隙深行于第一背侧骨间肌下，然后通过深横跖间韧带上方在间隙远端变为浅行。
- 3型（12%的患者）：动脉贯穿足底深部；这种足底形状是最具挑战性的。当遇到这种情况，而且需要较长的血管蒂时，我们通常采用旁路手术来获得有用的血管蒂长度，而不是通过背侧进行繁琐而危险的解剖。

在进行第二趾关节移植时，由第二趾的内侧（胫侧）足底趾固有动脉形成血管蒂，该动脉能在PIP关节水平与关节周围的血管网吻合。虽然很少但偶尔也会进行第二跖趾

（MTP）关节移植。动脉供应来自第一和第二跖骨间的背跖动脉和足底血管网。这两个血管网在第二跖骨颈处形成一个吻合圈。在解剖过程中，必须保持背侧和足底血管网的连续性，以保留尽可能多的关节分支。特别是，第二足底跖动脉（PMA2）总是有助于MTP的血管化。因此，移植时保留PMA2和DMA1。

（二）足趾关节移植的静脉回流

趾背静脉和足底静脉在趾蹼处吻合并汇入浅静脉网和深静脉网。浅静脉网，起源于静脉弓的中间，流入大隐静脉。深静脉网由与足底固有趾动脉相关的静脉组成。在临床实践中，浅静脉网用于组织移植吻合。从皮肤中剥离一或两支静脉，因为这样做可保证关节的静脉回流。在整个剥离过程中，必须保留皮瓣与下方关节之间的连接，当解剖供体部位时，外科医生必须时刻记住，在血管网附近或周围更远的地方，回流静脉的位置是非常表浅的，实际上是在皮下，特别是在做皮肤切口和初次显露皮瓣时，如果剥离太深，就有对静脉回流网造成不可逆损伤的风险。

三、足趾关节移植的适应证

在骨骼发育不成熟的儿童中，手指主关节（MCP或PIP）的严重破坏是足趾关节移植最常见的适应证。儿童拇指IP或MCP关节损伤多采用关节融合治疗。在成人中，只有在存在关节融合术和关节成形术禁忌证的情况下，才通过关节移植重建手指关节。在这种情况下，它几乎只被考虑用于治疗对功能要求高的年轻人的主要关节（手指的PIP或MCP）。在我们的实践中，患者移植时的平均年龄为18.1岁，这显示了我们对手术年龄的限制。为了让足趾关节移植后达到良好的效果，还需要受体达到一些条件。屈指肌腱应能自由滑动，受累手指应有良好或正常的感觉能力。最后，这个要求非常苛刻的手术应该只在有很强手术意愿的患者中进行，患者应已经准备好经历复杂的手术和超长时间的康复。

四、第二足趾移植重建PIP的手术技巧

（一）受体部位的准备

采用背侧入路，切口从近节指骨（P1）的底部到中节指骨（P2）的远端三分之一处。我们倾向于在受累关节上做直切口。显露伸肌腱，可以对粘连进行松解（肌腱松解术）。采用背侧入路，通过伸肌腱的向外侧滑动可以显露掌侧受体动脉。PIP关节应采用两次平行截骨术切除，截骨时摆锯需用连续盐水冲洗，以尽量减少热损伤。切除整个关节，包括掌板的残余部分。为了减少PIP移植体植入后骨愈合的距离，我们通常尽可能少地截取移植体。然而，根据我们的经验，进行＜15mm的移植是不安全的。测量理想的移植长度，即骨骼和关节的长度，以及适当的血管长度。在关节重建过程中，不应考虑延长患者的手指。局部滴注1%利多卡因（防止动脉痉挛）后，用湿绷带覆盖该部位，松开止血带。

（二）移植体的切取

通过背侧入路，在第二趾的PIP关节上画出一个矩形皮瓣。该皮瓣将在术后用于监测移植情况，并提供额外的皮肤以促进受体部位的愈合。皮瓣切口呈"Z"字形向近端

延伸。在止血带充气前进行不完全的驱血，以便更容易地剥离血管。在解剖过程中，我们建议首先在真皮下层找到回流静脉，这对于保持移植体的静脉回流至关重要。切口在皮瓣的外侧向远端延伸。定位足趾皮瓣的足底外侧趾固有血管蒂并小心保留，因为它将是第二趾的唯一营养血管。然后定位内侧足底的血管蒂，并将动脉与神经仔细分离；动脉及其关节分支要保持与关节的连接。外侧足底趾固有动脉（趾腓侧的动脉）是第二趾唯一保留的营养血管，而足底内侧动脉（趾胫侧的动脉）是所截取移植体关节的营养血管。伸肌装置在中央束止点前、与截骨面同一水平处分叉，在此位置两个血管夹之间切断外侧足底动脉。定位足底侧动脉弓后切断。用摆锯进行远端截骨，同时用盐水持续冲洗。抬起骨断端，露出屈肌腱鞘，纵向切开，保留靠近移植体和足板的深层鞘。在 P1 滑车水平切开伸肌腱并提起，暴露与第一截骨面平行的第二截骨处，分离出所需长度的移植体。切断趾短屈肌腱，但保持趾长屈肌腱完整。此时移植体被分离成一个孤岛，仅有内侧动脉蒂连接。如果可能的话，以逆行的方式继续剥离营养动脉，直到出现蹬趾的足底外侧固有动脉。此时，放松止血带以检查远端截骨面和皮瓣的出血情况。双侧结扎后，切断动静脉，最终分离皮瓣。在图像增强器的引导下，将一根 1.0mm 的克氏针轴向穿过足趾的中、近节趾骨，以保持足趾暂时的稳定。

（三）移植体的再植技术

受体肢体的止血带重新充气。将移植体放置到合适位置，用钻将克氏针沿纵轴钻入，直到它穿过 DIP 关节并钻出指尖外。此时要注意移植体的旋转对线。由于 PIP 关节此时处于伸直位，这一操作有一定困难。然后将移植体近端复位到近端受体骨上，将克氏针轴向打入近节指骨基底部，但不要穿过 MCP 关节。在每个截骨部位打入两枚防旋克氏针。可以用手指固定，并控制进出针。根据需要修剪受体指和移植足趾的伸肌腱，在最大张力下进行肌腱重叠缝合，以预防可能发生的 PIP 屈曲畸形。如果自身伸肌腱中央束足够长，用 Pulvertaft 编织法连接到移植体，目的是获得最大的张力。伸直位固定和在完全伸直位肌腱缝合，都有利于 PIP 关节的最终伸直功能。此时，移植体营养动脉从伸肌腱侧支下方通过，在显微镜下与指动脉吻合。第一步是在进行血管外膜剥离、机械扩张、肝素化和必要的修剪后，将动脉端对端吻合到受体掌侧指固有动脉，需要使用 10-0 尼龙线进行间断缝合。接下来，将静脉以同样的方式端对端吻合，连接到供体指浅静脉或联合静脉。这时放松止血带。皮瓣再充盈和回流静脉的血流是移植体血管化的良好证据。使用 5-0 可吸收线间断缝合闭合皮肤。此处皮瓣需要无张力缝合，避免影响静脉回流。如不确定，可从小鱼际隆起处取中厚皮片，移植后缝合。在功能位应用支持性敷料覆盖，包括掌侧石膏板，并小心在皮瓣处留下窗口以便观察。

（四）供体移植区的重建

即使是在手术临近结束时进行这一操作也需要特别注意。虽然截取的骨块已尽可能的小（成人约 15mm），也必须进行骨移植。缩短供体部位可简化这一步骤，避免植骨和皮瓣移植，但这样做足趾会很短，很丑，穿鞋时很不舒服。多个部位都可用来获取骨移植物。一种选择是使用从受体部位手指上取下的骨块，这样就不需要新的取骨部位了。该技术在 PIP 融合失败改行其他移植方法时特别有用。当这一方法不可能时，我们更倾向于使用髂骨的双皮质骨瓣。另一种选择是从胫骨内踝处取移植物。移植物要非常仔细进行修剪塑形。在理想情况下，PIP融合将在轻微屈曲而不是完全伸展位进行，以优化功能和外观。最佳的选择是恢复供体足趾的初始长度，尽管缩短1mm也是可以接受的（这取决于第二个足趾的初始长度）。

受体部位的固定使用了包括轴向克氏针和斜向防旋转克氏针的组合。用皮瓣覆盖骨移植物是必要的。重要的是不要采用局部皮瓣重建，并避免交趾皮瓣。考虑到获取皮瓣和保留足趾长度，这种方法是不能满足临床需求的，并且有损害皮肤愈合，以及可能损害骨移植物存活和愈合的风险。多年来，我们一直使用去上皮化的反转交趾皮瓣。我们现在更喜欢使用从第三个足趾获取的跨趾皮瓣，并在第二和第三个足趾之间的网状皮肤下建立隧道。这避免了在第15天需要分离皮瓣的情形。该皮瓣由足背动脉网供血，即使是当止血带放松时毛细血管再充盈缓慢，在我们的实践中一直是可靠的。

五、第二跖趾关节（MTP）移植的外科技术

用关节移植重建MCP是非常罕见的。MTP运动主要发生在过伸（背屈方向）时。为了恢复MCP关节的屈曲范围，移植体必须翻转180°。在获取足趾MTP关节后，有两种重建选择。我们倾向于第二趾的近端截骨（the second ray amputation）。其他外科医生更喜欢使用髂骨植骨进行MTP融合。虽然第二趾的PIP融合通常耐受性良好，但根据我们的经验，MTP融合的耐受性要差得多。该手术需要切除供体足趾的近端部分，这是我们避免MTP关节移植的原因之一。第二趾PIP移植也可以进行MCP重建。然而，移植PIP关节的活动范围（ROM）有限，这使得获得满意的临床结果更加困难。

六、带血管蒂足趾关节移植的结果

目前，我们治疗过的病例包括56例带血管蒂足趾关节转移，13例MCP关节重建和43例PIP关节重建[2-5]。

（一）PIP关节重建（图 10.1a-l）

该组患者的平均年龄为18.1岁（范围5～40岁），23例患者在手术时的年龄小于17岁，三分之二的患者是男性。其中80%的PIP关节破坏是外伤所致，15%是感染所致，5%是由于先天性异常或肿瘤。所有患者的供体部位均为第二趾的PIP关节。半数以上的移植采用短蒂技术，允许在手指水平进行吻合。在3例患者中，手指的血管需要吻合到相邻手指的健康动脉；4例患者因动脉缺血需要早期翻修，再次手术后移植体完全存活。超过一半的患者需要进行一次或多次再手术（伸肌装置松解、重建的PIP关节松解、减脂、畸形矫正术）。5例患者功能完全损失：2例移植体完全僵硬，3例出现感染性并发症导致手指融合或截指。后面的3例患者是由于脓毒性关节炎或开放性关节内骨折而进行关节移植的。在平均随访60个月后，用量角器测量剩余移植体的ROM。关节的平均活动范围为45°，主动屈曲79°（40°～90°），平均伸肌滞后34°（20°～55°）[2-6]。

（二）MCP关节重建（图10.2a-e）

该组患者的平均年龄为21.3岁，男10例，女3例。有11例MCP关节破坏是由创伤引起，2例是由于感染。供体部位均为第二趾，2例为PIP关节，11例为MTP关节。在平均50个月的随访中，关节活动度平均为60°（35°～80°）[4,5]。除术后强直病例外，平均随访50

10

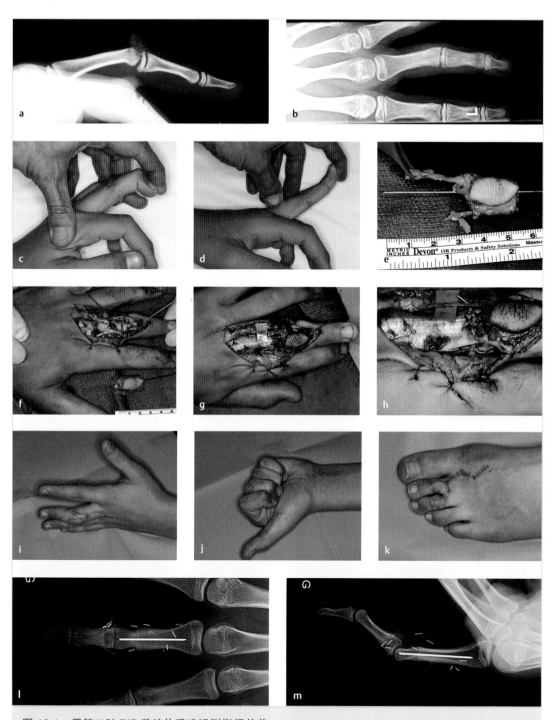

图 10.1　用第二趾 PIP 移植体重建近侧指间关节

（a，b）一例青少年患者因翻车事故导致中指 PIP 关节创伤性破坏。（c，d）PIP 关节的自发骨性融合。（e）从第二个足趾获取的 PIP 复合体，长 15mm。（f，g）足趾关节原位置入。（h-k）临床结果。（l，m）影像学结果

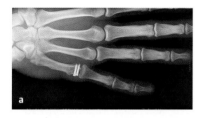
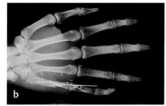
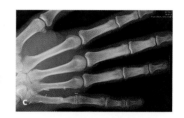

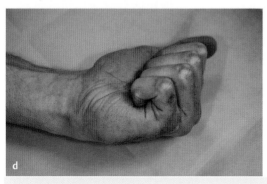
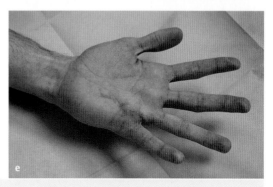

图 10.2 用第二趾 PIP 移植体重建掌指关节（MCP）

（a）一例年轻攀岩者创伤后 MCP 关节间隙破坏。受累关节非常僵硬并有疼痛。（b）骨性固定：将重建关节固定于完全伸直位 6 周。（c）拔除克氏针后的情况。（d，e）最终活动范围

个月（3～126个月），X线片显示无继续恶化现象，表明关节软骨长期存活。在骨骼发育成熟前手术的儿童，受累指骨的轴向生长经放射影像学检查得到证实，表明生长板是完整的。在2例患儿中观察到早期生长停止，但原因尚不清楚。

七、讨论

多年来，我们一直未能改善移植后关节的ROM。与此同时，可选择的关节置换假体的种类在增加，其性能也在提高。因此，现在和以前一样，关节移植的优势并不体现在最终ROM上，这并不比关节假体更好。关节移植的手术适应证仍然限于关节置换术的禁忌证。我们认为，儿童和青年的关节破坏仍然是其适应证。在外科技术层面，使我们的临床实践获得进步的最新技术，包括使用短蒂移植技术和供体部位的重建技术。Yoshimura提出选择短蒂技术有很多优点。由于入路不需要延伸到足背，解剖更简单\更快，这意味着近端血管网的变异不再是一个问题，而且同样可靠。这种截骨方法保留了拇指的血供，避免在足背留下难看的瘢痕。

在早期病例中，我们截除了供体足趾，正如Foucher[7]的评测论文中所讨论介绍的那样，这种方法已逐渐被淘汰。因为使用足趾关节移植重建手指不再被患者或他们的家人所接受，除非供体部位的后遗症最小化[8]。即使主要的手术是PIP融合，现在供体足趾也总是被保留，以保持供体足趾截骨后的长度。最近使用的异指背侧岛状皮瓣，取自第三趾背侧，提供了一种很好的单节段手术，对第三趾的影响有限。人们普遍认为将会发生伸肌滞后。许多作者都报道过伸肌滞后约40°，Foucher的报道为39°[9]，Chen的报道为

35°[10]，Tsubokawa的报道为41°[11]。我们所使用的任何技术手段都无法阻止伸肌滞后这一情况发生。

在我们这组病例中，只有一例患者没有出现伸肌迟滞。这例患者很不寻常，因为其受累手指的背侧是完整的，损伤主要在掌侧[8]。这使我们能够保持伸肌装置中央束的生理附着，并使移植体在完整肌腱下进行滑动。当受体部位的中央束滑动完好时，能够进行PIP关节移植是非常罕见的。在一项尸体研究中，一个中国团队有意缩短移植时间，以减少伸肌滞后的程度[12]。Mohan等提出将重建关节线置于比其解剖位置更近的位置，来向近端移动重建关节，并坚信这更容易实现使手指屈曲和指对掌功能[13]。Loh等[14]主张个体化重建受体部位伸指装置的中央束，而Lin等则建议强化中央束的骨附着点。我们认为伸肌滞后是供体关节屈伸活动范围的直接后果，因为很难达到与手指PIP相同的活动范围，目前还没有确定的方法来克服这种解剖学上的限制[15]。

由于失去了神经支配的关节，在理论上可能会发生关节间隙改变的退行性变，Foucher[16]和Kuo等[17]建议通过缝合一根或多根神经来重建移植体的神经支配。其益处尚未得到证实。我们对几例患者进行了超过25年的随访。我们从未观察到因关节去神经化而发生的任何退行性变。与PIP关节重建相比，论述MCP关节重建结果的文献较少。研究人员在选用足趾PIP或MTP关节方面存在分歧。为降低并发症的发生率，优先使用足趾PIP关节。然而，对于成长中的儿童患者，移植体需要包括两个活动生长板（跖骨颈和近节趾骨基底），这迫使我们选择MTP关节。

八、结论

带血管蒂的足趾关节移植必须作为我们的治疗武器保留下来，其可为儿童或年轻活动量大的患者提供有益和长期的结果。

参考文献

[1] Gilbert A. Vascular anatomy of the first web space of the foot. In: Landi A, ed. Reconstruction of the Thumb. 1st ed. London: Chapman and Hall Medical; 1989:199–204

[2] Pozzetto M, Dautel G. The vascularized articular transfers from the foot. Chir Main. 2010; 29 Suppl 1:S156–S171

[3] Dautel G, Merle M. Results of vascularized toe joints transfers. J Hand Surg. 1997; 22B: 492-498

[4] Dautel G, Gouzou S, Vialaneix J, Faivre S. PIP reconstruction with vascularized PIP joint from the second toe: minimizing the morbidity with the "dorsal approach and short-pedicle technique". Tech Hand Up Extrem Surg. 2004; 8(3):173–180

[5] Dautel G, Merle M, Prévot J. Toe transfers in traumatic mutilations of the hand in children. Solutions, techniques and results. Chirurgie. 1993–1994; 119(8):419–424

[6] Dautel G. Reconstruction articulaire par transferts vascularisés. In: Merle M, Dautel G, eds. La main traumatique, tome 2, chirurgie secondaire. 1st ed. Paris: Masson; 1995:29–45

[7] Yoshimura M. Toe-to-hand transfer. Plast Reconstr Surg. 1984; 73(5): 851–852

[8] Foucher G. Vascularized joint transfers. In: Green DP, ed. Operative Hand Surgery. New York: Churchill Livingstone; 1988:1271–1293

[9] Foucher G, Lenoble E, Smith D. Free and island vascularized joint transfer for proximal interphalangeal reconstruction: a series of 27 cases. J Hand Surg Am. 1994; 19(1):8–16

[10] Chen SH, Wei FC, Chen HC, Hentz VR, Chuang DC, Yeh MC. Vascularized toe joint transfer to the hand. Plast Reconstr Surg. 1996; 98 (7):1275–1284

[11] Tsubokawa N, Yoshizu T, Maki Y. Long-term results of free vascularized second toe joint transfers to finger proximal interphalangeal joints. J Hand Surg Am. 2003; 28(3):443–447

[12] Hsu CC, Loh CYY, Kao D, Moran SL, Lin YT. The impact of transferred vascularized toe joint length on motion arc of reconstructed finger proximal interphalangeal joints: a cadaveric study. J Hand Surg Eur Vol. 2017; 42(8):789–793

[13] Mohan R, Wong VW, Higgins JP, Katz RD. Proximalization of the vascularized toe joint in finger proximal interphalangeal joint reconstruction: a technique to derive optimal flexion from a joint with expected limited motion. J Hand Surg Am. 2017; 42(2):e125–e132

[14] Loh CY, Hsu CC, Lin CH, et al. Customizing extensor reconstruction in vascularized toe joint transfers to finger proximal interphalangeal joints: a strategic approach for correcting extensor lag. Plast Reconstr Surg. 2017; 139(4):915–922

[15] Lin YT, Loh CY. A novel technique for correcting extensor lag in vascularized toe PIP joint transfers. Tech Hand Up Extrem Surg. 2016; 20 (3):104–107

[16] Foucher G, Sammut D, Citron N. Free vascularized toe-joint transfer in hand reconstruction: a series of 25 patients. J Reconstr Microsurg.1990; 6(3):201–207

[17] Kuo ET, Ji ZL, Zhao YC, Zhang ML. Reconstruction of metacarpophalangeal joint by free vascularized autogenous metatarsophalangeal joint transplant. J Reconstr Microsurg. 1984; 1(1):65–74

10

第 2 篇

B 部分

近侧指间关节（PIP）和远侧指间关节（DIP）关节置换术

第 11 章　PIP 关节置换术的处理策略

Daniel B. Herren

【摘要】近侧指间关节（PIP）置换术越来越受欢迎。除了优化手术技术和康复外，还开发了新的假体以提高治疗效果。因此，治疗方式的选择已变得更加多样化，应根据个体情况进行调整。本章将讨论与假体关节置换术相关的PIP关节的解剖学特征，及PIP关节病变的保守治疗，并重点讨论假体关节置换术。基于病例讨论，提出了不同手术治疗选择可能性流程图。可作为PIP关节置换术适应证和治疗选择的合理指南。

【关键词】近侧指间关节，手术治疗，假体关节成形术，适应证，硅胶假体，表面置换

一、概述

（一）PIP 关节置换术的解剖学

在解剖学上，远侧指间关节（DIP）和近侧指间关节（PIP）非常相似，主要的区别是尺寸和DIP关节的活动能力较低。

与掌指关节（MCP）相比，PIP和DIP的骨性形状在关节稳定性中起着重要作用。指骨的头部呈梯形，具有从背侧到掌侧加深的髁间沟[1]。尺侧髁与桡侧髁间无明显差异。与近侧指骨头相对应的是中节指骨和远节指骨的基底部。关节不是一个完美的铰链，允许一定程度的外展和内收以及旋转。因此，没有恒定的旋转中心，只有一个瞬时的旋转轴。桡侧指的PIP关节与尺侧指PIP关节曲率半径略有不同[2]。桡侧指关节需要更大的横向稳定性，尺侧指关节需要更大的灵活性才能正常工作。这些解剖特征只能是部分地被不同类型的关节置换假体所模仿。

（二）PIP 关节疾病的评估

PIP关节的破坏要么是炎症或退行性变的结果，要么是创伤后的结果。这是一种临床诊断，并经常规影像学检查证实。其典型表现为PIP关节肿胀、压痛，具有弥漫性肿胀外观和梭状关节轮廓。几乎总是存在关节僵硬，并且常常与肿胀程度相关。在创伤性PIP关节炎中，CT扫描可能有助于确定保留关节的手术是否值得，如关节内截骨或关节重建。特别是在风湿病和关节炎文献中，大多数研究者使用改良的Kellgren和Lawrence分级法[3]进行X线分类，此方法最初是用于髋股关节炎的影像学分级：

- 1级：关节间隙可疑狭窄，可能有骨赘；
- 2级：明显骨赘，关节间隙明显狭窄；
- 3级：中度多发性骨赘，关节间隙明显狭窄，部分硬化，骨轮廓可能变形；
- 4级：骨赘较大，关节间隙明显狭窄，严重硬化，骨轮廓明显变形。

通常在关节破坏的评估中，X线片显示的破坏等级并不能预测单个关节的症状。

（三）PIP 关节损伤的非手术治疗

无论是炎症性疾病还是骨关节炎（OA），晚期手指关节破坏的非手术治疗都应该是

首选的治疗方式。迄今为止，治疗OA受累关节并不能改变未受累关节的外观，也不能延缓其他部位OA的进展。在疾病的病理生理过程中，分解代谢细胞因子和合成代谢生长因子在软骨的破坏中起关键作用。

常规治疗包括止痛剂和非甾体抗炎药。关节内补充透明质酸的关节润滑疗法已被证明能有效缓解疼痛和改善残疾。与关节内使用皮质类固醇相比，它似乎作用时间更长，特别是在膝关节中。然而，这并没有在手部的文献中得到体现，也没有个人经验的支持[4]。葡萄糖胺和软骨素是正常软骨的重要组成部分。与补充黏液性物质一样，氨基葡萄糖和软骨素治疗骨性关节炎的效果在膝关节中得到了最好的证实，它们似乎减少了对抗炎药物的需求，并提高了关节功能，且几乎没有副作用的报道[5]。大多数研究者建议将两者结合起来，即每天服用1500mg葡萄糖胺和1200mg软骨素。由于起效缓慢且至少需要4周，大多数研究者建议的疗程为每年两次，每次3个月或连续治疗。没有文献支持其在手部的疗效。主要用于类风湿关节炎患者的疾病调节药物，也是抑制OA破坏性炎症过程的良好候选药物[6]。除了经典的全身应用外，在一项初步研究中，该药物的手部侵蚀性OA关节内注射也表现出与关节内使用英夫利昔单抗一致的改善作用[7]。

PIP关节对关节内皮质类固醇注射反应良好。最常见的副作用是皮肤和皮下组织萎缩，这更多的是美观的问题而不是功能性问题。关节的X线表现与关节内类固醇给药的有效性之间无相关性，并且通常是自限性的。PIP关节的注射疗法有多种：作者发现向关节背侧关节囊注射，与膝关节注射类似，是最容易实施的。对于疼痛发炎的关节，夹板可能是有效的，但是它们的频繁使用限制了手部功能，降低了患者的满意度[8]。改变活动方式可能有助于限制关节炎症。关节保护装置可以缓解关节疼痛，并防止进一步刺激受累关节。文献中并没有超声、激光和电疗治疗手指骨关节炎效果的可用数据。经验表明其效果有限，通常是短期疗效，成本效率比往往不理想。

二、PIP关节置换术

（一）一般情况

PIP关节置换术是一种被广泛接受的手术，用于OA或创伤性关节炎。在类风湿关节炎等炎症性疾病中，适应证取决于疾病的活动性以及骨骼与关节破坏的类型。前提条件是具备完整的肌腱和至少关节具有部分稳定性。虽然无法确定确切的不稳定程度，但如果有超过30°的侧偏畸形则很难治疗成功，且很可能会失败。PIP关节置换术的历史比MCP关节置换术短。几十年来，关节融合术是治疗疼痛性PIP关节破坏的标准手术，该手术的功能结果通常是良好的[9]。Pellegrini和Burton[10]回顾分析了多例因PIP关节破坏而接受各种手术的患者。他们观察到桡侧指关节融合术后患者的侧捏功能得到改善，而尺侧指的关节置换术获得了良好的活动能力以及疼痛缓解。基于这一分析，作者无法对PIP关节破坏的最佳治疗方案提出明确建议。然而，自那篇文章发表以来，一些研究者主张尺侧指PIP采用关节置换术，而食指是与拇指共同完成夹捏动作的重要部分，可采用PIP关节融合术治疗。

PIP关节置换术的禁忌证包括骨储备不足、肌腱缺失或功能不全、严重肌腱失衡（特别是纽扣畸形和鹅颈样畸形）等典型病情。对于严重挛缩且长期不活动的关节，在功能

11

位进行PIP关节融合可能是比关节置换术更好的选择。严重的关节不稳定和超过30°的畸形极难用假体矫正，是关节置换术的相对禁忌证。

（二）假体的选择

假体的选择和手术入路是PIP关节置换术中最常讨论的两个问题。各种假体都是可用的，但只有少数研究有足够长期的随访结果报道。硅胶假体（图11.1）由Swanson在20世纪60年代早期引入，在功能表现、翻修率和远期预后方面仍然是新一代假体的金标准。硅胶材料有假体断裂的风险，还可导致比较少见的硅胶滑膜炎。总体而言，硅胶假体可获得较为稳定的临床结果，可使患者获得良好的疼痛缓解和合理的功能，运动范围为40°～60°。硅胶滑膜炎不是PIP关节置换术的特有现象，因为它历来与腕部假体也有关系。只有少数硅胶滑膜炎病例被报道过，虽然出现了假体失败，但并不一定需要翻修[11-14]。目前尚无在PIP关节中使用各种硅胶假体的随机对照试验，对不同系列的病例分析表明，大多数硅胶假体设计的临床结果相似。新一代的PIP关节假体，遵循的原则是双组件设计的表面置换[15-17]。近端组件取代近节指骨的双髁状头部，远端组件具有一个凸面，与头部形成关节。因为必须切除大量的骨，并且两端组件均需要一个长柄来提供足够的骨稳定，大多数假体并非真正的表面处理。然而，最新一代的假体（CapFlex，KLS Martin Group，Tuttlingen，

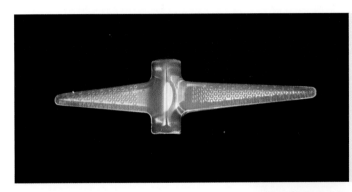

图 11.1　采用原创 Swanson 设计的经典近侧指间关节（PIP）硅胶假体

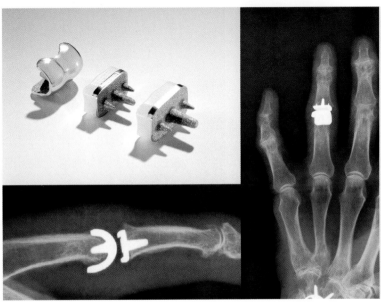

图 11.2　表面置换假体（CapFlex, KLS Martin Group, Tuttlingen, Germany），采用模块化组件，非骨水泥的超短柄固定

11

Germany），只需要极短的软骨下骨固定，提供了真正的表面置换（图11.2和图11.4）。

采用几种材料进行组合使用是可行的，从经典的铬钴对聚乙烯到陶瓷对陶瓷和热解碳对热解碳。尽管热解碳具有良好的生物相容性和滑动特性，但也有报道称其难以实现骨稳定和存在关节吱吱异响的问题[18-22]。在陶瓷对陶瓷关节上也可观察到类似的问题。最常用的组合仍然是金属与聚乙烯的结合。一项经常被引用的建议指出，聚乙烯应该用在凹面。大多数假体设计遵循这一原则。然而，市场上有的假体却不采用这一原则。Tactys假体的头部采用聚乙烯制成（Stryker USA）（图11.3和图11.4），中期随访结果显示无不良影响。大多数假体可以不使用骨水泥，也有一些需要骨水泥进行初次固定。因为翻修更容易，而且移除假体时造成的损伤和骨质损失更少，大多数外科医生更喜欢非骨水泥假体。总的来说，基于表面置换理念的新一代PIP假体，似乎是PIP关节置换术的一个合乎逻辑的发展方向，但其中的大多数尚未经受住时间的考验，并且大多数假体设计也缺乏长期研究。基于切除-置入这种关节置换术的概念，例如关于掌板的处理，类似于Tupper对MCP关节的介绍，据报道其仅适用于创伤或创伤后的治疗。根据现有情况和软组织结构的不同，该技术有导致PIP关节不稳定的潜在风险，特别是对桡侧的手指[16,23]。

假体的选择取决于几个因素，包括外科医生的经验、局部解剖情况，特别是骨存量和手术入路。硅胶假体，作为关节填充物的替代，是迄今为止容错率最高的假体[24,25]。即使在骨存量困难和手术经验有限的情况下，它们也可提供可重复性的临床结果，可以采用不同的手术入路轻松置入。更复杂的双组件关节需要足够的骨储备。假体使用不允许存在大的囊性缺陷，因为植入时是不使用骨水泥的。将假体放置到正确的位置，并以恢复生物力学旋转中心为目的，这需要一些经验。有些假体是根据截骨模板提供的，它只能使用背侧入路。此外，一些假体需要更大的植入空间，这也意味着需要背侧或外侧入路。

（三）不同假体组合

由于骨关节炎可影响到多个关节，因此需要根据患者的症状同时考虑多个关节的联

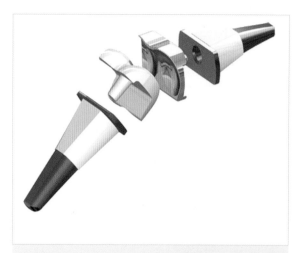

图 11.3　Tactys 近侧指间关节假体（Stryker USA）。这四种不同的组件可以模块化搭配组合使用

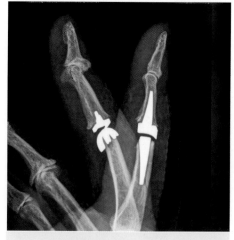

图 11.4　两种不同类型的双组件假体：CapFlex 和 Tactys 假体

合干预。如果有患者存在多个PIP关节疼痛，可以一次性对多个关节进行手术。在康复过程中，手指通常是一起活动的，所以有相邻手指帮助更好，可以更容易忍受双指夹板固定。只要不产生明显的不良后果而影响康复计划，每种不同的组合都是可能的。DIP手术多为关节融合术，在同一手指或同一只手上再进行PIP关节置换术也是合适的。虽然术后手指会有较多的肿胀，但DIP的僵直和PIP关节的运动是互补的。

同时进行第一腕掌关节的手术和PIP关节置换术是不太可靠的，通常最好是分开处理。首先处理症状最严重的关节。

三、PIP关节破坏的治疗策略和适应证

在本章中，结合已发表的文献，将对我们目前的理念、研究数据和经验进行讨论。这并不意味着这些是唯一的选择，但会强调PIP关节置换术的可能策略和实用方法。

（一）案例示范（图 11.5）

患者为一位65岁老年男性，右侧优势手食指小关节大面积破坏。病因为一种累及多个手指关节的进行性疾病。在过去两年中，他接受了三次关节内类固醇注射，每次可获得数月显著的疼痛缓解，但最后一次注射只维持了不到6周。他的DIP关节明显变形，但不再疼痛，几乎不能活动。不伴明显的合并症。X线片显示中节指骨基底部有明显的骨缺损。在关节内有严重的炎症反应，已经到达髓腔，主要是在中节指骨。DIP关节也被破坏，伴有多个骨赘形成。临床表现为PIP关节炎症反应、肿胀和疼痛。残留的屈伸活动范围为60°/20°/0°。DIP关节变形、僵硬，但无痛。

治疗有哪些选择呢?

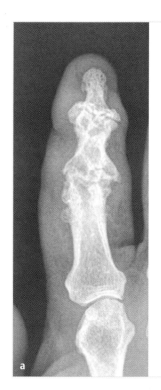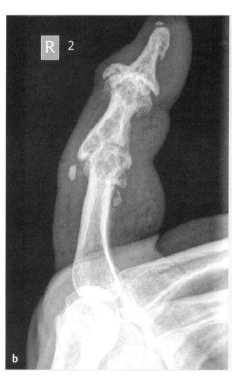

图 11.5 （a, b）65 岁骨关节炎患者，优势手食指近侧指间关节（PIP）X 线片

图11.6的流程图总结了PIP关节的不同病情及可采用的手术治疗方案。

1. PIP关节破坏，肌腱完整，骨存量良好，关节稳定

图11.7显示了在骨骼状况良好且关节结构基本保留的情况下，可用于解决PIP关节破坏的不同技术。

食指和中指在与拇指进行夹捏时，受到明显的剪切力。硅胶关节置换术在抵抗这种剪切力方面有其局限性，导致不稳定和可能的长期假体失败。出于这个考虑，我们推荐采用双组件假体用于食指或中指的PIP关节置换术。由于其更贴近解剖的关节形状，它们可提供更好的稳定性，甚至可恢复关节对线（CapFlex出版物）。所以在这种情况下（图11.7），我们建议进行关节表面置换术。

2. PIP关节破坏，肌腱完整，骨存量严重不足，关节不稳定

由于显著的骨量丢失（图11.8），表面置换假体很难固定在骨上。在这种情况下，髓腔内固定，使用或不使用骨水泥，可能是更好的选择。

假体如Tactys或SR PIP（都来自Stryker）可提供这种固定模式。然而，尽管这些假体都具有模块化设计的特点，但在克服严重骨缺损方面都存在局限性，需要进行仔细的术前计划。如果骨缺损范围太广，关节融合（植骨或者不植骨），往往是较好的选择。融合角度需要根据需要进行选择。理想的融合角度，通常在桡侧指关节为屈曲15°～20°，尺侧指关节为屈曲25°～40°。术中试模定位，采用克氏针临时固定，以提高手术效果。

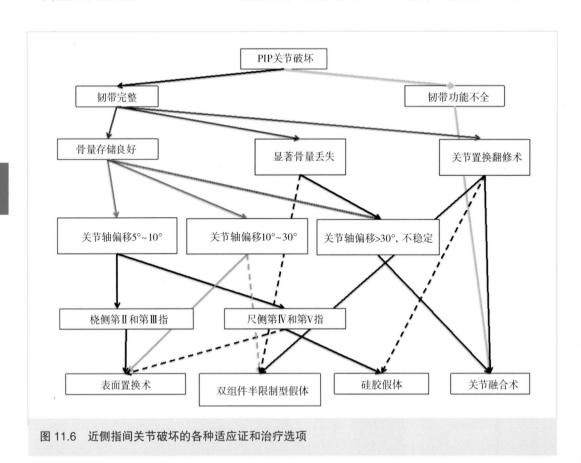

图 11.6　近侧指间关节破坏的各种适应证和治疗选项

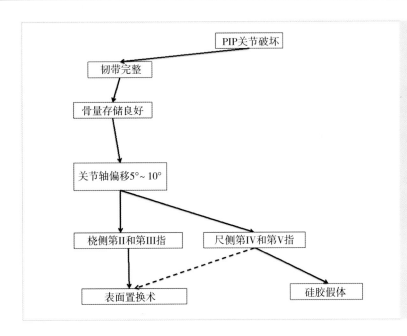

图 11.7　近侧指间关节具有良好的骨存量，且无明显畸形

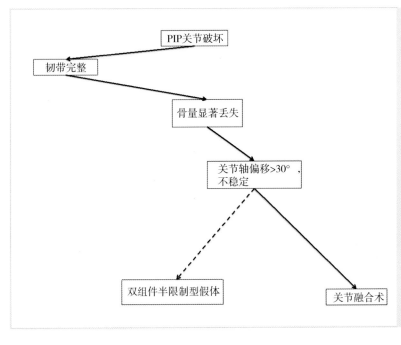

图 11.8　具有明显骨缺损和不稳定的近侧指间关节

11

（二）PIP 关节置换术失败的翻修

PIP关节置换术失败后的翻修仍然是一个挑战。骨缺损、瘢痕、软组织不良、僵硬或不稳定是常见的。在肌腱有缺陷和多次手术干预的情况下，PIP关节融合几乎总是最好的解决方案。由于移除假体后会留下明显的骨缺损，因此需要进行植骨以避免手指过度缩短。我们推荐在髓腔内用松质骨填压，对骨缺损用皮质骨块填充相结合的方式。自体移植物、同种异体移植物或两者结合都可以。较小的缺损可以用桡骨远端骨填充，最好是掌侧骨，因为那里的骨稳定性更好。更大的缺损可能需要从髂骨取骨。关于PIP关节置换

术后翻修的信息很少。在梅奥诊所的两个系列研究中，5年生存率为70%，最终行关节翻修术，但并发症的发生率很高[26,27]。不稳定往往导致较差的临床结果。在这个系列中，硅胶和金属对聚乙烯假体的失败率和术后并发症的发生率比热解碳假体低。Herren等[28]的系列研究发现，硅胶PIP关节置换术后失败，在伴有严重僵硬的患者中进行翻修手术，最为成功。以活动受限作为翻修指征的患者，与翻修手术前的33°相比，翻修后的屈曲角度达到了71°。术后疼痛视觉模拟评分（VAS）降到1.6分。尺偏畸形不能被完全矫正，且复发率高。总的来说，当疼痛或运动受限是主要指征时，患者对翻修的结果相当满意。在大多数情况下，可以将双组件PIP关节置换假体转换为硅胶假体，特别是对于非骨水泥组件。硅胶假体失败后，由于骨质流失严重，要转换双组件关节置换是非常困难的，在某些特定情况下，特别是在关节周围或髓腔内没有明显的滑膜反应时是可能的（图11.9a，b；图11.10）。

（三）案例讨论

一例男性患者优势手的食指PIP关节严重受损，疼痛难忍，但仍然有一定的活动功能，我们希望能保留患者的一些活动能力。一般是会选择植入硅胶假体。但对于食指，极有可能存在长期不稳定。折衷办法是在术后用夹板固定关节更长时间，例如大于4周。其目的是使软组织更加稳定，以保护假体，或者使用像Tactys这样的双组件假体。由于假体的高度模块化，骨缺损就更容易处理。髓腔内的稳定尽可能通过打压植骨来实现。PIP关节融合一直是一种可选择的方案，但必须在进行截骨之前做出决定，否则会导致更多的骨丢失。对这例特殊患者，我们建议使用Tactys假体，一旦在围手术期关节外露，建议选用关节融合术。

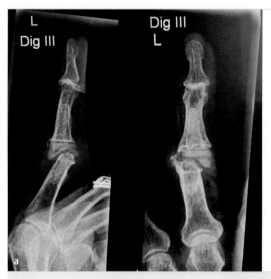
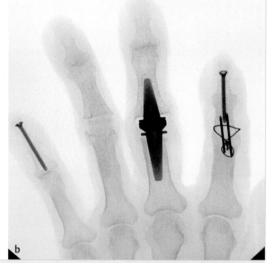

图 11.9　（a）硅胶关节置换术后失败，假体断裂，关节明显不稳定。（b）用 Tactys 假体翻修后的同一手指。由于高度模块化，缺失的骨可以用假体弥补

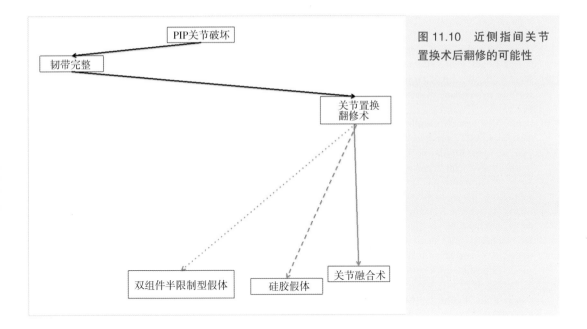

图 11.10　近侧指间关节置换术后翻修的可能性

参考文献

[1] Pang EQ, Yao J. Anatomy and biomechanics of the finger proximal interphalangeal joint. Hand Clin. 2018; 34(2):121–126

[2] Dumont C, Albus G, Kubein-Meesenburg D, Fanghänel J, Stürmer KM, Nägerl H. Morphology of the interphalangeal joint surface and its functional relevance. J Hand Surg Am. 2008; 33(1):9–18

[3] Kellgren JH, Lawrence JS. Radiological assessment of osteo-arthrosis. Ann Rheum Dis. 1957; 16(4):494–502

[4] Strauss EJ, Hart JA, Miller MD, Altman RD, Rosen JE. Hyaluronic acid viscosupplementation and osteoarthritis: current uses and future directions. Am J Sports Med. 2009; 37(8):1636–1644

[5] Huskisson EC. Glucosamine and chondroitin for osteoarthritis. J Int Med Res. 2008; 36(6):1161–1179

[6] Uebelhart D. Clinical review of chondroitin sulfate in osteoarthritis. Osteoarthritis Cartilage. 2008; 16 Suppl 3:S19–S21

[7] Fioravanti A, Fabbroni M, Cerase A, Galeazzi M. Treatment of erosive osteoarthritis of the hands by intra-articular infliximab injections: a pilot study. Rheumatol Int. 2009; 29(8):961–965

[8] Ikeda M, Ishii T, Kobayashi Y, Mochida J, Saito I, Oka Y. Custom-made splint treatment for osteoarthritis of the distal interphalangeal joints.J Hand Surg Am. 2010; 35(4):589–593

[9] Uhl RL. Proximal interphalangeal joint arthrodesis using the tension band technique. J Hand Surg Am. 2007; 32(6):914–917

[10] Pellegrini VD, Jr, Burton RI. Osteoarthritis of the proximal interphalangeal joint of the hand: arthroplasty or fusion? J Hand Surg Am. 1990; 15(2):194–209

[11] Herren DB, Simmen BR. Palmar approach in flexible implant arthroplasty of the proximal interphalangeal joint. Clin Orthop Relat Res. 2000(371):131–135

[12] Takigawa S, Meletiou S, Sauerbier M, Cooney WP. Long-term assessment of Swanson implant arthroplasty in the proximal interphalangeal joint of the hand. J Hand Surg Am. 2004; 29(5):785–795

[13] Iselin F, Conti E. Long-term results of proximal interphalangeal joint resection arthroplasties with a silicone implant. J Hand Surg Am. 1995; 20(3 Pt 2):S95–S97

[14] Swanson AB, de Groot Swanson G. Flexible implant resection arthroplasty of the proximal interphalangeal joint. Hand Clin. 1994; 10 (2):261–266

[15] Schindele SF, Hensler S, Audigé L, Marks M, Herren DB. A modular surface gliding implant (CapFlex-PIP) for proximal interphalangeal joint osteoarthritis: a prospective case series. J Hand Surg Am. 2015; 40(2):334–340

[16] Athlani L, Gaisne E, Bellemère P. Arthroplasty of the proximal interphalangeal joint with the TACTYS® prosthesis: Preliminary results after a minimum follow-up of 2 years. Hand Surg Rehab. 2016; 35(3):168–178

11

[17] Jennings CD, Livingstone DP. Surface replacement arthroplasty of the proximal interphalangeal joint using the SR PIP implant: long-term results. J Hand Surg Am. 2015; 40(3):469–473.e6

[18] Herren DB, Schindele S, Goldhahn J, Simmen BR. Problematic bone fixation with pyrocarbon implants in proximal interphalangeal joint replacement: short-term results. J Hand Surg [Br]. 2006; 31(6):643–651

[19] Wagner ER, Weston JT, Houdek MT, Luo TD, Moran SL, Rizzo M. Medium-term outcomes with pyrocarbon proximal interphalangeal arthroplasty: A study of 170 consecutive arthroplasties. J Hand Surg Am. 2018; 43(9):797–805

[20] Ceruso M, Pfanner S, Carulli C. Proximal interphalangeal (PIP) joint replacements with pyrolytic carbon implants in the hand. EFORT Open Rev. 2017; 2(1):21–27

[21] Tägil M, Geijer M, Abramo A, Kopylov P. Ten years' experience with a pyrocarbon prosthesis replacing the proximal interphalangeal joint. A prospective clinical and radiographic follow-up. J Hand Surg Eur Vol. 2014; 39(6):587–595

[22] Watts AC, Hearnden AJ, Trail IA, Hayton MJ, Nuttall D, Stanley JK. Pyrocarbon proximal interphalangeal joint arthroplasty: minimum two-year follow-up. J Hand Surg Am. 2012; 37(5):882–888

[23] Griffart A, Agneray H, Loubersac T, Gaisne E, Bellemère P. Arthroplasty of the proximal interphalangeal joint with the Tactys® modular prosthesis: results in case of index finger and clinodactyly. Hand Surg Rehab. 2019; 38(3):179–185 [published online ahead of print March 19, 2019]

[24] Gong HS, Chung MS, Oh JH, Lee YH, Lee YK, Baek GH. Ligament reconstruction and tendon interposition for advanced posttraumatic arthritis of the proximal interphalangeal joint: 3 case reports. J Hand Surg Am. 2008; 33(9):1573–1578

[25] Ostgaard SE, Weilby A. Resection arthroplasty of the proximal interphalangeal joint. J Hand Surg [Br]. 1993; 18(5):613–615

[26] Wagner ER, Luo TD, Houdek MT, Kor DJ, Moran SL, Rizzo M. Revision proximal interphalangeal arthroplasty: an outcome analysis of 75 consecutive cases. J Hand Surg Am. 2015; 40(10):1949–1955.e1

[27] Pritsch T, Rizzo M. Reoperations following proximal interphalangeal joint nonconstrained arthroplasties. J Hand Surg Am. 2011; 36 (9):1460–1466

[28] Herren DB, Keuchel T, Marks M, Schindele S. Revision arthroplasty for failed silicone proximal interphalangeal joint arthroplasty: indications and 8-year results. J Hand Surg Am. 2014; 39(3):462–466

11

第12章 第二代表面滑动型近侧指间关节假体（金属、热解碳和陶瓷）

Athanasios Terzis, Florian Neubrech, Lukas Pindur, Nikolai Kuz, Michael Sauerbier

【摘要】手指近侧指间关节（PIP）置换术仍然是PIP关节炎和疼痛既定的手术治疗选择。曾采用过多种材料和手术入路。第一代关节置换术由硅胶材料制成。这种类型的PIP关节置换术能够很好地缓解疼痛。但也有一些并发症报道，包括假体断裂或松动。因此产生了第二代关节表面置换术的概念，其目的是缓解疼痛，恢复关节的活动范围和保持PIP关节的稳定性。对当前生物材料、复杂的PIP关节解剖和生物力学的理解引入了新的假体，与关节融合术相比，它可以很好地缓解疼痛和获得良好PIP关节活动范围。本章主要介绍第二代假体。

【关键词】关节置换术，表面修复，近侧指间关节，热解碳，钛，陶瓷

一、概述

近侧指间关节（PIP）骨关节炎是手部疼痛和功能丧失的常见原因。缓解疼痛和保持令人满意的活动范围（ROM）是PIP关节置换术替代关节融合术的治疗目标。在过去的四十年中，硅胶假体关节成形术已成为PIP关节骨性关节炎手术治疗的标准[1-3]。硅胶假体的主要并发症，如远期ROM较差和假体断裂（图12.1a，b），理论上可以通过使用新型表面置换假体来避免[5,16,19]。

二、假体特性及技巧

由于硅胶假体和半限制型假体的高松动率、假体断裂和ROM受限，产生了新的治疗策略[8]。20世纪80年代初，Avanta（San Diego, USA）开发了新型PIP关节假体，并在Mayo Clinic（Rochester, USA）进行了首次临床应用，标志着第二代表面滑动型PIP关节假体的诞生[18]。

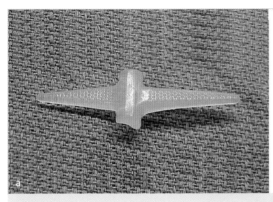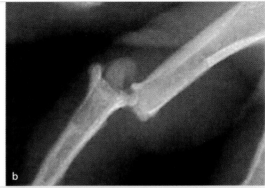

图12.1 （a）近侧指间关节（PIP）硅胶假体。（b）PIP关节硅胶假体置换术后出现假体断裂的并发症

（一）SR–PIP 假体

PIP关节表面置换假体（SR–PIP）由以下结构组成：带超高分子量聚乙烯（UHMWPE）双凹关节面的钛金属柄远端组件、与之匹配的钛金属柄和头部的近端组件，以及由钴铬合金制成的关节表面（图12.2）。相匹配的关节面有助于保持横向稳定性和协同性。柄的形状与髓腔的形状相似，有轻微的背凸。假体可以使用骨水泥（聚甲基丙烯酸甲酯；PMMA）或使用压配技术插入。假体有五种不同的尺寸。

（二）热解碳假体

这种假体（Ascension，Plainsboro/New Jersey，USA）由热解碳制成，是一种由碳氢化合物气体水解产生的耐磨石墨合金（图12.3）。它具有与SR–PIP假体相似的双髁设计。热解碳假体主要的优点包括其生物相容性、惰性、耐磨损和高承载能力。假体由独立的近端和远端组件组成，有五种不同的尺寸。它完全通过压配技术进行植入。

（三）陶瓷假体

一种用于PIP关节置换术的非限制型陶瓷假体（图12.4）由MOJE公司（Petersberg/Germany）生产，现在已经进入第三代。它有相似的双髁设计，其近端和远端组件均向掌侧倾斜8°，有更长的锥形柄，近端和远端各有一个2°和6°的斜面。制作这种新型假体

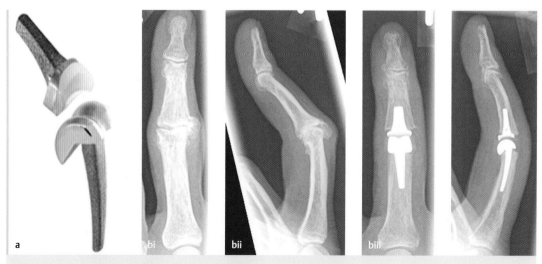

12

图 12.2　（a）SR–PIP 假体。（b）PIP 关节创伤后骨性关节炎和使用 SR–PIP 假体进行 PIP 关节置换术后的结果

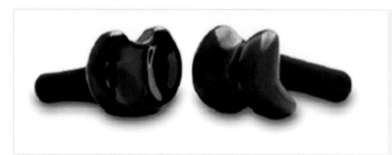

图 12.3　热解碳假体

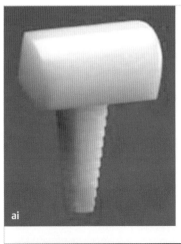
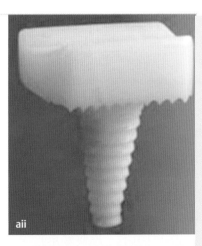
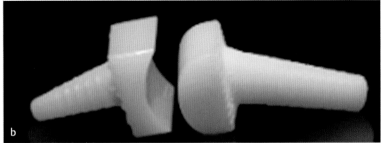

图 12.4　（a, b）陶瓷假体

的目的是更好地模仿PIP关节的正常解剖和生理特点，并保留了侧副韧带。该组件由氧化锆陶瓷制成，并增加了生物陶瓷羟基磷灰石涂层。锥形的假体柄具有凹槽，以增加和优化骨长入的表面积。它通过压配技术植入。

三、适应证和禁忌证

　　PIP关节置换术的适应证是骨性关节炎、创伤后关节炎或类风湿关节炎导致的关节破坏[6]。如果在适当的保守治疗后疼痛仍然存在，或者关节不稳定导致功能损害，则需要手术治疗。主要的治疗选择是关节融合术、关节成形术或带血管的关节移植术。虽然关节融合术和关节成形术通常都能很好地缓解疼痛和改善稳定性，但关节融合术带来的好处是以失去运动能力为代价的。这是一个明显的缺点，尤其是对活动要求较高的患者。而关节置换术的目的是维持或提高PIP关节的活动范围，同时减轻疼痛，以改善手部功能。在已发表的文献中，成功的PIP关节置换术后，预期关节的总活动度在50°～60°左右[8,9]。该ROM部分依赖于术前ROM，术前ROM越大，术后ROM越大。手术治疗的选择也取决于哪根手指受到影响。PIP关节成形术主要在中指、无名指和小指进行，以改善握持功能。在食指中，PIP关节的横向稳定性对于关键的捏紧强度至关重要。在严重畸形和不稳定的情况下，通过关节成形术纠正这些缺陷的能力是有限的，因此一些手外科医生可能会选择对食指进行关节融合术。

　　关节成形术的禁忌证是严重的慢性纽扣畸形或鹅颈样畸形、感染等引起骨储备不足、侧副韧带功能不全或长期严重的关节挛缩。然而，近年来有明显的倾向于采用关节

12

置换术的趋势，因为即使是仅获得了有限的PIP关节活动度，也能改善手部整体功能。一般来说，第二代假体在短期随访数据中显示出令人满意的结果。然而，就每例患者而言，其假体最终起到的作用尚未明确。

四、文献结果

（一）SR-PIP 结果

Sauerbier等首次研究SR-PIP关节置换术后的长期疗效，他们报道了60例患者的82个假体，平均随访64个月[2,18]。术后PIP关节ROM由31°增加到47°；超过70%的患者没有疼痛。Vogt等也报道了类似的结果。他们回顾了53例患者的66个假体。手术可以改善关节活动约20°，并显著减轻疼痛。Murray等对47例患者的67个假体平均随访8.8年（0.1~31.8年）后获得了相似的结果。该研究报告患者的ROM和疼痛明显改善。平均ROM增加到40°（0~160°），平均VAS（视觉模拟量表）疼痛评分为3分（最高100.8分）。值得注意的是，掌侧入路并发症的发生率明显高于背侧入路。在一项针对21例患者的39个假体的研究中，平均随访9.3年，发现SR-PIP假体因松动、伸直功能障碍或侧副韧带功能不全而翻修的平均翻修率约为26%（图12.5）[9]。

成功的SR-PIP假体可以很好地缓解疼痛和改善ROM，但失败率很高。

（二）热解碳 PIP 关节置换术的结果

自2001年使用热解碳假体进行关节置换术以来，已经发表了几项相关研究的结果（图12.6）[10-11]。大多数研究者报道了短期或中期的随访结果。绝大多数研究显示疼痛得到明显缓解，维持或活动度稍有改善。然而，在长达10年的随访中发现，有些关节的活动度与术前相比是降低的[10]。并发症和翻修率在文献中的报道各不相同。一些研究报告了相对较低的并发症，令人满意的假体生存率，以及总体上良好的患者满意度，而另一些研究结果则显示了不利的结果[12,13,17]。最常见的问题是由于骨-假体界面不稳定导致假体移位，其原因是假体柄没有骨长入。在最好的情况下，骨组织会长到假体柄上，形成一个稳定的界面。假体松动和移位的高发生率导致一些手外科医生放弃热解碳PIP关节置换术。在一项大型研究中，Wagner等分析了170例PIP关节置换术的结果，平均随访6年（2~14年），该研究证实了既往的一系列研究结果，即在不需要翻修手术的病例中，患者疼痛缓解良好，ROM令人满意。

总的来说，当手术成功时，热解碳PIP关节置换术可获得很好的治疗效果，但由于担心假体柄不稳导致的失败和继发性问题，手外科医生不再使用热解碳PIP假体。

（三）陶瓷 PIP关节置换术的结果

只有少数研究报道了陶瓷PIP关节置换术的中期和长期结果。Pettersson等报道了一项前瞻性研究，对13例患者的20个假体进行了为期12个月的随访。结果显示，平均关节活动度从43°提高到60°，握力从46N提高到60N，疼痛显著缓解，VAS评分（0~10）从7.2降到3[20]。2008年，一项对12例患者的20个陶瓷假体的回顾性研究报告了高翻修率和较差的功能结果，这导致第一作者不再使用这些假体[21]。在另一项回顾性研究中，Wesemann等报道了15例患者的21个陶瓷假体，平均随访时间为12.9个月[22]，功能结果和患者满意度中等，但并发症（近端部件松动、半脱位和断裂）和翻修率较高。

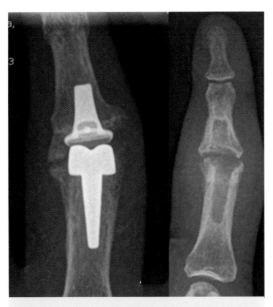

图 12.5　SR-PIP 关节置换术后的并发症，假体松动最终导致假体取出

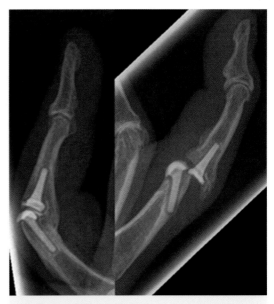

图 12.6　热解碳关节置换术后出现脱位和异位骨化的并发症

总的来说，这些假体似乎不够可靠，不适合推荐给大多数外科医生。

五、作者的经验和推荐技术：要点和技巧

假体植入术可通过背、掌或外侧入路进行。我们更喜欢Chamay入路，通过PIP关节背侧弧形皮肤切口，形成一个以伸肌腱远端为基底的三角形组织瓣并牵开（图12.7）[15]。尽可能保留侧副韧带，如果需要切开副侧副韧带，则必须在手术结束时将其重新缝合。接下来，打开PIP关节。在确定骨切除范围后，使用摆锯去除关节面，在切除中节指骨基底部时小心保护侧副韧带、掌板和伸肌腱中央束。对近节和中节指骨的髓腔进行扩髓以备假体植入。植入假体试模后，通过临床和影像学评估手指的被动活动和稳定性，当满意时，采用压配技术植入正式假体。再次进行X线检查以确认假体的正确位置。然后用

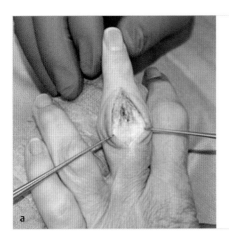

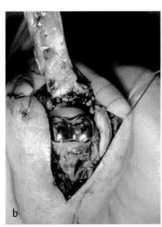

图 12.7 （a, b）根据 Chamay 法，近侧指间关节（PIP）的背侧入路与中间肌腱束的松解

12

不可吸收的编织缝线重建伸肌腱并闭合皮肤。

术后，用石膏支具将前臂–手指固定于类似于手内在肌阳性（intrinsic–plus，注：掌指关节屈曲及远、近侧指间关节伸展）的位置上。佩戴几天，有助于减少术后肿胀和疼痛。此后，在手外科专业治疗师的指导下，开始不负重的主动和被动活动。夜间使用前臂热成形保护夹板。有时为了改善ROM，可以用夹板将其固定到相邻手指上以辅助功能锻炼。6周后，用放射影像学评估骨–假体的稳定性，并开始自由活动。

参考文献

[1] Deb R, Sauerbier M, Rauschmann MA. History of arthroplasty for finger joints. Orthopade. 2003; 32(9):770–778

[2] Sauerbier M, Cooney WP, Berger RA, Linscheid RL. Complete superficial replacement of the middle finger joint: long-term outcome and surgical technique. Handchir Mikrochir Plast Chir. 2000; 32(6):411–418

[3] Bales JG, Wall LB, Stern PJ. Long-term results of Swanson silicone arthroplasty for proximal interphalangeal joint osteoarthritis. J Hand Surg Am. 2014; 39(3):455–461

[4] Dautel G. Vascularized toe joint transfers to the hand for PIP or MCP reconstruction. Hand Surg Rehab. 2018; 37(6):329–336

[5] Schindele S. Arthroplasty at the proximal interphalengeal joint. Orthopade. 2019; 48(5):378–385

[6] Herren DB. Current European practice in the treatment of proximal interphalangeal joint arthritis. Hand Clin. 2017; 33(3):489–500

[7] Vogt R, Aerni M, Ampofo C, Schmelzer-Schmied N. Proximal interphalangeal (PIP) finger prosthesis: what have we learnt? Experiences over 10 years. Handchir Mikrochir Plast Chir. 2012; 44(5):293–299

[8] Murray PM, Linscheid RL, Cooney WP, III, Baker V, Heckman MG. Long-term outcomes of proximal interphalangeal joint surface replacement arthroplasty. J Bone Joint Surg Am. 2012; 94(12):1120–1128

[9] Jennings CD, Livingstone DP. Surface replacement arthroplasty of the proximal interphalangeal joint using the SR PIP implant: long-term results. J Hand Surg Am. 2015; 40(3):469–473.e6

[10] Reissner L, Schindele S, Hensler S, Marks M, Herren DB. Ten year follow-up of pyrocarbon implants for proximal interphalangeal joint replacement. J Hand Surg Eur Vol. 2014; 39(6):582–586

[11] Bravo CJ, Rizzo M, Hormel KB, Beckenbaugh RD. Pyrolytic carbon proximal interphalangeal joint arthroplasty: results with minimum two-year follow-up evaluation. J Hand Surg Am. 2007; 32(1):1–11

[12] Herren DB, Schindele S, Goldhahn J, Simmen BR. Problematic bone fixation with pyrocarbon implants in proximal interphalangeal joint replacement: short-term results. J Hand Surg [Br]. 2006; 31(6):643–651

[13] Chung KC, Ram AN, Shauver MJ. Outcomes of pyrolytic carbon arthroplasty for the proximal interphalangeal joint. Plast Reconstr Surg. 2009; 123(5):1521–1532

[14] Wagner ER, Weston JT, Houdek MT, Luo TD, Moran SL, Rizzo M. Medium-term outcomes with pyrocarbon proximal interphalangeal arthroplasty: a study of 170 consecutive arthroplasties. J Hand Surg Am. 2018; 43(9):797–805

[15] Chamay A. A distally based dorsal and triangular tendinous flap for direct access to the proximal interphalangeal joint. Ann Chir Main. 1988; 7(2):179–183

[16] Takigawa S, Meletiou S, Sauerbier M, Cooney WP. Long-term assessment of Swanson implant arthroplasty in the proximal interphalangeal joint of the hand. J Hand Surg Am. 2004; 29(5):785–795

[17] Daecke W, Kaszap B, Martini AK, Hagena FW, Rieck B, Jung M. A prospective, randomized comparison of 3 types of proximal interphalangeal joint arthroplasty. J Hand Surg Am. 2012; 37(9):1770–9.e1, 3

[18] Luther C, Germann G, Sauerbier M. Proximal interphalangeal joint replacement with surface replacement arthroplasty (SR-PIP): functional results and complications. Hand (N Y). 2010; 5(3):233–240

[19] Linscheid RL, Murray PM, Vidal MA, Beckenbaugh RD. Development of a surface replacement arthroplasty for proximal interphalangeal joints. J Hand Surg Am. 1997; 22(2):286–298

[20] Pettersson K, Wagnsjö P, Hulin E. Replacement of proximal interphalangeal joints with new ceramic arthroplasty: a prospective series of 20 proximal interphalangeal joint replacements. Scand J Plast Reconstr Surg Hand Surg. 2006; 40(5):291–296

[21] Field J. Two to five year follow-up of the LPM ceramic coated proximal interphalangeal joint arthroplasty. J Hand Surg Eur Vol. 2008; 33 (1):38–44

[22] Wesemann A, Flügel M, Mamarvar M. Moje prosthesis for the proximal interphalangeal joint. Handchir Mikrochir Plast Chir. 2008; 40 (3):189–196

12

第 13 章　第三代 PIP 关节置换术：Tactys 假体

Michaël Y. Papaloïzos

【摘要】本章介绍了根据解剖学设计的非限制型Tactys假体近侧指间关节（PIP）全关节置换术的发展，并从文献角度以及作者和开发者的经验出发，对其细节和临床结果进行阐述。本章将详细介绍手术过程、注意事项以及手术技巧。

【关键词】PIP关节，关节表面置换术，近侧指间关节，假体，植入物

一、概述

近侧指间关节退行性关节炎有三种主要的手术类型：去神经支配、关节融合术和关节成形术。无论选择哪种方式，目的都是减轻疼痛，同时保留功能。这不仅针对手指本身，而且也影响整个手。最后的决定是基于患者的一般需要、一些特殊要求以及所有手指的状态，包括有症状和无症状手指。有症状手指的骨存量和质量需要特别关注。在人工关节置换术中，硅胶假体长期以来一直是唯一的解决方案，至今仍在使用，通常被认为是金标准[1]。硅胶假体简单、易于植入，临床结果相对比较稳定，但通常被推荐用于低需求患者。同时，为了改善临床效果[2]，人们开发了各种刚性材料制成的假体[3-5]。已开发出根据解剖学设计的金属、陶瓷或热解碳假体，以改善关节的活动范围、稳定性和寿命[6,7]。然而，由于各种力量的微妙平衡，PIP假体置换仍存在各种并发症。Tactys假体就是为了解决这些问题而设计的。

二、发展

Tactys模块化假体（stryker-memmetal，Bruz，France）是一种解剖型设计的、完全滑动的非限制型模块化表面置换假体。2008年，一群来自比利时、法国和瑞士的手外科医生与Memometal公司的工程师一起开始了这项研究，他们开始模仿近节指骨的髁突表面和中节指骨底部的凹陷，以及人体微妙的不一致和摩擦学特性（图13.1）。研究的重点

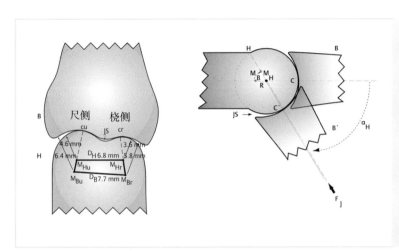

图 13.1　近侧指间关节在冠状位和矢状位上固有的表面不一致性（经Dumont 等[8] 许可转载）

13

是解剖学基础和关于指骨大小、髁突形状及其与中节指骨基底面的不完全匹配，以及摩擦学和润滑方面的研究[8]。基本的假设是，假体在解剖学和生理学上尽可能接近天然形态将获得最好的临床结果[9,10]。要特别注意的是关节表面的形态和尺寸。第二个核心问题是假体与界面之间的固定，以实现早期假体稳定和长期固定，包括在骨储备不足的情况下。最终选择了压配固定方法。模块化设计很重要，被认为能够处理男女患者不同大小的手指。

三、假体的特征

Tactys假体由四个部分组成（图13.2）。近端和远端髓腔组件由钛金属制成，并在干骺部涂有羟基磷灰石，以确保接下来的骨性固定，而在后期如需翻修也不会过于困难。柄的设计相对较短，特别是远端柄，以方便远侧指间关节融合术。近端关节凸面采用高密度聚乙烯材料制成，远端的凹面采用铬钴合金制成。四个组件（两个柄和两个关节面组件）有四种不同的尺寸，大大增加了手术的灵活性（图13.3）。

（一）手术技术

手术中使用腋窝止血带。通过PIP关节背侧的弧形切口，以纵向跨肌腱入路进入关节，将中央束从中节指骨基底部剥离。切除滑膜组织，并去除周围骨赘。在保留侧副韧带的同时，用垂直于近节指骨长轴的薄摆锯从近节指骨头部切除髁突。中节指骨基底部

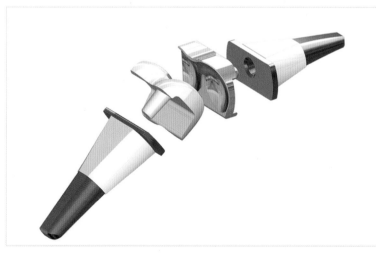

图 13.2　Tactys 假体的四个组件（从左至右：近端髓腔组件、高密度聚乙烯近端关节面、铬钴远端关节面和远端髓腔组件）

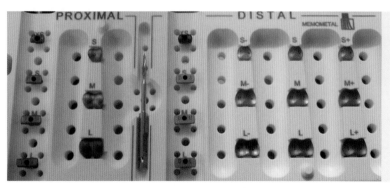

图 13.3　模块化试模套件

13

残存的软骨和下面的硬化骨可以用锯子或钻头谨慎去除，目的是创造一个严格垂直于中节指骨长轴的平面（图13.4）。间隙试模（图13.5）插入到两节指骨之间以估计间隙宽度，从而确定远端表面组件的尺寸和厚度。截骨面可以根据需要进行调整。然后对近节和中节指骨进行扩髓，按照扩髓器大小确定假体柄的合适尺寸。中节指骨的近端扩髓点位于稍背侧，但严格地位于中央。对于经验不足的外科医生，预插针和透视是必需的，以获得正确的对线。向两端的骨干插入柄部，使其关节面的一端与截骨面平齐。使用专用的掌侧截骨模板，用锯子将髁的掌侧边缘切除，注意保护掌板。为使聚乙烯组件适配近节指骨的末端，必须将柄上背侧皮质截除2mm（图13.6）。然后可以选择近端和远端

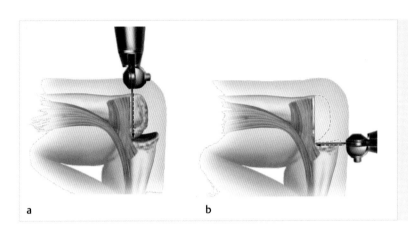

图 13.4　移除近节指骨髁突（a）和中节指骨基底部（b）

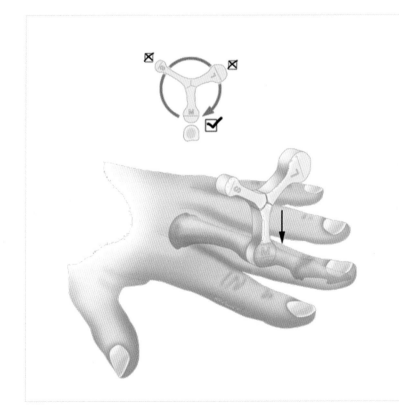

图 13.5　用间隙试模测量指骨间隙

13

表面置换部件，以适应骨表面的大小，目标是比骨端略小或略大。调整假体的厚度，使关节在横向上稳定，而在轴向上没有过大的张力。理想情况下，应恢复肌腱的固定效果（tenodesis effect，注：腕关节极度屈曲时PIP被动地伸展，腕关节极度背伸时PIP被动地屈曲）。当这四项试模均放置到位时，在透视下对手指进行评估。将试模移除并按以下顺序替换为正式假体：近端柄、远端柄、近端聚乙烯表面、远端铬钴表面（图13.7）。仔细冲洗关节，清除所有骨碎片。将中央束用缓慢可吸收缝线（4-0缝线）间断缝合在中节指骨底部，有或没有骨性附着点。图13.8显示了一例临床病例（中指）的术中情况，图13.9显示了术后1年的情况。

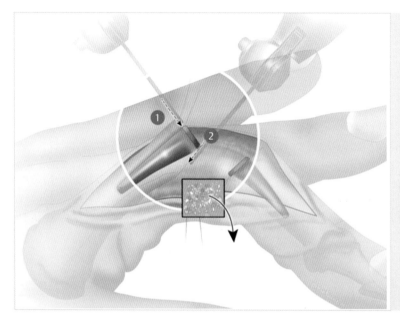

图 13.6　切除近节髁突的掌侧面和背侧边缘，使之与近节表面置换组件相匹配

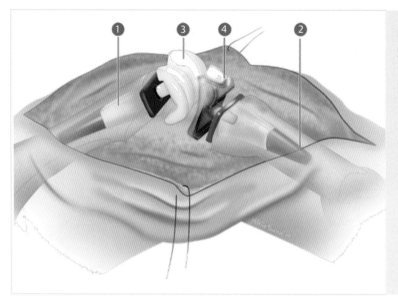

图 13.7　正式假体组件的放置顺序

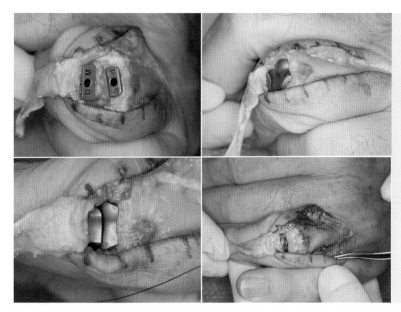

图 13.8　术中图片。髓腔试模已经就位。髁突（右）和中节指骨基底部试模已就位（侧面观和上面观）。正式假体就位

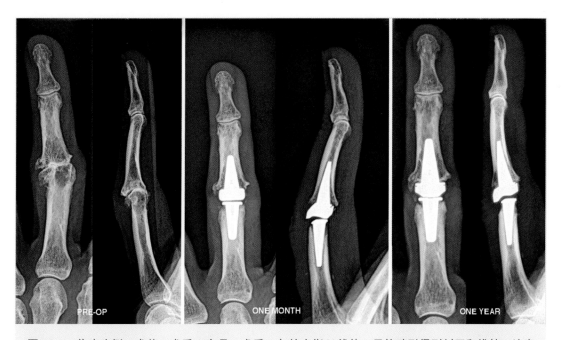

图 13.9　临床病例：术前、术后 1 个月、术后 1 年的中指 X 线片。尺偏畸形得到纠正和维持。注意假体一侧的骨化情况。1 年后活动范围为 85°—0°—0°

　　用掌侧石膏板将掌指关节（MCP）固定于屈曲位，而 PIP 关节固定于伸直位 2～3 天。第一次换药后开始自主活动。术后手指用可拆卸热成型夹板保护 3～4 周。

　　（二）适应证和禁忌证

　　主要适应证为伴有功能障碍的原发性或继发性退行性 PIP 骨关节炎，或疼痛性 PIP 关

节炎，以及经保守治疗没有得到很好缓解的炎症性关节炎（尽管由于改善病情的抗风湿药物的使用，这种情况很少见）。如果侧副韧带完好无损，食指和冠状位成角达到15°不是明确的手术禁忌证。如果有明显的韧带松弛和存在较大的软骨下囊性变，则必须谨慎，可能需要额外植骨。

四、文献结果

表13.1为2014–2018年欧洲国家植入Tactys假体的数量。2017年植入了2000多个，2018年略有下降。国家之间的差异是惊人的：法国的植入量最大。

在德国、英国、丹麦、西班牙和比利时植入的数量仅为法国的三分之二。从2016到2019年仅有三篇关于Tactys假体的研究论文，其中两篇来自参与研发的资深作者的同一研究小组。这三篇论文报道了81例患者的90个假体（其中一些可能被重复计算，因为他们来自同一研究小组且有相似的研究周期）。随访时间分别为34、21和30个月[11-13]。前两篇论文报告了类似的结果，视觉模拟量表（VAS）显示疼痛显著减轻，活动范围比术前增加了35%和45%，功能评分也得到了改善。在第一篇论文中，22个假体（22例患者）中有4个进行了二次手术，但没有对假体进行翻修[11]。在第二篇论文中，33个假体（27例患者）中有4个因僵硬、鹅颈样畸形和关节周围骨化（13例）等类似的原因再次手术[12]。无假体松动或移位的报道。第三篇文章重点关注患者食指伴尺偏畸形的情况，因为这通常被认为是PIP假体置换的禁忌证。在平均随访2.6年（1～6.3年）期间，PIP的活

表 13.1　过去 5 年在欧洲国家植入的假体数量

	2014	2015	2016	2017	2018
澳大利亚	12	–	–	–	–
比利时	98	115	100	101	108
丹麦	33	112	105	141	116
芬兰	8	56	71	90	31
法国	590	750	940	1111	1110
德国	171	241	156	164	164
挪威		4	33	40	39
葡萄牙	16	8	4	4	4
西班牙	16	94	136	116	123
瑞士	13	22	23	28	4
瑞典	60	34	30	19	51
英国	129	158	103	143	76
总计	1150	1594	1641	1957	1826

数据来自：Stryker Europe Ltd.

13

动范围平均提高了5°（57°～62°），尺偏畸形从术前平均7°（5°～30°）改善到术后平均1.4°（0°～20°）。除此之外，患者满意度、总体手术结果和并发症与前两篇文章相似。研究认为，当使用该方法时，食指PIP关节尺偏畸形超过5°不再是Tactys关节成形术的绝对禁忌证。

五、作者的经验

根据我的经验，Tactys假体因为它的模块化设计，非常实用且可以灵活搭配。但这并不意味着它是我使用的唯一假体。硅胶假体仍有其作用。其独特的问题是术后鹅颈样畸形和随着时间推移，活动范围的减少。

六、要点和技巧

这不是一个简单的手术。没有即兴发挥的余地，也没有办法做两次——涉及的骨体积很小，有时也很脆弱。每一步操作都精心准备是确保良好手术结果的必要条件。保护侧副韧带是很困难的。如不确定，桡侧副韧带是更需要保存的重要韧带。Tactys假体提供了一些内在的稳定性。如果因任何原因两个侧副韧带不能保留，确保掌板功能正常是很重要的，并且在术后康复治疗期间，在关节侧面使用夹板固定4～6周以预防尺偏畸形也是有必要的。维持关节张力很重要，但要避免"过度撑开"，使关节过于紧张。因此，首先要特别注意截骨操作，其次要注意远端表面置换假体组件的厚度（图13.3，图13.4，图13.5），以保持所有组件在位，并实现关节平滑和完整的运动。通过仔细的骨床准备和围手术期X线阅片检查，确保假体沿着手指纵轴正确对线是很重要的。

我建议仔细冲洗关节，以减少术后关节周围骨化的风险。

虽然没有必要重新修复中央束止点，但它可能会导致鹅颈样畸形，所以如果容易操作的话，我建议使用缓慢可吸收缝线将中央束重新固定到中节指骨的基底部。

致谢

感谢Bellemère，X. Martinache和P. Siret博士分享他们的经验。

参考文献

[1] Branam BR, Tuttle HG, Stern PJ, Levin L. Resurfacing arthroplasty versus silicone arthroplasty for proximal interphalangeal joint osteoarthritis. J Hand Surg Am. 2007; 32(6):775–788

[2] Moutet F, Guinard D, Gerard P, De Soras X, Ranc R, Moreau C. A new titanium-carbon finger joint implant: apropos of 15 initial cases. Ann Chir Main Memb Super. 1994; 13(5):345–353

[3] Nunley RM, Boyer MI, Goldfarb CA. Pyrolytic carbon arthroplasty for posttraumatic arthritis of the proximal interphalangeal joint. J Hand Surg Am. 2006; 31(9):1468–1474

[4] Jennings CD, Livingstone DP. Surface replacement arthroplasty of the proximal interphalangeal joint using the PIP–SRA implant: results, complications, and revisions. J Hand Surg. 2008; 33A:1565e1–1565e11

[5] Schindele SF, Hensler S, Audigé L, Marks M, Herren DB. A modular surface gliding implant (CapFlex-PIP) for proximal interphalangeal joint osteoarthritis: a prospective case series. J Hand Surg Am. 2015; 40(2):334–340

[6] Herren DB, Schindele S, Goldhahn J, Simmen BR. Problematic bone fixation with pyrocarbon implants in proximal interphalangeal joint replacement: short-term results. J Hand Surg [Br]. 2006; 31(6):643–651

[7] Luther C, Germann G, Sauerbier M. Proximal interphalangeal joint replacement with surface replacement arthroplasty (SR-PIP): functional results and complications. Hand (N Y). 2010; 5(3):233–240

[8] Dumont C, Albus G, Kubein-Meesenburg D, Fanghänel J, Stürmer KM, Nägerl H. Morphology of the interphalangeal

13

joint surface and its functional relevance. J Hand Surg Am. 2008; 33(1):9–18

[9] Ash HE, Unsworth A. Proximal interphalangeal joint dimensions for the design of a surface replacement prosthesis. Proc Inst Mech Eng H. 1996; 210(2):95–108

[10] Lawrence T, Trail IA, Noble J. Morphological measurements of the proximal interphalangeal joint. J Hand Surg [Br]. 2004; 29(3):244–249

[11] Athlani L, Gaisne E, Bellemère P. Arthroplasty of the proximal interphalangeal joint with the TACTYS® prosthesis: preliminary results after a minimum follow-up of 2 years. Hand Surg Rehabil. 2016; 35(3):168–178

[12] Degeorge B, Athlani L, Dap F, Dautel G. Proximal interphalangeal joint arthroplasty with Tactys®: clinical and radiographic results with a minimum follow-up of 12 months. Hand Surg Rehabil. 2018; 37(4):218–224

[13] Griffart A, Agneray H, Loubersac T, Gaisne E, Bellemère P. Arthroplasty of the proximal interphalangeal joint with the Tactys® modular prosthesis: results in case of index finger and clinodactyly. Hand Surg Rehabil. 2019; 38(3):179–185

13

第14章　第三代 PIP 关节置换术：CapFlex 假体

Martin Richter

【摘要】CapFlex-PIP表面置换假体是一种非限制型、模块化设计系统，具有不同型号，由被覆钛涂层的钴铬合金及聚乙烯滑动表面组成。这种新型假体的优点是初次骨切除最小和侧方稳定性高。首选的植入技术是背侧入路。本章将详细介绍手术技术和术后护理。其临床结果良好。在作者自己的研究中（n=23），1年后PIP关节的平均ROM为71°，无松动迹象。

【关键词】近侧指间关节，置换，关节成形术，非骨水泥，表面滑动假体，假体，CapFlex假体

一、概述

手术治疗症状性近侧指间骨关节炎多年来一直是手外科医生面临的挑战。PIP全关节置换术的历史始于1966年硅胶假体的引入。假体断裂、侧副韧带不稳定和硅胶滑膜炎使这些假体总是出现问题。下一代假体由Linscheid和Dobyns于1979年推出[1]。具有髓腔柄的解剖型非限制型PIP假体最初由钴铬合金制成，然后是钛，最后是热解碳制成。假体形状基本保持不变。假体的松动、移位和脱位是主要并发症。

作为第三代假体，CapFlex-PIP假体（KLS Martin Group，Tuttlingen，德国）也是一种表面置换假体，但是，进入髓腔的柄较短，截骨较少。

二、假体的特征

CapFlex假体由两个非限制型的组件构成，其形状与近节和中节指骨相对的两端相似（图14.1）。近端组件由钴铬合金制成，并带有抛光的远端关节面，复制了"正常"的髁部解剖结构，组件头的近端部分被制成粗糙的钛表面，以促进骨长入[2]。Schindele等在2016年通过一例因软组织并发症而切除的CapFlex假体上证实了骨的长入。在骨长入前，

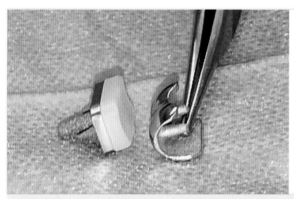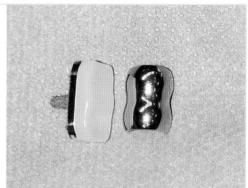

图 14.1　CapFlex 假体由两个解剖型的非限制型组件构成

14

近端假体的稳定依赖于两个小柄，以保证将其固定在近节指骨远端。

远端组件由三种不同的材料制成：近端滑动表面由超高分子量聚乙烯（UHMWPE）制成，嵌于钴铬材质的体部，并在远端有粗糙的钛涂层。

CapFlex假体是一个模块化系统，每个组件有三个型号：小、中、大号。可以有七种不同的组合。每个型号可与它相对应的组件进行组合，例如，小号与跟它相差一号的组件匹配，即，小号与中号，中号与小号，或中号与大号。最常见的组合是中号（M）近端组件与中号（M）或大号（L）远端组件（中节指骨）。远端组件有三种不同的厚度：2.1 mm，3.0 mm和4.4 mm。选择不同的厚度有助于手术结束时平衡关节的软组织。

由于骨的切除有限，侧副韧带可以"始终"保留，有助于维持关节的稳定性。

假体可经背侧或掌侧入路植入。所使用的工具是为两种入路设计的。

三、适应证和禁忌证

CapFlex假体的主要适应证是退行性骨关节炎[3]。良好的骨质量是使用假体的先决条件，因为小组件需要骨支撑。现代抗风湿药物常导致类风湿性关节炎（RA）患者出现类似骨关节炎样进展，因此适应证也包括此类RA患者。我曾治疗过一例RA患者，在其食指PIP关节中使用了CapFlex假体，该患者既往接受过Swanson MCP关节置换术。

CapFlex假体在治疗创伤性关节炎方面有一定的作用，但不太常见，临床结果可能差一些。

侧副韧带功能的完整是必不可少的，因为假体本身只有有限的关节稳定作用。如果关节有一些不稳定，那么可进行一侧或双侧的侧副韧带缩短或重新固定。这在原发性关节炎伴尺桡偏畸形的情况下通常是必要的。在我们治疗的患者中，指关节在轴向上保持对线的结果是令人鼓舞的，因为有良好的骨支撑，短缩的侧副韧带也没有过大的张力。

应该注意的是，与普通PIP假体一样，手术真正的指征是相关的疼痛，而并不是预期达到正常活动范围。是否能够以关节活动预期有10°～40°的改善来评判手术是否成功，这要根据个案情况来确定。我为一位音乐家使用了CapFlex假体，她的食指由于退行性骨关节炎而几乎僵硬，但没有疼痛感。手术后，由于动作的改善，患者能够再次演奏她的单簧管，因此她对治疗结果感到满意。然而，这些都由患者个人情况决定！

四、文献结果

由于CapFlex假体在市场上还很新，对其推广较为谨慎，只有很少的相关研究和临床结果。对于CapFlex假体来说，最重要的经验来自瑞士苏黎世的Schulthess Klinik，该假体就是在那里共同开发的。2017年的一项研究报道了50例患者随访1年的结果。在此期间，患者PIP关节的活动范围从平均43.4°改善到55.9°。VAS（0～10）测量的疼痛从6.5分下降到2.2分。1例患者因桡侧副韧带不稳而行翻修手术，4例患者进行二次肌腱松解术[4]。

在包括100例患者的104根手指中，手术后1年，患者休息时的疼痛评分从4.3分减少到1.3分，活动时疼痛从术前的6.5分减少到手术后的2.3分。通过对手术满意患者进行的评估发现，休息时疼痛的最小重要变化（MIC）为1.2，活动时疼痛的最小重要变化（MIC）为2.8。1年后，简要MHQ评分从45分上升到71分[5]。

通过比较100例患者使用不同入路植入CapFlex假体术后2年的表现，发现背侧肌腱间隙入路效果最佳，可将PIP活动度从40°增加到61°，与术前相比提高了21°[6]。

五、作者自己的经验和推荐技术

我们科室从2015年底开始植入CapFlex假体。截至2019年7月，我们已经为38例患者植入了43个假体。

（一）作者的推荐技术

所有患者均采用背侧入路手术。在我看来，背侧入路提供了最好的视野，可使假体获得准确的力线，这对改善关节功能和避免不稳定（如鹅颈样畸形）是非常重要的。本人采用背侧弧形切口，在PIP关节中央纵向切开。通过纵向避开肌腱从裂隙进入关节，将中央束从中指骨基底部剥离成两个半束（图14.2）。在中央束止点的远端无肌腱三角区开始切开，向近端延伸至近节指骨中部。向两侧反折肌腱的两半束暴露关节后，去除骨赘以更充分显露关节边缘，特别是掌侧。必须切除近节指骨头部约3～4mm的骨组织，因此侧副韧带起点的远端部分需要使用手术刀小心地进行松解。现在可使用一个小剥离器从掌侧向近节指骨钝性剥离，一直到掌板的深度，然后插入刻度板截除指骨头部。骨切除的范围以mm为单位，一般为3～4mm。摆锯应垂直于近节指骨的长轴（图14.3）。如果稍微向掌侧倾斜可以帮助改善PIP关节的屈曲功能；但向背侧倾斜的话就有可能增加鹅颈样畸形的风险。

然后确定近端组件的大小。为了不刺激侧副韧带，优选"尽可能小"的组件。理想的器械可以为假体小柄开孔并确定尺寸。然后在导向器的帮助下，进行45°掌侧和背侧成角截骨，以适应近端假体的形状（图14.4）。由于骨量有限，截骨操作要非常小心，尤其要避免旋转畸形。随后插入合适的试模，像正式假体一样，将试模锤击到正确的位置并通过术中影像确认。如果试模不合适，就进行更换。根据我的经验，良好的近端假体对后期的结果非常重要。

远端组件植入的准备工作，从中节指骨基底部掌侧关节面的切除开始。我通常在这一步使用咬骨钳。下一步测量远端组件的深度（图14.5）。宽度不应太大，以免导致过紧，因为尽管可以植入厚的假体以最大限度地提高稳定性，但仍然会增加鹅颈样畸形的风险。用试模确定应放置在截骨区域假体的高度，避免造成太大的张力。进而确定远端假体的大小，通常比近端假体大一个型号。测量假体大小的试模有助于为远端组件的微

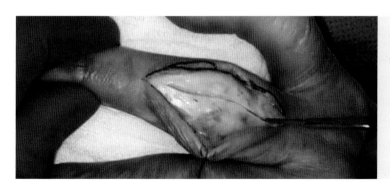

图 14.2　背侧入路伸肌腱中央劈裂

14

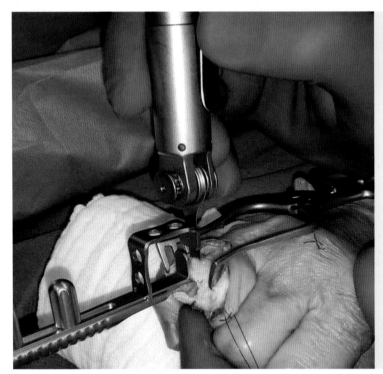

图 14.3　使用可调节摆锯导向器截除近节指骨头部 3 ～ 4mm

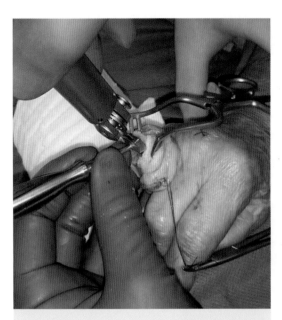

图 14.4　用摆锯导向器对近节指骨头部进行 45° 截骨

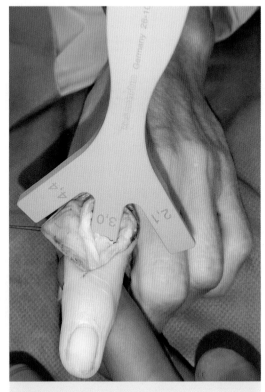

图 14.5　测量远端组件的高度

14

柄准备三个孔。将合适的试模组件打入中节指骨的基底部（图14.6）并进行放射影像学检查。如果满意，将正式假体用锤击的方法进行压配安置到位（图14.7）。

　　如果一侧侧副韧带松动，通常术前就会存在PIP关节冠状面尺桡偏畸形的情况，需要用缝线对松弛的侧副韧带进行收紧。以PIP关节线为中心用4×0PDS缝线进行"X"形缝合（图14.8）。这种技术可以在不限制运动范围的情况下拉紧韧带。我使用连续的4×0

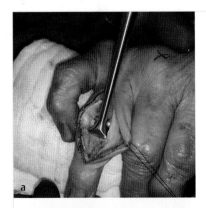
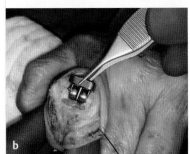
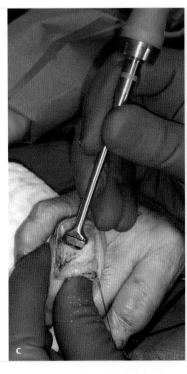

图 14.6 　（a–c）插入远端组件试模

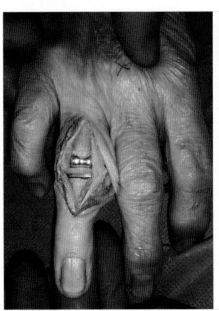
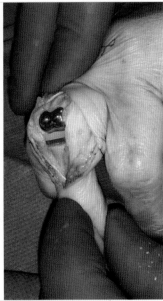

图 14.7 　初次假体组件置换术后

14

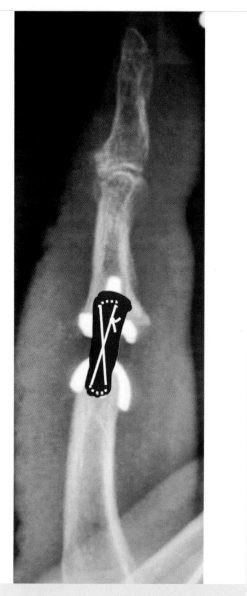

图14.8 用于缩短／紧张侧副韧带的缝合技术（紫色）

PDS缝线交叉缝合修复伸肌装置的两个半份。我通常会松开止血带，等待几分钟，直到大部分出血停止，并辅以电凝，以尽量减少术后肿胀。将手术的手指与相邻的手指作为一个"内在夹板"固定在一起。

（二）术后护理

在术后换药期间，患者可能已经小心地进行了有限的活动。如果软组织情况允许，在手术后7～14天内用热塑夹板替换"内在夹板"，仅将手术的手指固定在伸直位置。在术后第2周，患者可在白天将夹板从手指上取下进行锻炼。2周后，白天可取下手指夹板，使用管状加压绷带稳定手指并起到消肿作用。晚上佩戴热塑手指夹板作为位置夹板。4周后，如果X线影像满意，允许患者在无夹板固定的情况下自由活动，但不能负重。3个月后，如果X线影像满意，允许完全性使用手指。

（三）作者自己的结果

对于采用这种技术治疗的患者，我们在随访数据中排除了两例创伤后病例。2019年7月，我们回顾了25例因原发性退行性骨关节炎接受治疗的患者，随访时间至少为1年。我们排除了2例患者：1例中节指骨基底部骨折治疗失败，另1例关节成形术失败的患者不想接受关节融合术。

患者关节的活动范围从平均52°（0°～14°～66°）改善到平均71°（0°～172°）。静止时疼痛的VAS（0～10）评分平均改善了1分，在负荷下平均改善了3分。术后1年的X线片未显示松动或对线不佳（图14.9，图14.10，图14.11）。

此研究结果与Herren和Schindele的报道相似[4-6]，后者的研究中患者获得的活动范围更小，但在他们的研究中患者在术前的活动功能也不好。

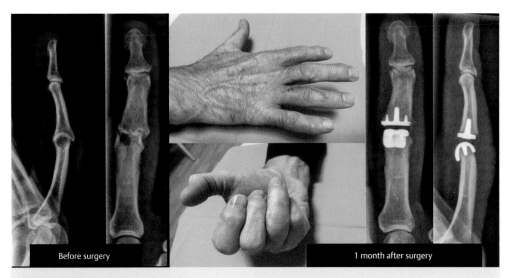

图 14.9　无名指术后 1 个月结果

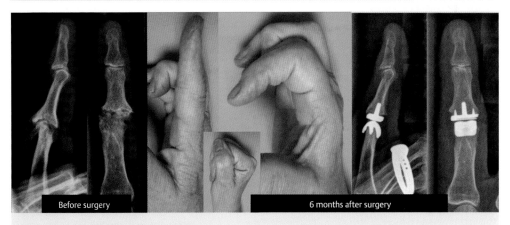

图 14.10　食指术后 6 个月的结果

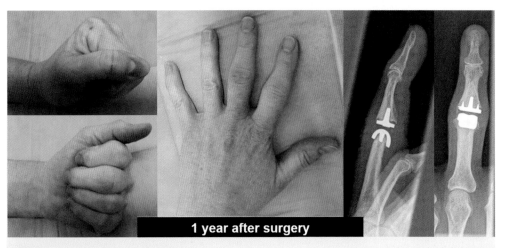

图 14.11　中指术后 1 年的结果

14

参考文献

[1]　Linscheid RL, Dobyns JH. Total joint arthroplasty: the hand. Mayo Clin Proc. 1979; 54(8):516–526

[2]　Daecke W, Veyel K, Wieloch P, Jung M, Lorenz H, Martini AK. Osseointegration and mechanical stability of pyrocarbon and titanium hand implants in a load-bearing in vivo model for small joint arthroplasty. J Hand Surg Am. 2006; 31(1):90–97

[3]　Schindele SF, Sprecher CM, Milz S, Hensler S. Osteointegration of a modular metal-polyethylene surface gliding finger implant: a case report. Arch Orthop Trauma Surg. 2016; 136(9):1331–1335

[4]　Schindele SF, Altwegg A, Hensler S. Surface replacement of proximal interphalangeal joints using CapFlex-PIP. Oper Orthop Traumatol. 2017; 29(1):86–96

[5]　Marks M, Hensler S, Wehrli M, Schindele S, Herren DB. Minimal important change and patient acceptable symptom state for patients after proximal interphalangeal joint arthroplasty. J Hand Surg Eur Vol. 2019; 44(2):175–180

[6]　Bodmer E, Marks M, Hensler S, Schindele S, Herren DB. Comparison of outcomes of three surgical approaches for proximal interphalangeal joint arthroplasty using a surface-replacing implant. J Hand Surg Eur Vol. 2019:1753193419891382

14

第15章 第三代 PIP 关节置换术：PIP-R 假体

Chris Williams and Timothy Hardwick

【摘要】本章介绍了MatOrtho PIP-R假体的独特功能，该假体设计用于替换手指的患有关节炎的近侧指间关节（PIP）。还将介绍假体的设计、其背景及使用指征。我们将根据主要设计者单位及我们自己发表的文献，对临床结果和并发症情况进行分析，还将根据作者的经验及建议的康复方案，讨论使用该假体的要点和技巧。

【关键词】关节成形术，指间关节，近侧指间关节，PIP-R

一、设计原理

PIP-R（MatOrtho，Leatherhead，英国）是一种用于手指近侧指间关节（PIP）置换术的由两个钴铬组件和聚乙烯衬垫组成的假体。通过将尸体PIP关节精细地分割成两个平面，对其形态学进行摄影研究发现，由于髁突向桡侧或尺侧倾斜以及每根手指不同的曲率半径，当手指屈曲时，会导致中节指骨相对于近节指骨发生一定程度的轴向旋转[1]。既往其他PIP置换假体设计达不到这一要求，致使研究者认为这可能是关节置换手术后临床结果出现差异的原因。因此，资深研究人员参与了PIP-R假体的设计。

二、设计特点

假体最初由三个部分组成：近端柄、远端柄和聚乙烯衬垫，后者在植入时必须组装到中节指骨的组件上。由于在无菌条件下进行术中操作很困难，不久就变为预组装中节指骨组件。假体被装在一个盒子里，里面包括两个独立包装的组件。根据关节面在桡尺方向上的宽度，有五种型号，两侧假体组件分别从7号组件到11号，可以混合组装，允许关节两侧使用不同的型号，近端使用较大的组件（7/8，8/9，9/10和10/11），共有九种可能的组合。

近端假体有一个双髁状承重面，其前方表面高度模仿原生关节，可能允许超过90°的屈曲。它也像原生的近节指骨头一样在前面呈喇叭状。根据上述研究的数据，柄的解剖形状更适合近节指骨的髓腔。假体柄被覆羟基磷灰石钙，以允许骨长入以获得长期的稳定性，早期的稳定性是通过近节指骨的截骨面和假体对髓腔的压配来获得的（图15.1）。

同样基于形态学研究，远端假体组件具有比其他目前使用的假体更小、更薄的假体柄。它也被羟基磷灰石包裹。该组件被设计安装在中节指骨皮质边缘内侧的软骨下松质骨上，以避免对术中保存良好的侧副韧带造成撞击。这样做的另一个好处是，中节指骨基底部的任何骨缺损，由于被皮质骨包裹，都可以进行植骨（图15.1）。

聚乙烯关节表面在轮廓上可为近端组件提供大的接触面积，以减少接触负荷。它可以在中节指骨组件上旋转，这允许在手指PIP关节屈曲时发生旋转。其实，它可以360°旋

15

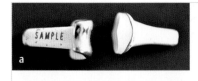
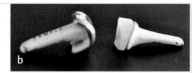
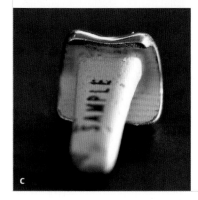
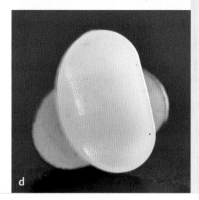

图 15.1　PIP-R 假体外观，近侧组件左侧。（a）双髁状关节面的背侧视图。（b）柄外形的侧视图。（c 近侧组件的近端视图，关节面呈明显的喇叭状。（d 远端组件的近端视图，聚乙烯衬垫逆时针旋转约75°

转，但这与临床无关。这种旋转还可以弥补假体植入时产生的非计划的旋转不良，这可能是由既往的骨折等引起的（图15.1）。

该假体于2006年进入临床使用，由首席设计师在英国的Wrightington医院植入了第一个关节。PIP-R可通过背侧入路、外侧入路或掌侧入路置入，通过这三种入路，均可很好地准备骨床。唯一的例外是，用于检查屈伸间隙的装置，其背部有一个手柄，在外侧入路时它会阻碍伸肌腱复位，而在掌侧入路时完全不能使用。

三、适应证

该假体是为骨关节炎患者替代手指PIP关节而设计的。它也可以用于创伤性关节炎力线正常的情况。需要软组织条件（侧副韧带、中央束和掌板）处于良好状态。术前的桡偏或尺偏畸形，若骨质流失不严重，也适用。如果在中节指骨基底部有任何缺损，可以进行植骨，但不能在近端进行植骨，因为指骨头截骨后会失去皮质壳。但这通常不是一个问题，因为尽管最初假体在关节面下有骨支撑，但会发生一定程度的应力遮挡（图15.2）。对于炎症性关节炎，也有同样的要求。

四、禁忌证

假体没有组织附着，如果软组织功能欠佳，就会出现半脱位或脱位。如果桡侧副韧带断裂或纤弱，就不能手术。如果尺偏畸形是由于骨质流失，则尺偏不一定是禁忌证，但如果畸形严重，桡侧副韧带通常会减弱，并可能在手术后断裂（图15.3）。如果肌腱无功能，则不应使用假体。术前僵硬会限制术后恢复，但并非所有病例都如此。

五、报道的结果

2015年发表的一篇论文研究了这种假体的抗磨损特性。研究发现近端组件和聚乙烯衬垫之间以及衬垫与远端金属组件之间（背侧磨损）的关节面的磨损很小[2]。

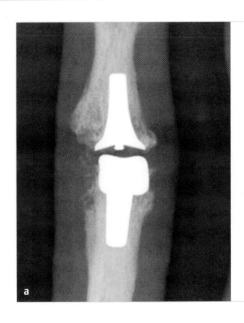
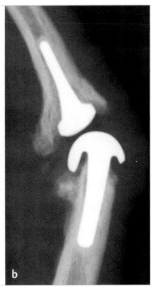

图 15.2　假体置入术后 X 线片。（a）手术后不久和（b）术后 6 个月显示应力遮挡。两侧假体关节面下都有骨吸收，假体柄周围有骨长入（图 a 可见固定聚乙烯组件的螺栓）

英文文献中针对该假体唯一发表的临床结果是2015年由主设计师所在机构对50例患者的100个关节进行的2～6.5年的随访研究。结果显示4年后假体生存率为85%。术后第1年，13例患者因僵硬、不稳定和组件脱落进行了翻修。另外7例必须切除过度增生的骨头或进行其他处理。三分之二的患者获得了良好或极好的结果，但关节僵硬或变形的患者效果不佳[3]。

同一研究团队的第二篇论文报告了19例患者的33个假体通过外侧入路植入假体至少2年的结果。结果显示其中6例需要翻修更换其他假体或行融合术，1例行肌腱松解术。结果表明，与既往的研究相比，通过侧方入路可获得更好的运动范围[4]。

六、作者的结果

我们在2011年11月的英国手外科学会会议上报告了2009—2011年的早期结果。研究包括9例患者的11个关节，关节的平均活动范围为10°～50°，采用背侧入

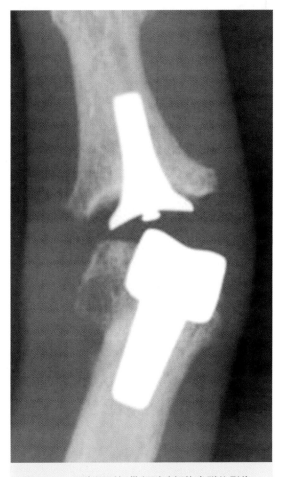

图 15.3　因桡侧副韧带断裂致假体半脱位影像

路手术。结果表示2例患者实现了完全伸展至屈曲80°的活动范围。1例患者因持续僵硬需要关节松解术，另1例患者因中央束肌腱附着点剥脱需要手术（图15.4）。

我们最近的回顾性分析（准备中）纳入了50例患者的65个关节，随访时间为1.5～10年，关节平均活动度为54°（10°～90°），其中10例患者实现了全范围活动。我们进行了15例二次软组织手术：7例由于中央束功能丧失和脱位，8例由于持续僵硬/畸形进行软组织松解。另有6例患者因僵硬或松动和塌陷而接受融合手术（图15.5）。共40例（62%）关节置换术不需要进一步治疗。

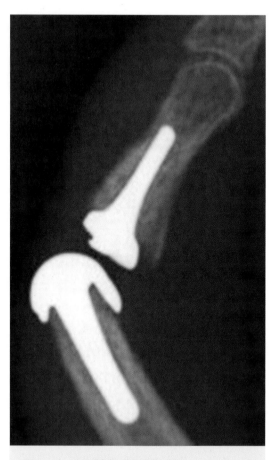

图 15.4　中央腱断裂患者的影像

七、手术过程和要点

我们通常使用尺骨侧入路治疗所有手指，以保留桡侧副韧带，但既往也使用过背侧入路。一旦关节脱位，骨赘被移除，我们倾向于首先准备中节指骨。这是因为其髓腔通常比近节指骨的髓腔小，如果差异很大，则所需假体之间可能存在两种尺寸的不匹配，这是不可容忍的。当用锥子在中节指骨开孔后，对软骨下骨进行扩髓时，要确保扩髓器不会陷入较软的松质骨中，这是非常重要的。我们倾向于保留骨化的中央束止点。近节指骨头部的骨质通常相当坚硬，因此使用小型咬骨钳咬除髁间区域以方便进入，并获得在髓腔内的正确力线。这也可以防止在插入铰刀时发生髁间劈裂。我们希望在假体植入后关节张力略微减小。

八、康复治疗

术后患者在手术室使用夹板固定于伸直位，并在2～3天内进行温和的主动和被动运动练习，从完全伸展位到30°屈曲位。如果中央束附着点保持良好状态，则在10天内进展到45°，感觉良好的情况下在3周内进一步增加难度。如果中央束状况不佳，恢复速度会减慢。手休息位夹板24小时固定，以减少发展为屈曲挛缩的风险，从第6周开始白天可以去除固定，但在夜间继续固定3～6个月。

15

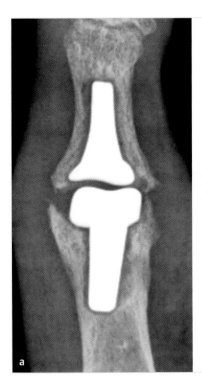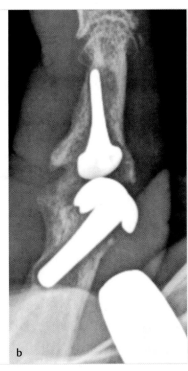

图 15.5　假体松动影像。（a）假体组件周围透亮线及假体下沉的正位片。（b）侧位片

参考文献

[1] Lawrence T, Trail IA, Noble J. Morphological measurements of the proximal interphalangeal joint. J Hand Surg [Br]. 2004; 29(3):244–249

[2] Naylor A, Talwalker SC, Trail IA, Joyce TJ. In vivo wear testing of a CoCR-UHMWPE finger prosthesis with Hydroxyapatite coated CoCr stems. Lubricants.. 2015; 3(2):244–255

[3] Flannery O, Harley O, Badge R, Birch A, Nuttall D, Trail IA. MatOrtho proximal interphalangeal joint arthroplasty: minimum 2-year follow-up. J Hand Surg Eur Vol. 2016; 41(9):910–916

[4] Trail IA. MatOrtho proximal interphalangeal joint arthroplasty via lateral approach: minimum 2 year follow up. Personal communication. 2019

15

第 16 章　PIP 关节置换术的手术入路

Massimo Ceruso, Sandra Pfanner, Giovanni Munz

【摘要】进行PIP关节置换术，有三种进入近侧指间关节的入路：背侧、掌侧和外侧入路。选择切口必须考虑关节周围肌腱、韧带、神经和血管的复杂解剖结构，并保持皮瓣的血供；还必须允许手术后关节早期活动，且不会使伤口在术后康复中张力增加。无论外科医生选择何种方法，最好熟悉不同的入路，以便更好地解决特定的PIP关节畸形和关节周围软组织损伤等并存问题。

【关键词】PIP关节置换术，PIP手术入路，PIP关节病变，手指关节重建，手指关节假体

一、概述

近侧指间关节（PIP）的手术入路的关键问题是关节周围软组织的复杂解剖结构：与关节头紧挨的伸肌腱和屈肌腱以及稳定PIP关节的韧带结构。需特别强调的是，伸肌装置是最关键的，它很脆弱且容易粘连。选择的切口必须考虑皮瓣的血供。还必须允许手术后关节早期活动，且不会使伤口在术后康复中张力增加。有三种可选方案：背侧、掌侧和外侧入路。

二、背侧入路

背侧入路是PIP关节最常用的入路，可提供安全的入路通道和广泛的关节暴露，在假体置换术中更容易进行截骨操作。此外，大多数假体的对线和截骨模板设计都是通过背侧入路进行操作的[1]。

（一）背侧皮肤切口

最常见的皮肤切口是弧形切口，但不是从PIP关节背侧的中央跨过（图16.1）。这种切口优于中央纵行直切口，有利于减少术后早期活动时手术切口的张力。缝合皮肤时要避免缝合在伸肌装置上，以防止与背侧中线上肌腱的粘连。皮瓣应锐性剥离，保持皮肤和皮下脂肪层之间的连接完整，以保护其血供。

（二）PIP 关节的背侧肌腱切开入路

皮瓣被剥离牵开后，有多种方法来处理伸肌装置。关键的问题是会不会损害中央束的止点。可以通过在横向支持韧带和侧束的掌侧缘之间切开来保留它，也可以在中线上进行切口，将侧束劈开直到中央束[2]。第三种选择是Chamay肌腱切开术。通过牵开一个以远端为蒂的三角形皮瓣，扩张到近端伸肌腱，其顶点位于近节指骨近端三分之一的水平（图16.1b）[3]。该入路通过向远端旋转肌腱瓣，并在屈曲关节时使侧束向掌侧脱位，可以很好地显露关节面（图16.1c）。主要的缺点是需要肌腱内缝合来重新固定皮瓣，这在早期活动时显得很脆弱，肌腱瘢痕会降低伸肌装置的功能。然而，如果长时间固定，它会导致严重的粘连和僵硬。其他研究者更倾向于将中央腱束从中节指骨基底部的止点

16

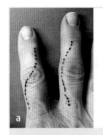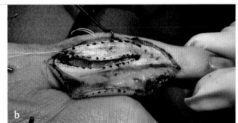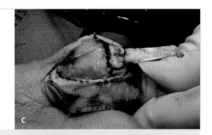

图 16.1　（a）背侧入路的弧形切口。（b）背侧入路：Chamay 肌腱切开术。（c）背侧入路：Chamay 皮瓣远端旋转和近侧指间关节脱位

上剥离，以获得良好的肌腱活动度。继而可以使用经骨缝合线将肌腱固定在中节指骨的基底部，或者如果功能良好也可以保持游离[2,4]。

三、侧方入路

皮肤切口起自近节指骨远端外侧，然后在中指骨向背侧弯曲（图16.2a）。牵开皮瓣，充分暴露PIP关节的桡侧和尺侧，以及伸肌装置和屈肌鞘（图16.2b）。神经血管束由克利兰韧带（Cleland's ligament）保护。切开支持带韧带，移开伸肌腱外侧腱束，同时保留中央腱束的止点（图16.2c）。然后将侧副韧带作为近端为底的三角形皮瓣提起（图16.2 d，e）。这是通过一个V形切口完成的，其纵向切口对应于侧副韧带的背侧缘，而前斜切口将侧副韧带和副侧副韧带与指盂韧带纤维分开，该指盂韧带纤维从中节指骨基底部（P2）斜向延伸到掌侧板外侧缘及相应部位的环形滑车（图16.2f）[5]。切开背侧关节囊和掌板的同侧近端止点，以对侧侧副韧带复合体为支点，使关节向侧方脱位（图16.2 g，h）。为了保持桡侧副韧带完整，特别是对于食指和中指，为保持与拇指夹紧时的稳定性，通常首选尺侧外侧入路[6]。

当关节成形术完成后，将关节复位，并将侧副韧带复合体缝回指盂纤维（图16.2 i）。将支持带韧带与外侧腱束缝合，修复伸肌装置（图16.2 j）。检查关节稳定性和被动活动范围（ROM）。

PIP关节被夹板固定在轻微屈曲位，可立即进行轻柔的主动关节活动。术后第3天，应用定制的背侧静态夹板，将PIP伸直活动限制在5°，防止向手术入路对侧偏移。术后4周，将手术的手指绑贴于入路同侧手指上，允许进行日常活动（ADL）[5]。

四、掌侧入路

Schneider[7]介绍了一种掌侧入路，需要把滑车系统和掌板分别打开。此外，主侧副韧带止点必须完全松解。为了提供最佳初始稳定性和即时的功能康复，Simmen和Herren介绍了一种保持主侧副韧带完整的掌侧入路，并开发了一种到达屈肌腱滑车和掌板的改良入路[8-10]。

Bruner型掌侧切口可形成一个以桡侧为底的三角形皮瓣，利于识别并保护两束神经血管束（图16.3a，b）。在A2和C1滑车之间切开屈肌腱鞘，并在副侧副韧带两侧切开

16

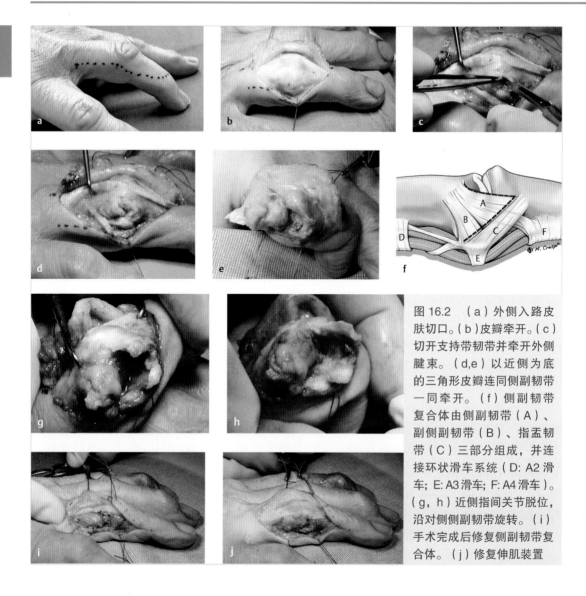

图 16.2 （a）外侧入路皮肤切口。（b）皮瓣牵开。（c）切开支持带韧带并牵开外侧腱束。（d,e）以近侧为底的三角形皮瓣连同侧副韧带一同牵开。（f）侧副韧带复合体由侧副韧带（A）、副侧副韧带（B）、指盂韧带（C）三部分组成，并连接环状滑车系统（D: A2 滑车; E: A3 滑车; F: A4 滑车）。（g，h）近侧指间关节脱位，沿对侧侧副韧带旋转。（i）手术完成后修复侧副韧带复合体。（j）修复伸肌装置

（图 16.3c）。主侧副韧带保持完好。屈肌滑车系统和掌板作为管状袖套打开，并牵到桡侧（图 16.3d，e）。切除近节指骨头，完整保留主侧副韧带的起点。如有必要，也可切除中节指骨基底部的骨赘。在关节完全脱位后，可以对骨边缘进行修整或切除，以方便扩髓并插入假体组件（图 16.3 f）。掌板和滑车系统用可吸收缝线（4-0或5-0）缝合（图 16.3 g）。术后第一天开始功能康复锻炼，每天进行3～4次主动屈伸运动。必要时可在3 ～ 4周后使用可拆卸夹板固定[9]。

五、文献综述和作者推荐技术

PIP关节置换术最受欢迎的是背侧入路。正如前所述，需要保留伸肌腱中央束，除此之外，它在技术上要求最低。因为关节暴露得非常清楚，神经血管束的风险最小，因此常作为首选。此外，截骨导板通常是为这个入路而设计的[1,10]。

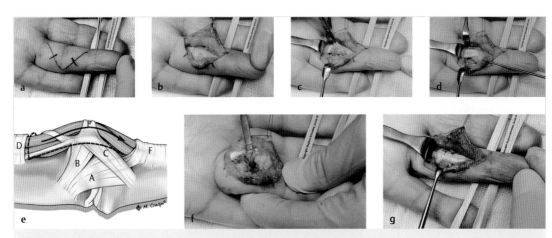

图 16.3　（a）Bruner 掌侧切口。（b）掌侧入路提起皮瓣。（c）掌侧入路：A2 和 C1 滑车与副侧副韧带之间的切口。（d）掌侧入路：屈肌装置和掌板作为管状袖套被牵开。（e）掌侧入路：掌板作为管状袖套筒移开（A：侧副韧带；B：副侧副韧带；C：指孟韧带；D：A2 滑车；E：A3 滑车；F：A4 滑车）。（f）经掌侧入路近侧指间关节脱位。（g）掌侧入路：修复滑车系统和掌板。[（a-d,f,g）由瑞士苏黎世 Stephan Schindele 提供]

　　PIP关节置换术掌侧入路的基本原理是保留主侧副韧带和伸肌腱的中央束，允许早期主动和被动活动，有利于伸肌腱的完全恢复[9]。理论上静脉回流未受到影响，可以减少肿胀[10,11]。当类风湿关节炎伴轻度鹅颈畸形需要复位和加强掌板时，也可考虑使用这种方法[1,6,10,12]。然而，掌侧入路在技术上要求更高，有损伤指神经血管束的风险，并且植入假体所需的通道较差；主要的背侧骨赘可能难以切除和无法矫正伸肌腱不平衡。

　　外侧入路的主要优点是同时保留了伸肌和屈肌装置。手外科医生也不常采用这种入路。Pritsch和Rizzo采用这种入路，报道了人工关节置换术中最低的再手术率[13]，Segalman报道使用硅胶假体未发生不稳定或进行第二次手术[14]。外科医生对外侧入路开始产生兴趣。Flannery等从背侧入路改为外侧入路，以改善术后PIP关节ROM[15]。此外，在掌侧入路后行第二次手术去除骨赘时，可以考虑外侧入路[16]。

　　手术入路也受所选择的假体的影响，硅胶假体和硬质假体之间有明显区别。据报道，通过掌侧入路，硅胶假体可获得最佳的ROM和最小的伸肌延迟，而硬质假体则相反，ROM更差，伸肌延迟更大。此外，据报道，硬质假体采用掌侧入路比采用背侧入路失败的风险更高，而经掌侧入路的硅胶假体手术失败率最低。掌侧入路的另一个未解决的并发症是Shirakawa等[13,16,17]报道的植入假体后的屈曲挛缩畸形，以及可能由术中骨折或中央束止点脆弱引起的骨赘形成[16]。

　　鉴于外侧入路在手术复杂性、术后即刻稳定性和肌腱完整性之间的平衡，目前外科医生使用外侧入路作为假体关节置换术的首选。在计划关节成形术时，无论外科医生选择何种方法，最好熟悉不同的选择，以便更好地解决特定的PIP关节畸形以及周围软组织损害引起的共存问题。

16

参考文献

[1] DeDeugd CM, Rizzo M. Surgical exposure of the proximal interphalangeal joint. Hand Clin. 2018; 34(2):127–138

[2] Cheah AE, Yao J. Surgical approaches to the proximal interphalangeal joint. J Hand Surg Am. 2016; 41(2):294–305

[3] Chamay A. A distally based dorsal and triangular tendinous flap for direct access to the proximal interphalangeal joint. Ann Chir Main. 1988; 7(2):179–183

[4] Linscheid RL, Murray PM, Vidal MA, Beckenbaugh RD. Development of a surface replacement arthroplasty for proximal interphalangeal joints. J Hand Surg Am. 1997; 22(2):286–298

[5] Ceruso M, Pfanner S, Carulli C. Proximal interphalangeal (PIP) joint replacements with pyrolytic carbon implants in the hand. EFORT Open Rev. 2017; 2(1):21–27

[6] Merle M, Villani F, Lallemand B, Vaienti L. Proximal interphalangeal joint arthroplasty with silicone implants (NeuFlex) by a lateral approach: a series of 51 cases. J Hand Surg Eur Vol. 2012; 37(1):50–55

[7] Schneider LH. Proximal interphalangeal joint arthroplasty: the volar approach. Semin Arthroplasty. 1991; 2(2):139–147

[8] Simmen BR. Der palmare Zugang zur Arthroplastik des proximalen Interphalangeal-Finger-Gelenkes. Oper Orthop Traumatol. 1993; 5:112–123

[9] Herren DB, Simmen BR. Palmar approach in flexible implant arthroplasty of the proximal interphalangeal joint. Clin Orthop Relat Res. 2000(371):131–135

[10] Herren DB. Current European practice in the treatment of proximal interphalangeal joint arthritis. Hand Clin. 2017; 33(3):489–500

[11] Yamamoto M, Malay S, Fujihara Y, Zhong L, Chung KC. A systematic review of different implants and approaches for proximal interphalangeal joint arthroplasty. Plast Reconstr Surg. 2017; 139(5):1139e–1151e

[12] Murray PM, Linscheid RL, Cooney WP, III, Baker V, Heckman MG. Long-term outcomes of proximal interphalangeal joint surface replacement arthroplasty. J Bone Joint Surg Am. 2012; 94(12):1120–1128

[13] Pritsch T, Rizzo M. Reoperations following proximal interphalangeal joint nonconstrained arthroplasties. J Hand Surg Am. 2011; 36(9):1460–1466

[14] Segalman KA. Lateral approach to proximal interphalangeal joint implant arthroplasty. J Hand Surg Am. 2007; 32(6):905–908

[15] Flannery O, Harley O, Badge R, Birch A, Nuttall D, Trail IA. MatOrtho proximal interphalangeal joint arthroplasty: minimum 2-year follow-up. J Hand Surg Eur Vol. 2016; 41(9):910–916

[16] Shirakawa K, Shirota M. Post-operative contracture of the proximal interphalangeal joint after surface replacement arthroplasty using a volar approach. J Hand Surg Asian Pac Vol. 2016; 21(3):345–351

[17] Wagner ER, Luo TD, Houdek MT, Kor DJ, Moran SL, Rizzo M. Revision proximal interphalangeal arthroplasty: an outcome analysis of 75 consecutive cases. J Hand Surg Am. 2015; 40(10):1949–1955.e1

第17章 远侧指间关节炎和创伤的关节置换术

David Elliot, Maria Sirotakova, Adam Sierakowski, Claire Jane Zweifel

【摘要】本章回顾了2004—2019年同一研究团队使用Swanson假体置换术治疗远侧指间关节（DIP）退变疼痛的情况。2012年，一篇同行评议论文报道了2004—2009年期间129例因疼痛性骨关节炎和2例因受伤后持续疼痛而行DIP关节置换术的早期经验。在最初的研究中，37例（28例患者）进行了关节成形术，采用伸肌腱劈开和修复，术后固定8周。94例（60例患者）在未行肌腱劈开的情况下进行手术，术后可立即活动。在平均57个月后进行评估，术后关节平均活动范围为39°，平均伸肌滞后为11°，这两个指标在两组患者中均有显著改善。术后疼痛的严重程度明显改善。除一例患者外，患者均对置换手术的美观效果感到满意。总并发症发生率为7/131（5%）。三个关节发生蜂窝组织炎，一个关节发生骨髓炎，需要后续融合。由于持续的外侧不稳定和明显的尺偏畸形，两个关节随后发生融合，一个有持续的锤状指畸形，通过肌腱缩短矫正。这篇综述介绍了在随后的17年中对初始技术的微小改进，以减少感染和增加重建关节的稳定性，并将该技术扩展到拇指IP关节的置换。

【关键词】关节置换术，远侧指间关节，Swanson假体，骨关节炎

一、概述

远侧指间关节（DIP）的退行性变会引起疼痛、致残和外形丑陋。如果非手术治疗不能缓解疼痛，关节融合术仍被大多数外科医生认为是手术治疗的金标准。传统方法导致的关节融合失败是经常被忽视的，据报道延迟愈合和不愈合的发生率为0～20%[1,2]，并且需要昂贵的加压螺钉来避免这个问题[3,4]。患者通常会因为DIP关节失去运动功能很不开心，特别是食指和中指，因为他们认为手的许多精细功能是依赖于这些关节小范围的快速运动，他们可能认为关节融合是用一种残疾替代了另外一种残疾。

二、DIP关节硅胶假体的特点

自1968年由Swanson首次介绍以来，硅胶弹性假体一直都被广泛应用于近侧指间关节（PIP）和掌指关节（MCP）的关节置换术，以治疗关节炎导致的破坏[5]。这些假体可维持关节间隙并允许关节活动，同时保持关节稳定性。然而，直到2011年，关于DIP关节硅胶假体置换术的文献很少，总的经验记录只有67例远侧指间关节置换[6-11]。这些文献认为该手术是关节融合术的一种很好的替代，可以显著地缓解疼痛和实现夹紧时的稳定，而且保留了20°～30°的DIP关节活动；导致假体取出的并发症发生率为1%～10%，与DIP关节融合术后报道的并发症相当。在这些研究中使用的DIP关节置换术的标准技术涉及到伸肌腱的横断，术后需要6～8周的关节固定，并且有失去部分关节活动的风险。

三、作者的文献研究结果

2011年，我们报道了一项对131例疼痛性骨关节炎和2例受伤后关节持续疼痛的年轻

17

患者进行Swanson置换术的研究结果[12]。共行37个关节置换术（28例患者），采用伸肌腱劈开和修复，术后固定8周。接下来的94个关节（60例患者）在未行肌腱劈开的情况下进行手术，术后可以立即活动。其中包括60例患者，其中女性52例，男性8例。19例患者在一次手术中植入2个假体，5例患者在一次手术中植入3个假体，3例患者在两次手术中植入3个假体，1例患者在两次手术中植入5个假体。40个假体放置在食指，26个放置在中指，15个放置在无名指，13个放置在小指。平均57个月后进行评估，术后平均关节活动范围为39°，平均伸肌滞后为11°，两组手术患者均较术前均有改善且具有显著统计学意义。两组患者术后在活动范围方面无统计学差异。用视觉模拟量表（VAS）主观测量的疼痛严重程度在两组手术后均有显著改善。总并发症发生率为7/131（5%），其中4/131（3%）需要进一步手术。3个关节出现蜂窝织炎，使用抗生素治疗；1个关节出现骨髓炎，需要移除假体并进行关节融合。患者在每次接受随访时都被问及术后关节的稳定性。1个DIP关节因持续的外侧不稳定而进行了融合，1个DIP关节由于术前显著尺偏畸形术后持续存在而进行了融合。1个关节有持续的锤状指畸形，18个月后通过肌腱缩短矫正。两组患者对术后手指外观的总体满意度均较高，除1例患者外，其余患者均对置换术的美观效果满意。

四、来自各作者的DIP关节置换术经验和推荐技术

单个手指关节的手术大多在指根麻醉下进行。多个手指关节手术可根据患者意愿在多个指根麻醉、臂丛神经阻滞或全身麻醉下进行。最初，采用背侧"H"形切口，形成近端和远端皮瓣，进入DIP关节。近来不再常规使用远端皮瓣。将近端皮瓣小心地从下方伸肌腱和骨膜上剥离，并缝合以获得良好的通路。一些病例可在不劈开伸肌腱的情况下植入假体，然后将侧副韧带近端从中节指骨上剥离（图17.1）。

下一步切除伸肌腱外侧的组织。通过向外侧弯曲关节，用肌腱钩将伸肌腱从一侧牵拉到另一侧，然后用咬骨钳去除中节指骨的头部，而不会损伤伸肌腱。用铰刀或磨钻准备中、远节指骨髓腔。然后根据关节的尺寸选择1、0或00 Wright（Swanson型）硅胶假体（Wright Medical Technology，Inc.，Arlington，TN，USA）。清除远节指骨关节表面的骨赘，并插入适当的假体（图17.2）。最后，闭合皮肤（图17.3），用Zimmer掌侧夹板

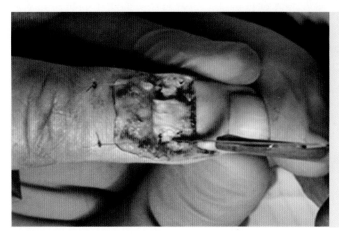

图 17.1　通过"H"形切口显露，从中节指骨上松解侧副韧带的术中视图

17

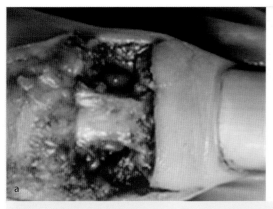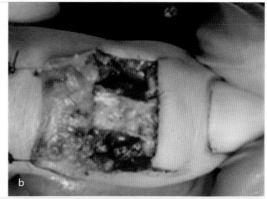

图 17.2 术中视图显示去除伸肌腱外侧的软组织并切除中节指骨头后得到的关节间隙（a）置入测量模板后，（b）植入正式假体

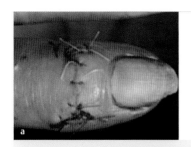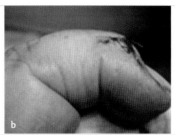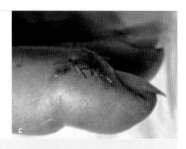

图 17.3 （a）术中手指背侧视图，皮肤闭合后。（b）屈曲至 40°。（c）伸肌仍有 15° 的滞后，由于伸肌腱在远节指骨背侧附着处肿胀使之在视觉上加重到 30°，这在手术中不能切除

固定关节。

五、术后护理

所有患者术后均给予预防性口服抗生素1个疗程，为期5天。鼓励患者从术后第1天开始活动受累手指的其他关节和手的其余部分，特别注意受累手指的近侧指间关节，以避免伸肌腱粘连和背侧关节囊挛缩。适当和多模式的镇痛有利于早期的主动活动。术后2～4天，患者自行对受累手指已置换的DIP关节进行主动屈伸练习，每天5次。

六、技术改进

当我们在2011年写论文时，介绍的是通过背侧切除伸肌腱外侧的软组织以进入关节。然而，不久之后，我们发现有两个缝合后感染导致深度感染的病例，需要移除假体。我们意识到，如果这个外侧组织被切除，皮肤缝合线的深层部分会贴在假体上，所以任何沿着缝合线的感染都可能感染假体。现在，在每一边，在伸肌腱边缘和侧副韧带之间的组织被分离成为以侧副韧带为底的外侧皮瓣。在每侧提起这个小皮瓣后，从中节指骨上松解侧副韧带。植入假体后，皮瓣被缝合回原位，作为皮肤缝线与假体之间的屏

17

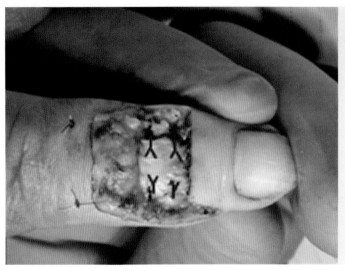

图 17.4　术中视图显示了一种新技术，将伸肌腱外侧组织保留形成以外侧为底小皮瓣，在假体植入后将其缝合回原位，作为屏障防止在缝线感染后引起假体感染

障（图17.4）。此外，我们现在用皮下缝合闭合皮肤，用胶水粘合皮肤，固定DIP关节并用敷料覆盖2周。

在本研究中，我们使用Wright医疗技术有限公司生产的Swanson假体。通常需要00号的假体，偶尔也需要0号，很少需要1号的假体。不同供应商生产的Swanson假体的标号并不总是相同的尺寸。当更换较大号假体时，这一点并不重要，因为每家公司都提供了一盒与自己的假体相对应的器械和测量模板。当进行DIP关节置换时，使用的假体90%以上是"Wright"的00号。在其他制造商提供的假体中可能没有等效的（足够小的）假体，这使得在切除中节指骨头部后会陷入没有即刻解决方案的困境！

尽管保留伸肌腱技术并未使患者获得更大的关节活动范围，并且需要学习曲线，但其手术快速，具有简化术后管理、避免固定和缩短随访时间的优点。因此，自2011年以来，我们一直坚持使用伸肌腱保留技术，每年置换30～50个手指DIP关节和5～10个拇指指间关节，数量逐年略有增加，2018年共治疗了54个DIP关节和15个指间关节。并发症发生率仍然很低。

考虑到侧副韧带在Swanson假体植入时是松解过的，假体置换能够具有与原关节相同的稳定性，这很令人惊讶。置换术后主要有两个因素起作用。尽管术中特别的通道保证了外侧韧带的完好，Swanson假体的髓腔内部分仍提供了关节外侧的稳定性。通过观察关节炎患者破坏的手指从不稳定到稳定的变化，我们早就认识到，当屈指肌腱弯曲手指时，DIP关节几乎不可能发生侧向运动。无论是正常的DIP关节还是用Swanson假体置换的DIP关节都是如此。

七、采用硅胶假体的拇指指间关节置换术

拇指的IP关节在夹捏时特别容易受到向桡侧的侧方应力影响。在过去的5年里，我们发现有3例行IP关节置换的患者在夹捏时出现令人担心的桡偏不稳定。我们对1例IP关节进行了融合，对2例患者进行了尺侧副韧带的二次重建，使用2～3mm从拇指伸肌腱上分

离出的尺侧束，保留远端止点，向侧方和掌侧旋转跨过关节，以非吸收缝线固定于中节指骨骨膜上。我们还改进了IP关节置换术的手术技术：尺侧副韧带不再从中节指骨上完全剥离，植入假体后，将该韧带近端用非吸收缝线与中指骨骨膜缝合。对于术前手指DIP关节桡偏畸形超过10°～20°的也可以这样做：将对侧侧副韧带在近端止点重新固定，以改善DIP关节的力线。

八、皮肤缝合

新型创面缝合技术（图17.4）几乎消除了感染问题。虽然不是我们研究的重点，而且只是以一种不成熟的方式进行评估，但这些手指的外观通常令患者满意。然而，这可能更多是与手术中同时去除DIP关节周围骨赘有关，而不是与实际的关节手术操作有关。

九、讨论

一些外科医生认为假体关节成形术是不必要的[13]，或者只对特殊患者比如音乐家，才应该考虑[7,14]。然而，这可能低估了一个活动的DIP关节所带来的功能益处。这些关节在小范围内快速移动，是许多日常活动不可或缺的一部分[15]。食指的DIP关节和拇指的IP关节对于精细的夹捏活动尤为重要。在涉及所有五指指尖都参与到极大跨度的用力抓握时，中指DIP关节将参与到拿捏动作中，而无名指和小指DIP关节对于更大物体的精细控制是很重要的。外科医生从前臂上取全层皮瓣时，将通过五个手指的DIP关节和两个拇指IP关节的操控运动来使用手术刀和镊子。我们认为应该做出更多的努力来保护DIP关节的运动功能。我们2011年的研究及后续常规手术的病例，大大增加了DIP关节硅胶假体置换术患者的报道数量，并证实该手术是关节融合术可接受的替代方案。

参考文献

[1] Mantovani G, Fukushima WY, Cho AB, Aita MA, Lino W, Jr, Faria FN. Alternative to the distal interphalangeal joint arthrodesis: lateral approach and plate fixation. J Hand Surg Am. 2008; 33(1):31–34

[2] Zavitsanos G, Watkins F, Britton E, Somia N, Gupta A, Kleinbert H. Distal interphalangeal joint arthrodesis using intramedullary and interosseous fixation. Hand Surg. 1999; 4(1):51–55

[3] Engel J, Tsur H, Farin I. A comparison between K-wire and compression screw fixation after arthodesis of the distal interphalangeal joint. Plast Reconstr Surg. 1977; 60(4):611–614

[4] Tomaino MM. Distal interphalangeal joint arthrodesis with screw fixation: why and how. Hand Clin. 2006; 22(2):207–210

[5] Swanson AB. Silicone rubber implants for replacement of arthritis or destroyed joints in the hand. Surg Clin North Am. 1968; 48(5):1113–1127

[6] Brown LG. Distal interphalangeal joint flexible implant arthroplasty. J Hand Surg Am. 1989; 14(4):653–656

[7] Schwartz DA, Peimer CA. Distal interphalangeal joint implant arthroplasty in a musician. J Hand Ther. 1998; 11(1):49–52

[8] Snow JW, Boyes JG, Jr, Greider JL, Jr. Implant arthroplasty of the distal interphalangeal joint of the finger for osteoarthritis. Plast Reconstr Surg. 1977; 60(4):558–560

[9] Wilgis EFS. Distal interphalangeal joint silicone interpositional arthroplasty of the hand. Clin Orthop Relat Res. 1997(342):38–41

[10] Zimmerman NB, Suhey PV, Clark GL, Wilgis EFS. Silicone interpositional arthroplasty of the distal interphalangeal joint. J Hand Surg Am. 1989; 14(5):882–887

[11] Zimmerman NB, Zimmerman SI, Wilgis EFS. Distal interphalangeal joint silicone interpositional arthroplasty: surgical technique and functional outcome. Semin Arthroplasty. 1991; 2(2):153–157

17

[12]　Sierakowski A, Zweifel C, Sirotakova M, Sauerland S, Elliot D. Joint replacement in 131 painful osteoarthritic and post-traumatic distal interphalangeal joints. J Hand Surg Eur Vol. 2012; 37(4):304–309

[13]　Rehart S, Kerschbaumer F. Endoprothetik an der Hand. Orthopade. 2003; 32(9):779–783

[14]　Culver JE, Fleegler EJ. Osteoarthritis of the distal interphalangeal joint. Hand Clin. 1987; 3(3):385–403

[15]　Evans RB. A study of the zone 1 flexor tendon injury and implications for treatment. J Hand Ther. 1990; 3:133–148

第3篇
拇指关节置换术

第18章 硅胶假体和全关节假体置换术治疗第一腕掌关节炎：系统回顾

Nadine Hollevoet 和 Gray Giddins

【摘要】本章系统回顾了硅胶假体植入和全关节置换术治疗第一腕掌骨关节炎的疗效。据报道，使用Swanson假体的主观性结果良好，但由于存在脱位、假体失败和异物反应的风险，因此不推荐使用。最近一些有关全关节置换术的研究报道了良好的中期生存率，与大多角骨切除术和肌腱填充成形术相比，其功能更好，但仍缺乏强证据的前瞻性随机研究支持。

【关键词】第一腕掌关节炎，第一腕掌关节置换术，拇指腕掌关节置换术，生存率

一、概述

1968年，Swanson发表了第一篇使用硅胶假体进行拇指腕掌（CMC）关节成形术的报道[1]。1973年De La Caffinière报道了一种全关节置换术[2]。从那时起，多种不同的设计被开发出来。我们对拇指腕掌关节置换术的疗效进行了系统的回顾和评价。本研究遵循系统评价和荟萃分析的首选报告项目指南（PRISMA），因为本研究是建立在既往的回顾性论文的基础上，并未提前注册[3]。

二、材料和方法

本系统评价的纳入标准为：用英语或法语撰写的关于第一腕掌关节原发性骨关节炎患者行全关节置换术或硅胶假体置换术的完整报告。研究报告包含疼痛、力量、放射影像学改变或失败率等临床结果，平均随访至少12个月。按照Jovell和Navarro-Rubio分类[4]，将设计分类为 I ～ VI级。

排除标准为：平均随访时间少于12个月的研究；不能与继发性骨关节炎（创伤后、类风湿、痛风、软骨钙化症或其他炎症）相鉴别的骨关节炎患者报告；仅介绍手术技术、病例报告、简短报告信件、翻修手术、尸体研究、生物力学研究、非全关节置换术或硅胶假体的其他植入物（如肌腱、陶瓷、热解碳）、人工或生物材料填充成形术；使用一种以上植入物的回顾研究但临床结果没有单独报道。

记录了假体生存率及判断方法。选择仅以假体移除或翻修作为终点的论文来评估生存率。需要注意是否进行了累积生存分析，以及采用了哪种方法。通常采用产品限量法（product-limit method）[5]或Armitage法[6]。如果假体每年的失败率低于1%，则认为该假体的结果良好。对于每年失败率低于1%者，在得出最终结论之前，需至少随访10年[7]。如果失败率较高，可以在较短的随访时间内报告结果。依据Jovell和Navarro-Rubio方法评估证据水平（表18.1），依据Coleman评分系统的A部分对方法学质量进行评估[8]（图18.2）。

表 18.1　基于研究设计类型的证据等级分类（Jovell 和 Navarro–Rubio 法）

等级	证据强度	研究设计类型
I	优秀	随机对照试验的 meta 分析
II	–	大样本随机对照研究（n ≥ 25）
III	良好	小样本随机对照研究（n < 25）
IV	–	非随机对照前瞻性研究
V	–	非随机对照回顾性研究
VI	一般	队列研究
VII		病例对照研究
VIII	较差	非对照临床研究，描述性研究
IX	–	轶事或个案报告

作者检索了截至2019年1月31日的PubMed/Medline数据库。检索策略使用以下关键词：第一腕掌关节炎、第一腕掌关节置换术、大多角骨掌骨关节、大多角骨掌骨关节置换术、拇指CMC关节成形术、拇指CMC关节置换术、拇指CMC关节假体。所有相关的论文和综述的参考书目均手工检索。

三、结果

图18.1的流程图显示了系统回顾研究中纳入和排除的方法。

（一）硅胶假体

通过检索得到了与12种不同的硅胶假体相关的研究文献。前四种是Swanson假体：①凸面硅胶大多角骨假体；②凹面硅胶大多角骨假体（图18.2）[9]；③硅胶凸髁假体[10]；④硅胶凹髁假体[11]。第一个Swanson假体是由普通硅胶弹性体制作的，1974年后使用高性能弹性体。检索发现的其他硅胶假体包括：⑤Kessler假体[12]，一种带有尼龙增强的硅胶假体，它的植入不需要大多角骨截骨；⑥硅胶海绵状或盘状间隔物用于大多角骨掌骨关节[13]；⑦Ashworth–Blatt假体，一种带短柄植入大多角骨的扁平假体[14]；⑧Niebauer关节置换假体，一种带尼龙增强的硅胶大多角骨假体[15]；⑨带隧道的硅胶假体，其中可放置肌腱条以稳定假体[16]；⑩Helal假体，带两个柄的硅橡胶球[17]；⑪无柄的proplast（四氟乙烯均聚物）硅胶大多角骨假体[18]；⑫肌腱绑扎假体，具有窄腰、可使用肌腱束绑扎稳定[19]。

共有包含7种不同假体的22篇文章符合纳入标准。纳入仅包含一种Swanson假体，如Swanson凹面硅胶大多角骨假体的文章。排除了有关髁状Eaton假体[20]和proplast硅胶假体的论文[18]。Swanson假体的结果见表18.3和表18.4，其他硅胶假体的结果见表18.5和表18.6。

在12篇关于Swanson假体的文章中，7篇证据等级为Ⅵ级，4篇为Ⅴ级，1篇为Ⅲ级，

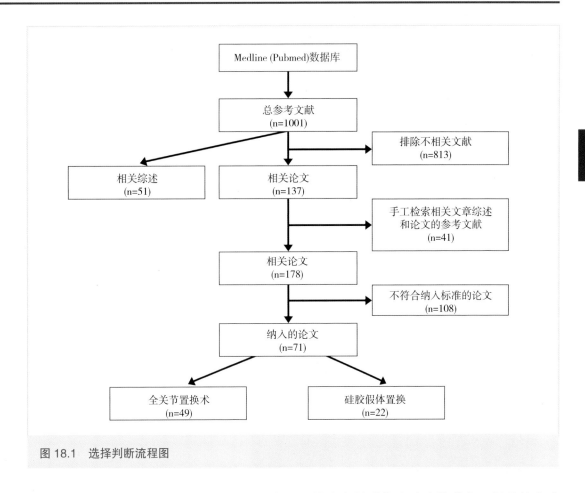

图 18.1 选择判断流程图

平均Coleman评分为34分（17～50）。最常见的并发症是脱位和硅胶滑膜炎。报道的失败率为0～27%。关于其他类型硅胶假体的10篇文章均为回顾性研究，仅报道了少数患者，证据等级为Ⅵ级。平均Coleman评分为33（24～39）。报道的并发症包括脱位、异物反应和假体断裂。Asworth-Blatt假体的失败率最高（55%）。

（二）第一腕掌关节全关节假体

共检索到21种不同的全关节假体：Arpe假体[40]（图18.3）；Braun-Cutter 假体[41-43]；Beznoska[44]；Bichat假体[45]；骨水泥型表面置换假体[46-48]；de la Caffinière假体[49]；Electra假体[50]；Guepar Ⅰ型假体[51-53]；Guepar Ⅱ型假体[54]；Isis[55]；Ivory[56]（图18.4）；Ledoux假体[57]；Maia[58,59]；梅奥诊所假体[60]；Moje Acamo[61]；Moovis[62]；Motec[63]；Nahigian假体[64]；Roseland假体（图18.5）[65]；Rubis Ⅱ[66]和Steffee假体[67]。

因为有7篇论文包括非原发性骨关节炎患者（Braun、Guepar I、Ledoux、Maia、Mayo Clinic和Steffee假体），或所用语言为捷克语（Beznoska），这7篇论文不符合纳入标准。

纳入了49篇全关节置换术的论文：Arpe（8），Braun-Cutter（1），水泥重铺（2），de la Caffinière（8），Electra（7），Guepar Ⅱ（2），Isis（1），Ivory（4），Maia（3），Moje Acamo（3），Moovis（1），Motec（2），Nahigian（1），Roseland（5）（图18.5）和RubisⅡ（2）。在一篇文章中，报告了 Electra 和 Motec 假体的结果[63]。

18

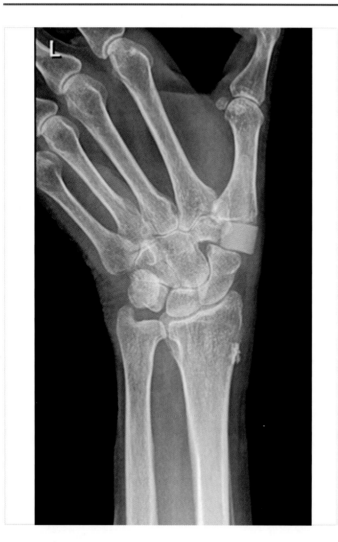

图 18.2　Swanson 假体

表 18.2　Coleman 方法学评分

		Coleman 方法学评分
研究样本量	＞ 60	10
	41 ～ 60	7
	20 ～ 40	4
	＜ 20 或未说明	0
平均随访时间	＞ 24 个月	5
	12 ～ 24 个月	2
	＜ 12 个月或未说明	0

续表

		Coleman 方法学评分
手术方式的数量	仅一种手术方式	10
	超过一种，但＞ 90% 使用同一种手术方式	7
	未说明、不清楚或＜ 90% 使用同一种	0
研究类型	随机对照研究	15
	前瞻性队列研究	10
	回顾性研究	0
诊断确定性	全部	5
	＞ 80%	3
	＜ 80%	0
手术方式介绍	充分	5
	一般	3
	不充分	0
术后康复介绍	描述清楚，依从性＞ 80%	10
	描述清楚，依从性 60% ～ 80%	5
	未描述，或依从性＜ 60% ～ 80%	0

表 18.3　Swanson 硅胶大多角骨假体的研究资料特征

作者	患者 /假体数量	手术时平均年龄（年）	随访时间（月）（平均）	证据等级	Coleman score 独立分	总分
Weilby[21]	14/14	60	6 ～ 15，（－）	Ⅵ	0，2，10，0，5，0，0	17
Amadio 等 [22]	21/25	60	－，（26）	Ⅴ	4，5，0，0，5，5，10	29
Sollerman 等 [23]	33/39	58	132 ～ 168，（144）	Ⅵ	4，5，10，0，5，5，10	39
Creighton 等 [24]	124/151	62	24 ～ 128，（51）	Ⅵ	10，5，0，0，5，5，10	35
Freeman 和 Honner[25]	37/43	60.5（随访时）	6 ～ 162，（66）	Ⅵ	7，5，10，0，5，5，10	42
Lehmann 等 [26]	27	65	－，（67）	Ⅴ	4，5，10，0，5，5，0	30
Lovell 等 [27]	52/58	－	18 ～ 90，（62）肌腱和硅胶	Ⅴ	7，5，10，0，5，3，5	35
Tägil 和 Kopylov[28]	13	62	22 ～ 66，（45）	Ⅳ	0，5，10，15，5，5，10	50
van Cappelle 等 [29]	35/45	61	90 ～ 282，（164）	Ⅵ	7，5，0，0，5，5，10	29
MacDermid 等 [30]	25/30	64	36 ～ 120，（54）	Ⅵ	4，5，10，0，5，5，10	39

续表

作者	患者 /假体数量	手术时平均年龄（年）	随访时间（月）（平均）	证据等级	Coleman score	
					独立分	总分
Taylor 等[31]	22	66	≥ 12，（–）	V	4，2，10，0，5，0，0	21
Burke 等[32]	58/69	62	9 ～ 228，（92）	VI	10，5，10，0，5，5，10	45

表 18.4　Swanson 硅胶大多角骨假体临床结果评测的详细信息

作者	疼痛	平均握力（kg）	平均关键夹捏力（kg）	平均指尖夹捏力（kg）	放射影像学结果	失败率	主要并发症
Weilby[21]	5/14 疼痛	–	–	–	2 脱位 1 半脱位	14%	脱位2/14
Amadio 等[22]	2/25仍有疼痛	17.9/ 硅 胶 /大多角骨切除术	5/4.6硅胶 / 大多角骨切除术	–	3 半脱位1 位置不良	0	半脱位
Sollerman 等[23]	26/39无疼痛	6.2/6.2 N/cm²术后 / 健侧手	2.3/4.1术前 / 术后	4.0/4.4 N/cm²术后 / 健侧手	56% 脱位或半脱位51% 囊性变	0	脱位
Creighton 等[24]	85% 较术前减轻	12与术前无差异	3.5与术前无差异		56% 舟 状骨 囊 性 变（85/151）74% 掌骨透亮带	1.6%2/124	全掌骨囊性变3/124
Freemant 和 Honner[25]	1.7（按 1 ～ 6分计算）	健侧的102%	健侧的 71%	健侧的77%	79% 稳定23% 磨损53% 透亮带	8%	滑膜炎3/37
Lehmann 等[26]	8.0/8.2（VAS）硅胶 / 韧带	–	4.8/3.6硅胶 / 韧带	–	第 1 掌骨短缩硅胶比韧带少	–	–
Lovell 等[27]	78/76（0 ～100）100：无痛硅胶 / 韧带	–	–	–	4 半脱位1 柄断裂1 脱位	14%	半脱位4/58
Tägil 和 Kopylov[28]	9/14 （ V A S0 ～ 100）硅胶 / 韧带	0.56/0.54 kp/cm²硅胶 / 韧带	0.34/0.35 kp/cm²硅胶 / 韧带		2 脱位动态半脱位骨囊性变	0	半脱位5/13

续表

作者	疼痛	平均握力（kg）	平均关键夹捏力（kg）	平均指尖夹捏力（kg）	放射影像学结果	失败率	主要并发症
van Cappelle 等[29]	9（VAS）10 无痛	–	–	–	50% 脱位或半脱位 16% 骨溶解	27%	脱位（40%）
MacDermid 等[30]	5.7/10= 平均改善程度	18.2/22.3 手术/非手术	4.7/6.7 手术/非手术	3.3/4.5 手术/非手术	90% 骨溶解（1 全腕骨）10% 脱位	20% 6/30	硅胶滑膜炎（90%）
Taylor 等[31]	18（0～100）0 无痛	–	11	7	1 脱位	9% 2/22	脱位 1/22
Burke 等[32]	34（0～100）0 无痛	–	–	–	–	1.5% 1/69	感染 1

18

表 18.5 其他硅胶假体的研究结果

假体	作者	患者/假体数量	手术时平均年龄（年）	随访时间（月）（平均）	证据等级	Coleman score 独立分		总分
Ashworth-Blatt	Ashworth 等[14]	37	56	1～75（34）	Ⅵ	4, 5, 10, 0, 5, 5, 10		39
	Karlsson 等[33]	19/20	56	36～96（54）	Ⅵ	4, 5, 10, 0, 5, 0, 0		24
	Oka 和 Ikeda[33]	16/16	60	12～144（57）	Ⅵ	0, 5, 10, 0, 5, 5, 5		30
	Minami 等[35]	10/12	66	120～252（180）	Ⅵ	0, 5, 10, 0, 5, 5, 10		35
Helal	O'Leary 等[36]	23/27	63	12～138（59）	Ⅵ	4, 5, 10, 0, 5, 5, 5		39
Kessler	Kessler[37]	17/18	44～66	＞24	Ⅵ	0, 5, 10, 0, 5, 5, 5		30
Niebauwer	Ferlic 等[38]	11	54	12～36（20）	Ⅵ	0, 5, 10, 0, 5, 5, 10		32
	Adams 等[39]	18/22	60	6～68（28.8）	Ⅵ	4, 5, 10, 0, 5, 5, 10		39
硅胶海绵	Dickson[13]	12/16	–	12～60（38）	Ⅵ	0, 2, 10, 0, 5, 5, 10		32
肌腱绑扎（Tendon tie-in）	Avisar 等[19]	22/28	66	12～26（18）	Ⅵ	4, 2, 10, 0, 0, 5, 10		31

表 18.6 其他硅胶假体临床结果评测的详细信息

假体	作者	疼痛	平均握力（kg）	平均关键夹捏力（kg）	平均指尖夹捏力（kg）	放射影像学结果	失败率	主要并发症
Ashworth–Blatt	Ashworth 等[14]	3/37 无痛	–	–	–	–	3%	假体断裂 1/37
	Karlsson 等[33]	–	0.46/0.24kp/cm² 手术/非手术	191/152 单位 手术/非手术	–	5 半脱位 7 脱位 全部腕骨囊性变	55%	异物反应
	Oka 和 Ikeda[34]	75% 无痛	7/12 术后改善	–	–	5 假体边缘破裂 1 假体断裂	6%	部分断裂 5/16
	Minami 等[35]	17% 无痛 58% 极痛	12/9.5 术前/术后	3.2	3.2	4 硅胶滑膜炎 5 假体断裂 2 脱位	17%	假体断裂 5/12
Helal	O'Leary 等[36]	26% 显著术后疼痛	19	5	4	无骨溶解 无脱位	3.7%	疼痛
Kessler	Kessler[37]	61% 无痛	–	–	–	1 脱位	5.5%	脱位
Niebauwer	Ferlic 等[38]	6例中等，5例显著疼痛缓解	健侧的 87%	健侧的 85%	健侧的 79%	无脱位 无骨破坏	0%	–
	Adams 等[39]	14% 无改善	16/20 手术/非手术	4.3/6 手术/非手术	–	2/22 不稳定	9%	脱位
硅胶海绵	Dickson[13]	94% 无痛	–	–	–	–	6%	骨赘残留
肌腱绑扎（Tendon tie-in）	Avisar 等[19]	7.4/1.2 术前/术后 $P < 0.05$	11/11 手术/非手术	5.5/6 手术/非手术	–	2 脱位	7%	脱位 2/28

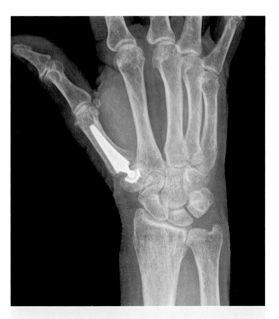

图 18.3 Arpe 假体

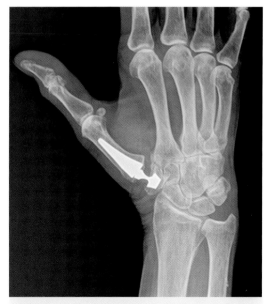

图 18.4 象牙假体

图 18.5 Roseland 假体

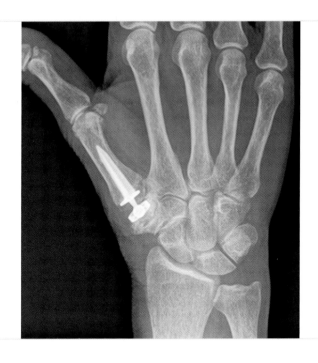

21篇文章以移除假体为终点，报道了10种不同全关节假体的存活情况（表18.7）。最常见的是Arpe、de la Caffinière假体和Electra假体。这些假体的结果见表18.8、表18.9、表18.10、表18.11、表18.12和表18.13。其他假体的结果见表18.14和表18.15。

这在50项研究中，有42项证据水平为Ⅵ级，5项为Ⅴ级，2项为Ⅳ级，1项为Ⅲ级。只有9项研究是前瞻性的。与Arpe[87,88]、de la Caffinière假体[91,92]、Electra[94]、Maia[101]和Ivory

18

假体[77]相比较，全关节假体的平均功能结果评分、疼痛视觉模拟评分（VAS）和捏握功能更好，疼痛缓解速度快于大多角骨切除术和肌腱填充成形术。平均Coleman评分为35分（19～55分）。最常见的并发症是松动和脱位。失败率在0～52%。Moje Acamo假体、Motec假体、de la Caffinière假体和Electra假体的失败率最高。

表 18.7　全关节置换假体用于第一腕掌关节的生存率

假体	作者	例数	男性 (%)	失败率 (%)	生存率	累积生存分析
Arpe	Apard 和 Saint-Cast[68]	43	6	26	5 年：85% 11 年：79%	Armitage
	der Eecken 等 [69]	49	18	12	5 年：97%	None
	Cootjans 等 [70]	166	13	4	6.5 年：96 %	Kaplan Meier
	Craig 等	110	39	24.5	2 年：95%	None
骨水泥表面置换	Pendse 等 [71]	62	34	0	3 年：91%	Kaplan Meier
	Ten Brinke 等 [72]	10	10	0	5 年：80%	None
de la Caffinière	Wachtl 等 [73]	43	n/a	19	5 年：66%	Armitage
	Van Cappelle 等 [74]	77	14	0	16 年：72%	Armitage
	Chakrabarti 等 [75]	93	12	22	16 年：89%	Armitage
	Johnston 等 [76]	93	12	47	26 年：74%	Kaplan Meier
Electra	Krukhaug 等 [63]	29	28	n/a	5 年：90%	Kaplan Meier
Ivory	Goubau 等 [56]	24	5	8	5 年：95%	None
	Cebrian-Gomez 等 [77]	84	8	0	5 年：96%	Kaplan Meier
Maia	Toffoli 和 Teissier[78]	116	28	31	5 年：93%	Kaplan Meier
	Caekebeke 和 Duerinckx[79]	50	46	0	5 年：96%	Kaplan Meier
Moje Acamo	Hansen 和 Vainorius[61]	9	33	0	1 年：66%	None
Motec	Krukhaug 等 [63]	53	40	–	5 年：91%	Kaplan Meier
	Thilleman 等 [80]	42	19	0	2 年：58%	Kaplan Meier
Roseland	Semere 等 [81]	64	6	24	10 年：91%	None
Rubis II	Maes 等 [82]	118	6	14	5 年：93% 12 年：90%	Kaplan Meier
	Dehl 等 [83]	115	7	45	10 年：89%	Kaplan Meier

表 18.8　Arpe 假体相关研究的特点

作者	患者 / 假体数量	手术时平均年龄（年）	随访时间（月）（平均）	证据等级	Coleman score 独立分	总分
Brutus 和 Kinnen[84]	52/63	55	5 ~ 40（14.8）	Ⅵ	10，2，10，0，3，5，5	35
Jacoulet[85]	29/37	67	–（36）	Ⅵ	4，5，10，0，3，5，10	37
Apard 和 Saint-Cast[68]	25/32	59	60 ~ 138（86）	Ⅵ	7，5，10，0，0，5，5	32
der Eecken 等 [69]	41/49	55	36 ~ 132（72）	Ⅵ	7，5，10，0，3，5，5	35
Martin-Ferrero[86]	60/65	58	120 ~ 150（127.2）	Ⅵ	10，5，10，10，3，5，0	43
Cootjans 等 [70]	156/166	58	–（80）	Ⅵ	10，5，10，10，5，5，10	55
Craik 等 [87]	83/83	69	–（24）	Ⅴ	10，2，10，0，5，5，10	42
Robles-Molina 等 [88]	31/31	56	–（56）	Ⅴ	4，5，10，0，5，5，10	39

表 18.9　Arpe 假体临床结果评测的详细信息

作者	疼痛	平均握力（kg）	平均关键夹力（kg）	平均指尖夹捏力（kg）	放射影像学结果	失败率	主要并发症
Brutus 和 Kinnen[84]	0.1（0 ~ 4）	–	6.6（健侧的 98.5%）	–	3/63 杯松动 1/63 柄松动	5%（3/63）	脱位 6/63
Jacoulet[85]	均无疼痛	23	4	–	1/37 杯松动	8%（3/37）	脱位 2/37
Apard 和 Saint-Cast[68]	5/32 长时间使用疼痛，3/32 寒冷时疼痛	20	5.7	–	2/32 脱位 5/32 松动	22%（7/32）	松动
der Eecken 等 [69]	1（VAS）术后	–	–	–	1/43 杯松动 1/43 杯贯穿 1/43 聚乙烯磨损	9%（4/43）	脱位 2/43
Martin Ferrero[86]	7.4/1.1（VAS）术前 / 术后 $P < 0.001$	–	4.3/5.6 术前 / 术后 $P=0.005$	–	14% 轻微松动 8% 失败	5%（3/65）	松动
Cootjans 等 [70]	平均 VAS 0（0 ~ 9）	19/25 术前 / 术后	4/5 术前 / 术后	–	1/166 杯松动 1/166 杯下沉	4% 6/166	脱位 8/166

18

续表

作者	疼痛	平均握力（kg）	平均关键夹捏力（kg）	平均指尖夹捏力（kg）	放射影像学结果	失败率	主要并发症
Craik 等 [87]	–	–	–	–	1 断裂 1 异位骨化	5%（4/83）	脱位 8/83
Robles Molina 等 [88]	VAS 1.3/1.4 Arpe/ 韧带	–	11.8/8.4 lb Arpe / 韧带 $P < 0.001$	–	–	7%（3/31）	脱位 3/31

表 18.10　de la Caffinière 假体相关研究的特点

作者	患者/假体数量	手术时平均年龄（年）	随访时间（月）（平均）	证据等级	Coleman score 独立分	总分
de la Caffinière[89]	13/13	–	–（144）	Ⅵ	0，5，10，0，5，0，0，	20
Nicholas 和 Calderwood[90]	17/20	57	8～120（64.2）	Ⅵ	4，5，10，0，5，0，0	24
Chakrabarti 等 [75]	71/93	57	72～192（132）	Ⅵ	10，5，10，0，0，5，0	30
Wachtl 等 [73]	–/43	–	45～81（64）	Ⅵ	7，5，10，0，3，5，5	35
van Cappelle 等 [74]	63/77	62	24～192（102）	Ⅵ	10，5，10，0，5，0，0	30
De Smet 等 [91]	40/43	54	15～69（26）	Ⅵ	7，5，10，0，5，5，0	32
De Smet 等 [92]	27	54	6～52（25）	Ⅴ	4，5，10，0，5，0，0	24
Johnston 等 [76]	26/39	57	192～312（228）	Ⅵ	4，5，10，0，0，0，0	19

表 18.11　de la Caffinière 假体临床结果评测的详细信息

作者	疼痛	平均握力（kg）	平均关键夹捏力（kg）	平均指尖夹捏力（kg）	放射影像学结果	失败率	主要并发症
de la Caffinière[89]	9/13 无痛	–	–	–	4 早期松动 4 逐渐松动	31%	松动
Nicholas 和 Calderwood[90]	80% 无痛	–	–	–	1/20 脱位 1/20 大多角骨塌陷；1/20 透亮带	0	疼痛
Chakrabarti 等 [75]	93% 疼痛缓解良好（VAS）	22/21 手术 / 非手术	–	–	10/93 松动 （7 杯，3 柄）	12% （11/93）	松动

续表

作者	疼痛	平均握力（kg）	平均关键夹捏力（kg）	平均指尖夹捏力（kg）	放射影像学结果	失败率	主要并发症
Wachtl 等 [73]	44% 无痛 48% 用力时疼痛 4% 静息痛	28/27.6 手术 / 非手术	7.5/8 手术 / 非手术	3.9/3.8 手术 / 非手术	1/43 脱位 9/43 松动	23%（10/43）	松动
van Cappelle 等 [74]	75.4% 疼痛缓解良好（VAS）	–	–	–	13/77 松动 15/77 严重松动需翻修	21%（16/77）	松动
De Smet 等 [91]	8.0/8.2（VAS）硅胶 / 韧带	17.6/23.8 术前 / 术后 P < 0.05	5.32/5.97 术前 / 术后 P < 0.01	–	19/43 松动 4/43 杯裂 1/43 侵入皮质骨	2%（1/43）	松动
De Smet 等 [92]	–	–	6.1/5.3 假体 / 韧带 P > 0.05	–	17/27 松动	–	–
Johnston 等 [76]	27（VAS）	15.7/17.8 手术 / 非手术	–	2.9/3.7 手术 / 非手术	14/39 松动（1 杯 3 柄）	26%	松动

表 18.12　Electra 假体相关研究的特点

作者	患者 / 假体数量	手术时平均年龄（年）	随访时间（月）（平均）	证据等级	Coleman score 独立分	Coleman score 总分
Regnard[50]	100/100	59	36 ~ 78（54）	Ⅵ	10, 5, 10, 10, 5, 5, 0	45
Hansen 和 Snerum[93]	16/17	54	22 ~ 52（35）	Ⅵ	0, 5, 10, 0, 5, 5, 10	35
Ulrich–Vinther 等 [94]	36/36	58	12	Ⅳ	10, 2, 0, 15, 5, 5, 0	37
Hernández–Cortés 等[95]	19/19	57	24 ~ 36（29）	Ⅵ	0, 2, 10, 10, 5, 5, 0	32
Hansen 和 Stilling[96]	11/11	60	24	Ⅲ	0, 2, 10, 15, 5, 5, 10	47
Krukhaug 等 [63]	– /29	62	–（24）	Ⅵ	4, 2, 10, 0, 5, 0, 0	21
Chug 等 [97]	14/16	70	12 ~ 38（26）	Ⅵ	0, 5, 10, 0, 5, 3, 10	23

18

18

表 18.13　Electra 假体临床结果评测的详细信息

作者	疼痛	平均握力（kg）	平均关键夹捏力（kg）	平均指尖夹捏力（kg）	放射影像学结果	失败率	主要并发症
Regnard[50]	81% 无痛	28	6	–	15/100 松动 7/100 脱位	17%（17/100）	松动
Hansen 和 Snerum[93]	–	–	–	–	5/17 杯松动 1/17 脱位	35%（6/17）	疼痛
UlrichVinther 等[94]	3.8/0.5（VAS）术前 / 术后 $P < 0.001$	10.5/25.6 术前 / 术后 $P < 0.05$	5.0/5.6 术前 / 术后 $P < 0.05$	4.0/5.3 术前 / 术后 $P < 0.05$	2/19（杯周围骨溶解）	3%（1/36）	肌腱问题
Hernández Cortés 等[95]	8.4/4.6（VAS）术前 / 术后 $P < 0.001$	–	3.1/2.2 术前 / 术后	–	10/19 骨溶解 1/19 假体周围骨折	16%（3/19）	杯松动
Hansen 和 Stilling[96]	与 DLC 杯（VAS）差异无显著性	与 DLC 杯差异无显著性	–	–	假体移位平均 0.8mm	9%（1/11）	杯松动
Krukhaug 等[63]	–	–	–	–	1/29 松动 1/29 脱位 1/29 不稳定	10%（5 年失败率）	脱位和疼痛
Chug 等[97]	34.2/5.4 术前 / 术后 PRWE（$P < 0.01$）	27/28 手术 / 非手术	3.6/3.9 手术 / 非手术	4/4.3 手术 / 非手术	1/16 杯松动	6%（1/16）	术中大多角骨骨折

表 18.14　其他假体全关节置换术相关研究的特点

假体	作者	患者 / 假体数量	手术时平均年龄（年）	随访时间（月）（平均）	证据等级	Coleman 评分 独立分	总分
Braun-Cutter	Badia 和 Sambandam[41]	25/26	71	26 ～ 68（59）	Ⅵ	4，5，10，10，5，5，0	39
骨水泥表面置换假体	Pendse 等[71]	50/62	64.5	24 ～ 84（36）	Ⅵ	10，5，10，0，3，5，10	43
	Ten Brinke 等[72]	10/10	n/a	60	Ⅵ	0，5，10，10，5，0，0	30
Guepar II	Masmejean 等[54]	60/64	58	12 ～ 84（29）	Ⅵ	10，5，10，0，3，5，5	38
	Lemoine 等[98]	68/84	61	12 ～ 115（50）	Ⅵ	10，5，10，0，3，0，0	28
Isis	Seng 等[55]	26/30	n/a	18 ～ 47（30）	Ⅵ	4，5，7，0，3，10，5	34

续表

假体	作者	患者／假体数量	手术时平均年龄（年）	随访时间（月）（平均）	证据等级	Coleman 评分	
						独立分	总分
Ivory	Goubau 等[56]	22/22	66	60～77（67）	VI	4, 5, 10, 10, 5, 5, 10	49
	Spaans 等[99]	20/20	60	26～52（37）	VI	4, 5, 10, 0, 3, 5, 10	37
	Erne 等[100]	39/39	56	12～72（42）	V	4, 5, 10, 0, 5, 5, 10	39
	Cebrian-Gomez 等[77]	84/84	60	24～60（48）	IV	10, 5, 10, 10, 5, 5, 10	55
Maia	Toffoli 和 Teissier[78]	80/96	68	60～102（76）	VI	10, 5, 10, 0, 5, 5, 10	45
	Degeorge 等[101]	41/41	63	6～36（20）	V	7, 2, 10, 0, 5, 3, 5	32
	Caekebeke 和 Duerinckx[79]	35/50	57	56～71（65）	IV	7, 5, 10, 0, 5, 5, 10	42
Moje Acamo	Hansen 和 Vainorius[61]	9/9	58	12（12）	VI	0, 2, 10, 0, 5, 5, 0	22
	Kaszap 等[102]	12/12	64	–（50）	VI	0, 5, 10, 0, 5, 5, 0	25
	Kollig 等[103]	28/29	63	9～62（33）	VI	4, 5, 10, 0, 5, 5, 10	39
Moovis	Dreant 和 Poumellec[62]	25/28	63	–（27.5）	VI	4, 5, 10, 0, 5, 5, 10	39
Motec	Krukhaug 等[63]	–/53	63	–（22.8）	VI	4, 2, 10, 0, 5, 0, 0	21
	Thillemann 等[80]	40/42	59	14～46（27）	VI	7, 5, 10, 0, 5, 5, 10	42
Nahigian prosthesis	Hannula 和 Nahigian[64]	30/34	58	15～86（47）	VI	4, 5, 10, 0, 3, 3, 0	25
Roseland	Schuhl[104]	43/45	59	1～50（14）	VI	7, 2, 0, 0, 3, 3, 5	20
	Moutet 等[65]	24/27	62	24～61（38）	VI	4, 2, 10, 0, 3, 5, 10	34
	Zollinger 等[105]	27/32	n/a	7～66（39）	VI	4, 5, 10, 0, 5, 0, 10	34
	Guardia 等[106]	68/79	61	–（44）	VI	10, 5, 10, 0, 3, 5, 5	38
	Semere 等[81]	51/64	58	≥120（150）	VI	10, 5, 10, 0, 0, 5, 10	40
Rubis II	Maes 等[82]	106/118	62	–（88）	VI	10, 5, 10, 0, 0, 3, 5	33
	Dehl 等[83]	95/115	61	–（126）	VI	10, 5, 10, 0, 5, 5, 10	45

18

18

表 18.15　其他假体临床结果评测的详细信息

	作者	疼痛	平均握力（kg）	平均关键夹捏力（kg）	平均指尖夹捏力（kg）	放射影像学结果	失败率	主要并发症
Braun–Cutter	Badia 和 Samban-dam[41]	24/26 疼痛完全缓解	–	3.5/5.5 术前 / 术后	–	无松动和下沉	4%（1/26）	创伤后脱位 1/26
骨水泥表面置换假体	Pendse 等[71]	1.29（VAS）	19.6	–	4	11/62 大多角骨侧松动 1/62 掌骨侧松动	11%（7/62）	松动
	Ten Brinke 等[72]	–	–	–	–	–	20%（2/10）	
Guepar II	Masmejean 等[54]	78%（50/64）无痛（Alnot 和 Muller 分类法）	19 健侧的 79%	6 健侧的 94%	–	6/64 透亮带 1/64 掌骨端下沉	2%（1/64）	松动
	Lemoine 等[98]	3.5/0.7（Alnot 和 Muller 分类法）$P<0.0001$	20.8/20.4 手术 / 非手术	4/4.2 手术 / 非手术	–	33% 透视带 3% 杯松动 3% 柄松动	1%（1/84）	疼痛
Isis	Seng 等[55]	8.1/3.4（VAS）术前 / 术后	17 健侧的 75%	5 健侧的 75%	3 健侧的 73%	20% 透亮带 10% 松动	3%（1/30）	松动
Ivory	Goubau 等[56]	8.1/1.2（VAS）术前 / 术后 $P<0.0001$	17.2/22.5 术前 / 术后 $P<0.001$	4.5/5.1 术前 / 术后 $P=0.18$	–	1/22 杯不稳定 1/22 骨溶解	5%（1/22）	1/22 杯不稳定
	Spaans 等[99]	1.9（VAS）	23.7/26.1 手术 / 非手术	4.5/4.5 手术 / 非手术	2.4/2.6 手术 / 非手术	2/20 轻微杯周骨溶解 1/20 大多角骨塌陷	10%（2/20）	脱位 2/20
	Erne 等[100]	0.5/1.0 Ivory/ 肌腱 $P>0.05$		1.0/0.8 bar Ivory/ 肌腱 $P>0.05$		2 近端组件碎裂 1 松动	8%（3/39）	近端组件碎裂
	Cebrian Gomez 等[77]	0.6/1.7（VAS）Ivory/ 肌腱 $P=0.001$	20/19 Ivory/ 肌腱	2.3/1.7 Ivory/ 肌腱 $P=0.014$	–	2 脱位 2 杯松动	3.5%	脱位 2/84

续表

	作者	疼痛	平均握力（kg）	平均关键夹捏力（kg）	平均指尖夹捏力（kg）	放射影像学结果	失败率	主要并发症
	Toffoli 和 Teissier[78]	7.1/1.2（VAS）术前/术后 $P < 0.05$	13.3/23.4 术前/术后 $P < 0.05$	4.3/5.8 术前术后差异不显著		4 杯下沉 16 异位骨化	5%	杯松动 5/96
Maia	Degeorge 等[101]	–	–	3.9/3.1 Maia/LRTI $P=0.003$	–	–	–	–
	Caekebeke 和 Duerinckx[79]	平均 VAS 静息时 0 有负荷 1	29/27 手术/非手术健侧手	7/7 手术/非手术健侧手	–	1 聚乙烯磨损 1 关节内骨长入	4%	创伤性大多角骨骨折 2/50
	Hansen 和 Vainorius[61]	–	–	–	–	8/9 骨溶解	33%（3/9）	假体周围骨溶解
Moje Acamo	Kaszap 等[102]	92% 疼痛	–	–	–	10/12 假体迁移 11/12 假体倾斜 9/12 透亮带	42%（5/12）	假体迁移或松动
	Kollig 等[103]	1.9（VAS）33 个月时				6 个月时48% 有透亮带	52%	松动
Moovis	Dreant 和 Poumellec[62]	8/1（VAS）术前/术后	28	7.5	4.5	1 骨溶解性大多角骨病变	4%	松动 1/28
	Krukhaug 等[63]	–	–	–	–	3/53 松动	9%（5年时）	脱位和疼痛
Motec	Thilleman 等[80]	1/4 活动/静息（NRS）	–	–	–	9/42 杯松动 3/42 脱位	42%（2年时）	松动
Nahigian 假体	Hannula 和 Nahigian[64]	23% 优秀 51% 良好	36.2/43.4 术前/术后	3.6/6.2 术前术后 $P < 0.001$	不适用	13/23 透亮带	13%（5/39）	松动

18

续表

	作者	疼痛	平均握力（kg）	平均关键夹捏力（kg）	平均指尖夹捏力（kg）	放射影像学结果	失败率	主要并发症
Roseland	Schuhl[104]	35% 无痛 39% 偶发疼痛	–	–	–	8/45 杯松动 2/45 柄松动 1/45 脱位	18% （8/45）	松动
	Moutet 等[65]	67% 无痛	健侧的89%	健侧的95%	–	1/27 柄松动 1/27 大多角骨骨折	0%	大多角骨骨折和松动
	Zollinger 等[105]	7.4/1.2（VAS）术前/术后 P=0.000	–	–	–	2/32 脱位	9% （3/32）	脱位
	Guardia 等[106]	70% 满意	–	–	–	2/79 脱位 1/79 大多角骨骨折	4% （3/79）	脱位
Rubis II	Semere 等[81]	41% 无痛 50% 偶发疼痛	22	6	4.5	33/47 杯下沉 31/47 柄下沉	9% （6/64）	松动
	Maes 等[82]	77% 无痛 33% 中度疼痛	–	–	健侧的100%	5% 柄底部骨溶解 9% 柄和杯周围骨溶解	8% （9/118）	脱位 8%
	Dehl 等[83]	平均 VAS 静息时 1 活动时 5	健侧的92%	健侧的98%	健侧的92%	假体周围骨化 27 % 透亮带 13%	9.5 % （11/115）	脱位 13%

四、讨论

Krukhaug等[63]根据挪威植入物注册登记表报道了Swanson硅胶假体的存活情况。因接受硅胶假体手术的患者同时患有骨关节炎和类风湿关节炎，该研究被排除在综述之外。5年和10年假体生存率分别为90%和89%，骨性关节炎和炎性关节炎患者假体的生存率无差异。尽管本综述所纳入的研究中有良好的生存率和主观结果，并且由于相对较少的患者有严重骨侵蚀，仍不能推荐使用硅胶假体。假体常因脱位或断裂而失效，但由于患者满意而没有更换。硅胶滑膜炎的风险可以通过替代治疗方法来避免，尤其是大多角骨切除术（有或没有某种形式的旷置过程）。

在一些研究中，Arpe、Ivory和Maia假体的5年生存率（≥95%）较好，但不确定10年生存率是否仍然如此高。Ivory的5年生存率最初为95%[56,69,70,79]，但在10年后下降到85%。因为包含了一个创伤后骨关节炎病例，Vissers等的论文没有被纳入本综述。Roseland假体的10年生存率最高（91%），de la Caffinière假体也有良好的生存率（26年时为

74%），但其他报道由于有较高的失败率，而未能证实这一点[73,74]。

与我们既往对全关节假体的综述相比，最近的文献证据水平和质量都有所提高。据报道，Arpe[87]和Ivory假体的功能预后评分比大多角骨切除术和肌腱成形术更好。Arpe假体、Ivory假体[77]和Maia假体[101]获得的力量更好。据报道，Electra假体术后恢复和疼痛缓解较快，但是随访时间不超过1年[94]。双动头的新型假体可能降低了脱位的风险，但这些假体的随访时间相对较短。

应告知患者，如果选择全关节置换术，而不是选择有或没有旷置手术（如肌腱填充和韧带重建）的大多角骨切除术，翻修的风险更高。有证据表明，某些类型的全关节假体的功能可能会更好，但问题是这种情况的持续时间尚不确定。据报道，一些假体（Electra，Moje Acamo，Motec）的失败率很高，故不推荐使用这些假体。

参考文献

[1] Swanson AB. Silicone rubber implants for replacement of arthritis or destroyed joints in the hand. Surg Clin North Am. 1968; 48 (5):1113–1127

[2] de la Caffinière JY. Total trapezo-metacarpal prosthesis. Rev Chir Orthop Repar Appar Mot. 1974; 60(4):299–308

[3] Huang K, Hollevoet N, Giddins G. Thumb carpometacarpal joint total arthroplasty: a systematic review. J Hand Surg Eur Vol. 2015; 40(4):338–350

[4] Jovell AJ, Navarro-Rubio MD. Evaluation of scientific evidence. Med Clin (Barc). 1995; 105(19):740–743

[5] Kaplan EL, Meier P. Nonparametric estimation from incomplete observations. J Am Stat Assoc. 1958; 53:457–481, 425

[6] Armitage P. Statistical methods in medical research. Oxford: Blackwell; 1971:408–414 [7] Murray DW, Carr AJ. Bulstrode C: survival analysis of joint replacements. J Bone Joint Surg Br. 1993; 75:697–704

[8] Tallon C, Coleman BD, Khan KM, Maffulli N. Outcome of surgery for chronic Achilles tendinopathy: a critical review. Am J Sports Med. 2001; 29(3):315–320

[9] Swanson AB. Disabling arthritis at the base of the thumb: treatment by resection of the trapezium and flexible (silicone) implant arthroplasty. J Bone Joint Surg Am. 1972; 54(3):456–471

[10] Swanson AB, deGoot Swanson G, Watermeier JJ. Trapezium implant arthroplasty: long-term evaluation of 150 cases. J Hand Surg Am. 1981; 6(2):125–141

[11] Swanson AB, de Groot Swanson G. Reconstruction of the thumb basal joints: development and current status of implant techniques. Clin Orthop Relat Res. 1987(220):68–85

[12] Kessler I, Axer A. Arthroplasty of the first carpometacarpal joint with a silicone implant. Plast Reconstr Surg. 1971; 47(3):252–257

[13] Dickson RA. Arthritis of the carpometacarpal joint of the thumb: treatment by silicone sponge interposition arthroplasty. An experimental and clinical study. Hand. 1976; 8(3):197–208

[14] Ashworth CR, Blatt G, Chuinard RG, Stark HH. Silicone-rubber interposition arthroplasty of the carpometacarpal joint of the thumb. J Hand Surg Am. 1977; 2(5):345–357

[15] Poppen NK, Niebauer JJ. "Tie-in" trapezium prosthesis: long-term results. J Hand Surg Am. 1978; 3(5):445–450

[16] Eaton RG. Replacement of the trapezium for arthritis of the basal articulations: a new technique with stabilization by tenodesis. J Bone Joint Surg Am. 1979; 61(1):76–82

[17] Grange WJ, Helal B. Replacement of the trapezium with a silicone rubber ball spacer. Hand. 1983; 15(1):53–56

[18] Kessler FB, Epstein MJ, Culver JE, Jr, Prewitt J, Homsy CA. Proplast stabilized stemless trapezium implant. J Hand Surg Am. 1984; 9(2):227–231

[19] Avisar E, Elvey M, Tzang C, Sorene E. Trapeziectomy with a tendon tie-in implant for osteoarthritis of the trapeziometacarpal joint. J Hand Surg Am. 2015; 40(7):1292–1297

[20] Ho PK, Jacobs JL, Clark GL. Trapezium implant arthroplasty: evaluation of a semiconstrained implant. J Hand Surg Am. 1985; 10(5):654–660

[21] Weilby A. Surgical treatment of osteoarthritis of the carpo-metacarpal joint of the thumb: indications for arthrodesis, excision of the trapezium, and alloplasty. Scand J Plast Reconstr Surg. 1971; 5(2):136–141

[22] Amadio PC, Millender LH, Smith RJ. Silicone spacer or tendon spacer for trapezium resection arthroplasty: comparison of results. J Hand Surg Am. 1982; 7(3):237–244

18

[23] Sollerman C, Herrlin K, Abrahamsson SO, Lindholm A. Silastic replacement of the trapezium for arthrosis: a twelve year follow-up study. J Hand Surg [Br]. 1988; 13(4):426–429

[24] Creighton JJ, Jr, Steichen JB, Strickland JW. Long-term evaluation of silastic trapezial arthroplasty in patients with osteoarthritis. J Hand Surg Am. 1991; 16(3):510–519

[25] Freeman GR, Honner R. Silastic replacement of the trapezium. J Hand Surg [Br]. 1992; 17(4):458–462

[26] Lehmann O, Herren DB, Simmen BR. Comparison of tendon suspension-interposition and silicon spacers in the treatment of degenerative osteoarthritis of the base of the thumb. Ann Chir Main Memb Super. 1998; 17(1):25–30

[27] Lovell ME, Nuttall D, Trail IA, Stilwell J, Stanley JK. A patient-reported comparison of trapeziectomy with Swanson Silastic implant or sling ligament reconstruction. J Hand Surg [Br]. 1999; 24(4):453–455

[28] Tägil M, Kopylov P. Swanson versus APL arthroplasty in the treatment of osteoarthritis of the trapeziometacarpal joint: a prospective and randomized study in 26 patients. J Hand Surg [Br]. 2002; 27(5):452–456

[29] van Cappelle HG, Deutman R, van Horn JR. Use of the Swanson silicone trapezium implant for treatment of primary osteoarthritis: long-term results. J Bone Joint Surg Am. 2001; 83(7):999–1004

[30] MacDermid JC, Roth JH, Rampersaud YR, Bain GI. Trapezial arthroplasty with silicone rubber implantation for advanced osteoarthritis of the trapeziometacarpal joint of the thumb. Can J Surg. 2003; 46(2):103–110

[31] Taylor EJ, Desari K, D'Arcy JC, Bonnici AV. A comparison of fusion, trapeziectomy and silastic replacement for the treatment of osteoarthritis of the trapeziometacarpal joint. J Hand Surg [Br]. 2005; 30(1):45–49

[32] Burke NG, Walsh J, Moran CJ, Cousins G, Molony D, Kelly EP. Patientreported outcomes after silastic replacement of the trapezium for osteoarthritis. J Hand Surg Eur Vol. 2012; 37(3):263–268

[33] Karlsson MK, Necking LE, Redlund-Johnell I. Foreign body reaction after modified silicone rubber arthroplasty of the first carpometacarpal joint. Scand J Plast Reconstr Surg Hand Surg. 1992; 26(1):101–103

[34] Oka Y, Ikeda M. Silastic interposition arthroplasty for osteoarthrosis of the carpometacarpal joint of the thumb. Tokai J Exp Clin Med.2000; 25(1):15–21

[35] Minami A, Iwasaki N, Kutsumi K, Suenaga N, Yasuda K. A long-term follow-up of silicone-rubber interposition arthroplasty for osteoarthritis of the thumb carpometacarpal joint. Hand Surg. 2005; 10(1):77–82

[36] O'Leary ST, Grobbelaar AO, Goldsmith N, Smith PJ, Harrison DH. Silicone arthroplasty for trapeziometacarpal arthritis. J Hand Surg [Br]. 2002; 27(5):457–461

[37] Kessler I. Silicone arthroplasty of the trapezio-metacarpal joint. J Bone Joint Surg Br. 1973; 55(2):285–291

[38] Ferlic DC, Busbee GA, Clayton ML. Degenerative arthritis of the carpometacarpal joint of the thumb: a clinical follow-up of eleven Niebauer prostheses. J Hand Surg Am. 1977; 2(3):212–215

[39] Adams BD, Unsell RS, McLaughlin P. Niebauer trapeziometacarpal arthroplasty. J Hand Surg Am. 1990; 15(3):487–492

[40] Isselin J. ARPE prosthesis: preliminary results. Chir Main. 2001; 20 (1):89–92

[41] Badia A, Sambandam SN. Total joint arthroplasty in the treatment of advanced stages of thumb carpometacarpal joint osteoarthritis. J Hand Surg Am. 2006; 31(10):1605–1614

[42] Braun RM. Total joint replacement at the base of the thumb: preliminary report. J Hand Surg Am. 1982; 7(3):245–251

[43] Braun RM. Total joint arthroplasty at the carpometacarpal joint of the thumb. Clin Orthop Relat Res. 1985(195):161–167

[44] Jurča J, Němejc M, Havlas V. Surgical treatment for advanced rhizarthrosis. comparison of results of the Burton-Pellegrini technique and trapeziometacarpal joint arthroplasty. Acta Chir Orthop Traumatol Cech. 2016; 83(1):27–31

[45] Alnot JY. Trapezo-metacarpal prosthesis (author's trans.). Ann Radiol (Paris). 1982; 25(4):294–296

[46] Pérez-Ubeda MJ, García-López A, Marco Martinez F, Junyent Vilanova E, Molina Martos M, López-Duran Stern L. Results of the cemented SR trapeziometacarpal prosthesis in the treatment of thumb carpometacarpal osteoarthritis. J Hand Surg Am. 2003; 28(6):917–925

[47] Uchiyama S, Cooney WP, Niebur G, An KN, Linscheid RL. Biomechanical analysis of the trapeziometacarpal joint after surface replacement arthroplasty. J Hand Surg Am. 1999; 24(3):483–490

[48] van Rijn J, Gosens T. A cemented surface replacement prosthesis in the basal thumb joint. J Hand Surg Am. 2010; 35(4):572–579

[49] de la Caffiniere JY, Aucouturier P. Trapezio-metacarpal arthroplasty by total prosthesis. Hand. 1979; 11(1):41–46

[50] Regnard PJ. Electra trapezio metacarpal prosthesis: results of the first 100 cases. J Hand Surg [Br]. 2006; 31(6):621–628

[51] Alnot JY, Beal D, Oberlin C, Salon A. Guepar total trapeziometacarpal prosthesis in the treatment of arthritis of the thumb: 36 case reports. Ann Chir Main Memb Super. 1993; 12(2):93–104

[52] Alnot JY, Muller GP. A retrospective review of 115 cases of surgically-treated trapeziometacarpal osteoarthritis. Rev Rhum Engl Ed. 1998; 65(2):95–108

[53] Alnot JY, Saint Laurent Y. Total trapeziometacarpal arthroplasty: report on seventeen cases of de generative arthritis of the trapeziometacarpal joint. Ann Chir Main. 1985; 4(1):11–21

[54] Masmejean E, Alnot JY, Chantelot C, Beccari R. Guepar anatomical trapeziometacarpal prosthesis. Chir Main. 2003; 22(1):30–36

[55] Seng VS, Chantelot C. Isis(®) trapeziometacarpal prosthesis in basal thumb osteoarthritis: 30 months follow-up in 30 cases. Chir Main.2013; 32(1):8–16

[56] Goubau JF, Goorens CK, Van Hoonacker P, Berghs B, Kerckhove D, Scheerlinck T. Clinical and radiological outcomes of the Ivory arthroplasty for trapeziometacarpal joint osteoarthritis with a minimum of 5 years of follow-up: a prospective single-centre cohort study. J Hand Surg Eur Vol. 2013; 38(8):866–874

[57] Ledoux P. Failure of total uncemented trapeziometacarpal prosthesis: a multicenter study. Ann Chir Main Memb Super. 1997; 16 (3):215–221

[58] Bricout M, Rezzouk J. Complications and failures of the trapeziometacarpal Maia® prosthesis: a series of 156 cases. Hand Surg Rehabil. 2016; 35(3):190–198

[59] Jager T, Barbary S, Dap F, Dautel G. Evaluation of postoperative pain and early functional results in the treatment of carpometacarpal joint arthritis: comparative prospective study of trapeziectomy vs. MAIA(®) prosthesis in 74 female patients. Chir Main. 2013; 32(2):55–62

[60] Cooney WP, Linscheid RL, Askew LJ. Total arthroplasty of the thumb trapeziometacarpal joint. Clin Orthop Relat Res. 1987(220):35–45

[61] Hansen TB, Vainorius D. High loosening rate of the Moje Acamo prosthesis for treating osteoarthritis of the trapeziometacarpal joint. J Hand Surg Eur Vol. 2008; 33(5):571–574

[62] Dreant N, Poumellec MA. Total thumb carpometacarpal joint arthroplasty: a retrospective functional study of 28 Moovis prostheses. Hand (N Y). 2019; 14(1):59–65

[63] Krukhaug Y, Lie SA, Havelin LI, Furnes O, Hove LM, Hallan G. The results of 479 thumb carpometacarpal joint replacements reported in the Norwegian Arthroplasty Register. J Hand Surg Eur Vol. 2014;39(8):819–825

[64] Hannula TT, Nahigian SH. A preliminary report: cementless trapeziometacarpal arthroplasty. J Hand Surg Am. 1999; 24(1):92–101

[65] Moutet F, Lebrun C, Massart P, Sartorius C. The Roseland prosthesis. Chir Main. 2001; 20(1):79–84

[66] Dunaud JL, Moughabghab M, Benaïssa S, Vimont E, Degandt A. Rubis 2 trapezometacarpal prosthesis: concept, operative technique. Chir Main. 2001; 20(1):85–88

[67] Ferrari B, Steffee AD. Trapeziometacarpal total joint replacement using the Steffee prosthesis. J Bone Joint Surg Am. 1986; 68(8):1177–1184

[68] Apard T, Saint-Cast Y. Results of a 5 years follow-up of Arpe prosthesis for the basal thumb osteoarthritis. Chir Main. 2007; 26(2):88–94

[69] Eecken SV, Vanhove W, Hollevoet N. Trapeziometacarpal joint replacement with the Arpe prosthesis. Acta Orthop Belg. 2012; 78(6):724–729

[70] Cootjans K, Vanhaecke J, Dezillie M, Barth J, Pottel H, Stockmans F. Joint survival analysis and clinical outcome of total joint arthroplasties with the ARPE implant in the treatment of trapeziometacarpal osteoarthritis with a minimal follow-up of 5 years. J Hand Surg Am.2017; 42(8):630–638

[71] Pendse A, Nisar A, Shah SZ, Bhosale A, Freeman JV, Chakrabarti I. Surface replacement trapeziometacarpal joint arthroplasty: early results. J Hand Surg Eur Vol. 2009; 34(6):748–757

[72] Ten Brinke B, Mathijssen NMC, Blom I, Deijkers RLM, Ooms EM, Kraan GA. Model-based roentgen stereophotogrammetric analysis of the surface replacement trapeziometacarpal total joint arthroplasty. J Hand Surg Eur Vol. 2016; 41(9):925–929

[73] Wachtl SW, Guggenheim PR, Sennwald GR. Cemented and noncemented replacements of the trapeziometacarpal joint. J Bone Joint Surg Br. 1998; 80(1):121–125

[74] van Cappelle HG, Elzenga P, van Horn JR. Long-term results and loosening analysis of de la Caffinière replacements of the trapeziometacarpal joint. J Hand Surg Am. 1999; 24(3):476–482

[75] Chakrabarti AJ, Robinson AHN, Gallagher P. De la Caffinière thumb carpometacarpal replacements. 93 cases at 6 to 16 years follow-up. J Hand Surg [Br]. 1997; 22(6):695–698

[76] Johnston P, Getgood A, Larson D, Chojnowski AJ, Chakrabarti AJ, Chapman PG. De la Caffinière thumb trapeziometacarpal joint arthroplasty: 16–26 year follow-up. J Hand Surg Eur Vol. 2012; 37(7):621–624

[77] Cebrian-Gomez R, Lizaur-Utrilla A, Sebastia-Forcada E, Lopez-Prats FA. Outcomes of cementless joint prosthesis versus tendon interposition for trapeziometacarpal osteoarthritis: a prospective study. J Hand Surg Eur Vol. 2019; 44(2):151–158

[78] Toffoli A, Teissier J. Maïa trapeziometacarpal joint arthroplasty: clinical and radiological outcomes of 80 patients

18

with more than 6 years of follow-up. J Hand Surg Am. 2017; 42(10):838.e1–838.e8

[79]　Caekebeke P, Duerinckx J. Can surgical guidelines minimize complications after Maïa® trapeziometacarpal joint arthroplasty with unconstrained cups? J Hand Surg Eur Vol. 2018; 43(4):420–425

[80]　Thillemann JK, Thillemann TM, Munk B, Krøner K. High revision rates with the metal-on-metal Motec carpometacarpal joint prosthesis. J Hand Surg Eur Vol. 2016; 41(3):322–327

[81]　Semere A, Vuillerme N, Corcella D, Forli A, Moutet F. Results with the Roseland(®) HAC trapeziometacarpal prosthesis after more than 10 years. Chir Main. 2015; 34(2):59–66

[82]　Maes C, Dunaud JL, Moughabghab M, Benaissa S, Henry L, Guériat F. Results of the treatment of basal thumb osteoarthritis by Rubis II prosthesis after more than 5 years: a retrospective study of 118 cases. Chir Main. 2010; 29(6):360–365

[83]　Dehl M, Chelli M, Lippmann S, Benaissa S, Rotari V, Moughabghab M. Results of 115 Rubis II reverse thumb carpometacarpal joint prostheses with a mean follow-up of 10 years. J Hand Surg Eur Vol. 2017; 42(6):592–598

[84]　Brutus JP, Kinnen L. Total carpometacarpal joint replacement surgery using the ARPE implant for primary osteoarthritis of the thumb: our short-term. Chir Main. 2004; 23:224–228

[85]　Jacoulet P. Results of the ARPE trapezometacarpal prosthesis: a retrospective study of 37 cases. Chir Main. 2005; 24(1):24–28

[86]　Martin-Ferrero M. Ten-year long-term results of total joint arthroplasties with ARPE® implant in the treatment of trapeziometacarpal osteoarthritis. J Hand Surg Eur Vol. 2014; 39(8):826–832

[87]　Craik JD, Glasgow S, Andren J, et al. Early results of the ARPE arthroplasty versus trapeziectomy for the treatment of thumb carpometacarpal joint osteoarthritis. J Hand Surg Asian Pac Vol. 2017; 22(4):472–478

[88]　Robles-Molina MJ, López-Caba F, Gómez-Sánchez RC, CárdenasGrande E, Pajares-López M, Hernández-Cortés P. Trapeziectomy with ligament reconstruction and tendon interposition versus a trapeziometacarpal prosthesis for the treatment of thumb basal joint osteoarthritis. Orthopedics. 2017; 40(4):e681–e686

[89]　De la Caffinière JY. Long term results of the total prosthesis of the trapezio-metacarpal joint in osteo-arthritis of the thumb. Rev Chir Orthop Repar Appar Mot. 1991; 77:312–321

[90]　Nicholas RM, Calderwood JW. De la Caffinière arthroplasty for basal thumb joint osteoarthritis. J Bone Joint Surg Br. 1992; 74(2):309–312

[91]　De Smet L, Sioen W, Spaepen D. Changes in key pinch strength after excision of the trapezium and total joint arthroplasty. J Hand Surg [Br]. 2004; 29(1):40–41

[92]　De Smet L, Sioen W, Spaepen D, Van Ransbeeck H. Total joint arthroplasty for osteoarthritis of the thumb basal joint. Acta Orthop Belg. 2004; 70(1):19–24

[93]　Hansen TB, Snerum L. Elektra trapeziometacarpal prosthesis for treatment of osteoarthrosis of the basal joint of the thumb. Scand J Plast Reconstr Surg Hand Surg. 2008; 42(6):316–319

[94]　Ulrich-Vinther M, Puggaard H, Lange B. Prospective 1-year followup study comparing joint prosthesis with tendon interposition arthroplasty in treatment of trapeziometacarpal osteoarthritis. J Hand Surg Am. 2008; 33(8):1369–1377

[95]　Hernández-Cortés P, Pajares-López M, Robles-Molina MJ, GómezSánchez R, Toledo-Romero MA, De Torres-Urrea J. Two-year outcomes of Elektra prosthesis for trapeziometacarpal osteoarthritis: a longitudinal cohort study. J Hand Surg Eur Vol. 2012; 37(2):130–137

[96]　Hansen TB, Stilling M. Equally good fixation of cemented and uncemented cups in total trapeziometacarpal joint prostheses. A randomized clinical RSA study with 2-year follow-up. Acta Orthop. 2013; 84(1):98–105

[97]　Chug M, Williams N, Benn D, Brindley S. Outcome of uncemented trapeziometacarpal prosthesis. Indian J Orthop. 2014; 48(4):394–398

[98]　Lemoine S, Wavreille G, Alnot JY, Fontaine C, Chantelot C, groupe GUEPAR. Second generation GUEPAR total arthroplasty of the thumb basal joint: 50 months follow-up in 84 cases. Orthop Traumatol Surg Res. 2009; 95(1):63–69

[99]　Spaans AJ, van Minnen LP, Weijns ME, Braakenburg A, van der Molen AB. Retrospective study of a series of 20 Ivory prostheses in the treatment of trapeziometacarpal osteoarthritis. J Wrist Surg. 2016;5(2):131–136

[100]　Erne H, Scheiber C, Schmauss D, et al. Total endoprothesis versus Lundborg's resection arthroplasty for the treatment of trapeziometacarpal joint osteoarthritis. Plast Reconstr Surg Glob Open. 2018; 6 (4):e1737

[101]　Degeorge B, Dagneaux L, Andrin J, Lazerges C, Coulet B, Chammas M. Do trapeziometacarpal prosthesis provide better metacarpophalangeal stability than trapeziectomy and ligamentoplasty? Orthop Traumatol Surg Res. 2018; 104(7):1095–1100

[102]　Kaszap B, Daecke W, Jung M. High frequency failure of the Moje thumb carpometacarpal joint arthroplasty. J Hand Surg Eur Vol.2012; 37(7):610–616

[103]　Kollig E, Weber W, Bieler D, Franke A. Failure of an uncemented thumb carpometacarpal joint ceramic prosthesis.

J Hand Surg Eur Vol. 2017; 42(6):599–604

[104]　Schuhl JF. The Roseland prosthesis in the treatment of osteoarthritis: a five years experience with the same surgeon. Chir Main. 2001; 20 (1):75–78

[105]　Zollinger PE, Ellis ML, Unal H, Tuinebreijer WE. Clinical outcome of cementless semi-constrained trapeziometacarpal arthroplasty, and possible effect of vitamin C on the occurrence of complex regional pain syndrome. Acta Orthop Belg. 2008; 74(3):317–322

[106]　Guardia C, Moutet F, Corcella D, Forli A, Pradel P. Roseland® prosthesis: quality of life's studies about 68 patients with a mean followedup of 43.8 months. Chir Main. 2010; 29(5):301–306

[107]　Vissers G, Goorens CK, Vanmierlo B, et al. Ivory arthroplasty for trapeziometacarpal osteoarthritis: 10-year follow-up. J Hand Surg Eur Vol. 2018; 44(2):138–145

18

第 19 章 拇指腕掌关节（CMC）的 Pi² 和 Nugrip 热解碳假体关节置换术

Ludovic Ardouin

【摘要】Pi²和Nugrip是用于大多角骨切除术后拇指基底关节骨性关节炎的热解碳假体。Pi²假体是一个游离的间隔物，而Nugrip是一个半关节假体。本章报告了这两种假体的文献结果，并介绍了Pi²热解碳假体治疗原发性拇指基底关节骨性关节炎的操作技术。Pi²手术的要点是：在大多角骨切除和部分小多角骨切除过程中保存软组织条件以使假体居中，小心切除关节囊，行韧带成形术以稳定假体。

【关键词】热解碳，拇指基底关节，骨关节炎，关节置换术，CMC假体，大多角骨切除术

一、概述

目前生物工业在热解碳技术方面日趋成熟，随着关节假体或半关节假体以及新型假体的发展，使其在骨科领域特别是在手腕外科方面获得了广泛应用[1-3]。

二、假体的特征

（一）Pi²假体

Whright Pi²假体由于没有骨或韧带固定，是一种游离的间隔物（图19.1）。它可以移动，其形状使拇指在运动时能适应所处的位置。假体的稳定很大程度上是基于软组织，软组织阻止其从大多角骨窝中脱出。该假体呈椭圆形，有两个轴。植入就位后，其最大轴垂直于拇指轴线。假体有两种尺寸（厚度×长度）：9mm×13mm和9mm×15mm。大多角骨的平均高度为11mm，选择9mm的厚度是为了略小于大多角骨的高度，因此，假体在大多角骨窝中保持一定的高度，使其不会受到、或对舟状骨或掌骨基底部产生可能导致骨吸收的过度应力。

（二）Nugrip假体

Ascension NuGrip™ CMC假体不是一个游离的间隔物，而是一个半关节假体。它是第二代PyroHemiSpher假体，专为治疗拇指腕掌关节骨关节炎而设计（图19.2）。

三、文献结果

（一）Pi²假体

这种椭球形游离假体最初用于治疗全TMC假体失败，后来被常规用作治疗TMC骨关节炎的大多角骨间隔物[4]。此后，Pi²假体成为我们治疗TMC骨关节炎的首选。在一项短期的前瞻性比较研究中，Alligator和Perrin等[5]发现，与大多角骨切除稳定术相比，Pi²假体能够获得更早的功能恢复，患者总体满意度更高。Ardouin和Bellemires的5年随访研究[6]及Agout等至少10年的随访研究显示，在29个假体中，96.6%的患者满意或非常

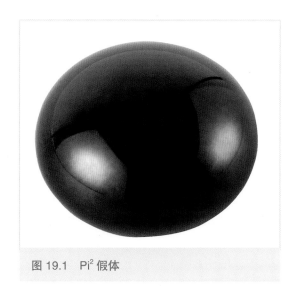

图 19.1 Pi² 假体

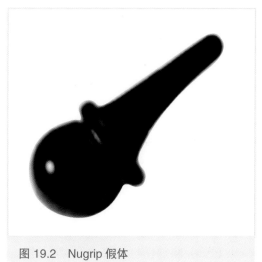

图 19.2 Nugrip 假体

满意，疼痛测量值为1.6/10，QuickDASH为19.9%，握力为24kg，主要的夹捏力量为5.9kg[7]。术前掌指关节（MCP）的过伸状态未加重，拇指各关节活动度增加。无一例假体翻修。放射影像学显示，4.2%的假体出现脱位，48.2%（5年随访时为29%）有骨重塑的迹象，主要是舟状骨远端，平均相当于高度的11.2%（5年随访时为8.5%），无功能上的不良影响。这么好的手术结果是不寻常的。许多研究者发现早期假体脱位率为12.5%～33%，翻修率为4%～33%[8-12]。然而，这些研究的假体植入方法无论是入路还是稳定技术（手术时）均与我们的不同。这强调了手术的苛刻要求和精准属性，掌握它可能需要一个漫长的学习曲线。

（二）Nugrip假体

在最近发表的一篇文章中，比较了47例热解碳半关节成形术（24例Nugrip和23例PyroHemiSpher）和40例使用Thompson技术进行大多角骨切除术的结果，平均随访超过24个月后[13]，疼痛、力量、活动能力和QuickDASH评分无显著差异。PyroHemiSpher假体具有更好的拇指功能评分（Nelson评分），但并发症、翻修率和失败率较高。23%的病例发生舟状骨大小多角骨关节（STT）骨关节炎（OA）功能不全，30%的翻修率主要是由于STT骨关节炎，17%的患者因失败而行大多角骨切除术。放射影像学显示，23%的病例有假体不稳定迹象，32%的病例在柄周围有0.5 mm厚的放射透亮带。

四、适应证/禁忌证

（一）适应证

适应证主要是原发性Eaton Ⅲ～Ⅳ期拇指基底关节骨关节炎，也可用于Ⅱ期骨关节炎，但由于该技术需行全大多角骨切除术，因此舟状大多角骨关节也将被移除。

（二）禁忌证

尚无任何禁忌证，除非术前MCP关节过伸达到40°或以上且已经给予治疗。

19

五、Pi² 假体：作者的经验和推荐技术

该手术并非简单地移除大多角骨并用假体代替。这项技术需要几个手术阶段，必须严格遵守其顺序和执行方式[14]。操作是在局部麻醉下进行的，在上臂根部使用气压止血带。

（一）前外侧入路

我们使用了改良的Gedda-Moberg前入路（图19.3），即中心在大多角骨结节上稍偏内侧的 "V" 型切口。它提供了到达拇长外展肌腱（APL）和桡侧腕屈肌腱（FCR）的快捷入路，为假体提供稳定性。将大鱼际肌筋膜从其外缘剥离，肌肉向内侧牵开，可以显露第一腕掌关节及大多角骨结节。APL常有副肌腱，大小变化很大，常穿行于大鱼际肌筋膜内，很少在大多角骨上经过。这条副肌腱可以保留或切除。

（二）非创伤性大多角骨切除术

在进行大多角骨切除术之前，确定紧靠大多角骨结节上方的FCR肌腱是很重要的。在大多角骨切除过程中要保留此肌腱。尽可能轻柔地在骨表面用15号刀片或精细的骨膜剥离器将大多角骨周围的软组织剥离。我们使用 "开瓶器" 拧入大多角骨，用作操纵杆尽可能显露大多角骨的每个面，将它周围的软组织剥离（图19.4）。这使得在大多数情况下可以把大多角骨一整块取出来。开瓶器不能用作拔出工具，因为这会撕裂和破坏周围软组织。大多角骨深层的骨赘在切除术中经常发生断裂，应该与切除大多角骨一样小心。

（三）部分小多角骨切除术

部分小多角骨切除术（约整体的三分之一）是必要的，以使假体相对于拇指轴线略向中间靠拢，并在必要时也可以用于治疗舟状骨小多角骨关节炎（图19.5）。可以使用5mm弯形Lambotte截骨器或圆凿钳完成。只把大多角骨和小多角骨的舟状骨面切除，截骨面位于第二掌骨关节面水平，需要特别注意，不要超过这个点。

（四）放置试模和正式假体

最常用9mm×13mm的假体试模，以检查假体是否被完美地居中放置。

拇指的环转、对掌和内收运动以及轴向应力，容易使假体向后脱位至背侧关节囊韧

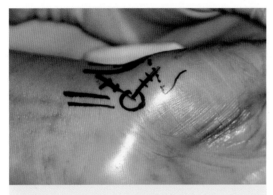

图 19.3　改良的 Gedada 前入路

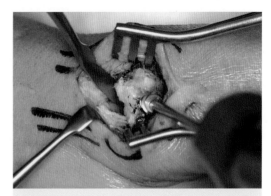

图 19.4　用开瓶器非破坏性行大多角骨整块切除术

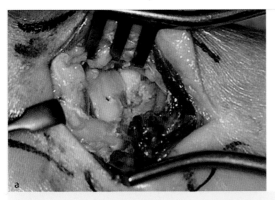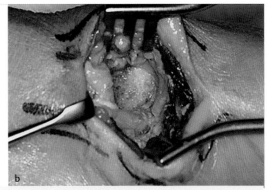

图 19.5　部分小多角骨切除术前（a）和术后（b）

19

带的冗余腔隙里，或者向前通过手术通道脱出。这种不稳定性可通过关节囊成形术和韧带重建术来解决。然后放入正式假体。

（五）关节囊和韧带重建

关节囊成形术可以去除背侧关节囊的冗余，具体情况因人而异。用两根3/0缝针对软组织进行交叉加强缝合，或者对舟状骨及掌骨的关节囊止点进行再固定以增加张力（图19.6）。必须进行加强固定，以防止假体向背侧脱位，并避免舟状骨和掌骨基底部之间产生过多应力。

韧带成形术从远端止点向近端切取约2～3cm的两根肌腱条。一根来自APL，另一根来自FCR（图19.7）。每根肌腱条大约是供区肌腱的一半。FCR肌腱条附着于背侧关节囊，APL肌腱条附着于掌侧关节囊残端和韧带。然后将两根肌腱条交叉缝合固定，使之覆盖假体，并形成韧带屏障以稳定假体。

操作不当的关节囊成形术，会在假体向背侧脱位时，在桡侧窝形成一个凸起。不良的韧带成形术会导致假体半脱位或脱位到鱼际肌中。然而，关节囊成形术或韧带重建术不应限制假体：它应保持相对自由的运动。

所有步骤总结见图19.8。

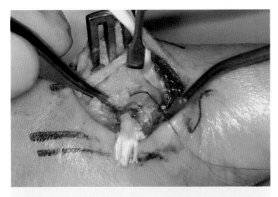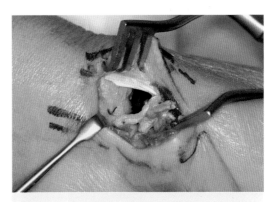

图 19.6　关节囊成形术，注意背侧关节囊的冗余

图 19.7　关节囊成形术和韧带重建。从拇长展肌和桡侧腕屈肌取两根肌腱条

（六）关闭切口和X线检查

进行韧带重建，重新缝合大鱼际肌及其筋膜。无需引流管。使用可吸收皮内缝线闭合皮肤。通过影像学检查确认假体位置（图19.9）。

（七）术后护理和康复

术后前两周持续佩戴可拆卸夹板。在第15天拆除绷带后，开始自我康复，以恢复拇指的活动范围。夜间使用夹板，白天根据需要偶尔使用，直到第4周。

（八）可能的附加手术

1. 腕管综合征的治疗

在同一入路，打开屈肌支持带的外缘，松解其在大多角骨、小多角骨和舟状骨上的附着点。打开FCR腱鞘显露拇长屈肌腱。

2. MP关节过伸的治疗

当术前MP关节过伸达到40°或以上，通过Pi²假体可以部分矫正，而残余的过伸需要

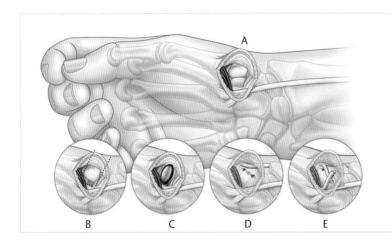

图 19.8　手术过程总结（A）整块大多角骨切除术。（B）部分小多角骨切除术。（C）放置正式假体。（D）关节囊成形术。（E）韧带重建

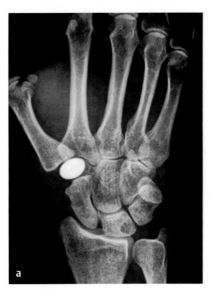
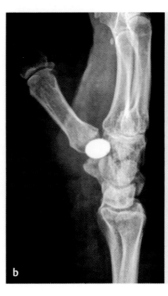

图 19.9　Pi²假体置入后的X线片：（a）正位，（b）侧位。假体相对于拇指轴略微向中间靠拢

同时进行手术矫正。我们首先采用以掌指关节为中心的斜行切口进行前方籽骨切除术和关节囊切除术。在大鱼际肌肉之间到达掌骨颈部，用刮匙将其刮成粗糙面。用骨内微型锚钉固定前方关节囊和外侧籽骨，使MP关节轻度屈曲。第二步是拇短伸肌的肌腱固定术。通过向背侧延长开口或在掌骨颈背侧做一个新切口进行显露，然后将其刮成粗面。第二枚锚钉将拇短伸肌以轻微张力固定在掌骨颈上。

参考文献

[1] Cook SD, Beckenbaugh RD, Redondo J, Popich LS, Klawitter JJ, Linscheid RL. Long-term follow-up of pyrolytic carbon metacarpophalangeal implants. J Bone Joint Surg Am. 1999; 81(5):635–648

[2] Péquignot JP, Lussiez B, Allieu Y. Implant adaptatif du scaphoïde proximal. Chir Main. 2000; 19(5):276–285

[3] Bellemère P. Pyrocarbon implants for the hand and wrist. Hand Surg Rehabil. 2018; 37(3):129–154

[4] Péquignot JP, Belleme're P, Berthe A. Les reprises de prothe' ses trapé zo-mé tacarpiennes par implant mobile en pyrocarbone: PI2. Etude d'une série rétrospective de 30 cas avec un recul moyen de 5,5 ans (4a` 7 ans). Chir Main. 2011; 30:S117–S122

[5] Alligand-Perrin P, Bellemère P, Gaisne E, et al. Pyrocarbon Pi² interposition arthroplasty versus trapeziectomy-ligament reconstructionsuspension in the treatment of trapeziometacarpal osteoarthritis: preliminary comparative study of two series over one year. Rev Chir Orthop Repar Appar Mot. 2010; 96S:S66–S71

[6] Ardouin L, Bellemère P. A 5-year prospective outcome study of Pi² pyrocarbon arthroplasty for the treatment of thumb carpometacarpal joint osteoarthritis. Chir Main. 2011; 30:S17–S23

[7] Agout C, Ardouin L, Bellemère P. A ten-year prospective outcome study of Pi² pyrocarbon spacer arthroplasty in carpometacarpal joint osteoarthritis. Hand Surg Rehabil. 2016; 35(4):255–261

[8] Colegate-Stone TJ, Garg S, Subramanian A, Mani GV. Outcome analysis of trapezectomy with and without pyrocarbon interposition to treat primary arthrosis of the trapeziometacarpal joint. Hand Surg. 2011; 16(1):49–54

[9] Maru M, Jettoo P, Tourret L, Jones M, Irwin L. Thumb carpometacarpal osteoarthritis: trapeziectomy versus pyrocarbon interposition implant (Pi²) arthroplasty. J Hand Surg Eur Vol. 2012; 37(7):617–620

[10] Cheval D, Sauleau V, Moineau G, Le Jacques B, Le Nen D. Total trapeziectomy and suspension ligamentoplasty: is there any interest to interpose a pyrocarbon Pi²® implant? Chir Main. 2013; 32(3):169–175

[11] Szalay G, Meyer C, Scheufens T, Schnettler R, Christ R, Schleicher I. Pyrocarbon spacer as a trapezium replacement for arthritis of the trapeziometacarpal joint; a follow-up study of 60 cases. Acta Orthop Belg. 2013; 79(6):648–654

[12] van Aaken J, Holzer N, Wehrli L, Delaquaize F, Gonzalez IA, Beaulieu JY. Unacceptable failure of the PI2® implant. J Hand Surg Eur Vol. 2016; 41(9):917–922

[13] Vitale MA, Hsu CC, Rizzo M, Moran SL. Pyrolytic carbon arthroplasty versus suspensionplasty for trapezial-metacarpal arthritis. J Wrist Surg. 2017; 6(2):134–143

[14] Bellemère P, Ardouin L. Pi² spacer pyrocarbon arthroplasty technique for thumb basal joint osteoarthritis. Tech Hand Up Extrem Surg. 2011; 15(4):247–252

19

第20章 拇指CMC关节的Pyrocardan假体和Pyrodisk假体关节置换术

Philippe Bellemère

【摘要】Pyrocardan和Pyrodisk假体均由热解碳制成，用于拇指CMC关节插入式关节置换术以治疗骨性关节炎。置入假体的目的是保持拇指的长度，以保证拇指正常的运动和功能。Pyrodisk是一种双凸盘状假体，中间有一个孔，用于韧带成形术，以稳定假体和掌骨基底部。它可以在骨关节炎的任何阶段，于部分或全部大多角骨切除术后使用。Pyrocardan假体为双凹面，呈矩形，比Pyrodisk假体薄。在早期骨关节炎（Eaton 1期、2期和3期早期）中，它被用于大多角骨和掌骨之间界面的关节置换术。它的植入过程中保留了关节囊和韧带等周围软组织，因此无需韧带成形术。这两种假体应用的中长期结果已有报道，它们可使患者在疼痛、力量和功能方面都有明显的改善。与大多角骨切除术相比，患者的恢复更快。随访结果显示其骨耐受性良好，临床结果保持稳定或趋于更好，并发症的发生率低，8年生存率为94%，5.5年生存率为96.2%。由于采用了热解碳材料，使得人工关节假体具有良好的耐受性，并且避免了在CMC关节中使用硅胶假体或金属和聚乙烯假体行全关节置换术所遇到的问题。

【关键词】热解碳，CMC关节，假体，关节置换术，插入物，关节炎，Pyrocardan，Pyrodisk

一、概述

由于热解碳材料优异的机械性能（弹性、密度、粗糙度、硬度和耐磨性）及生物相容性，人们提出将热解碳作为硅胶和其他合成植入物的替代品。自20世纪80年代以来，它们一直在手部手术中使用，后来在腕部手术中使用[1]。

有两种类型的热解碳假体可用于治疗拇指基底骨关节炎（OA）：

1. 半关节置换假体

它们取代掌骨表面并通过髓内掌骨柄维持稳定：Pyrohemisphere，CMI，Nugrip（见第19章）和Saddle假体。

2. 插入式假体

对于Pi^2（见第19章）和Pyrodisk假体，可将其放置在完全或部分大多角骨切除术后的两个关节面间隙；而对于Pyrocardan假体，可将其放置在第一腕掌关节（TMC）关节之间。Pyrodisk假体自2005年开始使用[2]，而Pyrocardan假体自2009年开始使用[3]。

插入式假体的目的是，保留拇指长度，允许正常的拇指运动和功能。

二、Pyrodisk假体

（一）假体的特征

Pyrodisk假体（Integra Life Sciences，Plainsboro，NJ，美国）（图20.1）是一种非解

剖型假体，形状为双凸盘状，中间有一个孔，用来固定自体移植肌腱，使之穿过大多角骨、假体和拇指掌骨。该假体有6种尺寸，根据直径（14mm，16mm，18mm）和高度（5.5mm，7mm，8mm，9mm）而有不同的组合。

（二）适应证

Pyrodisk假体可用于治疗任何阶段的骨关节炎。在骨关节炎早期阶段（Eaton 1、2和3期），Pyrodisk假体最初用于部分大多角骨切除术后。假体放置于掌骨和残余的大多角骨骨之间（图20.2）。更严重的骨关节炎可能需要全大多角骨切除，并在掌骨和舟状骨之间使用插入式Pyrodisk假体（图20.3）。

（三）手术技巧

使用大多角骨背侧入路。用摆锯从掌骨基底部垂直于掌骨轴截取2～3mm的骨片。将大多角骨平行于掌骨截骨面截骨，并用摆锯刨平截骨面。用铰刀在大多角骨和掌骨面各挖一个小凹。在两个小骨上各钻一个3.2mm的孔，对大多角骨来说，从舟状骨大多角骨

20

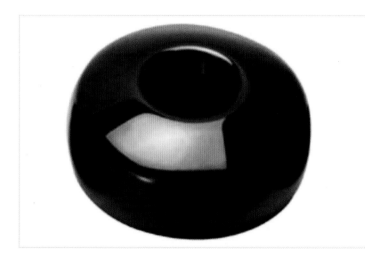

图 20.1 Pyrodisk 假体

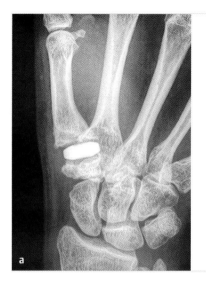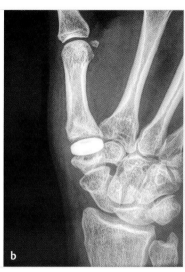

图 20.2 部分大多角骨切除术后使用 Pyrodisk 假体。（a）侧面视图（b）正面视图

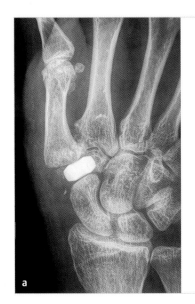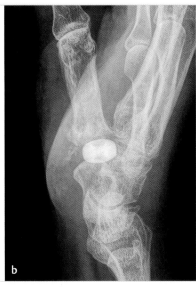

图 20.3　全大多角骨切除术后使用 Pyrodisk 假体。（a）侧面视图（b）正面视图

关节中心开始；对掌骨来说，从它的桡背侧面开始，斜向TMC关节中心并通过髓腔。选择合适直径的假体，是通过选择最匹配拇指掌骨基底部的直径尺寸来确定的，而不要超出这一直径。如果最佳尺寸介于两个可用尺寸之间，则选择较小的尺寸。目标是实现双凸面盘状假体在拇指掌骨基底和大多角骨凹面上的小幅度摆动。

术中透视确认尺寸合适。

以拇长展肌腱的一束或桡侧腕屈肌腱（FCR）的一半作为稳定肌腱[4]。远端肌腱残端穿过大多角骨，通过选定的Pyrodisk假体，进入切除的关节，及拇指掌骨基底部，向背侧通过预制的通道穿出。在关闭术口之前，对肌腱进行轻柔的牵拉，以增强稳定性。然后将剩余的肌腱折叠并缝合到一封闭可靠的囊腔里。

术后将手腕和拇指固定在拇指专用石膏矫形器中3周。在接下来的8～9周内使用可拆卸矫形器，在此期间患者进行主动活动练习，并可以用手进行日常活动。在11～12周后，可以不受限制地进行活动。

（四）文献结果

Barrera-Ochoa等的回顾性研究纳入了19例患者，随访至少5年。结果显示89%的患者满意或非常满意，疼痛评分为1.7［视觉模拟量表（VAS）］，Quick-DASH评分为20.2，活动能力无明显改善，握力（20kg）明显增加。失败率为10.5%，与不稳定性疼痛有关，1年后行大多角骨切除翻修术。报告的长期随访结果与此相似，8年生存率为94%[5]。

Mariconda等[6]的研究纳入了27例患者，平均随访37个月。结果显示在疼痛和Quick-DASH评分方面表现出更好的效果。96%的患者满意或非常满意。无并发症或手术翻修。放射影像学显示，1例假体脱位，未见假体下沉。

Odella等[7]在针对中心型腕关节病（centered rhizarthrosis）的研究中，使用Pyrodisk假体获得了普遍良好的疼痛缓解效果。然而，其握力研究结果（下降20%）与Barrera-Ochoa等的研究结果（增加26%）相矛盾。其研究中失败率为3%，3%的患者发生了假体脱位。

最近一项针对韧带重建和肌腱填充（LRTI）（19例）与Pyrodisk（20例）的回顾性比较研究显示，在至少2年的随访后，Pyrodisk的主要夹捏力量（高约1.8 kg）明显更好。在其他功能标准或并发症发生率方面则无明显差异。

（五）作者的经验

按照Vitale等[8]和Chaise[9]的建议，Pyrodisk假体也可在全大多角骨切除术后使用（图20.4）。与Pi²假体一样（见第19章），需要进行部分小多角骨切除术以使假体居中，并可用于治疗相关的舟状骨大多角骨关节炎（图20.4）。为了稳定假体，可以使用FCR肌腱条或使用Goretex CV/09线进行韧带成形术。后一种假体稳定技术比Pi²假体所使用的技术更简单，创伤更小（见第19章）。然而，以我们超过80个假体的经验，对于持续1年以上的慢性疼痛，失败率（假体翻修）为6%，并且我们发现总体的临床结果，特别是疼痛方面，似乎不如Pi²假体。由于Pyrodisk假体比Pi²假体更受约束，骨源性疼痛可能与过高应力峰值有关。随访过程可能会出现假体和掌骨基底部之间不稳定的情况，正如我们所治疗的其他一些患者所显示的一样（图20.5）。这可能是由于韧带成形术给关节面带来摩擦磨损，并且在假体双凸面作用下增强。

三、Pyrocardan假体

（一）假体的特征

Pyrocardan假体（Wright Medical–Tornier SAS，Bioprofile，Grenoble，法国）（图20.6）是TMC关节非限制型关节假体[5]。它是为长方形的，有两个垂直相对的管状凹面。这种几何形状是为了复制腕掌骨（CMC）关节的运动。无论尺寸大小，假体中央的厚度为1mm。假体有7种型号，宽度在12～18mm。外边缘的厚度与假体大小成正比。放置这

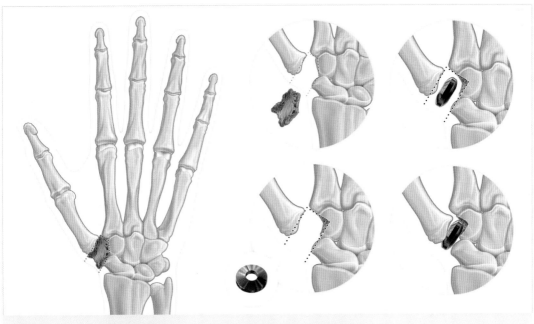

图 20.4　行全大多角骨切除术后行 Pyrodisk 假体置换的手术原理图

20

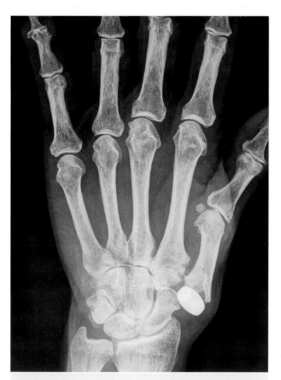

图 20.5　X 线片显示随着时间的推移掌骨和 Pyrodisk 假体出现不稳定

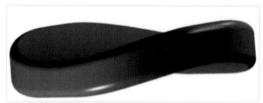

图 20.6　Pyrocardan 假体

一假体仅需要最小限度的关节内骨切除，这样可以不干扰关节外区域的关节囊韧带止点[10]。因此，行韧带成形术进行稳定关节是不必要的。

（二）适应证

这种微创关节置换术适用于早期骨性关节炎、Eaton 1期和2期，甚至一些3期的早期病例中轻度破坏的CMC关节。事实上，在我们的实践中看到的大多数慢性疼痛性关节炎都符合Pyrocardan关节置换术的适应证，这是我们现在的治疗选择。

这一假体对患者的年龄和活动没有限制。年轻或活动较多的患者不是使用的禁忌证。

然而，这种假体不适用于严重塌陷或大多角骨畸形（囊肿）或掌骨基底半脱位超过三分之一的患者。

对于严重的拇指轴线Z形畸形的患者，我们建议不要使用Pyrocardan假体。这种假体不能恢复拇指长度，也不能纠正掌骨基底部的力线。

（三）手术技巧（图 20.7）

我们建议采用背侧入路进入CMC关节，皮肤切口约30mm[11]。从掌骨背侧打开并松解关节囊，偏内侧纵向切开关节，将两侧关节囊皮瓣与掌骨骨膜向两侧推开（图20.8）。使用薄的摆锯，切除掌骨鞍状关节面的背缘和掌缘，从而改变掌骨表面鞍的形状。然后用锯切除大多角骨的外侧角和内侧角，注意由于关节间隙倾斜和深层骨赘的存在，内侧角通常比外侧角更突出。掌骨和大多角骨表面的截骨面必须与拇指的轴线垂直，因为如果发生掌骨在术前脱位（脱位不超过1/3）的情况时能够重新复位。然后切除全部的关节滑膜，保持关节囊的连续性。使用骨锉将所有不规则骨全部去除。掌骨表面被重塑成一个微球形的凸面（像香槟软木塞的顶部），而大多角骨被重塑成一个前后圆柱形的微凸面。然后放置假体试模并在透视下检查。假体大小应完全覆盖大多角骨。植入正式假体后，将背侧关节囊骨膜瓣重新复位，并在无过度张力的情况下彼此缝合，最终用骨内锚钉固定在掌骨基底部，并在骨膜上连续缝合加固。标准化术后护理，使用热成型矫形器

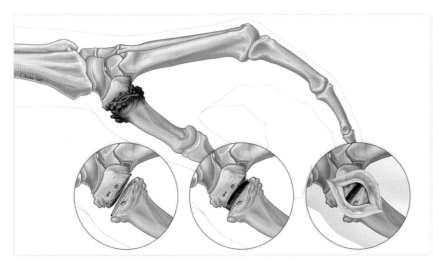

图 20.7　腕部（CMC）关节内植入 Pyrocardan 假体的手术原理图

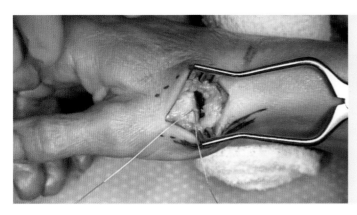

图 20.8　图示 CMC 关节纵行切开的关节囊，沿掌骨背侧骨膜进行剥离，在植入 Pyrocardan 假体未缝合两侧关节囊时的术中视图。图中的线来自骨锚钉

连续佩戴2周进行固定。然后开始自我康复，整晚佩戴矫形器，偶尔在白天佩戴，持续到第4周。尚无系统的术后物理治疗方案，6周后对拇指的使用就没有限制了。假体也可以通过前路或关节镜入路放置，但我们发现这两种入路比背侧入路更难实现完美的骨表面准备和假体的精准定位。

（四）文献结果

最终的治疗结果似乎受适应证和手术技术的影响。

Odella等[7]比较了25个Pyrocardan和36个Pyrodisk假体用于1至3期腕关节病患者的结果，显示Pyrodisk假体获得了更好的结果。然而由于两种假体各自的适应证，该研究存在偏倚：Pyrocardan仅适用于掌骨脱位，而Pyrodisk用于仍保持居中的关节。

Lauwers等[12]通过扩大前方入路进行了25 例Pyrocardan假体置换及相关的FCR韧带成形术。在25个月的随访中报告了18.5%的失败率。该研究认为，他们的结果与我们最初的研究结果存在差异的原因在于手术技术的不同，以及假体植入需要一个学习曲线。

Russo等[13]的系列研究评估了36例1～3期腕关节病，在平均31.5个月的随访中显示出良好的效果。2例早期脱位后需要对假体重新复位，但未报道CMC OA的分期。

Erne等[14]比较了小样本的Pyrocardan假体与Lundborg's大多角骨切除术加韧带成形术

的临床结果。在平均1.5年的随访中，Pyrocardan假体获得无症状功能恢复的时间明显更快。Logan等[15]在一个前瞻性的案例研究中，对40个Pyrocardan假体平均随访29个月，报告的临床结果与我们最初的系列研究相当。而且，配对队列研究结果显示，握力和夹捏力量优于LRTI手术。

（五）作者的经验

在我们对27例患者的初步研究中，平均随访16.6个月，结果显示100%的患者满意或非常满意。VAS评分为1.6分，Quick-DASH和Patient Rated Wrist Evaluation （PRWE）评分分别为10.1分和12.9分。获得了与对侧相当的活动能力，25kg的握力和6.7 kg的捏力，分别相当于另一侧的97%和100%。假体无翻修，无影像学上的脱位或松动。

我们对103例患者随访了至少5年（尚未发表的研究），其中包括我们最初的患者，至少随访了70个月[16]。在这个中期系列研究中，27%为手工劳动者（图20.9），39%的患者在术前有第一掌骨半脱位。研究结果显示，患者术后短期和长期的疼痛、力量和功能的均有所改善。最终结果显示，术后疼痛VAS评分0.6分（术前7分）、PRWE评分4分（术前58分）、Quick-DASH评分9分（术前52分）、指尖夹捏力量7kg（术前5分）均有显著改善。与对侧相比，在主要夹捏力量（8 kg）、握力（术后27 kg）和活动能力方面无显著差异。非重体力劳动者重返工作的时间平均为12周，重体力劳动者重返工作的时间平均为13.5周。满意度为96%。

80%的术前掌骨半脱位患者在术后得到缓解。在随访中无明显的骨重塑或假体不稳定（图20.10）。

2例患者再次手术以改变假体大小和重修关节骨表面的形状。2例患者因为慢性疼痛不得不将假体移除，一年后转为大多角骨切除术。5年假体生存率为96.2%。

四、Pyrodisk和Pyrocardan 假体的使用技巧和方法

骨准备时关节面的方向应垂直于拇指的轴线和舟状骨的纵轴。

- 假体的大小应完全覆盖大多角骨。
- 避免假体过度撑开关节。如果出现这种情况，对于Pyrodisk假体，需要改变假体厚度，对于Pyrocardan假体，需要去除更多的关节表面。
- 术中透视检查假体模板的位置，特别是内侧的骨准备是否正确，以及掌骨、假体和大多角骨（如果是大多角骨切除术后植入Pyrodisk假体时，应该是舟状骨）是否同轴线。
- 不要在纵向拉紧状态下行Pyrodisk假体韧带成形术，以及关闭假体的关节囊。
- 学习外科技术可能需要一个学习曲线。参加尸体实验操作可能有助于缩短这个时间。

五、结论

Pyrodisk和Pyrocardan假体在治疗CMC关节OA的疼痛缓解功能方面是有效的。与大多角骨切除术相比，它们都能保持拇指轴向长度，更好地改善力量和更快恢复功能，而且没有疼痛，并发症的发生率低。由于采用了热解碳材料，这些人工关节置换术具有良好

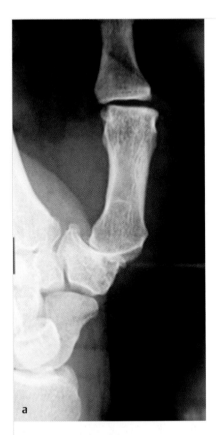
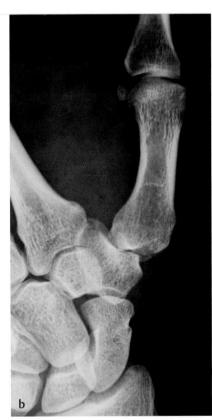
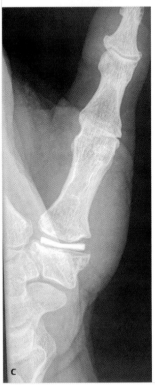
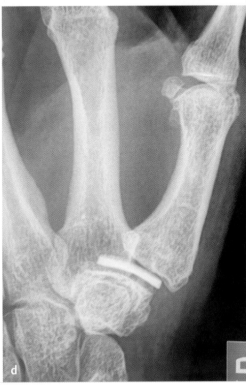

图 20.9　使用 Pyrocardan 假体治疗 47 岁重体力劳动者的腕部 CMC 关节骨关节炎（OA）伴掌骨半脱位。未行韧带成形术。患者术后 3.5 个月恢复工作。7 年后，患者无疼痛，拇指活动范围（ROM），以及夹捏和握力与另一侧相当。（a，b）术前视图显示掌骨半脱位。（c，d）术后 7 年 X 线片

20

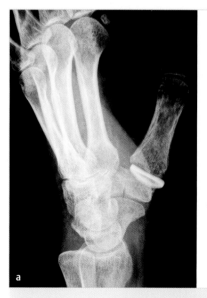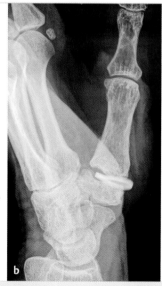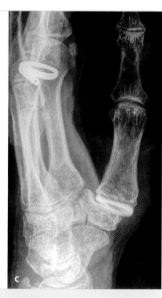

图 20.10　一名 60 岁退休女性患者优势手的长期结果。Pyrocardan 假体由于其内侧的大多角骨关节面未充分准备而定位不完美。（a）术后 1 个月的 X 线片。注意假体和掌骨基底部的半脱位。（b）术后 5 年的 X 线片。半脱位无恶化。（c）术后 10 年 X 线片。假体的耐受性非常好。患者无疼痛，Kapandji 评分 10 分，指尖夹捏力量 8 kg，主要夹捏力量 10 kg，握力 30 kg, Quick-DASH=9.09, PRWE=2

的耐受性，并且避免了在CMC关节中使用硅胶假体或金属和聚乙烯假体时遇到的问题。

参考文献

[1] Bellemère P. Pyrocarbon implants for the hand and wrist. Hand Surg Rehabil. 2018; 37(3):129–154

[2] Barrera-Ochoa S, Vidal-Tarrason N, Correa-Vázquez E, ReverteVinaixa MM, Font-Segura J, Mir-Bullo X. Pyrocarbon interposition (PyroDisk) implant for trapeziometacarpal osteoarthritis: minimum 5-year follow-up. J Hand Surg Am. 2014; 39(11):2150–2160

[3] Bellemère P, Gaisne E, Loubersac T, Ardouin L, Collon S, Maes C. Pyrocardan implant: free pyrocarbon interposition for resurfacing trapeziometacarpal joint. Chir Main. 2011; 30:S28–S35

[4] Oh WT, Chun YM, Koh IH, Shin JK, Choi YR, Kang HJ. Tendon versus pyrocarbon interpositional arthroplasty in the treatment of trapeziometacarpal osteoarthritis. BioMed Res Int. 2019; 10. Article ID 7961507

[5] Smeraglia F, Barrera-Ochoa S, Mendez-Sanchez G, Basso MA, Balato G, Mir-Bullo X. Partial trapeziectomy and pyrocarbon interpositional arthroplasty for trapeziometacarpal osteoarthritis: minimum 8-year follow-up. J Hand Surg Eur. 2020;45:472–476

[6] Mariconda M, Russo S, Smeraglia F, Busco G. Partial trapeziectomy and pyrocarbon interpositional arthroplasty for trapeziometacarpal joint osteoarthritis: results after minimum 2 years of follow-up. J Hand Surg Eur Vol. 2014; 39(6):604–610

[7] Odella S, Querenghi AM, Sartore R, DE Felice A, Dacatra U. Trapeziometacarpal osteoarthritis: pyrocarbon interposition implants. Joints. 2015; 2(4):154–158

[8] Vitale MA, Taylor F, Ross M, Moran SL. Trapezium prosthetic arthroplasty (silicone, Artelon, metal, and pyrocarbon). Hand Clin. 2013; 29 (1):37–55

[9] Chaise F. Les arthroplasties d'interposition trapézométacarpiennes au Pyrodisk. Résultats de 40 interventions avec 1 an de recul minimum.Chir Main. 2011; 30:S24–S27– (in French)

[10] Maes-Clavier C, Bellemère P, Gabrion A, David E, Rotari V, Havet E. Anatomical study of the ligamentous attachments and articular surfaces of the trapeziometacarpal joint: consequences on surgical management of its

osteoarthrosis. Chir Main. 2014; 33(2):118–123

[11] Video of the current surgical technique of Pyrocardan interposition in TMC joint. Available at: https://youtu.be/_pOgo7qW27Y

[12] Lauwers TM, Brouwers K, Staal H, Hoekstra LT, van der Hulst RR. Early outcomes of Pyrocardan® implants for trapeziometacarpal osteoarthritis. Hand Surg Rehabil. 2016; 35(6):407–412

[13] Russo S, Bernasconi A, Busco G, Sadile F. Treatment of the trapeziometacarpal osteoarthritis by arthroplasty with a pyrocarbon implant. Int Orthop. 2016; 40(7):1465–1471

[14] Erne HC, Schmauß D, Cerny M, et al. Lundborg's resection arthroplasty vs. Pyrocarbon spacer (Pyrocardan®) for the treatment of trapeziometacarpal joint osteoarthritis: a two-centre study. Handchir Mikrochir Plast Chir. 2017; 49(3):175–180– (in German)

[15] Logan J, Peters S, Strauss R, Manzanero S, Couzens G, Ross M. Pyrocardan trapeziometacarpal joint arthroplasty: medium term outcomes. J Wrist Surg. 2020;9(6):509–517

[16] Gerace E, Royaux D, Gaisne E, Ardouin L, Bellemere P. Pyrocardan® implant arthroplasty for trapeziometacarpal osteoarthritis with a minimum of five years of follow-up. Hand Surg and Rehabil. 2020; 39(6):528–538

20

第 21 章　拇指 CMC 全关节置换术

Bruno Lussiez

【摘要】第一腕掌关节（CMC）假体关节置换术和大多角骨切除术是目前治疗 TMC 骨关节炎的现代手术方式之一。通过对最初原型的不断完善（模块化、解剖柄、骨性固定和手术技术），其短、中期疗效得到了提升，手术适应证也得到了扩展。假体组合种类多且复杂，但脱位并不多见（单侧或双侧）。未来的改进仍将集中在聚乙烯材料的耐磨性以及大多角骨杯的固定上。适应证的选择主要基于患者的活动能力以及影像学上骨关节炎的程度和大多角骨的形态变化。

【关键词】大多角骨-第1掌骨关节炎，手术治疗，假体，关节置换术

一、概述

第一腕掌关节（CMC 或 TMC）是手部退行性关节炎的第二常见部位[1]。事实上，这是一种区域性疾病，会影响到拇指的掌指关节（MCP）、伸屈肌腱、第一间室肌腱、虎口区肌肉以及腕管。这会导致第一柱不稳定并由此产生各种后果：功能性的（疼痛）、生物力学的（力量）、解剖学的（灵活性）以及美学上的（Z 样畸形）影响。治疗的首选是保守治疗，当保守治疗无效时才推荐手术治疗。适应证包括重度疼痛、力量减弱（主要夹捏和抓握）、第一柱僵硬，有时还包括外观上的畸形（Z 样畸形）。首先提出的是大多角骨切除术和第一腕掌关节融合术[2,3]，随后对大多角骨切除术进行了几次改良，如肌腱填充、肋软骨移植、韧带成形术［拇长展肌（APL），桡侧腕屈肌（FCR）］。CMC 融合术会导致关节活动度明显下降以及其他严重并发症[4]。

各种大多角骨切除术的结果还是比较满意的，但也存在一些问题（不可逆的骨切除，拇指的短缩，Z 样畸形，腕骨关节内不稳定，康复期延长和力量下降）。对于一些伴有大多角骨异常的早期骨关节炎患者，推荐使用各种类型的截骨术，而且长期结果均令人满意。为了更好地保留第一柱的长度，最近引入了另外两种手术方法：插入式假体和铰链式假体。假体植入需要进行大多角骨部分切除（表面置换）或完全切除（插入式假体）。大部分假体都是由热解碳制成，具有适配的弹性模量和优良的耐磨性[5]。部分假体存在的关节不稳定的问题[6]，限制了它们的应用。

TMC 的球窝式全关节假体最早是在 20 世纪 70 年代被提出的，其目的是为了在大多角骨和第 1 掌骨之间提供一个稳定的支撑，恢复关节的旋转中心以获得最佳的肌性运动功能，以及维持第一柱的长度。

二、发展历史

法国整形外科医生 Jean-Yves de la Caffinière 于 1971 年设计了第一个基于"球窝"原理的全 CMC1 假体（图 21.1），并于 1973 年公开发表了其研究成果。这款假体由钴铬合金制成，包括直颈、直柄以及聚乙烯臼杯，只有一个尺寸。应用的初期结果令人失望，臼

21

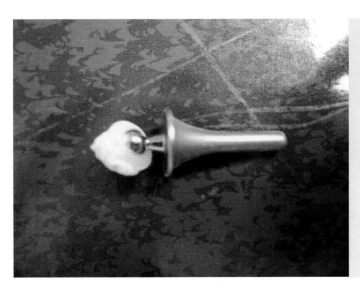

图 21.1　De la Caffinière 第一腕掌关节（CMC 1）假体

21

杯松动率很高[8]。后来De la Caffinière对这个假体进行了改良，并公布了改良后的结果[9]。长期随访结果显示治疗效果优良[10-13]，但仅用于老年需求较低的患者。1982年，Braun分析了29例"Braun-cutter"假体使用的结果，Badia和Sambandam[14]回顾了26例患者的假体使用情况，结果显示治疗效果良好，认为该技术适合于活动需求低的老年患者。20世纪90年代出现了在设计和固定上进行了改进的第二代球窝假体，其中有些是对初代假体的改良（如Guepar假体），有些是在其他初代假体的基础上进行了改良（如Maia假体是在Arpe基础上改良；Isis假体是在Guepar II基础上改良）。有些假体由于商业失败或并发症多而逐渐消失[15-19]。虽然这些假体的最初设计者对假体的应用进行了一系列的报道，但由于病例数较少，且缺少前瞻性研究，因此很难对这些假体进行比较分析。根据其中一些假体的长期随访研究结果，使我们有可能对假体进行正确选择[20-29]，并在随后对假体在理念上进行改良（半保留假体、双动头假体）（图21.2）。

　　实际上，大部分主要模型都来源于欧洲，尤其是法国，这解释了在手术治疗CMC1关节炎方面，所采取的手部治疗原则以及骨科医生之间的重大差异。对大多数的美国医生而言，大多角骨切除术（伴或不伴韧带重建、肌腱填充）仍是最常用的手术方式，仅2%的医生会选择进行假体置换[28]，而在法国和比利时，手外科医生选择进行假体置换的数量是大多角骨切除术的2～3.5倍（图21.3和图21.4）。

三、不同类型的CMC全关节置换术（TCA）

　　常用的假体基本上是根据"球窝关节"的原理，替换了原有腕掌关节的旋转中心[29,30]。大部分假体的旋转中心在大多角骨侧，只有一种假体（Rubis Ⅱ）的旋转中心在第1掌骨基底部。"球窝"的设计原理简化了正常的解剖动力学（旋转轴既不相交也不垂直）。与大多角骨切除术不同，全CMC关节置换术在生物力学上重建了大多角骨与第1掌骨之间的支撑结构，并且在解剖学上更多地保留了骨组织、肌腱以及拇指周围韧带。

　　TCA的目标是恢复关节力量、改善关节活动度和解除疼痛。

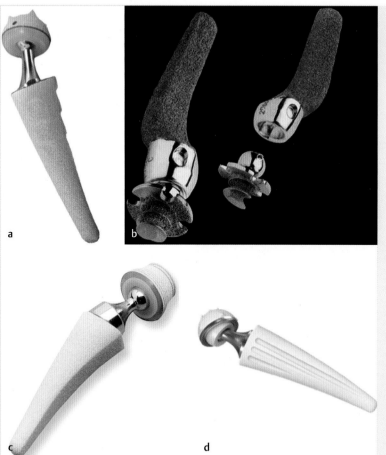

图 21.2　（a-d）不同类型的 CMC1 现代关节置换术：Maia, Rubis II, Ivory, Touch 假体

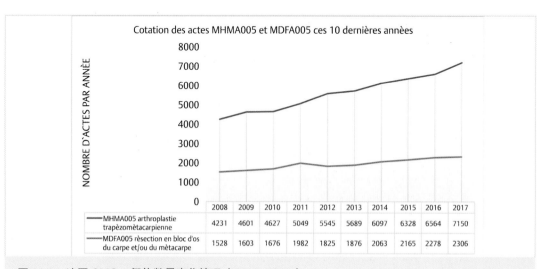

Cotation des actes MHMA005 et MDFA005 ces 10 dernières années

	2008	2009	2010	2011	2012	2013	2014	2015	2016	2017
MHMA005 arthroplastie trapèzomètacarpienne	4231	4601	4627	5049	5545	5689	6097	6328	6564	7150
MDFA005 rèsection en bloc d'os du carpe et/ou du mètacarpe	1528	1603	1676	1982	1825	1876	2063	2165	2278	2306

图 21.3　法国 CMC 1 假体数量变化情况（2008-2017）

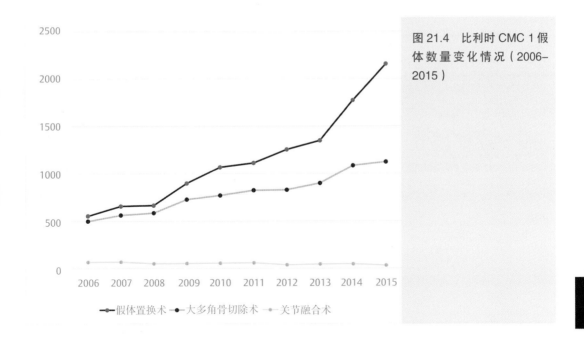

图 21.4　比利时 CMC 1 假体数量变化情况（2006–2015）

Huang等[18]分析了19种类型的TCA假体，包括了假体最初的设计理念、假体绘制、固定方式和模块化设计等的演变，其中有些假体由于应用的结果较差或商业问题而最终被放弃了。

实际上，大部分TCA假体都是解剖型设计，包括多种型号的柄，多种类型的颈（包括长度和方向），不同尺寸和形状的臼杯（半球形、圆柱–半球形、锥形、去顶型、螺旋形）以及模块化设计［柄、颈、杯和聚乙烯（PE）衬垫］。大部分假体都是金属–聚乙烯组合，也有金属–金属的组合。为了提高假体的稳定性，有些假体是半限制型。假体的柄和杯表面有羟基磷灰石（HA）涂层或者多孔涂层，便于假体压配打入后骨的长入。也有些假体是骨水泥型假体，可用于初次置换或翻修。

最后的改良是受到了髋关节假体的启发，TCA假体也改成了双动头设计，从而提高了假体的初始稳定性，并降低了杯与大多角骨之间的剪切力。

（一）TCA类型（表21.1）

1. 金属对金属

- Elektra是一种模块化设计、非限制型和非骨水泥固定的假体。它的掌骨端组件有HA涂层的钛金属柄（四种型号）、铬钴合金的头和颈（四种型号）；臼杯（直径6.5mm）为铬钴合金锥形、压配固定的螺旋形状（一个型号）。
- Motec（Swemac AB）[32]是一种非限制型、非骨水泥固定的假体。柄的表面有螺纹，呈轻度圆锥形（四种型号）和Bonit®涂层（双磷酸钙）。而大多角骨组件也是带有HA涂层的螺纹形设计。
- Rubis Ⅰ和Ⅱ假体[21]是一种非限制型反向假体（它的旋转中心位于第1掌骨基底部），表面被覆等离子微孔钛涂层。柄部呈三角形，各个方向有55°的活动度。大多角骨臼杯是带螺纹的圆柱形。

表 21.1　各种主要的 TCA 类型

1971：Caffinière（de la）（formerly Howmedica，英国）
1982：Braun-Cutter（SBI/Avanta 骨科，美国加利福尼亚州圣地亚哥）
1985：Guepar I（Alnot），未商业化
1986：Steffee 1987：Cooney（梅奥诊所假体）
1989：Roseland 2（英国利兹市 DePuy 国际有限公司），未商业化
1990：MojeAcamo
1990：Ledoux/Carrat：首个非骨水泥型 TCA（DIMSO/Stryker），未商业化
1991：Arpe（Zimmer Biomet，美国印第安纳州华沙市）
1994：Ivory（Stryker Corporate，美国密歇根州卡拉马祖市）
1996：Elektra（formerly SBI Inc.，美国宾夕法尼亚州莫里斯维尔）
1996：Avanta（Avanta 骨科，美国加利福尼亚州圣地亚哥）
1997：Rubis Ⅱ 1999：Maia（法国里昂雷平）
1999：Nahigian 假体
2000：Camargue（France），未商业化
2003：Guepar Ⅱ 2006：Isis（Biotech，Evolutis）
2013：Moovis（Stryker Corporate，美国密歇根州卡拉马祖市）
2014：Touch（Kerimedical，瑞士日内瓦）
CMC：腕掌关节；TCA：全 CMC 关节置换术

2. 金属对聚乙烯

- De la Caffinière假体[7]：钴铬合金（Vitalium钴铬钼合金），由骨水泥固定直颈、直柄和聚乙烯臼杯，单一型号。
- Ledoux/Carrat假体[33]：臼杯为锥形，并有六个翼，通过圆柱形聚乙烯内衬向外扩展，产生"活塞"效应和即刻的锚定作用。解剖柄，允许活动范围为66°。
- Braun-Cutter假体[14]：骨水泥固定，圆柱形PE臼杯和钛合金锥形柄（单一规格），活动范围为90°。
- Roseland假体[26]：半限制型、非骨水泥固定假体，平截圆锥形杯（两种规格）和T型柄（三种规格），柄近端有HA涂层。已经不再商业化生产。
- Arpe假体[20,23,27]：非骨水泥固定钛柄和钛杯，模块化设计直型和偏心颈；两种长度的头部和四种规格的柄。臼杯为半球形，HAP涂层（两种规格，直径分别为9mm和10mm），聚乙烯内衬（固定型或非固定型），活动范围为120°。
- Ivory假体[22,34]：解剖型HA涂层柄，双锥形HA涂层臼杯，聚乙烯内衬。臼杯呈双

21

锥形，通过压配以获得稳定。颈在柄上的固定有3个方向（颈-干角——30°，0°，30°）。臼杯和内衬是独立的。活动范围达91°。

- Isis假体[35,36]：Guepar假体的改良，三角形的钛金属柄，近端部分有多孔涂层（五种规格）；模块化颈可调节长度和方向；半固定杯，活动范围为68°，两种类型的臼杯，骨水泥杯（两种规格）和螺旋杯（单一规格）。

- Maia假体[24,25,37]：半限制型或非限制型球窝假体，三角形解剖柄（四种规格），可拆卸聚乙烯内衬，半球状杯（两种规格），两种型号的颈。活动范围为110°。

- Moovis假体：双动头设计，配三角形短柄（三种规格），锥形杯。

- Touch假体：双动头设计，颈部前倾角15°，用以减少某些类型关节炎产生的掌骨向桡背侧半脱位的水平应力，同时也降低大多角骨臼杯的应力。

3. 陶瓷假体

- MojeAcamo：基于陶瓷的磨损最小和关节界面摩擦低的原理。全陶瓷假体，非骨水泥固定，玻璃陶瓷涂层，粗糙的表面有利于骨-假体界面的骨长入。

- 另一种全CMC关节置换假体是表面置换假体，模拟正常关节的双鞍状解剖结构。

- Camargue假体：鞍状的大多角骨假体，具有与柄连接的鞍状聚乙烯内衬。自2005年后不再商业化生产。

- SR TMC假体（Avanta，San Diego，CA，USA）：聚乙烯掌骨端短柄，铬钴合金大多角骨端组件[38]。

四、手术技巧

术中需尽可能恢复关节的旋转中心。臼杯的放置方向对预防聚乙烯内衬的偏心性磨损、保持假体柄的稳定以及获得假体理想的生理活动范围非常重要[39,40]。

（一）TCA 的手术入路

1. 后外侧或外侧入路（图21.5）

采用纵行切口约3～5cm，远端至第一间室（拇长展肌和拇短伸肌）（图21.1）。显露前侧和背侧桡神经的感觉支后，进入TMC关节有三种方法：纵向切开、U型切开（形成以近端为蒂的关节囊瓣）或者L型切开。重要的步骤包括：掌骨间韧带切开、清除内侧骨赘和前方钙化灶、切除滑膜以及清晰显露大多角骨表面。该入路的优点是可以保留鱼际肌的止点，保证缝合质量。缺点是在技术上要求显露大多角骨表面，特别是对于周围韧带比较坚强的男性骨关节炎患者。

2. 前外侧入路

前外侧入路是Gedda-Moberg入路的改良，切口近端无弧形弯曲。分离桡神经浅支后，剥离APL和大鱼际肌近端止点，切开剥离两个关节囊韧带，可清晰显露关节。该入路的主要优点是显露大多角骨关节面最清楚。

（二）假体放置步骤

无论采用哪种假体及手术方式，其结果的好坏主要取决于如下关键点：首先，尽可能缩短学习曲线，在进行第一例手术之前，要在尸体标本上进行练习；并在资深外科医生的帮助下进行第一例手术。其次，要注意以下几点：

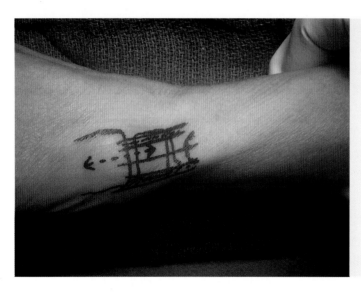

图21.5 外侧入路

21

- 充分显露大多角骨表面；
- 切开掌骨间韧带；
- 切除大多角骨内侧骨赘；
- 保证臼杯的居中放置和方向；
- 术中通过透视进行调整；
- 将APL缝合固定到APB上，或固定到第一掌骨基底部，降低术后脱位风险；
- 检查假体在各个运动方向上的稳定性［检查有无凸轮效应（cam-effect）］；
- 张力测试：不要太紧，以保证活动度并减少假体组件的应力；也不要太松，以预防不稳定。允许有活塞效应，即牵拉时头与臼之间距离小于半个头大小。

（三）术后护理

术后常规使用石膏或夹板固定拇指平均3周。有些外科医生会允许患者在可拆卸夹板的保护下，早期进行拇指的轻度活动。之后可以开始进行康复训练，加强手部各肌肉包括外在肌和内在肌的力量，但通常要求患者自己进行练习。拇指功能的恢复多少都会有所延迟，大约在术后10～12周左右。

五、结果

全CMC关节置换术（TCA）的疗效取决于患者的满意度、客观的临床结果（疼痛、肌力、活动度、美观）、影像学结果以及并发症的发生率和翻修率。

（一）假体的结果

从第一例TCA假体至今已经45年了，在此期间，生存率有好有坏[16,18,31,41]。坏的结果主要表现为某些假体出现不可接受的高失败率，主要是一些金属对金属的假体[15-17]，还有一些陶瓷假体[41,42]，而这些假体也因此被淘汰[15]。事实上，通过对主要类型的TCA患者进行长期随访结果显示临床结果是可以接受的，患者满意度很高[20-22,24,26]。

（二）与大多角骨切除术的比较

关于这两种术式的比较分析报道很少。在已有的分析研究中均提示关节置换的效果优于关节成形术，主要表现在肌力、康复时间[12,43-47]、活动度、Q-DASH评分以及美观方面[47]。

（三）并发症（表21.2）

1. 与假体相关的并发症

有些并发症目前已经很少见了，比如与柄相关的（解剖柄）、大多角骨骨折（最好的附件）、与骨水泥固定相关的（压配固定/HA涂层/多孔涂层）。主要问题集中在臼杯方面：固定失败（影像学上透亮线/松动/倾斜/下沉）[52]，聚乙烯衬垫磨损以及脱位（图21.6和图21.7）。固定带来的问题有很多：材料的力学性能（弹性模量）、大多角骨的质量、骨长入的质量、骨/臼杯界面的应力大小（活动量）、臼杯的设计、臼杯安放的质量。数年后聚乙烯内衬的磨损很常见，这与材料的质量和厚度有关，也取决于假体头对臼杯的穿透力。双动头设计和聚乙烯内衬的改良（高交联）可以减少这类问题的发生。脱位可能发生在术后早期，主要因为外伤或者手术技术问题，如臼杯放置的位置、内侧骨赘的凸轮效应（cam-effect）。数年后出现的脱位可能与聚乙烯内衬的磨损或不稳定有关。

表 21.2　假体相关并发症

	作者	随访	Kaplan–Meier生存分析	脱位	松动	翻修
Caffiniere de la	Soondergaar 1991	9 年	82%			
	Boeckstyn 1989	5 年	80%			
	Van Cappelle 1999	16 年	72%			
	Johnston 2011	26 年	74.00%			
Ledoux/Carat	Ledoux（24 例）1997			1.50%	7%	12.70%
Elektra	Klahn（39 例）2012	5 年	60%	0～7%	3%～47%	44%
	Regnard（100 例）2006	54 个月	83%	7%	15%	
	Hansen 2013	55 个月				
	Hernandez-Cortes（19 例）2012	2 年			47%	
Arpe	Ferrero（69 例）2014	130 个月	94%	3～9%	5%～9%	4.60%
	Cootjans（120 例）2017	80 个月	96%	4.80%	0.60%	3%
	Apard（32 例）2007	5 年	85%		15.50%	22%

续表

	作者	随访	Kaplan-Meier生存分析	脱位	松动	翻修
Maia	Bricout（156 例）2016	62 个月	90.80%	4.50%	2.60%	11.50%
	Toffoli（80 例）2017	76 个月	93.00%	1%	线性透亮线 17.6%	4.20%
	Andrzejewski 2019	60 个月	92.20%	9.70%	线性透亮线 5.3%	12.40%
Isis	Seng（30 例）2013	30 个月	93%	0	10%	
					线性透亮线 20%	
Ivory	Vissers（26 例）2019	130 个月	85%		线性透亮线 30.7%	15%
	Goubau（24 例）2013	5 年	95%			4%
	Spaans（20 例）2016	37 个月		10%		15%
Rubis II	Dehl（104 例）2017	10 年	89%	13%	1%	8.70%
Roseland	Moutet（127 例）2011	37 个月		0.80%	3.20%	
					线性透亮线 6.3%	
Motec	Hansen（22 例）2013	24 个月				27%
		29 个月				32%
	Thillemann（42 例）2016	2 年		18%	53%	42%
Braun-Cutter	Badia（26 例）2006	59 个月		3.80%		3.80%
MojeAcamo	Kazscap（12 例）2012	50 个月				42%
	Hansen（9 例）2008	1 年				88%
SR TMC	Ten Brinke（10 例）2016	5 年	80%			20%

De Quervain腱鞘炎发生率在某些研究中较高，与假体植入后张力过大有关。

金属对金属假体（Elektra，Motec假体）会导致患者血清铬和钴值升高，但一般不存在健康风险[41]。

2. 与手术相关并发症

包括一些不常见的并发症：血肿、感染、（假体或骨水泥）过敏、桡神经感觉支

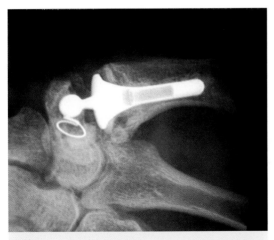

图 21.6 臼杯松动／倾斜（de La Caffinière 假体）

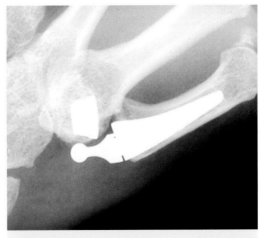

图 21.7 脱位（Ivory 假体）

21

激惹。

（四）翻修

CMC初次置换，无论伴或不伴大多角骨植骨，在失败后可选择全CMC关节置换术。更换更大的臼杯，更换聚乙烯内衬，大多角骨切除旷置成形，并根据大多角骨的质量，决定是否行肌腱填充或放置间隔器。在大多角骨切除术后如果不存在撞击，假体柄可以保留。对于第一柱无法重建或修复的病例，CMC融合可能是一种选择。

翻修的主要原因是大多角骨侧组件松动（约占76%）和脱位[17,41]。早期松动（1～2年）包括臼杯移位或者倾斜，主要是因为创伤或者臼杯表面没有骨长入而导致固定不佳。晚期松动完全不同，主要是因为金属对金属假体出现金属碎屑，或金属对聚乙烯假体出现聚乙烯磨损以及骨/臼杯界面出现聚乙烯碎屑。

六、适应证

进行TCA的最佳适应证患者的选择，首先要考虑的基本因素包括是否有糖尿病、吸烟史、中毒史、局部糖皮质激素或者透明质酸注射次数。

其次还需要考虑的临床情况包括：年龄、疼痛程度及耐受能力、日常活动（工作、运动、爱好）受影响程度、力量显著下降、活动能力（低、中、高）、老年人自主神经功能障碍、活动度下降等。对少数患者，外观（拇指Z样畸形）也需要考虑在内。

第三，根据影像学分型来选择适应证[49-51]。手术禁忌证包括:大多角骨的高度不足、骨的质量差（大多角骨的骨质量差是独立影响因素），而骨浸润被认为是禁区。

Eaton Ⅲ级或部分对功能需求较高的Ⅳ级患者[20]和Badia Ⅲ级和部分Ⅳ级［舟骨-大小多角骨关节（STT）无痛性骨关节炎］[14]，Dell Ⅱ期和Vissers Ⅲ期患者[22]，STT关节局部退行性改变（骨硬化改变和没有骨赘的关节间隙狭窄）并不是TCA的禁忌证。有些患者的STT出现非常严重的退行性改变（Dell Ⅳ和Eaton Ⅳ），如果在触诊和关节活动时有疼痛，需要通过对关节进行临床检查来判断是否为手术适应证。

七、结论

TMC假体实际上是采用外科手段治疗CMC1关节炎的现代选项之一。自第一例假体植入以来，通过对现存TM主要型号假体进行的调查发现，其生存率与大关节假体相似。适应证取决于患者条件，包括年龄、活动能力、日常生活受影响程度。必须告知患者这项技术的优点和缺点，患者大多角骨和相邻关节的影像学表现是判断是否适用这项技术的关键。为了提高临床疗效，并获得理想的假体，建立CMC1关节植入物的欧洲关节假体注册中心是非常迫切的。

参考文献

[1]　Batra S, Kanvinde R. Osteoarthritis of the thumb trapeziometacarpal joint. Curr Orthop. 2007; 21:135–144

[2]　Gervis WH. Excision of the trapezium for osteoarthritis of the trapezio-metacarpal joint. J Bone Joint Surg Br. 1949; 31B(4):537–539,illust

[3]　Muller GM. Arthrodesis of the trapezio-metacarpal joint for osteoarthritis. J Bone Joint Surg Br. 1949; 31B(4):540–542, illust

[4]　Rizzo M, Moran SL, Shin AY. Long-term outcomes of trapeziometacarpal arthrodesis in the management of trapeziometacarpal arthritis. J Hand Surg Am. 2009; 34(1):20–26

[5]　Bellemère P, Gaisne E, Loubersac T. Pyrocardan implant: free pyrocarbon interposition for resurfacingtrapeziometacarpal joint. Chir Main. 2011; 30:S28–S35

[6]　Maru M, Jettoo P, Tourret L, Jones M, Irwin L. Thumb carpometacarpal osteoarthritis: trapeziectomy versus pyrocarbon interposition implant (Pi^2) arthroplasty. J Hand Surg Eur Vol. 2012; 37(7):617–620

[7]　Caffinière de la JY. Prothèse totale trapézo-métacarpienne. RevChir Ortho. 1973; 59:299–308

[8]　Wachtl SW, Guggenheim PR, Sennwald GR. Cemented and noncemented replacements of the trapeziometacarpal joint. J Bone Joint Surg Br. 1998; 80(1):121–125

[9]　de la Caffinière JY. Facteurs de longévité des prothèses totales trapé-zométacarpiennes. Chir Main. 2001; 20(1):63–67

[10]　Johnston P, Getgood A, Larson D, Chojnowski AJ, Chakrabarti AJ, Chapman PG. De la Caffinière thumb trapeziometacarpal joint arthroplasty: 16–26 year follow-up. J Hand Surg Eur Vol. 2012; 37(7):621–624

[11]　Chakrabarti AJ, Robinson AH, Gallagher P. De la Caffinière thumb carpometacarpal replacements. 93 cases at 6 to 16 years follow-up. J Hand Surg [Br]. 1997; 22(6):695–698

[12]　Jager T, Barbary S, Dap F, Dautel G. Analyse de la douleur postopératoire et des résultats fonctionnels précoces dans le traitement de la rhizarthrose. Étude prospective comparative de 74 patientes trapé-zectomie-interposition vs prothèse MAIA(®). Chir Main. 2013; 32(2):55–62

[13]　van Cappelle HG, Elzenga P, van Horn JR. Long-term results and loosening analysis of de la Caffinière replacements of the trapeziometacarpal joint. J Hand Surg Am. 1999; 24(3):476–482

[14]　Badia A, Sambandam SN. Total joint arthroplasty in the treatment of advanced stages of thumb carpometacarpal joint osteoarthritis. J Hand Surg Am. 2006; 31(10):1605–1614

[15]　Hernández-Cortés P, Pajares-López M, Robles-Molina MJ, GómezSánchez R, Toledo-Romero MA, De Torres-Urrea J. Two-year outcomes of Elektra prosthesis for trapeziometacarpal osteoarthritis: a longitudinal cohort study. J Hand Surg Eur Vol. 2012; 37(2):130–137

[16]　Klahn A, Nygaard M, Gvozdenovic R, Boeckstyns ME. Elektra prosthesis for trapeziometacarpal osteoarthritis: a follow-up of 39 consecutive cases. J Hand Surg Eur Vol. 2012; 37(7):605–609

[17]　Thillemann JK, Thillemann TM, Munk B, Kroner K. High revision rates with the meta-on-metal Motec® carpometacarpal joint prosthesis. J Hand Surg Am. 2016; 41E(3):322–327

[18]　Huang K, Hollevoet N, Giddins G. Thumb carpometacarpal joint total arthroplasty: a systematic review. J Hand Surg Eur Vol. 2015; 40(4):338–350

[19]　Kaszap B, Daecke W, Jung M. High frequency failure of the Moje thumb carpometacarpal joint arthroplasty. J Hand Surg Eur Vol. 2012; 37(7):610–616

21

[20] Martin-Ferrero M. Ten-year long-term results of total joint arthroplasties with ARPE® implant in the treatment of trapeziometacarpal osteoarthritis. J Hand Surg Eur Vol. 2014; 39(8):826–832

[21] Dehl M, Chelli M, Lippmann S, Benaissa S, Rotari V, Moughabghab M. Results of 115 Rubis II reverse thumb carpometacarpal joint prostheses with a mean follow-up of 10 years. J Hand Surg Eur Vol. 2017; 42(6):592–598

[22] Vissers G, Goorens CK, Vanmierlo B, et al. Ivory arthroplasty for trapeziometacarpal osteoarthritis: 10-year follow-up. J Hand Surg Eur Vol. 2019; 44(2):138–145

[23] Cootjans K, Vanhaecke J, Dezillie M, Barth J, Pottel H, Stockmans F. Joint survival analysis and clinical outcome of total joint arthroplasties with the ARPE® implant in the treatment of trapeziometacarpal osteoarthritis with a minimal follow-up of 5 years. J Hand Surg Am. 2017; 42(8):630–638

[24] Toffoli A, Teissier J. Maia®trapeziometacarpal joint arthroplasty: clinical and radiological outcomes of 80 patients with more than 6 years of follow-up. J Hand Surg Am. 2017; 42(10):838.e1–838.e8

[25] Andrzejewski A, Ledoux P. Maïa® trapeziometacarpal joint arthroplasty: Survival and clinical outcomes at 5 years' follow-up. Hand Surg Rehabil. 2019; 38(3):169–173

[26] Semere A, Vuillerme N, Corcella D, Forli A, Moutet F. Results with the Roseland(®) HAC trapeziometacarpal prosthesis after more than 10 years. Chir Main. 2015; 34(2):59–66

[27] Apard T, Saint-Cast Y. Results of a 5 years follow-up of Arpe prosthesis for the basal thumb osteoarthritis. Chir Main. 2007; 26(2):88–94

[28] Wolf JM, Delaronde S. Current trends in nonoperative and operative treatment of trapeziometacarpal osteoarthritis: a survey of US hand surgeons. J Hand Surg Am. 2012; 37(1):77–82

[29] Comtet JJ, Cheze L, Rumelhart C, Dumas R. Proposition d'un système d'axes articulaires pour l'étude des mobilités de l'articulation trapézo-métacarpienne. Chir Main. 2006; 25:22–25

[30] Hollister A, Buford WL, Myers LM, Giurintano DJ, Novick A. The axes of rotation of the thumb carpometacarpal joint. J Orthop Res. 1992;10(3):454–460

[31] Regnard PJ. Electra trapezio metacarpal prosthesis: results of the first 100 cases. J Hand Surg [Br]. 2006; 31(6):621–628

[32] Krukhaug Y, Lie SA, Havelin LI, Furnes O, Hove LM, Hallan G. The results of 479 thumb carpometacarpal joint replacements reported in the Norwegian Arthroplasty Register. J Hand Surg Eur Vol. 2014;39(8):819–825

[33] Ledoux P. Echec de prothèse totale trapézo-métacarpienne non cimentée. Etude multicentrique. Ann Chir Main. 1997; 16:215–221

[34] Spaans AJ, van Minnen LP, Weijns ME, Braakenburg A, van der Molen AB. Retrospective study of a series of 20 Ivory® prosthesis in the treatment of trapeziometacarpal osteoarthritis. J Wrist Surg. 2016; 5(2):131–136

[35] Obert L, Couturier C, Marzouki A, et al. Prothèse ISIS®: évaluation biomécanique et clinique multicentrique préliminaire. Chir Main.2011; 30 suppl:136–143

[36] Seng VS, Chantelot C. La prothèse trapézométacarpienne Isis(®) dans la rhizarthrose : à propos de 30 cas à 30 mois de recul moyen. Chir Main. 2013; 32(1):8–16

[37] Bricout M, Rezzouk J. Complications and failures of the trapeziometacarpal Maia® prosthesis: a series of 156 cases. Hand Surg Rehabil. 2016; 35(3):190–198

[38] Ten Brinke B, Mathijssen NM, Blom I, Deijkers RLM, Ooms EM, Kraan GA. Model-based roentgen stereophotogrammetric analysis of the surface replacement trapeziometacarpal total joint arthroplasty. J Hand Surg Eur Vol. 2016; 41(9):925–929

[39] Duerinckx J, Caekebeke P. Trapezium anatomy as a radiographic reference for optimal cup orientation in total trapeziometacarpal joint arthroplasty. J Hand Surg Eur Vol. 2016; 41(9):939–943

[40] Lussiez B. Radiological analysis of two types of trapezium cup: .about 50 cases. Chir Main. 2011; 30:86–90

[41] Hansen TB, Dremstrup L, Stilling M. Patients with metal-on-metal articulation in trapeziometacarpal total joint arthroplasty may have elevated serum chrome and cobalt. J Hand Surg Eur Vol. 2013; 38(8):860–865

[42] Kollig E, Weber W, Bieler D, Franke A. Failure of an uncementedthumb carpometacarpal joint ceramic prosthesis. J Hand Surg Eur Vol. 2017; 42(6):599–604

[43] Ulrich-Vinther M, Puggaard H, Lange B. Prospective 1-year follow-up study comparing joint prosthesis with tendon interposition arthroplasty in treatment of trapeziometacarpal osteoarthritis. J Hand Surg Am. 2008; 33(8):1369–1377

[44] Cebrian-Gomez R, Lizaur-Utrilla A, Sebastia-Forcada E, Lopez-Prats FA. Outcomes of cementless joint prosthesis versus tendon interposition for trapeziometacarpal osteoarthritis: a prospective study. J Hand Surg Am. 2019; 44(2):151–158

[45] Robles-Molina MJ, López-Caba F, Gómez-Sánchez RC, CárdenasGrande E, Pajares-López M, Hernández-Cortés P. Trapeziectomy with ligament reconstruction and tendon interposition versus a trapeziometacarpal prosthesis for the treatment of thumb basal joint osteoarthritis. Orthopedics. 2017; 40(4):e681–e686

21

[46] Vandenberghe L, Degreef I, Didden K, Fiews S, De Smet L. Long term outcome of trapeziectomy with ligament reconstruction/tendon interposition versus thumb basal joint prosthesis. J Hand Surg Eur Vol. 2013; 38(8):839–843

[47] De Smet L, Vandenberghe L, Degreef I. Long-term outcome of trapeziectomy with ligament reconstruction and tendon interposition (LRTI) versus prosthesis arthroplasty for basal joint osteoarthritis of the thumb. Acta Orthop Belg. 2013; 79(2):146–149

[48] Spartacus V, Mayoly A, Gay A, Le Corroller T, Némoz-Gaillard M, Roffino S, Chabrand P. Biomechanical causes of trapeziometacarpal arthroplasty failure. Computer methods in biomechanics engineering; 2017, doi:10:1080/10255842

[49] Dell PC, Brushart TM, Smith RJ. Treatment of trapeziometacarpal arthritis: results of resection arthroplasty. J Hand Surg Am. 1978; 3 (3):243–249

[50] Eaton RG, Glickel SZ. Trapeziometacarpal osteoarthritis: staging as a rationale for treatment. Hand Clin. 1987; 3(4):455–471

[51] Allieu Y. Classifiactiondseformsanatomo-radiologiques de la rhizarthrose. In: Prothèses et Implants de la trapézo-métacarpienne. Montpellier Sauramps médical; 2009:29–42

[52] Ledoux P. M1/M2 ratio for radiological follow-up of trapeziometacarpal surgery. Hand Surg Rehabil. 2017; 36(2):146–147

21

第22章 舟状骨大小多角骨关节（STT）和大多角骨周围关节置换术

Philippe Bellemère

【摘要】目前提倡用STT关节置换术来替代单一的关节切除术治疗STT关节炎。STT关节的热解碳游离假体已经取代硅胶假体，后者已经不再使用。热解碳假体置换术可通过恢复舟状骨的高度和活动，从而达到减轻疼痛和保留腕关节运动和功能的目的。

伴STT关节破坏的重度腕骨间关节不稳定是热解碳假体置换术的禁忌证。STT关节的热解碳假体有两种类型：一种是凹-凸型的盘状假体（STPI），一种是矩形双凹薄型假体（Pyrocardan）。可以通过开放手术植入，也可在关节镜下植入。STPI假体需要切除舟状骨远端关节面，而热解碳假体需要保留舟状骨，但要去除大小多角骨关节面软骨。

热解碳假体用于STT关节置换术疗效确切。它能有效缓解疼痛，保留手腕及拇指的运动和肌力，同时也不破坏腕骨间的稳定性。它的并发症很少，最常见的是假体不稳定，特别是在舟状骨内侧关节面准备不充分的情况下植入STPI假体时。像Pyrocardan这样的薄假体似乎更适合狭窄的STT关节的解剖和力学环境。在某些全大多角骨周围骨关节炎病例中，采用Pyrocardan假体同时进行STT和TM关节的置换，可能是一种有效的保留大多角骨的方法。

【关键词】热解碳，STT关节，假体，关节置换术，填充假体，关节炎，Pyrocardan，STPI

一、概述

舟状骨大小多角骨关节（STT）骨关节炎是手腕部第二多发的骨关节炎部位，而且往往是单发和特发的（图22.1）[1]。STT关节疼痛首先选择保守治疗，如果保守治疗失败，建议进行手术治疗。推荐以下几种手术方式：舟状骨周围三关节融合术（triscaphoid arthrodesis）；截骨术（大多角骨切除联合部分小多角骨切除或舟状骨远端切除），伴或不伴韧带成形术和肌腱填充术；关节镜下清理或部分关节切除，伴或不伴肌腱填充；以及Pyrocarbon假体填充的关节置换术。硅胶假体填充成形术已经不再用于STT关节。

影像学检查发现，60%的疼痛性大多角骨掌骨关节（第1腕掌关节，trapeziometa-carpal TM关节）OA会伴发STT骨关节炎[2]。全大多角骨周围关节炎的症状可以发生在STT关节，也可以发生在TM关节，药物治疗失败后，大多角骨切除联合部分小多角骨切除，伴或不伴韧带成形术或肌腱填充术，是经典的手术方式。当然，在某些情况下，STT和TM关节的双关节假体置换术也是一种可行的方法[3]。

二、用于STT关节置换术的热解碳假体

STT关节置换术的目的是减轻疼痛，保持手腕的活动和功能。假体植入的生物力学

22

目标是维持舟状骨的高度和活动度。进而假体可以将压应力从植入物本身分散传导到舟状骨，减少腕骨间不稳定的发生，尤其是背侧横向韧带不稳定（DISI），会导致力线异常，并会因为舟状骨过度屈曲活动和高度丢失而加重病情。

（一）适应证

伴有疼痛的特发性STT关节炎，保守治疗失败（夹板、抗炎药物、关节内注射皮质激素、物理治疗）是STT关节置换术的适应证。一些研究者将使用STT热解碳假体的适应证限定为，在截骨成形术后存在舟月角大或存在DISI畸形（近排腕骨背伸不稳定，dorsal intercalated segment instability），以使舟状骨获得更好的稳定和高度[4]。慢性炎症过程如软骨钙化症和类风湿性关节炎，可能导致术前舟状骨远端吸收和腕骨间关节不稳定，并伴有严重的头状骨向背侧半脱位以及DISI引起的旋转对位不良。腕骨间关节不稳定可能会出现临床症状，这种腕关节不稳定是STT关节植入热解碳假体的禁忌证。STT关节融合术可能是一个更好的选择[5]。

（二）舟状骨大多角骨关节热解碳假体（STPI）

第一个用于STT关节的热解碳假体称为STPI（舟状骨–大多角骨关节热解碳假体）（Wright Medical–Tornier SAS，Bioprofile，法国格勒诺布尔），由Péquignot等[6]于2000年推出。这种盘状假体有两个关节面，一个为凸面，对着大小多角骨表面，另一个为凹面，对着舟状骨远端关节面（图22.2）。这种假体根据直径和厚度不同（3～4mm）有三种尺寸。这是一个可活动的间隔器，植入时需要切除舟状骨远端（图22.3）。

1. 手术技巧

Péquignot建议从背侧入路。从桡侧的拇长伸肌腱和尺侧的桡侧腕短伸肌腱之间显露关节囊。纵向切开关节囊，显露舟状骨远端。

另一种入路是掌侧入路，从桡侧腕屈肌腱和桡动脉之间纵行切开皮肤[7]。到达桡腕关节水平后，在桡腕关节远端STT关节上做纵向切口，向远侧延伸到桡舟

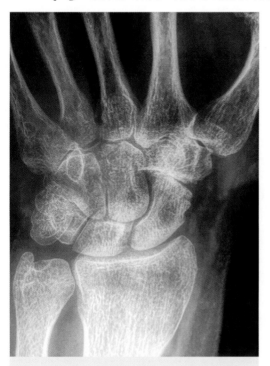

图22.1　孤立性特发性STT关节骨关节炎

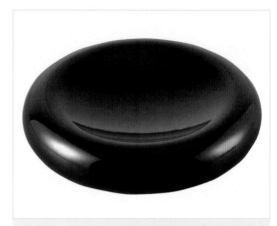

图22.2　STPI(舟状骨大多角骨热解碳假体)

月韧带。

无论采用哪一种入路，要用摆锯垂直于舟状骨纵轴，切除舟状骨远端1/4（3～4mm）。

在透视下用试模选择合适的假体尺寸，并确认内侧截骨是否充分以及确认假体有无撞击，特别是在其桡侧。植入的假体应该是可以活动且稳定的。

缝合关节囊，不需要进行韧带成形术。

术后腕关节夹板持续固定2～3周。之后开始进行腕关节和拇指的主动和被动功能锻炼，并佩戴可拆卸夹板保护3周。

推荐在关节镜清理术和STT关节部分切除后，在关节镜下植入STPI假体，特别是在DISI畸形合并舟状骨不稳定的情况下[8,9]。关节镜入路位于背侧，一个STT入路（位于第一间室肌腱的尺侧）作为工作通道，选用2.5mm的刨削器和磨头，偶尔使用3.5mm的磨头。另一个作为观察通道（位于第三间室肌腱的桡侧），通常选用1.9mm关节镜。如果难以看到STT关节的尺背侧，可以采用掌侧入路[10]。镜下进行关节清理、滑膜切除，并切除舟状骨远端3～4mm。在背侧横行切开将两个入路连起来以植入假体（图22.4）。术后的处理方式与开放手术相同。

2. 文献结果

已发表了几项关于STPI假体的小样本研究，平均随访时间为1.5～6年。所有研究的短–中期结果均令人满意，在疼痛和功能方面均有很大改善。

患者的关节活动度没有明显改善，握力得到了保持或有所提升。有两篇进行关节镜手术的研究[8,9]和一篇开放手术研究[7]报道了假体不稳定的发生率分别为20%、15.4%和

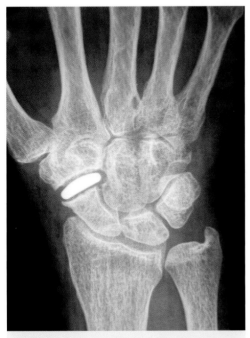

图22.3　STT关节中植入STPI假体的影像

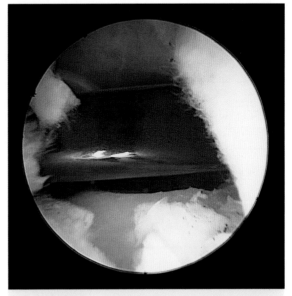

图22.4　在STT关节使用热解碳假体的镜下图像。下面为舟状骨，上面为小多角骨，右边为头状骨。（此图片由Christophe Mathoulin提供，Institut de la Main, clinique Bizet，法国巴黎）

4%，这是内侧舟状骨切除不足的技术错误所引起的。

　　在所有研究中，术前存在的腕骨间不稳定（intracarpal misalignment）均得到控制或纠正。文献中并没有报道因为置换术失败而改行其他手术的情况。

　　3. 作者的经验

　　我们的24例行STPI植入的患者均取得了良好的临床效果。然而有2例患者因为假体脱位需要再手术或复位。因为这类假体太厚，有潜在的不稳定性，现在我们不再使用STPI假体，我们倾向于更薄、更稳定的热解碳假体，如Pyrocardan假体[12]。

　　（三）用于STT关节的Pyrocardan假体

　　自2010年3月以来，我们在STT关节中一直使用Pyrocardan假体（Wright Medical-Tornier SAS，BioProfile，法国格勒诺布尔），原因是其两个凹面使假体在轴向负荷下更稳定，其矩形的形状更接近STT关节的形态，假体的厚度较小可减少截骨量，植入过程可保留舟状骨关节面及其远端的韧带止点，从而保持了舟状骨的高度和活动能力（图22.5）。Pyrocardan假体根据其长度有7种型号，从12mm（XXS）到18mm（XXL）。假体中心的厚度约为1mm，其边缘厚度与假体的大小呈正比（图22.6）。

　　1. 手术技巧（图22.7）

　　手术入路采用前侧约4cm的弧形切口，以大多角骨–舟状骨关节间隙为中心，以FCR

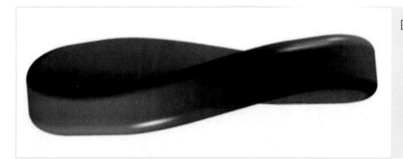

图 22.5　Pyrocardan 假体

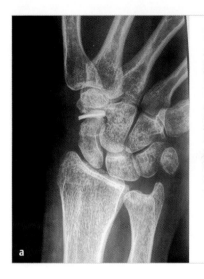
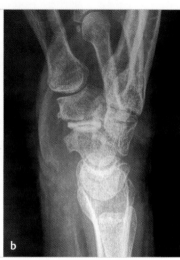

图 22.6　在 STT 关节使用 Pyrocardan 假体的影像学表现（a）正位片（b）侧位片

肌腱、舟状骨和大多角骨掌侧结节为边界（图22.8a）[13]。切开FCR腱鞘以治疗FCR腱鞘炎或切除关节炎导致的滑膜囊肿。部分剥离大鱼际肌在大多角骨结节上的近端附着点，显露STT关节。在FCR肌腱远端与舟状骨和大多角骨结节之间，纵行切开关节囊。纵向牵引拇指，显露STT关节间隙。处理关节的要求是，保留舟状骨关节面及其远端的韧带止点，同时去除大小多角骨的两个凹形关节面。用薄的摆锯开始截骨，从大多角骨外侧缘的末端开始，直到其朝向小多角骨的内侧缘（图22.8b）。然后用锉刀修整大、小多角骨关节面，使之在内外和前后方向略凸起（图22.8c）。然后将试模沿其内外方向的长轴放置，使其凹面对着大小多角骨新的关节表面。选择假体的大小，确保大小多角骨关节面对舟状骨的最佳覆盖。我们所使用的假体大多是14～15号。术中通过透视来确定骨床准备的情况，特别是关节的最内侧部分，以及假体试模在腕关节屈伸、尺桡偏时的位置。还要在直视下评估舟状骨远端在假体表面的运动情况。最后植入正式假体，用可吸收线缝合关节囊。即使关节囊无法缝合，也不需要作韧带成形术。

关节镜下行STT关节植入Pyrocardan假体也是可行的，但目前尚无文献报道。

术后腕关节夹板持续固定2～3周。之后进行手腕和拇指的主动和被动运动，并佩戴可拆卸的支具保护3周。

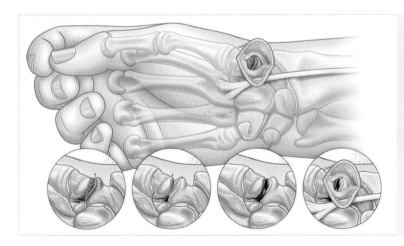

图 22.7　在 STT 关节使用 Pyrocardan 假体的手术操作规范示意图

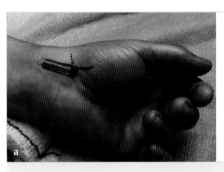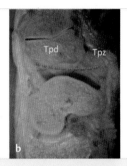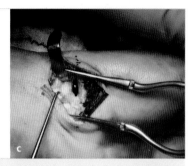

图 22.8　手术技巧（a）掌侧切口，显露桡侧腕屈肌（FCR）和 STT 关节；（b）尸体标本上进行大、小多角骨截骨（虚线）。Tpd，小多角骨；Tpz，大多角骨；（c）STT 关节中的 Pyrocardan 假体

2. 文献结果及作者的经验

既往文献回顾分析了了22例在STT关节中使用Pyrocardan假体的病例，平均随访36个月，发现关节的疼痛明显缓解，功能得到显著改善[12]。握力和夹捏力也有所提高，拇指和腕关节的活动度无改变。功能恢复的平均时间为7.2周，患者满意度评分达到9.5/10分。未发现假体不稳的情况。术前腕骨间关节不稳定也部分或完全得到了改善。腕骨高度得以维持，头-月角略有改善。有1例患者因腕关节持续性疼痛进行翻修，取出了假体，可能是由于关节置换术后负荷过大所导致。

三、大多角骨周围炎的双套热解碳假体置入："汉堡式关节置换术"

对于有症状的大多角骨周围关节炎（图22.9），采用大多角骨切除术，伴或不伴肌腱填充或热解碳假体置换是最常用的治疗方式。

为了避免大多角骨切除术后导致腕关节桡侧柱高度的丢失，推荐使用保留大多角骨的手术方法，如TM和STT关节的联合切除成形术，伴或不伴肌腱（桡侧腕屈肌）填充或异体软组织移植[14-16]。

使用Pyrocardan假体进行的TM和STT双关节热解碳假体置换术也是可行的，我们称之为"汉堡式关节置换术"（图22.10）。

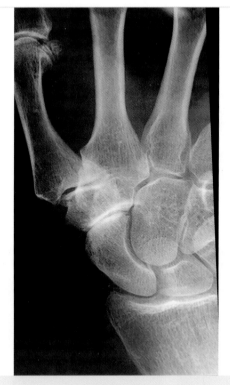

图 22.9　大多角骨周围关节炎

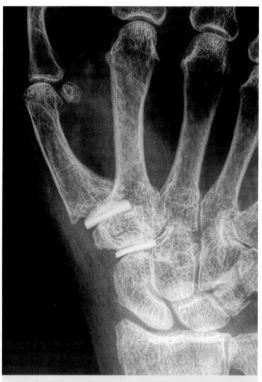

图 22.10　双套 Pyrocardan 热解碳假体关节置换术，又称"汉堡式关节置换术"，用于治疗大多角骨周围关节炎

（一）适应证

这种手术可能只适用于大多角骨周围关节炎早期，大多角骨的高度和骨小梁结构仍然得到保留（图22.9）。否则，如果在晚期较为严重的阶段，采用"汉堡式关节置换术"，就会面临大多角骨塌陷的风险。对于不能确定的病例，我们建议术前通过CT来检查大多角骨的状态。任何的骨囊性变、骨小梁稀疏或大多角骨高度丢失都是"汉堡式关节置换术"的禁忌证。

（二）手术技巧

我们建议采用双切口，按照上述方法显露STT关节，并按照第20章所述方法显露TM关节。为了保护大多角骨的血供，手术过程中注意避免过度剥离周围软组织。先处理TM关节，并将试模留在TM关节，再处理STT关节。两个关节都放入试模后进行术中透视，选择合适的尺寸。首先在STT关节植入正式假体，并缝合关节囊，然后再进行TM关节置换并植入正式假体。

术后采用拇指夹板固定2周，在随后的2周仅在夜间固定，鼓励患者在白天进行主动康复训练。

双关节置换术治疗大多角骨周围OA时，也可以在TM关节使用全关节假体，而在STT关节使用Pyrocardan假体。

（三）作者的经验

大多角骨周围关节炎，在临床症状和影像学表现上适合采用汉堡式关节置换术的情况并不多见。在过去10年中，我们为30例患者施行了该手术。中期随访（平均45个月）数据显示（未发表）：术后疼痛明显减轻，Quick-Dash和Patient-Rated Wrist Evaluation（PRWE）评分明显提高，分别达到28.5分和26.1分；获得较好的握力和夹捏力，分别为26kg和6kg；Kapandji评分为9.5分，没有出现掌指关节（MCP）过伸。有1例患者由于大多角骨塌陷，施行了大多角骨切除翻修手术。

在某些特定病例，汉堡式关节置换术与其他有创手术相比，可能是治疗早期大多角骨周围关节炎的一种较为满意的替代方法。该项手术技术即使发生了终极并发症，也可以选择大多角骨切除术作为补救选项。

四、结论

STT关节的热解碳假体关节置换术在临床获得了可靠的结果，可有效缓解疼痛，恢复手腕和拇指的活动及力量，且不会使腕骨间关节的稳定性进一步恶化。像Pyrocardan这样薄的假体，看起来特别适合狭窄STT关节的解剖和运动特点。在特定的大多角骨周围炎病例，STT和TM双关节置换术可能是保留大多角骨的一种有效的手术方式。

致谢

特别感谢C.Chaves博士提供了关于汉堡式关节置换术的一些尚未发表的数据。

参考文献

[1]　Moritomo H, Viegas SF, Nakamura K, Dasilva MF, Patterson RM. The scaphotrapezio-trapezoidal joint. Part 1: an anatomic and radiographic study. J Hand Surg Am. 2000; 25(5):899–910

[2]　Katzel EB, Bielicka D, Shakir S, Fowler J, Buterbaugh GA, Imbriglia JE. Midcarpal and scaphotrapeziotrapezoid arthritis in patients with carpometacarpal arthritis. Plast Reconstr Surg. 2016; 137(6):1793–1798

[3]　Bellemère P. Pyrocarbon implants for the hand and wrist. Hand Surg Rehabil. 2018; 37(3):129–154

[4]　Pegoli L, Pozzi A. Arthroscopic management of scaphoid-trapeziumtrapezoid joint arthritis. Hand Clin. 2017; 33(4):813–817

[5]　Garcia-Elias M. Excisional arthroplasty for scaphotrapeziotrapezoidal osteoarthritis. J Hand Surg Am. 2011; 36(3):516–520

[6]　Péquignot JP, D'asnieres de Veigy L, Allieu Y. Arthroplasty for scaphotrapeziotrapezoidal arthrosis using a pyrolytic carbon implant: preliminary results. Chir Main. 2005; 24(3–4):148–152

[7]　Marcuzzi A, Ozben H, Russomando A. Treatment of scaphotrapezial trapezoidal osteoarthritis with resection of the distal pole of the scaphoid. Acta Orthop Traumatol Turc. 2014; 48(4):431–436

[8]　Mathoulin C, Darin F. Arthroscopic treatment of scaphotrapeziotrapezoid osteoarthritis. Hand Clin. 2011; 27(3):319–322

[9]　Pegoli L, Zorli IP, Pivato G, Berto G, Pajardi G. Scaphotrapeziotrapezoid joint arthritis: a pilot study of treatment with the scaphoid trapezium pyrocarbon implant. J Hand Surg [Br]. 2006; 31(5):569–573

[10]　Carro LP, Golano P, Fariñas O, Cerezal L, Hidalgo C. The radial portal for scaphotrapeziotrapezoid arthroscopy. Arthroscopy. 2003; 19(5):547–553

[11]　Low AK, Edmunds IA. Isolated scaphotrapeziotrapezoid osteoarthritis: preliminary results of treatment using a pyrocarbon implant.Hand Surg. 2007; 12(2):73–77

[12]　Gauthier E, Truffandier MV, Gaisne E, Bellemère P. Treatment of scaphotrapeziotrapezoid osteoarthritis with the Pyrocardan® implant: results with a minimum follow-up of 2 years. Hand Surg Rehabil. 2017; 36(2):113–121

[13]　Surgical technique of STT joint arthroplasty with Pyrocardan implant. Available at: https://youtu.be/-qEwvnlOZpE

[14]　Barron OA, Eaton RG. Save the trapezium: double interposition arthroplasty for the treatment of stage IV disease of the basal joint. J Hand Surg Am. 1998; 23(2):196–204

[15]　Cobb T, Sterbank P, Lemke J. Arthroscopic resection arthroplasty for treatment of combined carpometacarpal and scaphotrapeziotrapezoid (pantrapezial) arthritis. J Hand Surg Am. 2011; 36(3):413–419

[16]　Rubino M, Cavagnaro L, Sansone V. A new surgical technique for the treatment of scaphotrapezial arthritis associated with trapeziometacarpal arthritis: the narrow pseudoarthrosis. J Hand Surg Eur Vol. 2016; 41(7):710–718

22

第 23 章 拇指指间关节（IP）置换术：关节融合术的替代方法

Stephan F. Schindele

【摘要】拇指指间关节（IP）是继拇指鞍状关节CMC1后，在第一柱轴向序列上第二重要的关节。IP关节位于拇指运动轴的末节，负责拇指的精细动作。拇指末节的无痛运动对抓握细小物品极其重要，特别是在与示指和中指对捏时，而夹捏物体需要稳定的关节。

拇指IP关节的创伤性破坏、原发性和继发性骨关节炎很少见，但会导致明显的疼痛和活动功能受限。保守治疗失败后，对破坏的关节进行融合手术是处理这种情况的优先选项。

虽然IP关节融合术能解除疼痛，且并发症的发生率低，但却导致严重的关节功能受限，特别是在夹捏或拾取小物体时。另外，如果同一拇指的掌指或腕掌关节发生退行性变，则会出现更严重的功能受限。关节置换术，作为关节融合术的替代方案，它保留了中指DIP关节的活动度，且已得到文献证据支持。

到目前为止，很少有关于拇指IP关节置换的文献报道，除了最近的两篇文献报道使用硅胶假体或表面滑动假体进行IP关节置换术。这些假体最初是为PIP关节设计的，使用的是热解碳和金属-聚乙烯材料。

本章节将对最初设计用于PIP关节的表面滑动假体进行拇指IP关节置换术的相关技术进行阐述。我们已经在小样本病例中将其用于拇指的IP关节置换，使特定的疼痛性OA患者或者保守治疗失败的患者获得了良好的关节活动度和稳定性。

【关键词】拇指指间关节，关节置换术，表面置换术，手术技术，关节融合术，表面滑动假体，金属-聚乙烯，硅胶

一、概述

拇指指间关节（IP）是继拇指鞍状关节CMC1后，在第一柱轴向序列上第二重要的关节。CMC1关节使拇指在三维空间上活动，后伸、前屈、内收和外展，而MCP1关节使其在与中指对掌时夹捏物品。IP关节位于拇指运动轴的末端，与拇指的精细活动密切相关。拇指末节的无痛运动对抓握细小物品极其重要，特别是在与示指和中指对捏时，而夹捏物体需要稳定的关节。Jemec等强调了IP关节旋转活动的存在，使拇指具有灵巧和精细的运动功能[1]。

（一）拇指指间关节（IP）的治疗策略

拇指IP关节的创伤性破坏、原发性和继发性骨关节炎很少见，但会导致明显的疼痛和活动功能受限。保守治疗（如局部治疗、止痛药和类固醇注射）是治疗这些症状的第一步。保守治疗失败后，对破坏的关节进行融合手术是处理这种情况的优先选项[2,3]。关节融合术能够做到无痛，但限制了关节的功能活动，特别是从桌面上精确地夹捏或捡起

一个小物品（如回形针）以及桡侧三个手指之间的活动。在拇指和食指之间转动小物品（如瑞士火锅叉）以及握笔写字时，需要两个手指的远侧指间关节有足够的灵活性（图23.1）。

（二）关节置换术

人工关节置换术在拇指的CMC1关节以及各手指近侧指间关节和掌指关节的应用都有很好的文献记载。在手指的远侧指间关节最重要的是无痛和稳定，常见的方法是将关节融合于伸直或轻度屈曲位。采用硅胶假体的关节置换术可能是DIP关节融合术的一种替代方法，但到目前为止，仅有中指的硅胶假体置换术有文献报道[4-8]。在最新的一篇相关报道中，Sierakowski等报道采用硅胶假体置换术仅有少量并发症，其与DIP关节融合术具有同样低的并发症发生率[9]。

到目前为止，除了最近的两篇文献中使用硅胶假体或表面滑动假体进行IP关节置换术外，很少有关于拇指IP关节置换的研究。这些假体最初是为PIP关节设计的，使用的是热解碳和金属-聚乙烯材料[10,11]。

二、拇指 IP 关节置换术可选假体的特征

拇指IP关节置换的假体需要适配那些已破坏的关节，并且能够提供足够的稳定性，特别是在尺侧方向与示指进行夹捏时。破坏和不稳定的IP关节，伴有尺侧副韧带功能不全或巨大的骨缺损（由于炎症反应或创伤），是关节置换的禁忌证。

基于我们的经验，我们使用初代Swanson硅胶假体（Wright Medical Group N.N.）或者金属对聚乙烯非限制型表面置换假体（CapFlex，KLS Martin Group，Tuttlingen，Germany）。后者最初是为PIP关节设计的[12-14]，包括钴铬合金组件和相应的高分子聚乙

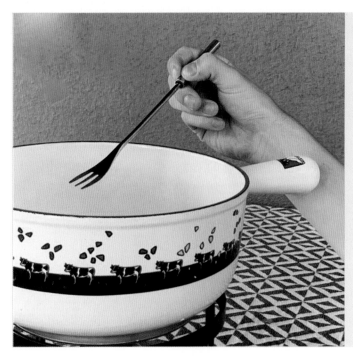

图 23.1　转动瑞士火锅叉时，需要拇指指间关节（IP）和示指远侧指间关节（DIP）具有主动活动能力

烯（UHMW-PE）表面。这两种组件背面都有钛涂层以促进骨长入（图23.2）。

三、拇指 IP 关节置换术的适应证和禁忌证

IP关节置换可用于那些已经发生破坏但需要活动的关节，尤其是在近端的MCP或CMC关节已经进行关节融合术的情况下，维持拇指远节的活动是很重要的。拇指IP关节置换首要的条件是关节的稳定性，特别是尺侧，有完整的侧副韧带和肌腱，并且在相应的远节指骨基底部或近节指骨远端没有严重的骨缺损。

手术禁忌证包括严重骨破坏伴骨缺损、慢性不稳、指间关节脱位以及拇指的急、慢性感染或拇指皮肤损害。

四、文献结果和我们的结果

目前已发表的文献中只有2篇病例报告。我们最近报告了一例患者，一侧拇指IP关节行Swanson硅胶假体置换，对侧行CapFlex表面置换。硅胶假体和金属对聚乙烯假体植入术后随访时间分别为6年和4年[11]。第二篇报道介绍了一名15岁的男孩因创伤性关节破坏行热解碳假体植入后随访22个月的结果[10]。

拇指IP关节破坏的发生率很低，临床上，我们只报道了小样本的患者使用硅胶假体和表面滑动假体进行了IP关节置换。硅胶假体的缺点在于它是一种弹性材料，假体断裂的风险较高，因此，我们不再使用这种材料。我们观察到CapFlex-PIP假体用于PIP关节置换术后的稳定性较好，所以现在把这种假体用于IP关节。虽然这种假体是专门设计用于PIP关节的，但我们现在将CapFlex-PIP假体在适应证之外用在IP关节，也积累了一定的经验。所有接受IP关节治疗的患者和进行PIP关节置换的患者一样记入档案。

目前，我们统计了8例接受IP关节非骨水泥型表面假体置换术患者的数据，患者至少随访1年以上。患者的平均年龄为66.4岁，其中6例为女性。其中5例患者累及优势手，2例为非优势手，1例患者为双侧同利手（即累及左手和右手的患者分别有3例和5例）。其中1例出现并发症，在术后6周的观察期内出现了关节向背侧脱位。由于患者对手术结果

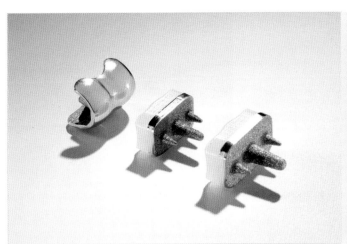

图23.2　用于拇指 IP 关节的模块化 CapFlex-PIP 假体。光滑的金属表面（钴铬合金抛光）和超高分子聚乙烯。每个组件的背面都有钛涂层，以利于骨长入（图片由德国图特林根 KLS Martin Group 提供）

不满意，且无法进行闭合复位，因此我们进行了切开复位，并用克氏针穿过软组织进行了临时固定。二次手术的6个月后，患者再次出现了半脱位，最后进行了关节融合术。

其余7例患者随访了至少1年，关节主动活动度达到40°（10°～60°），平均活动度比基线数据56°略低。术后1年患者静息痛的VAS评分从6（基线）降至2.5，与示指的夹捏力由术前的平均5.5kg增加至6.7kg。平均握力也从基线的18.4kg增加到21.8kg，平均简要MHQ评分（功能完好的评分为满分100分）从基线的43.5分增加到57.1分。在平均1年的随访时间内，影像学显示所有假体保持稳定，无任何移位、骨溶解或松动迹象。

五、作者的经验和推荐技术（技巧和方法）

IP关节的CapFlex假体置换术，可以使用止血带在局部麻醉下进行，也可以采用全清醒局麻无止血带技术（WALANT），或者区域阻滞以及全身麻醉。患者在手术过程中保持放松是非常重要的，紧张或恐惧会导致拇长屈肌腱紧张，这使得医生在植入假体试模时难以准确地观察（特别是远节指骨基底部）和判断张力大小。

关节融合术经常采用背侧入路并切断拇长伸肌腱，我们也用该入路进行关节置换术。建议采用H型或Y型皮肤切口，这使医生能充分暴露EPL肌腱离远端止点3cm范围的远端部分（图23.3和图23.4）。

第一步，必须完整切除滑膜并清除所有骨赘，以获得清晰完全的关节视野（图23.5）。在关节僵硬或固定的情况下，可以松解桡侧副韧带的背侧部分，而不需要处理尺侧副韧带，后者在夹捏和抓握时，负责维持拇指的稳定性。

第二步，按照与PIP置换术类似的方式，通过截骨导板和调节器（撞击器）对近节指骨头进行截骨（图23.6）。在关节近侧插入大小合适的试模。然后远节指骨基底部也按照PIP置换术那样进行截骨[12]，获得一个有足量松质骨的骨平台，以利于假体周围骨长入。聚乙烯组件的厚度要根据关节的稳定性进行选择，关节不能太松。第二步的结尾，在正确植入假体试模后，要通过透视检查假体的力线（图23.7）。

第三步，植入正式假体，仔细缝合EPL肌腱，要避免张力过大，以免导致关节过伸

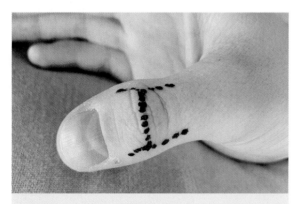

图23.3 H型切口，近端切口较长，以显露拇长伸肌腱（EPL）（版权所有©Stephan Schindele）

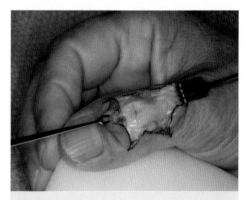

图23.4 背侧入路，H型切开，在关节处显露拇长伸肌腱（EPL）（版权所有©Stephan Schindele）

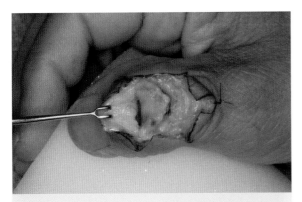

图 23.5 切断拇长伸肌腱，切除滑膜后显示 IP 关节破坏伴背侧巨大骨赘（版权所有 ©Stephan Schindele）

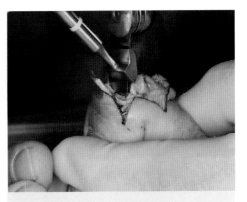

图 23.6 在拇指 PIP 关节处，对近节指骨头用专用截骨导板截骨（版权所有 ©Stephan Schindele）

（图23.8）。术后使用夹板固定以保护缝合的EPL肌腱。在我们小样本病例中，术后第4周让患者开始早期的非持重主动功能锻炼，术后7~8周开始持重活动。术后6周，最终影像学检查显示假体角度正确，组件适配良好，并且骨长入情况良好（图23.9）。

　　另一种拇指IP关节置换假体是最初的Swanson硅胶假体。这类假体曾被用于131例因骨关节炎或创伤性关节炎导致的中指DIP关节疼痛的患者，也具有良好的疗效[9]。不过拇指IP关节的侧方稳定性与DIP关节一样重要。随着时间的推移，由于硅胶假体老化，在我们小样本病例中出现了假体断裂和不稳定导致的失败（图23.10）。硅胶假体的内在稳定性不如解剖型假体，而对于IP关节而言，稳定性比活动度更为重要。因此，我们现在使用CapFlex-PIP假体，使用短钉固定的非骨水泥型，通过骨长入实现假体稳定。对关节稳定性不确定的病例，尤其是炎性关节病，我们仍然推荐关节融合术作为最终的治疗方案。由于可供参考的文献依据较少，且目前我们仅有短期随访结果，因此IP关节融合术

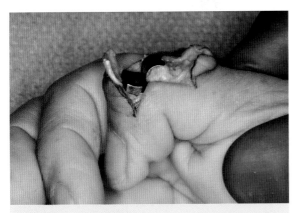

图 23.7 在截骨完成后，使用近端和远端假体试模，以选择合适假体大小并检查关节紧张度（版权所有 ©Stephan Schindele）

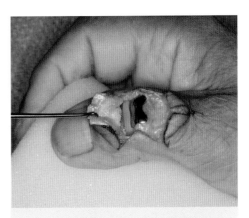

图 23.8 安装 CapFlex-PIP 正式假体，再次通过临床和影像检查确认假体大小、匹配度以及关节紧张度（版权所有 ©Stephan Schindele）

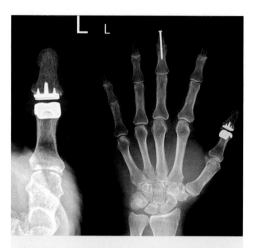

图 23.9　术后 6 周，X 线显示假体匹配度好，没有松动和移位的迹象（版权所有 ©Stephan Schindele）

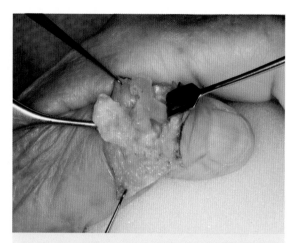

图 23.10　拇指 IP 关节硅胶假体破裂失败而被取出

仍然是治疗拇指 IP 关节损伤的金标准。

致谢

感谢 Melissa Wilhelmi 博士（苏黎世）和 Grey Giddins 教授（巴思市）对本文的校对。

参考文献

[1] Jemec B, Verjee LS, Jain A, Sandford F. Rotation in the interphalangeal thumb joint in vivo. J Hand Surg Am. 2010; 35(3):425–429

[2] Cox C, Earp BE, Floyd WE, IV, Blazar PE. Arthrodesis of the thumb interphalangeal joint and finger distal interphalangeal joints with a headless compression screw. J Hand Surg Am. 2014; 39(1):24–28

[3] Rizzo M. Thumb arthrodesis. Tech Hand Up Extrem Surg. 2006; 10 (1):43–46

[4] Brown LG. Distal interphalangeal joint flexible implant arthroplasty. J Hand Surg Am. 1989; 14(4):653–656

[5] Schwartz DA, Peimer CA. Distal interphalangeal joint implant arthroplasty in a musician. J Hand Ther. 1998; 11(1):49–52

[6] Snow JW, Boyes JG, Jr, Greider JL, Jr. Implant arthroplasty of the distal interphalangeal joint of the finger for osteoarthritis. Plast Reconstr Surg. 1977; 60(4):558–560

[7] Wilgis EF. Distal interphalangeal joint silicone interpositional arthroplasty of the hand. Clin Orthop Relat Res. 1997(342):38–41

[8] Zimmerman NB, Suhey PV, Clark GL, Wilgis EF. Silicone interpositional arthroplasty of the distal interphalangeal joint. J Hand Surg Am. 1989; 14(5):882–887

[9] Sierakowski A, Zweifel C, Sirotakova M, Sauerland S, Elliot D. Joint replacement in 131 painful osteoarthritic and post-traumatic distal interphalangeal joints. J Hand Surg Eur Vol. 2012; 37(4):304–309

[10] McKee D, Domingo-Johnson EL. Novel use of joint replacement in a thumb interphalangeal joint. Case Rep Orthop. 2019; 2019:2603098

[11] Schindele S, Marks M, Herren DB. Thumb interphalangeal joint replacements with silicone and surface gliding implants: a case report. J Hand Surg Eur Vol. 2019; 44(6):649–651

[12] Schindele SF, Altwegg A, Hensler S. Surface replacement of proximal interphalangeal joints using CapFlex-PIP. Oper Orthop Traumatol. 2017; 29(1):86–96

[13] Schindele SF, Hensler S, Audigé L, Marks M, Herren DB. A modular surface gliding implant (CapFlex-PIP) for proximal interphalangeal joint osteoarthritis: a prospective case series. J Hand Surg Am. 2015; 40(2):334–340

[14] Schindele SF, Sprecher CM, Milz S, Hensler S. Osteointegration of a modular metal-polyethylene surface gliding finger implant: a case report. Arch Orthop Trauma Surg. 2016; 136(9):1331–1335

23

第 4 篇

腕关节
置换术

第 24 章　腕关节置换术的系统综述

Onur Berber, Lorenzo Garagnani, Sam Gidwani

【摘　要】全腕关节置换术经过几十年的发展，其受欢迎程度和治疗结果都令人满意。相比之下，半腕关节置换术仍是一项较新的技术。本章对现有文献进行了系统性综述，以评估这两种手术方案的临床疗效。共纳入38篇定性分析研究报告，包括1543例全腕关节置换术和117例半腕关节置换术。评估手术对疼痛、功能、活动度和握力的影响，同时也对并发症发生率和假体生存率进行评估。尽管在所有研究中所报道的疗效并不一致，但第三代和第四代全腕关节假体的设计改善了临床疗效和假体生存率。半腕关节置换术目前只有早-中期的临床报道，且临床结果差异较大。对两种手术方案进行持续的疗效观察是至关重要的。

【关键词】腕关节炎，关节置换术，半关节置换术，临床结果，系统分析

一、概述

（一）全腕关节置换术的演变

腕关节假体从最早的设计发展至今，经历了重大的演变过程。第一代被广泛应用的假体是Swanson硅胶假体，是1967年推出的带柄可活动铰链式假体[1]。该假体的短期随访结果非常好，能有效缓解疼痛并具有良好的活动度。但长期随访发现手术失败及假体断裂率高达65%，因硅胶滑膜炎导致软组织反应的发生率约30%[2-4]。

随后出现了其他几种假体，包括1972年的Meuli腕关节假体[5]，1973年的Volz全腕关节假体（TWA）[6,7]，1977年的Trispherical全腕关节假体[8]，1989年的Biaxial全腕关节假体[9]，1991年的Destot假体[10]和1996年解剖型仿生假体[11]。Meuli假体经历了三次迭代改良。第一代（Meuli Ⅰ）是骨水泥型金属对金属球窝假体[12]。后来为了改善腕关节力线和假体稳定性，球窝结构改成了金属对聚乙烯界面，同时也调整了假体的旋转中心（Meuli Ⅱ）[5]。由于一直存在的高脱位率和假体松动率，于1986年研发了第三代Meuli假体（Meuli Ⅲ），采用非骨水泥固定，关节界面改为金属球头对超高分子聚乙烯白窝[13,14]。

Meuli Ⅱ和Volz假体被认为是第二代全腕关节假体，其具体特征是桡骨和腕骨组件呈球窝状或半球形[15-17]。第三代假体如Meuli Ⅲ，Universal和Biaxial假体，能更好地重建腕关节旋转中心，从而提高假体稳定性和减少脱位[13,14,18,19]。Biaxial假体于20世纪70年代后期由梅奥诊所研发，为半球形金属对聚乙烯关节结构。该假体的研究结果由Cobb和Beckenbaugh于1996年首次发表[9]。Universal腕关节假体由Menon研发，其第一批临床结果于1998年发表[18]。Universal假体由钛合金桡骨组件和腕骨组件构成，其关节面为曲面高密度聚乙烯。腕骨组件通过三枚拧入腕骨的螺钉固定。

（二）目前的假体

Motec假体（图24.1；Swemac Innovation AB），Universal Ⅱ（图24.2；Integra LifeSciences），Freedom假体（图24.3；Integra LifeSciences），Re-Motion假体

24

（Stryker）和Maestro（Biomet）都是第四代假体。这些新型假体的典型特点是截骨量较少，只需切除近排腕骨。远侧腕骨组件主要通过螺钉固定，近侧组件则采用插入桡骨进行压配的方式固定。通常假体表面有多孔涂层，以利于骨长入[20,21]。

Motec假体（图24.1）虽然被认为是第四代假体，但它仍保留了上一代假体的一些特点，其关节界面是金属对金属球窝结构[16,22]。在桡骨组件和腕骨组件采用了一种新的螺钉固定方式。螺钉由喷砂钛合金制成，表面涂有可吸收磷酸钙（Bonit；DOT Medical Solutions Laboratories Gmbh，Rostock，Germany）以利于骨长入[22]。Motec假体以前也被称为Gibbon假体，是由2000年～2005年间使用的Elos假体演变而来。Krukhaug等在挪威

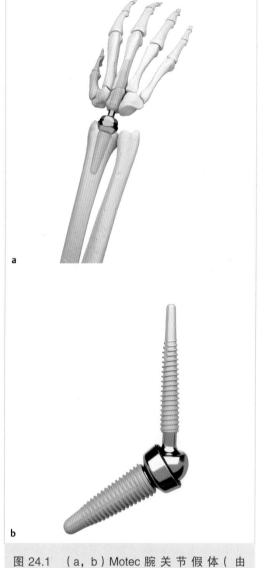

a

b

图 24.1　（a，b）Motec 腕 关 节 假 体（由 Swemac 提供）

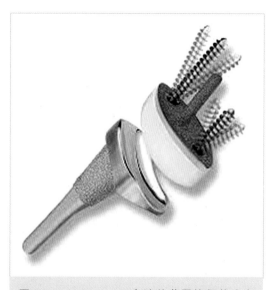

图 24.2　Universal 2 全腕关节置换假体（由 Integra 提供）

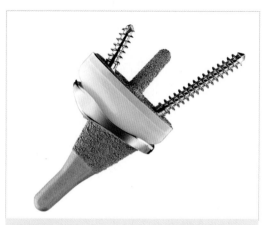

图 24.3　Freedom 全腕关节假体（由 Integra 提供）

关节置换登记系统中报告了Elos和Gibbon假体的疗效[23]。

Universal假体最初被设计为曲面关节面，后来改为椭圆体设计以提高稳定性和减少脱位风险[24]，这是到目前为止Universal Ⅱ假体所作出的改进之一（图24.2），其腕骨组件是带有两个螺钉和一个中央栓的钛合金结构，桡骨组件是由钴铬合金制成。Universal Ⅱ假体进一步改进，设计出了Freedom假体（图24.3）。其设计变化在于其腕骨组件呈更短、更尖的锥形，桡骨组件有一个轮廓更低的底座，并且相对于桡骨柄有5°的旋转，使腕关节在休息位时处于轻度旋后位，以及一个更短、侵入性更低的桡骨柄。Re-Motion假体（图25.1）采用钴铬合金桡骨和腕骨组件，腕骨组件表面有钛涂层，关节界面是金属对超高分子聚乙烯。首批患者的临床结果由Herzberg等发表[25]。Maestro腕关节假体系统，桡骨端组件由非骨水泥型钛合金柄与钴铬合金的体部连接而成，超高分子聚乙烯衬垫固定于体部；腕骨组件是由钴铬合金和钛合金头状骨中央栓整体铸成。

目前美国市面上在售的腕关节假体分别是Universal Ⅱ、Freedom、Re-Motion和Maestro。Motec假体在欧洲也被批准使用。最近出现了一种新的腕关节假体，Prosthelast（Argomedical）[26]。它包括钛合金桡骨柄假体，通过弹性髓内钢针固定于桡骨头软骨下骨，以防止桡骨组件的轴向移动。腕骨组件有一个超高分子聚乙烯衬垫固定在钛合金底座上。由于目前只有短期随访的初步结果，因此本章不包括该假体。

腕关节置换术已经在几篇综述中进行了分析[27-30]。Cavaliere和Chung对腕关节置换术和腕关节融合术进行了对比研究[27]。结果显示关节置换组90%的患者没有疼痛或仅有轻微疼痛，但主要并发症的发生率（25%）高于关节融合组（13%）。第三代假体的主要并发症发生率（21%）低于老一代的假体。在Yeoh和Tourret的系统综述中也有相似的发现，关节置换术有较高的并发症发生率[29]。Berber等最近的一项系统综述表明，最新的第四代假体的并发症发生率（0.1%～2.9%）低于既往的假体（0.2%～8.1%；$P=0.002$）[30]。腕关节置换术与关节融合术相比，最大的优势在于保留了腕关节一定的活动度，但这种优势在客观的功能评估中并非总是存在。Palmer等界定的腕关节功能性活动范围是屈曲5°，背伸30°，桡偏10°，尺偏15°[31]。这在Cavaliere和Chung等的综述中，14项研究中只有3项达到该要求，并与Berber等的研究结果相似[27,30]。

半腕关节置换术是治疗腕关节炎和创伤性关节炎的一种较新的术式。到目前为止，已经有几篇文献报道了早中期的随访结果[32-39]。Roux率先报道了半腕关节置换术治疗桡骨远端骨折无法重建关节面的老年患者的早期临床疗效[32,36-40]。Anneberg等报道了一种新的半腕关节置换术系统KinematX（Extremity Medical，LLC）的临床结果[35]。而在其他的研究中通常使用的是TWA假体系统的桡骨侧或腕骨侧部分。

自Berber等发表综述之后，又有几篇新的文献提供了当前第四代假体关节置换术以及半腕关节置换术的详细研究数据。本文综述所要解决的问题是："全腕关节置换术和半腕关节置换术的临床疗效如何？"

二、目标

本综述的目的是评估TWA假体的临床有效性，主要评估TWA假体对以下几方面的影响：

- 结果1：疼痛
- 结果2：功能评价（如握力）和生活质量
- 结果3：治疗失败率/假体生存率以及不良反应的发生率

我们希望通过评估，进一步了解第四代假体的使用是否能够改善临床疗效。

三、方法

在进行本研究之前，我们制定了一份研究方案。这是根据以往发表在国家卫生研究所PROSPERO数据库（CRD42017067377）的方案修改而来。遵循了系统评价和荟萃分析（PRISMA）优先报告的条款。

（一）研究纳入标准

1. 病例入选标准

16岁以上的成年患者，不论性别。临床诊断是腕关节炎。关节炎的病因较为宽泛，涵盖大多数骨科门诊常见病种，包括炎性关节炎和非炎性关节炎。

2. 手术方式

两种手术方式分别为TWA全腕关节置换术和半腕关节置换术。TWA假体已经有四代，但如今只有第四代假体在使用。根据不同代的假体进行亚组分析，以评估最新的第四代假体的疗效是否有所改善。

3. 临床结果评价

在这项研究中，根据1992年OMERACT（类风湿性关节炎临床疗效评价方法）中的核心指标，制定了主要评价指标和次要评价指标。这些评价方法最早是由美国风湿病学会提出的[41]，后来得到WHO和ILAR的认可并发表[42]。我们对其核心评价指标进行了修改以适用于骨关节炎[43]，特别是手部骨关节炎。

4. 主要评价指标和次要评价指标

在本研究中，将疼痛缓解作为主要评价指标。疼痛通常按照"视觉模拟评分"（VAS）或分类量表作为连续变量进行记录。次要评价指标包括腕关节功能、握力、腕关节活动度、不良事件和假体生存率。

5. 纳入标准和排除标准

纳入本次综述的研究包括随机对照研究、队列研究、病例对照研究和系列病例观察。不包括个案报道和摘要。少于5例患者的研究以及研究内容中未包含任何主要和次要评价指标的研究也被排除。随访时间最短要超过1年。

（二）检索规则

于2019年5月20日检索了几个数据库［包括OVID Medline（日期：1946年至今）、OVID Excerpta Medica数据库（EMBASE）（日期：1974年至今）、Cochrane Central Register of Controlled Trials（2019年6月第6期至今）、NICE数据库、护理和卫生文献联合索引（CINAHL）（1981年至今）、英国护理索引（BNI）（1992年至今）］。还检索了相关研究的试验注册库，包括ClinicalTrials.gov和世界卫生组织国际临床试验注册平台（ICTRP）。

对检索出来符合条件的论文的参考文献也进行了分析，以寻找潜在的有价值的研究。使用"PICOS"要素（样本、干预、比较和结果）来构建有效的搜索策略。其他搜索引擎的内容包括纯英文研究、动物或尸体研究都排除在外。为最大限度获取搜索信息，没有设置日期限制。

（三）数据收集和分析

1. 研究选择、数据收集和管理

论文的筛选分为两个步骤。第一步对标题和摘要进行筛查，以排除明显不相关的文献。然后由本研究的作者对入选的文献全文进行详细审查。提取的基本数据源按照《治疗的系统回顾循证手册》中的建议进行修改[45]。

2. 偏倚风险评估和证据质量

按照GRADE系统对病例系列进行证据质量评估，该系统根据研究设计（随机对照试验与观察性研究）、研究质量（偏倚、失访、数据缺失）、结果一致性（研究中或研究之间有效性一致程度）、证据直接性（研究对象临床结果和样本的代表性）和效应量五个因素，规定了四个证据质量等级（高、中、低、极低）。

四、结果

（一）研究描述

1. 搜索结果

数据库搜索的结果见图24.4。38篇论文中，有31篇报道了腕关节置换术的结果[10,11,14-21,23,33,47-65]，有2篇论文对关节置换术与关节融合术进行了回顾性配对队列研

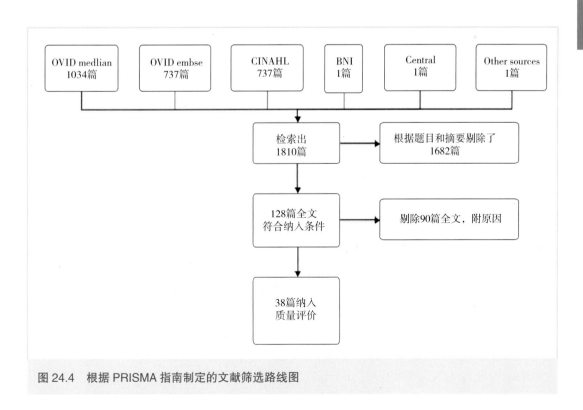

图 24.4　根据 PRISMA 指南制定的文献筛选路线图

究[66,67]，有5篇论文报道了半腕关节置换术的结果[32–35,37]。

表24.1总结了全腕关节置换术与半腕关节置换术的全部患者信息。

表 24.1　患者基本信息

	半腕关节置换术	全腕关节置换术
患者例数	117	1414
手术例数	117	1543
男：女	1：2.0	1：2.8
平均年龄	63 岁	59 岁
病理基础		
● 炎性关节炎	2.7%	60.8%
○ 类风湿关节炎	0.9%	60.1%
○ 银屑病关节炎	1.8%	0.4%
○ 其他	–	0.3%
● 非炎症性	45.5%	17.6%
○ 急性创伤	21.4%	–
○ 创伤性关节炎	18.8%	8.5%
○ 退行性关节炎	5.4%	8.3%
○ 月骨坏死（AVN）	–	0.6%
○ 其他	–	0.2%
● 未分类	51.8%	21.6%

AVN：缺血性坏死；注：平均年龄采用加权平均计算。

2. 纳入的研究

（1）全腕关节置换术

在全腕关节置换术的研究中，大部分腕关节炎病例既有炎症原因，也有非炎症性原因。而在部分研究中，全腕关节置换仅用于非炎症性腕关节炎患者[10,16,60,62,65,67]。有两项研究对关节置换术和关节融合术进行了回顾性队列研究[66,67]。由于这两项研究都包含可用于分析的TWA数据，因此均被纳入本研究。

文献被排除的常见原因，包括病例随访时间少于1年、缺乏结果评估数据或者病例报道为腕关节置换术后翻修的结果。因为最近有更新的研究数据发表，有四项研究被排除[8,56,65,69]。来自法国斯特拉斯堡的Botero等[26]首次报道了一种新型全腕置换假体（Prosthelast）。由于患者随访不到1年，因此该研究被本综述排除。

（2）半腕关节置换术

大多数半腕关节置换术是用于腕关节非炎症性病变的患者（表24.1）。有两项研究将半腕关节置换术用于严重的、无法重建的老年性桡骨远端骨折患者[32,38]。这种方法最先由Roux等报道，但其文献是用法语写的，因此未纳入本综述中[39]。Vergneneggre等也报

24

道了这种方法，由于患者的随访时间不足1年，也被排除在外[40]。Herzberg等对早期的研究结果进行了更新，因此在本综述中只包括了这篇最新的文献[36,37]。

3.腕关节置换假体

（1）全腕关节置换

表24.2总结了关于TWA的研究概况。共使用了14种不同假体，包括了从早期的第二代假体，如Meuli和Volz，到现代的第四代假体，如Universal 2、Maestro、Re-Motion和Motec。

表 24.2 全腕关节置换术所纳入研究的概况

研究项目	腕关节假体	病理基础（通常不在初步诊断中）	假体代别	手术台次	平均随访时间和范围
Menon[15]	Volz	RA n=14；PA n=1；OA n=1	2	18	40（24～66）个月
Figgie 等 [35]	Trispherical	RA	2	35	9（5～11）年
Meuli 和 Fernandez[14]	MWP II Meuli	RA n=33；创伤性 n=12	2	49	4.5（2～6）年
Gellman 等 [53]	Volz	RA=12；PA n=1；创伤性 n=1	2	14	6.5（3.5～11.5）年
Menon[18]	Universal	RA n=23；OA n=8	3	37	79.4（48～120）个月
Takwale 等 [19]	Biaxial	RA	3	66	52（12～99）个月
Divelbiss 等 [54]	Universal	RA	3	22	1～2 年
Levadoux 和 Legre[10]	Destot	创伤性	3	28	47（12～72）个月
Rahimtoola 和 Rozing[17]	RWS	RA n=24；PA n=1；OA n=2	2	27	4（2～8）年
Radmer 等 [11]	APH	血清阳性 RA n=36，血清阴性 RA n=4	3	40	52（24～73）个月
Murphy 等 [66]	Universal	RA	3	27	26±16 个月
Ward 等 [51]	Universal	RA	3	19	7.3（5～10.8）年
Reigstad 等 [16]	Motec	创伤性关节炎包括 SLAC/SNAC	4	8	7.6（7～9）年
Ferreres 等 [20]	Universal 2 n=19 Universal n=2	RA n=15；PA n=1；其他炎症性 n=2；Keinbock 病 n=2；其他非炎症性 n=2	4 3	21	5.5（3～8）年
Krukhaug 等 [23]	1. Biaxial n=90（80/90 非骨水泥型） 2. Elos n=23（在 Gibbon 后有 3 个版本 v1=2，v2=6，v3=15） 3. Gibbon n=76（后改名 Motec）	炎症性（RA，PA）n=116；非炎症性（OA，创伤性，韧带性，感染性）n=73	3 3 3 3	189	

续表

研究项目	腕关节假体	病理基础（通常不在初步诊断中）	假体代别	手术台次	平均随访时间和范围
Cooney 等[47]	1. Biaxial n=16 2. Re-Motion n=22 3. Universal 2 n=8	RA n=29；创伤性 n=10	3 4 4	46	6.0（3.5～15）年
Ekroth 等[50]	1. Biaxial n=6 2. Volz n=1	RA	3 2	12	17.8（11.7～28.3）年
Herzberg 等[64]	Re-Motion	RA n=129（60%）；非 RA n=86（40%）	4	215	4（2～8）年
Morapudi 等[61]	Universal 2	RA n=19；创伤性 n=2	4	19	3.1（1.8～3.9）年
Bidwai 等[52]	Re-Motion	RA	4	13	33（14～56）个月
Boeckstyns 等[56]	Re-Motion	RA n=5；OA n=6；创伤性 n=8；Keinbock 病 n=1	4	52	6.5（5～9）年
Nydick 等[67]	Maestro	创伤性	4	7	56±10 个月
Sagerfors 等[21]	1. Biaxial n=52 2. Universal 2 n=12 3. Re-Motion n=87 4. Maestro n=68	RA n=185；OA n=34	3 4 4 4	219	7（2～13）年
Badge 等[48]	Universal 2	RA	4	95	53（24～120）个月
Chevrollier 等[49]	1. Universal n=10 2. Re-Motion n=7	RA n=6；其他 n=1；创伤性 n=8；Keinbock 病 n=1，感染后 n=1	3 4	17	5.2（1.1～10）年
Gaspar 等[33]	Maestro	炎症性和非炎症性	4	47	35（12～151）个月
Gil 等[63]	Universal 2	RA n=29，PA n=1，JIA n=1；退变性 OA（包括创伤性）n=8	4	39	9（4.8～14.7）年
Reigstad 等[65]	Motec	退行性 OA	4	56	8（5～11）年
Singh 等[60]	Universal 2	创伤性	4	12	30（12～50）个月
Pfanner 等[58]	Universal 2	RA	4	23	82.3 个月（2～12 年）
Giwa 等[57]	Motec	RA n=4，PA n=1；创伤性 n=12；退行性 OA n=7；其他 n=1	4	25	50（26～66）个月
Brinkhorst 等[62]	Universal 2	创伤性 n=21；Keinbock 病 n=2	4	23	24（24～50）个月

续表

研究项目	腕关节假体	病理基础（通常不在初步诊断中）	假体代别	手术台次	平均随访时间和范围
Honecker 等[59]	Re-Motion	RA n=19；Keinbock 病 n=3；创伤性 n=1		23	6 年
			合计	1543	

APH：解剖生理型腕关节假体；JIA：青少年特发性关节炎；MWP：Meuli 腕关节假体；OA：骨性关节炎；PA：牛皮癣性关节炎；RA：类风湿关节炎

（2）半腕关节置换

在表24.3中，共有5项研究报道了半腕关节置换术。Herzberg等和Ichihara等均报道了半腕关节置换术用于治疗严重的、无法重建的老年性桡骨远端骨折患者[32,37]。假体包括先前提到的全腕置换假体中的桡骨侧组件（DRH）和腕骨侧组件（CH），例如桡骨侧组件包括Maestro[33,34]或Re-Motion[33,37]假体系统，而腕骨侧组件包括Maestro和最新的KinematX[35]、Cobra[37]（GroupeLepine）以及Prosthelast假体系统的桡骨侧组件[32]。

表 24.3　半腕关节置换术所纳入研究的概况

研究项目	半腕关节假体	病理基础	手术台次	平均随访时间和范围
Ichihara 等[32]	Prosthelast	严重创伤	12	32（24 ～ 42）个月
Gaspar 等[33]	Maestro DRH n=13；Re-Motion DRH n=39；Maestro CH n=6	炎症性和非炎症性	58	35（12 ～ 151）个月
Huish 等[34]	Maestro CH	创伤性 OA n=10；退行性 OA n=1	11	4 年
Anneberg 等[35]	KinematX	RA n=1；PA n=2；退行性 OA n=5；创伤性 OA n=11	20	4.1（2.3 ～ 5.3）年
Herzberg 等[37]	Re-Motion DRH n=12；Cobra n=4	创伤性急性 n=12；慢性 n=4［平均 3 个月（1 ～ 6 个月）］	16	32（24 ～ 44）个月
		合计	117	

CH：腕骨侧半腕关节置换术；DRH：桡骨远端半腕关节置换术；OA：骨性关节炎；PA：牛皮癣性关节炎；RA：类风湿关节炎

3. 证据质量

有几项研究的作者参与了产品设计[10,14,16,18,55,59,65]，Divelbiss等从他们的工作中获益。有几项研究的偏倚风险较低，所报告的结果效应量足够，因此GRADE质量评价为"中等级别"[21,23,46,49,56-58,60,62,65-67]。其余的研究被评为"非常低"到"低"的等级。这些研究通常是回顾性观察研究，没有使用盲法，通常有数据缺失。

（二）干预效果

1. 疼痛

报道中经常未包含术前和术后的疼痛评分，而只是在随访后期才进行评估。表24.4列出了一些在术前和术后均有疼痛评分的研究项目。一些患者的术后疼痛评分的改善是显著的[17,21,47,48,56,58,59,62,63,65]（表24.4）。

表 24.4　全腕关节置换术研究中术前和术后的疼痛评分

研究项目	关节置换技术（n= 病例数）	术前疼痛评分（平均值，除非另有说明）	术后疼痛评分（平均值，除非另有说明）	疼痛分值范围
Rahimtoola 和 Rozing[17]	RWS n=27	中、重度：22；轻微：4；偶发：1	显著改善（$P < 0.002$）	
Cooney 等[47]	1. Biaxial n=16 2. Re-Motion n=22 3. Universal 2 n=8	7	2.3	0～10，10分为严重
Boeckstyns 等[56]	Re-Motion n=52	67（SD 17）	27（SD 29）（$P=0.001$）	0～100，100分为严重
Sagerfors 等[21]	1. Biaxial n=52 2. Universal 2 n=12 3. Re-Motion n=87 4. Maestro n=68		5年时在静息和活动状态显著改善（$P < 0.05$）	0～10分，10分为严重
Badge 等[48]	Universal 2 n=95	8.1（3～10）	5.4（0～10）$P < 0.001$	0～10分，10分为严重
Gil 等[63]	Universal 2 n=39	8.6 ± 1.2	0.4 ± 0.8（$P < 0.001$）	0～10分，10分为严重
Reigstad 等[65]	Motec n=56	桡偏静息状态：34（SD23）；活动状态：69（SD 20）	桡偏静息状态：8（SD 14）；活动状态：20（SD 22）（$P < 0.05$）	0～100分，100分为严重
Pfanner 等[58]	Universal 2 n=23	9	0.82	0～10分，10分为严重
Brinkhorst 等[62]	Universal 2 n=23	6（SD 1）	3（SD 3）	0～10分，10分为严重
Honecker 等[59]	Re-Motion n=23	6.8	2.8（$P < 0.05$）	0～10分，10分为严重

注：评分系统的范围是给定的，除非使用的是 Likert 系统。

Radmer等的研究与主流研究明显不同[11]。他使用APH假体进行全腕关节置换，这是一种非骨水泥型假体，18个月的随访显示早期治疗效果良好。然而，在平均随访52个月（24～73个月）时，所有患者均出现了灾难性的结果，翻修率达到100%，都进行了关节融合术。

在半腕关节置换术的研究中，患者报告的疼痛评分未得到很好的评估。Ichihara等的研究报道，对桡骨远端骨折使用Prosthelast假体进行一期半腕关节置换，平均随访时间为32个月（24～42个月），患者的平均疼痛评分为2.8（0～10，10分为严重）[32]。Herzberg等报道使用Re-Motion和Cobra的桡骨侧组件假体治疗严重桡骨远端骨折，术后平均疼痛评分为1（0～10，10分为严重）[37]。Herzberg等报道的另一组队列研究共包括4例桡骨远端骨折患者，患者在发生创伤后平均3个月（1～6个月）时仍有症状持续存在，因此进行了半腕关节置换术。术后患者的疼痛评分从平均6分降到2.5分。值得注意的是，这两项研究都是将半腕关节置换术用于治疗桡骨远端骨折且明显无法重建的独居老年患者。

2. 功能评估结果

表24.5总结了以DASH或Quick-DASH评分评估TWA的结果，因此可以更直接地对不同假体进行比较。有几项关节置换的研究报道显示，术后评分明显得到改善（表24.5）[54,56,57,59,61,65]。Sagerfors等对几种不同假体术后随访5年也观察到改善的作用，其临床结果评估使用了加拿大职业能力评估表（COPM）和腕关节患者自我评估表（PRWE）两个评估系统[21]。Herzberg等和Boeckstyns等报道，比较炎性关节炎和非炎性关节炎的腕关节置换术Quick-DASH评分，两者无统计学差异[56,64]。

表 24.5　全腕关节置换术的 DASH 和 Quick-DASH 评分

研究项目	关节置换技术（n= 病例数）	术前 DASH 评分（范围）	术后 DASH 评分（范围）	备注
Divelbiss 等 [54]	Universal n=22	46	1 年：32.1（$P < 0.05$）； 2 年： 22.4（8 个腕关节）	在 1 年时显著改善
Ward 等 [51]	Universal n=19	62（42 ～ 80）	平均7.8年：40(18～80)	
Reigstad 等 [16]	Motec n=8	–	平均 7.6 年：中位数 10.3（1.7 ～ 71.2）	
Cooney 等 [47]	1. Biaxial n=16 2. Re-Motion n=22 3. Universal 2 n=8	–	Biaxial（n=8）=48；Re-Motion（n=16）=37；Universal 2（n=7）=20.	所有病例均无 DASH 评分，假体间无显著性差异（P=0.07）
Ekroth 等 [50]	1. Biaxial n=6 2. Volz n=1	–	60.7	5/7 腕关节翻修进行关节融合术 融合患者的 DASH 评分 46.2

续表

研究项目	关节置换技术 （n= 病例数）	术前 DASH 评分 （范围）	术后 DASH 评分 （范围）	备注
Herzberg 等 [64]	Re-Motion n=215	–	改善百分比 % 类风湿：20 非类风湿：21	在类风湿和非类风湿患者之间无显著性差异（P=0.07）
Morapudi 等 [61]	Universal 2 n=19	55.1（22.5～87.0）	44.8（4.3～83.3）	P=0.004 PRWE 术前=81.4（44.5～100）； PRWE 术后=35.8（0.0～100）P＜0.001
Boeckstyns 等 [56]	Re-Motion n=52	Quick-DASH 中位数： 58（14～89）	Quick-DASH 中位数： 42（0～84）	显著改善：P=0.001
Sagerfors 等 [21]	1. Biaxial n=52 2. Universal 2 n=12 3. Re-Motion n=87 4. Maestro n=68		Biax：（–）12.8 [（–）21.9 – 4.2]； Universal 2：（–）13.7 [（–27.1）–（–）6.2]； Re-Motion（–）12.3 [（–）25.5 –（–）1.4]； Maestro：（–）16.8 [（–）29.5 –（–）5.3]	所记录分值为在 5 年时术前评分减去术后评分（中位数和四分位数范围） 所有变化有显著性差异 P＜0.05 PRWE 和 COPM 均有显著性差异（P＜0.05）
Badge 等 [48]	Universal 2 n=95	Quick-DASH（n=40）=61.3（16～91）	Quick-DASH（n=59）=45.8（0～89）	显著改善 P＜0.001 Wrightington 腕关节评分也有显著性差异（P＜0.001）
Chevrollier 等 [49]	1. Universal n=10 2. Re-Motion n=7		Quick-DASH=29%（2.3%～65.9%）	PRWE=26%（2%～55.3%）
Reigstad 等 [65]	Motec n=56	Quick-DASH 39（SD 18）	25（SD 19）P＜0.05	P＜0.05
Pfanner 等 [58]	Universal 2 n=23		Quick-DASH 49	PRWHE=41.7（ADL 范围）
Giwa 等 [57]	Motec n=25	Quick-DASH 57.6	21.05	P=0.001
Brinkhorst 等 [62]	Universal 2 n=23	53.2（SD 20）	12 个月（n=12）：30.4（SD 20）	＞2 年（n=8）17.5（3～34）
Honecker 等 [59]	Re-Motion n=23	Quick-DASH 57.9	37.9	P＜0.05

ADL：日常生活活动；COPM：加拿大职业能力评估；DASH：手臂、肩部和手部残疾评估；PRWE：患者自主报告腕部评估；PRWHE：患者自主报告腕手评估；SD：标准差

注：表中评分以均数（范围）表示，除非另有说明。

在半腕关节置换术的研究报告中通常使用的是DASH或Quick-DASH评分，且属于非创伤性病例，且提供了术前和术后评分，见表24.6。由于目前都是小样本的病例研究，因此还很难判断其发展趋势。Anneberg等的研究证实，在20例腕关节炎患者中使用KinematX半腕关节假体，平均随访4.1年（2.3~5.3年）后其DASH评分得到改善[35]。然而，Huish等的研究结果却截然相反[34]：在11例晚期腕关节炎患者中使用了Maestro假体系统的腕骨侧组件，结果发现术后DASH评分无明显改善，而且该研究中假体的失败率非常高（45%；5例/11例）。

表 24.6 半腕关节置换术研究的 DASH 和 Quick-DASH 评分

研究项目	关节置换技术 （n= 病例数）	术前 DASH 评分 （范围）	术后 DASH 评分 （范围）	备注
Ichihara 等 [32]	Prosthelast n=12		Quick-Dash 37.4	
Huish 等 [34]	Maestro CH n=11	58.3	55.7	$P > 0.05$
Anneberg 等 [35]	KinematX n=20	50.3	24.6	
Herzberg 等 [37]	25Re-Motion DRH n=12；Cobra n=4	Quick-DASH chronic 38.5% 87.5%	Quick-DASH acute 25%（术后）	

缩写：CH，腕骨侧半腕关节置换；DASH，手臂、肩部和手部残疾；DRH，桡骨侧半腕关节置换术；SD，标准差。

注：分数为平均值（范围），除非另有说明。

3. 活动度和握力

从总体趋势看，TWA术后长期随访，患者的腕关节活动度能够达到Palmar等界定的腕关节功能水平（掌屈5°，背伸30°，桡偏10°，尺偏15°）[31]。表24.7总结了现代腕关节假体术后的活动范围，其中活动范围的明显改善并不多见（表24.7）。值得注意的是，Reigstad等将活动范围定义为"完全主动活动"，包括掌屈、背伸和尺桡偏[16,65]。在假体的发展历史中，只有Destot假体的活动范围能够达到功能要求：掌屈48°，背伸41°，桡偏12°，尺偏22°，旋前90°，旋后77°[10]。

有几项研究显示患者的握力得到明显改善，包括：Boeckstyns等使用Re-Motion假体，Sagerfors等使用Biaxial、Re-Motion和Maestro假体，Badge等使用Universal 2假体，Giwa等使用Motec假体以及Honecker等使用Re-Motion假体[21,48,56,57,59]。

表24.8对半腕关节置换术后腕关节的活动度进行了总结。由表24.8可见，只有KinematX假体使患者的术后活动范围有明显改善[35]，并满足功能活动的需要。尽管Huish等观察到Maestro腕骨侧假体的失败率很高，但患者术后的活动度达到了功能需要[34]。KinematX假体的使用也可使患者的术后握力有显著改善，从术前平均14.1 kgf到术后平均20.8 kgf（$P<0.05$）（注：kgf，千克力，约等于9.8牛）。

表 24.7　当代全腕关节置换术系统的活动范围

研究项目	技术（n=病例数）	屈曲	伸直	桡偏	尺偏	旋前	旋后	总活动范围
Reigstad 等[16]	Motec n=8							屈/伸/桡偏/尺偏 125（100～48）
Ferreres[20]	Universal 2 n=19；Universal n=2	42（SD 10）	26（SD 14）	1（SD 7）	26（SD 9）			屈/伸范围 68
Cooney 等[47]	1. Biaxial n=16 2. Re-Motion n=22 3. Universal 2 n=8	30	38	8	20	75	70	
Herzberg 等[64]	Re-Motion n=215	类风湿：29 非类风湿：37	29 36	5 10	24 28			
Morapudi 等[61]	Universal 2 n=19	31ª	22ª					屈/伸范围 53ª
Bidwai 等[52]	Re-Motion n=13	23	35	7	15			屈/伸范围 47
Boeckstyns 等[56]	Re-Motion n=52	29（SD 19）	31（SD 18）	6（SD 8）	22（SD 14）a	81（SD 11）	83（SD 12）a	
Sagerfors 等[21]	1. Biaxial n=52 2. Universal 2 n=12 3. Re-Motion n=87 4. Maestro n=68	无显著改善	仅 Biax 和 Maestro 显著改善	仅 Maestro 显著改善	仅 Maestro 和 Re-Motion 显著改善	仅 Biax 显著改善	仅 Re-Motion 显著改善	
Badge 等[48]	Universal 2 n=95	31ᵇ	29ª	4	14	82	76	

续表

研究项目	技术（n=病例数）	屈曲	伸直	桡偏	尺偏	旋前	旋后	总活动范围
Chevrollier 等[49]	1. Universal n=10 2. Re-Motion n=7							屈/伸范围 33
Gil 等[63]	Universal 2 n=39	37（SD 14）	29（SD 13）					
Reigstad 等[65]	Motec n=56					83（SD 7）	83（SD 11）	屈/伸/桡偏/尺偏 126（SD 37）[a]
Singh 等[60]	Universal 2 n=12	屈伸活动度 49（SD 16）		尺桡偏活动度 30（SD 16）				
Pfanner 等[58]	Universal 2 n=23	屈伸活动度 72		尺桡偏活动度 25				
Giwa 等[57]	Motec n=25	屈伸活动度 112[b]		尺桡偏活动度 40		旋前旋后活动度 137		
Brinkhorst 等[62]	Universal 2 n=23	屈伸活动度 71（SD 25）		尺桡偏活动度 54（SD 18）				
Honecker 等[59]	Re-Motion n=23	39	44[a]			75	78	

SD：标准差。

注：所有计量单位均为度数，为简便起见，所有数值均四舍五入至最接近的度数。[a] $P < 0.05$，[b] $P < 0.001$。

表 24.8　半腕关节置换术系统的活动范围

研究项目	技术（n=病例数）	屈曲	伸直	桡偏	尺偏	旋前	旋后
Ichihara 等[32]	Prosthelast n=12	CL 的 56.1%	CL 79.3%			CL 的 91%	CL 的 87.7%
Huish 等[34]	Maestro n=11	40	39	15	14	78	87
Anneberg 等[35]	KinematX n=20	屈伸活动度 96[a]		尺桡偏活动度 32.4[a]			
Herzberg 等[37]	Re-Motion n=12；Cobra n=4	屈伸活动度： 急性断裂 62 慢性断裂 62				旋前旋后活动度： 急性断裂 149 慢性断裂 150	

CL：对侧；F/E：屈伸；R/U：尺桡偏；SD：标准差。

注：所有计量单位均为度数，为简便起见，所有数值均四舍五入至最接近的度数。

[a] $P < 0.05$.

[b] （+）$P < 0.001$。

表 24.9　特有并发症的发生率（以 % 表示）

并发症	第 2、3 代 TWA 假体（663 例）	第 4 代 TWA 假体（663 例）	半腕关节置换术（117 例）
断裂	0.3	0.5	–
神经损伤	0.6	0.3	1.7
CRPS	0.1	0.1	6.0
伤口问题	0.7	0.3	–
浅表部位感染	0.3	0.5	1.7
深部感染	0.7	0.7	0.9
肌腱问题	0.5	0.8	–
撞击	0.3	0.8	6.0
疼痛和僵硬	2.6	2.1	15.4
DRUJ 综合征	–	0.7	0.9
金属组件断裂	0.3	0.1	–
不稳定 / 不平衡	1.3	0.3	3.4
错位	1.1	0.3	–
脱位	1.6	0.4	–
无菌性松动	6.6	3.4	6.0
影像学征象			
桡骨侧溶解	1.2	1.2	–
掌腕关节骨溶解	5.8	1.3	–
一般骨溶解	3.6	2.5	2.6
假体移位	2.6	0.2	3.4
其他 [a]	1.0	0.1	–
范围	0.1% ～ 6.6% [b]	0.1% ～ 3.4% [b]	0.9% ～ 15.4%

CRPS：慢性局部疼痛综合征；DRUJ：下尺桡关节；TWA：全腕关节置换术

[a] E.g.，螺丝松动，聚乙烯衬垫磨损。

[b] Mann–Whitney U-test 检验，在第 2、3 代和第 4 代 TWA 假体之间差异无统计学意义（$P > 0.05$）。

表 24.10　全腕关节置换术的翻修率和关节融合术的转换率

研究项目	假体类型 n= 病例数	假体代别	翻修率（%）	关节融合术转换率（%）	平均随访时间和范围
Menon[15]	Volz n=18	2	33	0	40（24～66）个月
Figgie 等 [55]	Trispherical n=35	2	5.7	5.7	9（5～11）年
Meuli and Fernandez[14]	MWP II Meuli n=49	2	18	12.2	4.5（2～6）年
Gellman 等 [53]	Volz n=14	2	13.3	7.1	6.5（3.5～11.5）年
Menon[18]	Universal n=37	3	26	5.4	79.4（48～120）个月
Takwale 等 [19]	Biaxial n=66	3	7.6	4.5	52（12～99）个月
Divelbiss 等 [54]	Universal n=22	3	18.2	4.5	1～2 年
Levadoux 和 Legre[10]	Destot n=28	3	14.3	14.3	47（12～72）个月
Rahimtoola 和 Rozing[17]	RWS n=27	2	3.7	3.7	4（2～8）年
Radmer 等 [11]	APH n=40	3	0	100	52（24～73）个月
Murphy 等 [66]	Universal n=27	3	3.7	3.7	26 ± 16 个月
Ward 等 [51]	Universal n=19	3	52.6	42.1	7.3（5～10.8）年
Reigstad 等 [16]	Motec n=8	2	37.5	25	7.6（7～9）年
Ferreres[20]	Universal 2 n=19 Universal n=2	4	4.8	0	5.5（3～8）年
Krukhaug 等 [23]	1. Biaxial n=90 （80/90 非骨水泥） 2. Elos n=23 3. Gibbon n=76	3 3 3	21 （Elos=10, Gibbon=11, Biax=18）	0	
Cooney 等 [47]	1. Biaxial n=16 2. Re-Motion n=22 3. Universal 2 n=8	3 4 4	19.6 （Biaxial=8; Universal 2=1）	13.0	6.0（3.5～15）年
Ekroth 等 [50]	1. Biaxial n=6 2. Volz n=1	3 2	41.7	41.7	17.8（11.7～28.3）年
Herzberg 等 [64]	Re-Motion n=215	3	5.1	2.3	4（2～8）年
Morapudi 等 [61]	Universal 2 n=19	4	0	0	3.1（1.8～3.9）年

续表

研究项目	假体类型 n= 病例数	假体代别	翻修率（%）	关节融合术转换率（%）	平均随访时间和范围
Bidwai 等 [52]	Re-Motion n=13	4	7.7	0	33（14～56）个月
Boeckstyns 等 [56]	Re-Motion n=52	4	9.6	5.8	6.5（5～9）年
Nydick 等 [67]	Maestro n=7	4	14.3	14.3	56±10 个月
Sagerfors 等 [21]	1. Biaxial n=52 2. Universal 2 n=12 3. Re-Motion n=87 4. Maestro n=68	3 4 4 4	8.7	0	7（2～13）年
Badge 等 [48]	Universal 2 n=95	4	3.5	3.5	53（24～120）个月
Chevrollier 等 [49]	1. Universal n=10 2. Re-Motion n=7	3 4	23.5	17.6	5.2（1.1～10）年
Gaspar 等 [33]	Maestro n=47	4	47	未知	
Gil 等 [63]	Universal 2 n=39	4	7.7	0	9（4.8～14.7）年
Reigstad 等 [65]	Motec n=56	2	7.1	7.1	8（5～11）年
Singh 等 [60]	Universal 2 n=23	4	0	0	30（12～50）个月
Pfanner 等 [58]	Universal 2 n=23	4	26	4.3	82.3 个月（2～12 年）
Giwa 等 [57]	Motec n=25	4	16.7	8	50（26～66）个月
Brinkhorst 等 [62]	Universal 2 n=23	4	0	0	24（24～50）个月
Honecker 等 [59]	Re-Motion n=23	4	13.0	8.7	6 年
			0～52.6%	0～42.1%	

a 排除 Radmer 等的研究 [11]

4. 不良事件与假体生存率

表24.9总结了TWA和半腕关节置换术所出现的并发症。第四代全腕关节假体与前几代假体分开单独进行分析。第四代假体并发症的发生率（0.1%～3.4%）略优于第二代/第三代假体（0.1%～6.6%），但并不显著。APH假体是第三代假体，其失败率很高[11]。所有使用APH假体的患者最终都进行了关节融合术。

骨溶解是腕关节置换术的主要问题，通常发生在腕骨侧（5.8%）而不是桡骨侧（1.2%）。对于较新的第四代假体，发生率相对低一点（腕骨侧：1.3%，桡骨侧：1.2%）。这种结果在很多研究中以及在挪威和澳大利亚的注册数据库中均可看到[23,70]。无菌性松动（3.4%）是第四代假体最常见的问题。多项研究显示，无菌性松动[11,14,19,51]和脱位[11,15,18,21,54]是第二和第三代假体翻修的常见原因。

因为并非所有的研究都提供了足够的细节进行深入分析，半腕关节置换术的不良事

24

件只能作为参考。例如，Huish等研究报道了较高的并发症发生率，但未说明每种并发症类型的详细情况[34]。在此报告中，11例患者使用了Maestro腕骨侧假体，平均随访19个月（12~24个月），失败率为45%。这些患者由于腕关节尺侧疼痛而进行了翻修。在失败病例中可以发现尺骨组件下沉以及月骨关节面硬化。其他常见的并发症包括疼痛和僵硬（15.4%）、腕关节撞击（6.0%）和无菌性松动（6.0%）。本综述中描述的腕关节撞击表现为假体底座撞击相应腕骨或桡骨，进而引起骨侵蚀，主要由Gaspar等报道，多见于桡骨侧或腕骨侧半腕关节置换术的病例[33]。KinematX假体是一种单纯的桡骨侧半腕关节假体，平均随访4.1年（2.3~5.3年）结果显示，与Maestro和Re-Motion假体相比，其并发症更少[35]。在20例使用KinematX假体的患者中，有2例患者进行了全腕关节置换的翻修手术（1例因无菌性松动，1例因慢性局部疼痛综合征）；1例患者因尺侧疼痛进行了全腕关节融合术；3例患者因腕关节僵硬，在麻醉下进行了松解。表24.10对所有研究中的翻修率和关节融合术转换率进行了总结。

5. 生存率

第四代全腕置换假体的翻修率为0~47%，第二代和第三代假体的翻修率为3.7%~52.6%。关节融合术的转化率分别为0~14.3%和0~42.1%。这些数据不包括Radmer等使用APH假体的研究结果，其在随访52个月（24~73个月）时失败率为100%[11]。

在半腕关节置换术的研究中，Huish等报道了使用Maestro腕骨侧假体的失败率为45%；11例中有3例转换为腕关节融合术，2例改为全腕关节置换[34]。Gaspar等报道了他们使用Maestro桡骨侧假体（13例）、Re-Motion桡骨侧假体（39例）和Maestro腕骨侧假体（6例）进行半腕关节置换术的经验[33]。结果显示桡骨侧半腕关节置换术的翻修率为29%，腕骨侧半腕关节置换术的翻修率为67%，转换为关节融合术的比例不清楚。Anneberg等报道，使用KinematX假体的20例患者中有2例改为全腕关节置换，1例改为全腕关节融合术[35]。

6. 假体生存率

越来越多的研究报告了假体生存数据。假体生存率是用来描述因各种原因导致假体需要翻修的比率。因为这些报道经常来自于小样本的病例研究，应谨慎解读这些数据。目前大多数可用的假体都有超过10年以上的数据（表24.11）。据报道，Universal 2假体的15年生存率为78%[63]。关于Re-Motion假体的一项研究显示，其9年生存率为90%[56]，然而，Honecker等最近报道的数据显示，10年生存率并不理想，仅为69%[59]。据报道，Maestro假体的8年生存率为95%[21]，而Motec假体的10年生存率为86%，Motec假体大部分都是用于骨关节炎患者[65]。

相对于全腕关节置换术而言，半腕关节置换术开展的时间较短。关于假体生存率的报道较少。Anneberg等报道了KinematX假体的5年生存率为80%[35]。除此之外，其他研究报道中没有关于假体生存率的数据。

表 24.11　假体生存率

研究项目	假体类型	病例数	生存率	
Takwale 等[19]	Biaxial	224	8 年为 83%	–
Krukhaug 等[23]			5 年为 85%	–
Cooney 等[47]			6 年为 50%	–
Sagerfors 等[21]			8 年为 81%	12 年为 78%
Levadoux 和 Legre[10]	Destot	28	4 年为 85%	
Radmer 等[11]	APH	40	52 个月时 100% 失败（24～73）	
Krukhaug 等[23]	Elos	23	5 年为 57%	
Krukhaug 等[23]	Gibbon	76	4 年为 77%	
Ward 等[51]	Universal	29	5 年为 75%	7 年为 60%
Chevrollier 等[49]			5 年为 90%	10 年为 50%
Morapudi 等[61]	Universal 2	230	3.9 年为 100%，4 年为 100%	
Singh 等[60]			4 年为 100%，6 年为 97%	
Brinkhorst 等[62]			7.8 年为 91%，12 年为 64%	
Cooney 等[47]			15 年为 78%	
Badge 等[48]				
Pfanner 等[58]				
Gil 等[63]				
Cooney 等[47]	Re-Motion	406	6 年为 97%，8 年为 92%	–
Herzberg 等（2012）			9 年为 90%，5 年为 99%	–
Boeckstyns 等[56]			6 年为 100%，10 年为 69%	
Sagerfors 等[21]				8 年为 94%
Chevrollier 等[49]				6 年为 75%（est）
Honecker 等[59]				
Sagerfors 等[21]	Maestro	68	8 年为 95%	
Reigstad 等[16]	Motec	64	6 年为 93.3%，10 年为 86%	
Reigstad 等[65]				

五、讨论

本综述对 1543 例全腕关节置换术和 117 例半腕关节置换术进行了定性分析，是迄今为止同类研究中规模最大的。

本综述中关于常用的三种假体，有超过 10 年的生存率数据。Gil 等报道 Universal 2 假体的 15 年生存率为 78%；Reigstad 等报道 Motec 假体的 10 年生存率为 86%；Honecker 等报道 Re-Motion 假体 10 年生存率为 69%[59,63,65]。这些研究中假体的翻修率分别为 7.7%（3/38）、

7.1%（4/5）和13.0%（3/23）[59,63,65]。

第四代假体骨长入技术方面的改进，表现为因无菌性松动而需要翻修的概率仅为3.4%，而第二代/第三代假体的翻修率为6.6%。Motec假体在设计方面做出的改进，包括螺钉形状和假体涂层技术，提高了假体的生存率。Elos假体是Motec的早期产品，根据挪威关节注册中心的数据，5年生存率只有57%[23]。

早期的第二代和第三代假体也较易出现不稳定（1.3%）、力线异常（1.1%）和脱位（1.6%）。在这些回顾性研究中，上述这些并发症与假体松动都是导致翻修的常见原因。Volz、Universal和Biaxial假体均有脱位的文献报道[15,18,19,54]。为了解决这个问题，Universal假体中承重关节面的形状从曲面变为Universal 2假体的椭圆形[24]。良好的关节囊修复和软组织平衡也有助于提高假体稳定性[54]。第三代假体尝试更好地再现腕关节运动的解剖中心，以进一步提高稳定性[13,14,18,19]。骨溶解在影像学中是很常见的，与第二代/第三代假体相比，第四代假体的骨溶解率从10.6%降到5%，假体移位率从2.6%降到0.2%（表24.9）。既往的系统综述显示，第四代假体并发症的发生率明显低于前几代。在本研究中，第四代假体并发症的发生率较低；然而，差异无显著统计学意义（0.1%～6.6% vs. 0.1%～3.4%，$P>0.05$）。

类风湿关节炎持续活动状态可能也是影响假体性能的一个因素，这在Pfanner等有关Universal 2假体的相关报道中是个突出的问题[58]。然而，这一结果并非与所有其他的研究结果一致[21,23]。来自挪威的国家关节注册中心的数据显示，Biax、Elos和Gibbon腕关节假体的生存率与潜在的疾病病因之间无相关性[23]。

多项研究显示，TWA术后患者的疼痛评分都有明显改善（表24.4）[17,21,48,56,59,63,65]。同时，报道也显示包括Re-Motion[21,56,59]、Motec[57,65]、Universal 2[21,48,61]和Maestro[21]在内的几种假体在功能结果方面也有显著改善。尽管TWA术后的腕关节活动度得以保留，但通常并没有研究显示其能显著改善腕关节活动度。相比之下，据报道使用Re-Motion假体[21,56,59]、Motec假体[57]、Universal 2假体[48]、Biaxial假体[21]和Maestro假体[21]的TWA，患者的术后握力有显著改善。

半腕关节置换术的临床结果好坏参半，有几篇研究仅报告了早-中期结果[32-39]。Huish等报道11例随访4年的Maestro腕骨侧半腕关节假体的失败率很高[34]。尽管早期结果很好，但11例患者中有5例因尺侧腕关节疼痛而改行关节融合术（n=3）或TWA（n=2）。研究显示存在尺骨侧组件下沉和桡骨的桡月关节面硬化，据推测可能是由于假体与月骨关节面不匹配，导致负荷不平衡和失败。因此该团队停止使用Maestro假体。Gaspar等也报道了相同的发现，在他们的桡骨侧半关节置换术病例中，有10%（5例）的失败率（n=52；Maestro DRH=13，Re-Motion DRH=39）[33]。大多数的主要并发症（80%，包括组件失败和深部感染）发生在Maestro腕骨侧半腕关节置换术（DRH）组。包括KinematX[35]和Cobra假体[37]，以及Prosthelast[32]的桡骨侧组件等各种新型假体已逐渐被引入，根据已发表的数据，KinematX似乎是最有前途的假体。Anneberg等证实，对于各种原因导致的腕关节炎患者，术后随访4.1年（2.3～5.3年）显示，在术后早期其运动、握力和功能均有改善[35]。20例患者中，由于骨溶解、慢性区域疼痛综合征、尺侧疼痛等各种原因，有2例改行TWA，1例改行腕关节融合术。而半腕关节置换术用于治疗不可重建的老年桡骨远端骨折患者的早期临床结果逐渐涌现[32,36-40]。这种方法在2011年由Roux首次提出，随后由Herzberg推广[36-39]。在目前这个阶段，根据其临床结果评判其应用的未来趋势还为时尚早。总的来说，半腕关节置换术有一些明显的并发症，包括慢性局部疼痛综合征（6%）、撞击（6%）、无菌性松动（6%）、疼痛和僵硬（15.4%）（表24.9）。与所有新开展的治疗方法一样，患者在进行半腕关节置换术之前应得到充分的告知，并在术后进行密切监测。

总体来说，既往研究显示TWA能显著减轻有症状腕关节炎患者的疼痛、改善握力并保留腕关节活动度。并发症的发生率似乎有所改善，但并不显著。随着更新的第四代假体的出现，生存率也有所提高。TWA已经成为一种较为成熟的治疗选择，并且对于合适的患者，已成为腕关节融合术的有效替代方案。半腕关节置换术的早、中期结果好坏参半。目前仅有少量的研究发表，特别是与下肢的关节置换术相比较，涉及的病例数相对较少。

参考文献

[1] Swanson AB. Flexible implant arthroplasty for arthritic disabilities of the radiocarpal joint: a silicone rubber intramedullary stemmed flexible hinge implant for the wrist joint. Orthop Clin North Am. 1973; 4 (2):383–394

[2] Swanson AB, de Groot Swanson G, Maupin BK. Flexible implant arthroplasty of the radiocarpal joint: surgical technique and longterm study. Clin Orthop Relat Res. 1984(187):94–106

[3] Comstock CP, Louis DS, Eckenrode JF. Silicone wrist implant: longterm follow-up study. J Hand Surg Am. 1988; 13(2):201–205

[4] Haloua JP, Collin JP, Schernberg F, Sandre J. Arthroplasty of the rheumatoid wrist with Swanson implant: long-term results and complications. Ann Chir Main. 1989; 8(2):124–134

[5] Meuli HC. Meuli total wrist arthroplasty. Clin Orthop Relat Res. 1984(187):107–111

[6] Volz RG. The development of a total wrist arthroplasty. Clin Orthop Relat Res. 1976(116):209–214

[7] Volz RG. Total wrist arthroplasty: a new approach to wrist disability. Clin Orthop Relat Res. 1977(128):180–189

[8] Figgie HE, III, Ranawat CS, Inglis AE, Straub LR, Mow C. Preliminary results of total wrist arthroplasty in rheumatoid arthritis using the Trispherical total wrist arthroplasty. J Arthroplasty. 1988; 3(1):9–15

[9] Cobb TK, Beckenbaugh RD. Biaxial total-wrist arthroplasty. J Hand Surg Am. 1996; 21(6):1011–1021

[10] Levadoux M, Legré R. Total wrist arthroplasty with Destot prostheses in patients with posttraumatic arthritis. J Hand Surg Am. 2003; 28(3):405–413

[11] Radmer S, Andresen R, Sparmann M. Total wrist arthroplasty in patients with rheumatoid arthritis. J Hand Surg Am. 2003; 28(5):789–794

[12] Meuli HC. Arthroplasty of the wrist. Clin Orthop Relat Res. 1980(149):118–125

[13] Meuli HC. Total wrist arthroplasty: experience with a noncemented wrist prosthesis. Clin Orthop Relat Res. 1997(342):77–83

[14] Meuli HC, Fernandez DL. Uncemented total wrist arthroplasty. J Hand Surg Am. 1995; 20(1):115–122

[15] Menon J. Total wrist replacement using the modified Volz prosthesis. J Bone Joint Surg Am. 1987; 69(7):998–1006

[16] Reigstad A, Reigstad O, Grimsgaard C, Røkkum M. New concept for total wrist replacement. J Plast Surg Hand Surg. 2011; 45(3):148–156

[17] Rahimtoola ZO, Rozing PM. Preliminary results of total wrist arthroplasty using the RWS Prosthesis. J Hand Surg [Br]. 2003; 28(1):54–60

[18] Menon J. Universal total wrist implant: experience with a carpal component fixed with three screws. J Arthroplasty. 1998; 13(5):515–523

[19] Takwale VJ, Nuttall D, Trail IA, Stanley JK. Biaxial total wrist replacement in patients with rheumatoid arthritis: clinical review, survivorship and radiological analysis. J Bone Joint Surg Br. 2002; 84(5):692–699

[20] Ferreres A, Lluch A, Del Valle M. Universal total wrist arthroplasty: midterm follow-up study. J Hand Surg Am. 2011; 36(6):967–973

[21] Sagerfors M, Gupta A, Brus O, Pettersson K. Total wrist arthroplasty: a single-center study of 219 cases with 5-year follow-up. J Hand Surg Am. 2015; 40(12):2380–2387

[22] Reigstad O. Wrist arthroplasty: bone fixation, clinical development and mid to long term results. Acta Orthop Suppl. 2014; 85(354):1–53

[23] Krukhaug Y, Lie SA, Havelin LI, Furnes O, Hove LM. Results of 189 wrist replacements: a report from the Norwegian Arthroplasty Register. Acta Orthop. 2011; 82(4):405–409

[24] Grosland NM, Rogge RD, Adams BD. Influence of articular geometry on prosthetic wrist stability. Clin Orthop Relat Res. 2004(421):134–142

[25] Herzberg G. Prospective study of a new total wrist arthroplasty: short term results. Chir Main. 2011; 30(1):20–25

[26] Botero S, Igeta Y, Facca S, Pizza C, Hidalgo Diaz JJ, Liverneaux PA. Surgical technique: about a new total and isoelastic wrist implant (Prosthelast®). Eur J Orthop Surg Traumatol. 2018; 28(8):1525–1530

[27] Cavaliere CM, Chung KC. A systematic review of total wrist arthroplasty compared with total wrist arthrodesis for rheumatoid arthritis.Plast Reconstr Surg. 2008; 122(3):813–825

[28] Boeckstyns ME. Wrist arthroplasty: a systematic review. Dan Med J. 2014; 61(5):A4834

[29] Yeoh D, Tourret L. Total wrist arthroplasty: a systematic review of the evidence from the last 5 years. J Hand Surg Eur Vol. 2015; 40(5):458–468

[30] Berber O, Garagnani L, Gidwani S. Systematic review of total wrist arthroplasty and arthrodesis in wrist arthritis. J Wrist Surg. 2018; 7(5):424–440

[31] Palmer AK, Werner FW, Murphy D, Glisson R. Functional wrist motion: a biomechanical study. J Hand Surg Am. 1985; 10(1):39–46

[32] Ichihara S, Díaz JJ, Peterson B, Facca S, Bodin F, Liverneaux P. Distal radius isoelastic resurfacing prosthesis: a preliminary report. J Wrist Surg. 2015; 4(3):150–155

[33] Gaspar MP, Lou J, Kane PM, Jacoby SM, Osterman AL, Culp RW. Complications following partial and total wrist arthroplasty: a single-center retrospective review. J Hand Surg Am. 2016; 41(1):47–53.e4

[34] Huish EG, Jr, Lum Z, Bamberger HB, Trzeciak MA. Failure of wrist hemiarthroplasty. Hand (N Y). 2017; 12(4):369–375

[35] Anneberg M, Packer G, Crisco JJ, Wolfe S. Four-year outcomes of midcarpal hemiarthroplasty for wrist arthritis. J Hand Surg Am. 2017; 42(11):894–903

[36] Herzberg G, Burnier M, Marc A, Izem Y. Primary wrist hemiarthroplasty for irreparable distal radius fracture in the independent elderly. J Wrist Surg. 2015; 4(3):156–163

[37] Herzberg G, Merlini L, Burnier M. Hemi-arthroplasty for distal radius fracture in the independent elderly. Orthop Traumatol Surg Res. 2017; 103(6):915–918

[38] Herzberg G, Walch A, Burnier M. Wrist hemiarthroplasty for irreparable DRF in the elderly. Eur J Orthop Surg Traumatol. 2018; 28(8):1499–1503

[39] Roux JL. Traitement des fractures intra-articulaires du radius distal par remplacement et resurfaçage prothétique. Revue de chirurgie orthopédique et traumatologique. 2011; 97; S:S:46–S–53

[40] Vergnenègre G, Mabit C, Charissoux JL, Arnaud JP, Marcheix PS. Treatment of comminuted distal radius fractures by resurfacing prosthesis in elderly patients. Chir Main. 2014; 33(2):112–117

[41] Felson DT, Anderson JJ, Boers M, et al. The Committee on Outcome Measures in Rheumatoid Arthritis Clinical Trials. The American College of Rheumatology preliminary core set of disease activity measures for rheumatoid arthritis clinical trials. Arthritis Rheum. 1993;36(6):729–740

[42] Boers M, Tugwell P, Felson DT, et al. World Health Organization and International League of Associations for Rheumatology core endpoints for symptom modifying antirheumatic drugs in rheumatoid arthritis clinical trials. J Rheumatol Suppl. 1994; 41:86–89

[43] Bellamy N, Kirwan J, Boers M, et al. Recommendations for a core set of outcome measures for future phase III clinical trials in knee, hip, and hand osteoarthritis: consensus development at OMERACT III. J Rheumatol. 1997; 24(4):799–802

[44] Kloppenburg M, Bøyesen P, Visser AW, et al. Report from the OMERACT Hand Osteoarthritis Working Group: set of core domains and preliminary set of instruments for use in clinical trials and observational studies. J Rheumatol. 2015; 42(11):2190–2197

[45] Higgins JPT, Green S. Cochrane handbook for systematic reviews of interventions. In: The Cochrane Collaboration; 2011: www.handbook.cochrane.org

[46] Atkins D, Best D, Briss PA, et al. GRADE Working Group. Grading quality of evidence and strength of recommendations. BMJ. 2004; 328 (7454):1490

[47] Cooney W, Manuel J, Froelich J, Rizzo M. Total wrist replacement: a retrospective comparative study. J Wrist Surg. 2012; 1(2):165–172

[48] Badge R, Kailash K, Dickson DR, et al. Medium-term outcomes of the Universal-2 total wrist arthroplasty in patients

24

with rheumatoid arthritis. Bone Joint J. 2016; 98-B(12):1642–1647

[49] Chevrollier J, Strugarek-Lecoanet C, Dap F, Dautel G. Results of a unicentric series of 15 wrist prosthesis implantations at a 5.2 year follow-up. Acta Orthop Belg. 2016; 82(1):31–42

[50] Ekroth SR, Werner FW, Palmer AK. Case report of long-term results of Biaxial and Volz total wrist arthroplasty. J Wrist Surg. 2012; 1(2):177–178

[51] Ward CM, Kuhl T, Adams BD. Five to ten-year outcomes of the Universal total wrist arthroplasty in patients with rheumatoid arthritis. J Bone Joint Surg Am. 2011; 93(10):914–919

[52] Bidwai AS, Cashin F, Richards A, Brown DJ. Short to medium results using the remotion total wrist replacement for rheumatoid arthritis. Hand Surg. 2013; 18(2):175–178

[53] Gellman H, Hontas R, Brumfield RH, Jr, Tozzi J, Conaty JP. Total wrist arthroplasty in rheumatoid arthritis: a long-term clinical review. Clin Orthop Relat Res. 1997(342):71–76

[54] Divelbiss BJ, Sollerman C, Adams BD. Early results of the Universal total wrist arthroplasty in rheumatoid arthritis. J Hand Surg Am. 2002; 27(2):195–204

[55] Figgie MP, Ranawat CS, Inglis AE, Sobel M, Figgie HE, III. Trispherical total wrist arthroplasty in rheumatoid arthritis. J Hand Surg Am. 1990; 15(2):217–223

[56] Boeckstyns ME, Herzberg G, Merser S. Favorable results after total wrist arthroplasty: 65 wrists in 60 patients followed for 5–9 years.Acta Orthop. 2013; 84(4):415–419

[57] Giwa L, Siddiqui A, Packer G. Motec wrist arthroplasty: 4 years of promising results. J Hand Surg Asian Pac Vol. 2018; 23(3):364–368

[58] Pfanner S, Munz G, Guidi G, Ceruso M. Universal 2 wrist arthroplasty in rheumatoid arthritis. J Wrist Surg. 2017; 6(3):206–215

[59] Honecker S, Igeta Y, Al Hefzi A, Pizza C, Facca S, Liverneaux PA. Survival rate on a 10-year follow-up of total wrist replacement implants: a 23-patient case series. J Wrist Surg. 2019; 8(1):24–29

[60] Singh HP, Bhattacharjee D, Dias JJ, Trail I. Dynamic assessment of the wrist after total wrist arthroplasty. J Hand Surg Eur Vol. 2017; 42(6):573–579

[61] Morapudi SP, Marlow WJ, Withers D, Ralte P, Gabr A, Waseem M. Total wrist arthroplasty using the Universal 2 prosthesis. J Orthop Surg (Hong Kong). 2012; 20(3):365–368

[62] Brinkhorst ME, Selles RW, Dias JJ, et al. Results of the Universal 2 prosthesis in noninflammatory osteoarthritic wrists. J Wrist Surg.2018; 7(2):121–126

[63] Gil JA, Kamal RN, Cone E, Weiss AC. High survivorship and few complications with cementless total wrist arthroplasty at a mean followup of 9 years. Clin Orthop Relat Res. 2017; 475(12):3082–3087

[64] Herzberg G, Boeckstyns M, Sorensen AI, et al. "Remotion" total wrist arthroplasty: preliminary results of a prospective international multicenter study of 215 cases. J Wrist Surg. 2012; 1(1):17–22

[65] Reigstad O, Holm-Glad T, Bolstad B, Grimsgaard C, Thorkildsen R, Røkkum M. Five-to 10-year prospective follow-up of wrist arthroplasty in 56 nonrheumatoid patients. J Hand Surg Am. 2017; 42(10):788–796

[66] Murphy DM, Khoury JG, Imbriglia JE, Adams BD. Comparison of arthroplasty and arthrodesis for the rheumatoid wrist. J Hand Surg Am. 2003; 28(4):570–576

[67] Nydick JA, Watt JF, Garcia MJ, Williams BD, Hess AV. Clinical outcomes of arthrodesis and arthroplasty for the treatment of posttraumatic wrist arthritis. J Hand Surg Am. 2013; 38(5):899–903

[68] Courtman NH, Sochart DH, Trail IA, Stanley JK. Biaxial wrist replacement: initial results in the rheumatoid patient. J Hand Surg [Br]. 1999; 24(1):32–34

[69] Reigstad O, Lütken T, Grimsgaard C, Bolstad B, Thorkildsen R, Røkkum M. Promising one-to six-year results with the Motec wrist arthroplasty in patients with post-traumatic osteoarthritis. J Bone Joint Surg Br. 2012; 94(11):1540–1545

[70] Registry NJR. Demographics and outcomes of elbow and wrist replacement: supplementary report 2016. 2016

24

第25章 腕关节表面置换术

Michel E. H. Boecksyns, Guillaume Herzberg

【摘　要】腕关节表面置换术是治疗重度腕关节破坏，即全腕关节炎（pan-arthritic wrist），保留腕关节活动度的一种解决途径。直到21世纪初，关节置换术的主要适应证还只是炎症性关节炎。之后，其他疾病也逐渐引起人们的关注，包括特发性退行性骨关节炎、创伤性关节炎、Kienböck病等。目前还没有明确的证据表明哪种适应证能获得最好的临床结果和最少的并发症。在最新一代的腕关节置换术中，远排腕骨得以保留，腕骨侧表面置换组件可以固定在上面。掌骨侧的固定限制在示指掌骨上，近侧桡骨的截骨非常少。假体大多是金属-聚乙烯，试图模仿腕关节的自然解剖结构和生物力学机制，且多数为非限制型。腕关节置换术对于那些活动量较小的老年患者、对侧肢体功能较差或同侧肢体邻近关节功能较差的患者是一个很好的解决方案。在这些情况下，患者很难去适应一个融合的腕关节。通常，在临床上和统计学上，疼痛评分和患者自主报告结果评分都可获得显著改善。大多数研究显示腕关节活动度在统计学上无显著改善，或其统计学上的改善与临床完全不相关。报道的假体10年生存率从40%到92%不等。作者的经验是对于失败的全腕关节置换术进行翻修时选择了全腕关节融合术而不是再次置换翻修。

【关键词】腕关节，关节置换术，替换，关节炎，假体生存率，结果

一、概述

在过去的一个世纪里，全腕置换术中双组件假体的特点是需要广泛切除腕骨、假体体积大以及其远端需固定在掌骨上。由于假体远端松动，通常其失败率较高。假体的耐用性是不可靠的，由于骨量切除较多，翻修手术是一个巨大挑战。其适应证主要是炎症性关节炎。在此背景下，Jay Menon[1]介绍了第三代全腕关节置换术（TWA）。他设计了一种表面置换假体，可以保留远排腕骨，并使腕骨表面组件固定其上。近侧桡骨截骨量极少。尽管术后脱位率较高，使得有必要对假体设计进行改良，但术后初期结果较好。随后，许多基于相同原理的表面假体被开发出来。

二、假体

研究报道中最常见的腕关节表面置换假体是Universal 2（Integra）[2]，Re-motion（Stryker）[3]和Maestro（Biomet）[4]。它们的特点是适当的截骨，除了可用短螺钉将假体固定在示指掌骨上外，避免固定在其他掌骨上（图25.1）。这些假体试图模仿腕关节的自然解剖结构和生物力学机制，并且多数为非限制型。假体是金属对聚乙烯，近端桡骨组件呈凹面（Re-motion和Universal是金属的，Maestro是聚乙烯的），远端组件呈凸面。正因为如此，它们在功能上类似于近排腕骨切除术后的腕关节。假体被压配到骨上，多数不需要使用骨水泥固定。腕骨侧组件可以通过在钩骨和舟状骨/小多角骨/示指掌骨上置入螺钉来增强固定。近年来，已经推出了Universal 2的改进产品：Freedom（Integra）[5]。

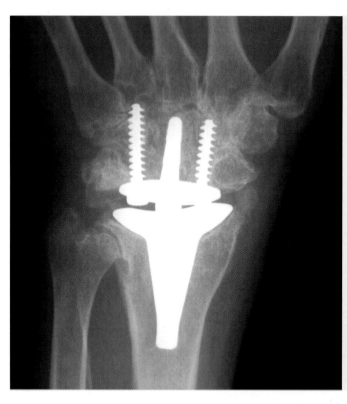

图 25.1　45 岁女性，类风湿关节炎，Re-Motion 假体腕关节置换术

金属对金属的 Motec（Swemac）[6] 也被认为是一种表面置换假体，但与当前其他假体设计不同，它的远端固定在中指掌骨上，见第 26 章。

　　Prosthelast（Agromedical）最初是作为半腕关节假体设计的，现在已经用于 TWA，其腕骨侧组件的固定是基于矢状位螺钉固定于头状骨上[7]。

三、适应证和禁忌证

　　腕关节表面置换术是治疗重度腕关节破坏，即全腕关节炎（pan-arthritic wrist），保留腕关节活动度的一种解决途径。对于舟-月骨晚期塌陷（SLAC）II 或 III 级的腕关节，腕骨间关节或桡月关节尚有软骨残留，应考虑其他的治疗方法，如近排腕骨切除或全关节融合术[8]。对于桡骨远端关节内骨折的低需求老年患者，当关节面无法修复时，可以进行桡腕关节融合或者桡骨侧半腕关节置换术。

　　直到 21 世纪初，关节置换术的主要适应证还只是炎症性关节炎。之后，其他疾病也逐渐引起人们的关注。如今，对于适应证的争论出现了两极分化：一类是类风湿性腕关节炎，这类患者腕关节需求低、骨量储备较少，另一类是特发性或创伤性关节炎（OA），这些患者骨量较好，但活动量也较大。目前尚无明确的证据表明哪种适应证能获得最好的临床结果和最少的并发症：似乎仔细筛选的 RA 患者和 OA 患者可获得同样好的治疗效果[9]。

　　一般情况下，对于年轻患者（≤50 岁）（尤其是 OA 患者）、从事中重度体力劳动的患者、骨质条件较差的患者、腕关节严重不稳的 RA 患者以及依从性较差的患者，外科医师应谨慎推荐TWA。对于这些患者，全腕关节融合术是更好的选择。相反，对于那些活动量较小的老年患者、对侧肢体功能较差或同侧肢体邻近关节功能较差的患者，全腕关节置换术是一个很好的解决方案。在这些情况下，患者很难去适应一个融合的腕关节。

在向患者提供手术方案时，应详细明确，充分告知有关信息，包括TWA的并发症、功能、使用寿命以及替代手术方案。手术方案的选择必须建立在双方共同决策的基础上。

在过去的十年中，TWA的使用数量似乎在减少，原因如下[10]：首先，由于新型治疗药物的研发成功，使RA患者腕关节出现严重破坏的机会减少；术后早、中期理想的临床效果所激发的热情被一些长期的研究结果泼了冷水；半腕关节置换术覆盖了一部分适应证。

四、文献结果（简述）

（一）并发症

1. 术后早期并发症

据报道，目前的假体置入技术，加上围手术期抗生素的使用，使术后出现深部感染的概率非常低。假体不稳定和脱位在第一代Universal假体中很常见，但在改良Universal 2和Freedom中得到了解决，并且在Re-Motion和Maestro中已不再是主要问题[11]。在2009-2013年的文献系统综述中[12]，报道了一些其他早期并发症：伤口问题3%～17%；浅表感染5%～17%；滑膜炎4%；肌腱断裂3%～5%和神经问题3%～9%。这与部分或全腕关节融合术的并发症相似。Gaspar等[13]报道使用Maestro假体进行TWA，术后并发症的发生率高达57%。

2. 骨溶解与假体松动

已有多项研究报道腕关节表面置换术后假体周围局部出现放射性透亮线，伴或不伴假体组件松动[6,14-23]。放射性透亮线是假体周围骨溶解的影像学征象。在大多数情况下，它仅出现于靠近关节间隙的假体末端，宽度小于2mm。在某些情况下，起初它会慢慢扩大，但在几年后稳定下来，并且无假体松动（图25.2）。在另一些情况下，它会导致假体下沉，主要是腕骨侧假体组件下沉。导致骨溶解的机制是多方面的[15]，包括微动、颗粒碎片诱导的骨吸收、应力遮挡和关节内压力增加。虽然目前尚不清楚如何治疗无症状的局限性假体周围骨溶解，但伴有疼痛的骨溶解通常需要对假体组件进行翻修或行腕关节融合术。

（二）功能评价结果

一般来说，TWA术后，可以预期疼痛评分或患者自行报告结果评估（PROM）包括上肢功能残疾评定表（DASH）、PRWE评分和里昂（Lyon）腕关节评分在临床和统计学上均有明显改善[11,12,22,24,25]。尽管这些评分与全腕关节融合术后的评分相当，但由于缺乏对照研究，很难进行准确的比较。大多数研究显示，术后的关节活动范围在统计学上没有显著改善，或者统计学上的改善没有临床意义[3,4,14,18,22,23,26,27,28]。Reigstad等报道，Motec假体置换术后关节活动度从97°提高到136°（背伸+掌屈+尺偏+桡偏）[6]。握力的改善在

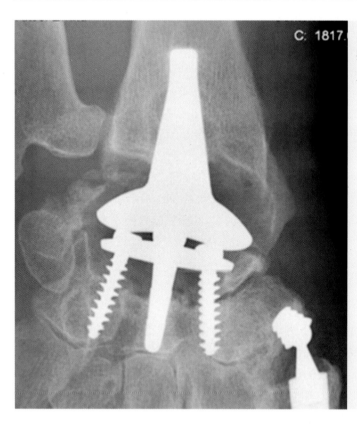

图 25.2　类风湿关节炎（RA）患者行腕关节表面置换术后 6 年出现严重的骨溶解

已发表的文献中很难评估，但有些研究报道称可获得轻微的改善[12,22,25]。

（三）假体耐久性

根据Kaplan-Meier判定方法，以假体组件翻修作为失败的标准，采用累积生存分析对假体寿命进行了很好的评估；或者使用翻修率这个词。报告中的结果是模棱两可的（表25.1）。

表 25.1　最常用表面置换假体的诊断、修复率和累积生存率

论文	假体类型	诊断（炎症性关节炎的百分比）	累积生存分析（%）[a]			翻修率（%）	随访时间，均值及范围（年）
			5 年	8 年	> 10 年		
Menon[1]	Universal 1	74	–	–	–	3	6.7（4～10）
Ward 等 [23]	Universal 1	100	75	62	40	42	7.3（5～11）
Ferreres 等 [17]	Universal 1 and 2	68	100	100	–	0	5.5（3～9）
Herzberg 等 [9]	Re-motion	67	92	–	–	5	4（2～8）
Morapudi 等 [29]	Universal 2	90	–	–	–	0	3.1（2～4）

25

续表

论文	假体类型	诊断（炎症性关节炎的百分比）	累积生存分析（%）[a]			翻修率（%）	随访时间，均值及范围（年）
			5 年	8 年	> 10 年		
Nicoloff[28]	Re-motion	59	–	–	–	1	5（4～7）
Sagerfors 等 [22]	Universal 2	100	92	92	92	8	8（2-?）
	Re-motion	78	99	94	94	3	7（2-?）
	Maestro	81	95	95	–	4	5（2-?）
Chevrollier 等 [16]	Universal 1	50	90	–	50	30	6.5（2～10）
Badge 等 [14]	Universal 2	100	–	91	–	7	4.4（2～10）
Gaspar 等 [13]	Maestro	62	63	55	–	47	3（1～5）
Weiss 等 [30]	Universal 2	79	100	92	92	8	9（5～15）
Reigstad 等 [31]	Motec	0	88	86	86	14	8（5～10）
Pfanner 等 [21]	Universal 2	100	82	74	64	26	6.9（2～12）
Kennedy 等 [20]	Universal 2	71	–	–	–	15	7（4～11）
Honecker 等 [19]	Re-motion	83	91	69	69	18	6（1～10）

[a] 根据 Kaplan-Meier 方法。

五、作者的经验和推荐技术（技巧和方法）

（一）个人经验

我们在使用多年的Universal 1和2假体之后，从2003年开始在丹麦Gentofte大学医学院使用Re-Motion假体，而在法国里昂大学医学院是从2004年开始使用。目前已经完成了112例初次Re-Motion假体植入，其中45%的患者为炎性关节炎。目前平均随访时间为6年（1～15年）。有12例患者中途退出研究，17例进行了翻修（翻修率15%）。6年假体累积生存率为82%，10～15年假体生存率为70%。81%的患者对结果满意或非常满意，但仍有19%的患者不满意。这些数字比我们既往报道的结果更糟糕[3,9]，我们远没有达到全膝或全髋置换术那样的结果，不过与踝、肘表面置换结果相似。近期，我科开展TWA的例数有所下降，部分是因为对类风湿关节炎关节破坏治疗手段的提升，另一部分原因是患者选择指征更加严格。与既往相比，我们更倾向于为年龄较大，活动需求较低的患者（如类风湿关节炎的患者）进行手术，从而减少翻修手术的需求。对于原发性疾病，特别是年轻患者，我们现在考虑使用Amandys®热解碳假体［Tornier（Bioprofile）］进行插入式关节置换。

25

（二）翻修手术

TWA失败可以进行二次TWA翻修（图25.3）或进行关节融合术。我们的经验是在TWA失败后改行全腕关节融合术而不是进行二次翻修置换术。在我们开展的13例翻修术中，有6例仍需要再次手术（4例全腕关节置换术，1例再次翻修置换，1例在巨大骨溶解处植骨），然而有6例TWA失败病例当初直接进行了关节融合术，已经愈合且不需要再次手术。首选的技术是植骨和钢板螺钉固定（图25.4）。在骨缺损较大的情况下，需要准备同种异体股骨头进行骨移植。

（三）技巧和方法

要使腕关节表面置换效果好，以下手术步骤尤为重要：

1. 必须进行腕骨间融合。仔细刮除腕骨间关节面软骨并植骨。

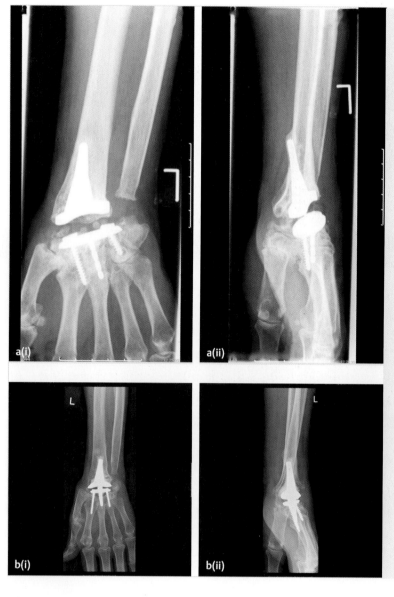

图25.3　翻修行关节置换术。a. SLAC 4 期使用Universal 1 假体，术后 6 年失败。b. 术后 7 年采用Re-Motion 假体进行翻修，骨水泥固定及松质骨植骨

2. 目前腕关节假体置换的操作都是依靠截骨导向器。然而我们不能完全依赖导向器，每一步的操作都要通过影像增强器检查。

3. TWA术后关节张力取决于截骨量和假体大小，如果关节太松，则容易脱位；如太紧，则关节运动受限。如何获得合适的张力，只能依靠经验积累进行主观评估。

4. 关节囊的修复对关节稳定性和活动度也很重要。如果关节囊不够完整，可以用部分伸肌支持带加强。

5. 在缝合关节囊之前，检查桡偏时舟状骨远侧残端是否会撞击桡骨侧假体组件，这一点非常重要。撞击可能导致疼痛（图25.5），因此有必要多切除一些舟状骨。

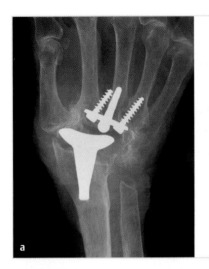
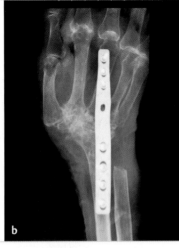

图 25.4 翻修行关节融合术。a. 腕关节 RA，行 Re-Motion 假体植入术后 8 年失败。腕骨侧骨储备非常差。b. 关节融合术，行同种异体植骨并用钢板螺钉固定

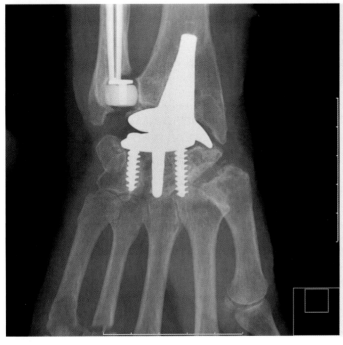

图 25.5 Re-Motion 假体的桡骨侧组件与舟状骨残端撞击导致疼痛。这一问题应通过术中反复观察和 X 线影像检查来避免。增加舟状截骨后问题解决。

25

6. 目前的假体设计允许保留下尺桡关节（DRUJ）。如果有疼痛性的DRUJ关节炎或前臂旋转受限，我们建议进行简单的尺骨头切除（Darrach手术），而不是尺骨头置换。没有任何证据显示，建立在复杂操作步骤基础上更费时费力的手术会带来任何好处。

参考文献

[1]　Menon J. Universal total wrist implant: experience with a carpal component fixed with three screws. J Arthroplast. 1998; 13(5):515–523

[2]　Adams BD. Total wrist arthroplasty. Tech Hand Up Extrem Surg. 2004; 8(3):130–137

[3]　Boeckstyns ME, Herzberg G, Merser S. Favorable results after total wrist arthroplasty: 65 wrists in 60 patients followed for 5–9 years.Acta Orthop. 2013; 84(4):415–419

[4]　Nydick JA, Greenberg SM, Stone JD, Williams B, Polikandriotis JA, Hess AV. Clinical outcomes of total wrist arthroplasty. J Hand Surg Am. 2012; 37(8):1580–1584

[5]　Adams BD. Total wrist arthroplasty for posttraumatic arthritis with radius deformity. J Wrist Surg. 2015; 4(3):164–168

[6]　Reigstad O, Holm-Glad T, Bolstad B, Grimsgaard C, Thorkildsen R, Røkkum M. Five-to 10-year prospective follow-up of wrist arthroplasty in 56 nonrheumatoid patients. J Hand Surg Am. 2017; 42 (10):788–796

[7]　Salazar Botero S, Igeta Y, Facca S, Pizza C, Hidalgo Diaz JJ, Liverneaux PA. Surgical technique: about a new total and isoelastic wrist implant (Prosthelast®). Eur J Orthop Surg Traumatol. 2018; 28(8):1525–1530

[8]　Williams JB, Weiner H, Tyser AR. Long-term outcome and secondary operations after proximal row carpectomy or four-corner arthrodesis. J Wrist Surg. 2018; 7(1):51–56

[9]　Herzberg G, Boeckstyns M, Sorensen AI, et al. "Remotion" total wrist arthroplasty: preliminary results of a prospective international multicenter study of 215 cases. J Wrist Surg. 2012; 1(1):17–22

[10]　Melamed E, Marascalchi B, Hinds RM, Rizzo M, Capo JT. Trends in the utilization of total wrist arthroplasty versus wrist fusion for treatment of advanced wrist arthritis. J Wrist Surg. 2016; 5(3):211–216

[11]　Boeckstyns ME. Wrist arthroplasty: a systematic review. Dan Med J. 2014; 61(5):A4834

[12]　Yeoh D, Tourret L. Total wrist arthroplasty: a systematic review of the evidence from the last 5 years. J Hand Surg Eur Vol. 2014

[13]　Gaspar MP, Lou J, Kane PM, Jacoby SM, Osterman AL, Culp RW. Complications following partial and total wrist arthroplasty: a singlecenter retrospective review. J Hand Surg Am. 2016; 41(1):47–53.e4

[14]　Badge R, Kailash K, Dickson DR, et al. Medium-term outcomes of the Universal-2 total wrist arthroplasty in patients with rheumatoid arthritis. Bone Joint J. 2016; 98-B(12):1642–1647

[15]　Boeckstyns MEH, Herzberg G. Periprosthetic osteolysis after total wrist arthroplasty. J Wrist Surg. 2014; 3(2):101–106

[16]　Chevrollier J, Strugarek-Lecoanet C, Dap F, Dautel G. Results of a unicentric series of 15 wrist prosthesis implantations at a 5.2 year follow-up. Acta Orthop Belg. 2016; 82(1):31–42

[17]　Ferreres A, Lluch A, Del Valle M. Universal total wrist arthroplasty: midterm follow-up study. J Hand Surg Am. 2011; 36(6):967–973

[18]　Gil JA, Kamal RN, Cone E, Weiss AC. High survivorship and few complications with cementless total wrist arthroplasty at a mean followup of 9 years. Clin Orthop Relat Res. 2017; 475(12):3082–3087

[19]　Honecker S, Igeta Y, Al Hefzi A, Pizza C, Facca S, Liverneaux PA. Survival rate on a 10-year follow-up of total wrist replacement implants: a 23-patient case series. J Wrist Surg. 2019; 8(1):24–29

[20]　Kennedy JW, Ross A, Wright J, Martin DJ, Bransby-Zachary M, MacDonald DJ. Universal 2 total wrist arthroplasty: high satisfaction but high complication rates. J Hand Surg Eur Vol. 2018; 43(4):375–379

[21]　Pfanner S, Munz G, Guidi G, Ceruso M. Universal 2 wrist arthroplasty in rheumatoid arthritis. J Wrist Surg. 2017; 6(3):206–215

[22]　Sagerfors M, Gupta A, Brus O, Rizzo M, Pettersson K. Patient related functional outcome after total wrist arthroplasty: a single center study of 206 cases. Hand Surg. 2015; 20(1):81–87

[23]　Ward CM, Kuhl T, Adams BD. Five to ten-year outcomes of the Universal total wrist arthroplasty in patients with rheumatoid arthritis. J Bone Joint Surg Am. 2011; 93(10):914–919

[24]　Herzberg G, Burnier M, Nakamura T. A new wrist clinical evaluation score. J Wrist Surg. 2018; 7(2):109–114

[25]　Berber O, Garagnani L, Gidwani S. Systematic review of total wrist arthroplasty and arthrodesis in wrist arthritis. J Wrist Surg. 2018;7(5):424–440

[26]　Brinkhorst ME, Selles RW, Dias JJ, et al. Results of the Universal 2 prosthesis in noninflammatory osteoarthritic

wrists. J Wrist Surg.2018; 7(2):121–126

[27] Cooney W, Manuel J, Froelich J, Rizzo M. Total wrist replacement: a retrospective comparative study. J Wrist Surg. 2012; 1(2):165–172

[28] Nicoloff M. Total wrist arthroplasty: indications and state of the art. Z Orthop Unfall. 2015; 153(1):38–45

[29] Morapudi SP, Marlow WJ, Withers D, Ralte P, Gabr A, Waseem M. Total wrist arthroplasty using the Universal 2 prosthesis. J Orthop Surg (Hong Kong). 2012; 20(3):365–368

[30] Weiss KE, Rodner CM. Osteoarthritis of the wrist. J Hand Surg Am. 2007; 32(5):725–746

[31] Reigstad O, Holm-Glad T, Thorkildsen R, Grimsgaard C, Røkkum M. Successful conversion of wrist prosthesis to arthrodesis in 11 patients. J Hand Surg Eur Vol. 2017; 42(1):84–89

25

第 26 章　球窝式腕关节置换术

Ole Reigstad

【摘　要】腕关节置换术还没有达到髋关节或膝关节置换术类似的临床效果。已有多种不同的假体置换术被引入和使用，但最终因为无法获得长期无痛的功能而退市。从机械力学和摩擦学角度而言，球窝式关节阻力最小，关节的运动能力最大，已经在多平面关节如髋和肩关节中获得成功。在20世纪90年代，我们科室开发了一种全腕关节置换术，最初是使用小型的钛合金假体，分别固定在桡骨远端和头状骨上，中间是18mm金属对金属的关节。经过磨损测试和尸体试验后，最终在8例患者身上进行了前瞻性试验，并促使我们对假体、器械和手术技术进行了改进，但最终被一家骨科公司（Swemac）于2006年推出的Motec腕关节假体所替代。该假体表面粗糙并有钛合金涂层，以增强其在桡骨和3根掌骨上的固定作用，加上球窝式金属对金属（MOM）或金属对聚醚醚酮（Mo-PEEK）关节，组成了关节假体。在130例患者中的使用经验表明其治疗结果良好，可获得持久的主动腕关节运动（约130°），患者的握力增加，疼痛明显减轻，Quick-DASH和PRWHE评分改善。但预期20%的患者在10年内需进行翻修手术，10%进行关节融合术，10%进行二次关节翻修术。现代非骨水泥球窝式腕关节置换术可以使大多数患者获得具有良好功能和耐用的腕关节。

【关键词】腕关节，关节置换术，非骨水泥，球窝式，翻修，Motec，关节炎

一、球窝式腕关节置换术的历史

正如我们在髋关节置换术中所看到的那样，球窝式关节可提供稳定的运动、合理的应力分布且摩擦力最小，使之成为力学上的最佳选择，这也使髋关节置换术被称为20世纪的手术。

腕关节有三个运动平面（屈伸、尺桡偏、旋前旋后）。活动范围大且相对自由，类似于髋关节和肩关节。历史上和当代的大多数假体，属于完全限制型假体（Swanson硅胶假体），或者铰链式卵圆形或矩形关节面的半限制型假体[3]。

（一）Meuli腕关节置换术

瑞士伯尔尼的Hans Christoph Meuli从1973年开始，研发推广了以他名字命名的三个版本的假体[4]，第一个版本采用骨水泥固定。它具有球窝式关节，近端的球，最初由聚酯纤维制成，然后改为超高分子聚乙烯（UHMWPE）。近端和远端假体均有一个由Protasul 10（一种钛合金）制成的叉样尖脚。在他手术的41例患者中，最初的问题包括聚酯性滑膜炎、脱位、技术错误、柄断裂、感染及尺偏畸形。针对这些问题，经过改良于1984年推出了最终版假体，这是一种非骨水泥固定假体。假体由刚玉制成，其粗糙表面为Protasul-100（Ti6Al7Nb）涂层，其球部单独涂布了氮化钛涂层以增加耐磨性。超高分子聚乙烯内衬被装入远端假体组件的杯中（图26.1a、b）。

Meuli发表的他自己使用Meuli III（38例腕关节）的临床结果是令人满意的，疼痛明显减轻，关节平均屈伸活动度为90°，握力保持不变。平均随访5.5年（3～9.5年）的结

果显示，有8例因假体松动需要翻修[5]。Strunk和Bracker最新的研究报告[6]中15例RA患者使用了Meuli III假体，术后9年主观表现良好，但在影像学上，只有1例显示与骨牢固结合[6]。虽然最终版的Meuli III在设计上有独特之处（包括金属承重面和球窝式关节），但叉样固定、反式关节以及在关节界面使用钛和薄的聚乙烯内衬，导致了整个设计理念的失败并被下市。

二、新型球窝关节置换术的发展

20世纪90年代，我们科室研发了一款新的关节置换假体。指导思想是将成功的髋关节置换术理念与Meuli假体的一些特点结合起来，开发了一款适合所有腕关节退行性变患者的新型假体。

（一）固定界面

与钴铬钼或不锈钢相比，粗喷钛合金（Ti6Al4V）由于其出色的非骨水泥固定特性，被选择作为承重金属界面[7,8]。假体呈螺纹形以增加固定接触界面，且易于插入。假体仅固定在桡骨远端［保留下尺桡关节（DRUJ）］和头状骨上。我们在家兔身上对不同涂层表面促进骨长入的情况进行了研究，最终我们选择了15μm厚的可吸收磷酸钙涂层（Bonit，DOT Medical Solutions Laboratories Gmbh）[9,10]。

（二）铰链关节

通过磨损测试，我们不再使用有钛涂层的钛合金球，而是选择由钴铬钼材料制成、高度抛光的18mm球窝式金属对金属（MOM）关节。它在髋关节置换术中表现出的磨损率非常低，性能优异，且体积较小，可以把假体做得更小。球窝结构提供了几乎不受限制的活动度和出色的稳定性。这款假体是组合式设计，允许根据颈的长度调整张力，并可以在保留骨铆定假体柄的情况下对关节面进行翻修（图26.2）。

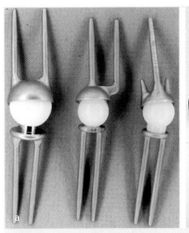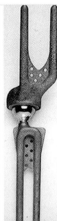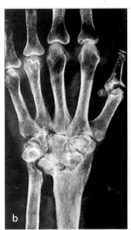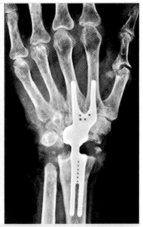

图 26.1　（a）最初的 Meuli Ⅰ和Ⅱ假体有一个大的聚酯或超高分子聚乙烯头和铰链式关节。在Meuli Ⅱ中远端组件的关节面向尺侧偏移。右侧是 Meuli Ⅲ假体，铰链式关节，两端组件的关节面均向尺侧偏移，有聚乙烯内衬嵌在底座上，关节头有氮化钛涂层。（b）类风湿腕关节炎术前和植入Meuli Ⅲ假体后的 X 线片

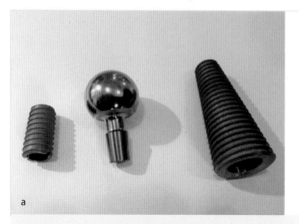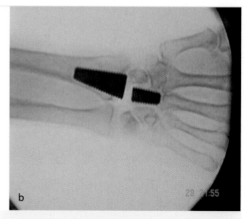

图 26.2　（a）研发的假体原型并被植入到尸体标本中。钛合金头，其表面被覆据推测可耐磨损的钛镍涂层，但在进行磨损测试后被拒绝使用。（b）在尸体腕关节中植入假体原型

三、新型关节置换术的引入

在获得地区伦理委员会的许可后，我们于2001年启动了一项前瞻性临床研究。最初，我们选择了8例非炎症性腕关节退行性变患者，并以初代腕关节置换术作为腕关节融合术的替代方案。这项研究揭示了手术方法、器械和假体方面的缺点，包括螺纹太深，需要过度扩孔才能将假体旋入其合适位置。锋利的器械和锋利的假体边缘增加了骨皮质穿孔的风险。对于远端组件，需要横跨中指的腕掌关节和中指掌骨皮质以达到稳定固定[12]。2005年，这种假体理念被Swemac Orthopaedics AB所超越，他们做了彻底的改良，包括使用更长、更细、边缘更平滑的假体和新型器械。但其基本原则，将带螺纹的非骨水泥柄旋入桡骨端和头状骨或中指掌骨，采用低摩擦系数的球窝关节，得到了保持。

（一）假体

Motec（Swemac Orthopaedics AB）腕关节假体包括一个较粗的带螺纹近端柄，有4种不同长度（32～50mm，跨度为6mm），一个更细长的带螺纹远端柄，有6种不同长度（40～75mm，跨度为5mm），和两种不同直径、由钴铬钼金属对金属（MOM）或金属对聚醚醚酮（MoPEEK）制成的高度抛光的球窝式铰链关节。MoPEEK球径为15mm，MOM球径有15和18mm两种，有4种颈长以调节关节张力（图26.3）。

（二）患者选择

成功的腕关节置换术，其前提是腕关节周围的肌肉能主动控制腕关节运动。因此在我们的选项中，腕关节神经肌肉失衡和畸形位强直是绝对禁忌证，因为在这种情况下，非限制性假体不能提供关节稳定性。相对禁忌证包括既往腕关节感染或依从性差的患者。自2006年以来，我科为所有原定计划行腕关节融合术的患者提供了腕关节置换术的选项，大约90%的患者选择了关节置换术。到目前为止，已经完成了130个Motec假体的植入手术，其中93%为非炎症性关节炎患者。患者接受手术时的平均年龄为53岁（18～79岁）。具体适应证见表26.1。

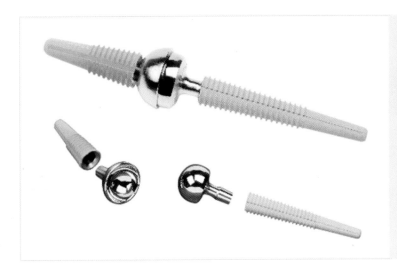

图 26.3 Motec 腕关节假体。近端组件更粗更短，远端组件更细更长。模块化金属对金属关节面（由 Swemac Orthopaedics AB 提供）

表 26.1 腕关节置换术的适应证

	例数	百分比（%）
腕关节 SNAC/SLAC	66	51
Kienbock 病	20	15
桡骨远端骨折	14	11
原发性骨关节炎	14	11
炎性关节炎	9	7
其他	7	5

SLAC：舟月关节严重塌陷；SNAC：舟状骨骨不连伴严重塌陷

26

　　这些患者被纳入一项前瞻性随访研究。研究中记录了患者的主动活动度（AROM），用 JAMAR 测力仪（JA 88，Preston 公司）测量握力和关键夹捏力，通过 VAS 疼痛评分、Quick-DASH 和 PRWHE 这些主观评分系统进行评价，并在术前和术后每年随访时评估 X 线片。

　　（三）手术方法和随访

　　Reigstad 和 Rokkum 详细介绍了手术方法[13]。简而言之，行近排腕骨切除术（PRC），为植入关节创造空间。手术的主要挑战在于远端组件的位置。重要的是，打开中指腕掌关节并扩展到头状骨，使头状骨与第三掌骨成为一体（one bone），这对于提高远端组件的稳定性是非常必要的。我们通常用锥子在头状骨近端开口，并作为杠杆来确认扩展到头状骨的可能性。然后使锥子穿过中指 CMC 关节，再置入钝头导丝。在这个过程中，我们反复通过透视来确定导丝的位置。当向远端扩孔时，扩器在头状骨内可成为杠杆，导致头状骨的背侧和近端过度扩髓而降低适配度，量丢失从而降低了假体置入的贴合度。在头状骨下方使用 Hofman 拉钩将头状骨抬起会减少杠杆效应。选择较短的假体，或者在扩孔时多超出标记点1～2mm，以确保假体组件能埋入头状骨中。在近端，我们更倾向于将桡骨侧组件更好地埋入桡骨远端（选择比扩髓器小一号的假体）。扩髓直到侧位影像显示骨皮质接触。我们选择能够获得最大ROM的假体型号。如果使用中号颈关节太紧，我们会把螺丝进一步拧紧（也可以取出螺钉，再次扩髓后重新置入）。我们没有使用过短颈，因为其钴铬合金杯和远端相对质软的钛合金螺钉之间的撞击会导致假体过度磨损。

对患者的随访要仔细：在2周时更换石膏并拆线。在6周时到外科医师和手腕康复医师复诊，指导患者进行非持重的关节活动度锻炼。下次随访时间计划在术后6个月和12个月，此后每年随访一次。

（四）结果

在平均8年（2～13年）的随访中，我们发现AROM从平均95°（0°～190°）增加到130°（13°～209°），握力增加约25%，疼痛评分从平均66分（10～100）降低到平均30分（0～100）。主观评分也得到改善：Quick-DASH评分从平均43分（3～82）降低到25分（0～75），PRWHE从平均60分（10～96）降低到28分（0～88）（图26.4 a-c）。

观察发现，关节稳定性非常好。仅观察到1例脱位并进行了闭合复位，之后在6年的时间里保持稳定。20%的患者在10年随访过程中进行了翻修，10%进行了关节融合术。另有20%的患者在随访期间进行了其他手术，如骨赘去除、DRUJ或肌腱手术[13,14]。Giwa等对25例假体（23例患者）术后平均随访了4年[15]，也得到了类似的结果。与我们的研究相比，他们的翻修率以及再次行附加手术的概率更低。

1. 腕关节置换术的挑战

现代腕关节置换术的临床疗效和假体性能，仍不如髋和膝关节置换术，假体仍然处

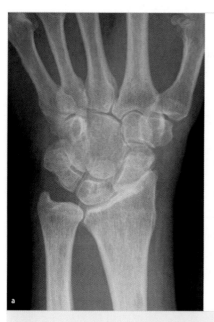
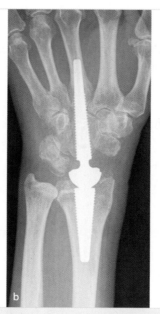
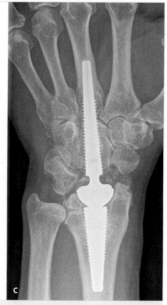

图26.4 （a）腕关节术前前后位 X 线片：患者为 58 岁木匠，显示术前舟月关节严重塌陷（SLAC）。（b）Motec 假体植入后首次 X 线片（此时三角骨并没有在初次截骨时被切除）。（c）术后随访 12 年时的 X 线片

于发展阶段。骨溶解和假体松动是主要问题，是导致长期随访结果恶化的原因。Motec假体的初期固定性非常好，在早期可观察到骨长入。我们认为在2～10年后出现假体松动主要是由于来自关节面的磨损颗粒，这类似于髋关节和膝关节置换术后，假体稳定无痛，但多年后出现松动。尽管这一假设尚未得到证实，但磨损颗粒导致的骨溶解，在其他金属对聚乙烯的腕关节置换术中也有报道[16]。

2. 金属对金属/金属对PEEK磨损颗粒

随访期间，所有患者都进行了至少两次钴和铬血液浓度检测，结果显示，患者的血金属含量较低［f-铬=0.6（0～1.6）μg/L 和 f-钴=0.8（0～3.2）μg/L］[14]。尽管如此，我们仍在3例患者中找到了局部疼痛性MOM反应的证据，最终导致翻修。关节磨损在不严重的情况下，似乎会导致关节附近出现无症状性骨溶解。MOM假体在髋关节遭遇失败后，已经不再被信任。作为替代的金属对PEEK材料（MoPEEK）承重界面，我们也在一例患者中看到PEEK边缘磨损，其原因是领圈与臼杯的撞击（图26.5 a，b）。

目前该公司已经去除了臼杯外缘的PEEK材料，可能可防止这种并发症的发生。我们在MoPEEK关节面方面的经验还不到3年。

3. 替代的承重界面

为了提高腕关节假体的生存率，我们坚信腕关节假体的研发者，应该探索新的承重界面替代方案，特别是MoUHMWPE（如Motec假体）、高交联聚乙烯（XLPE）或陶瓷，从而减少磨损颗粒，延长关节使用寿命。

（五）翻修

当出现假体松动或关节面相关问题时，我们对失败的Motec、Re-Motion和Amandys腕关节假体进行翻修，用加长柄假体替换松动的原假体以获得更好的固定（图26.6）。术后7年的再次翻修率，即二次翻修率约为25%，翻修的原因主要是感染。我们发现5例感染或炎症患者是在首次翻修术后平均14个月（4～24个月），再次翻修行关节融合术时被诊断出来的。建议在考虑翻修时要非常谨慎。据我们的经验，Motec腕关节假体失败后进

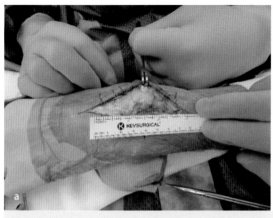
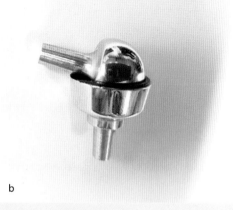

图 26.5 （a）术后 3 年切除腕背的假瘤。关节面翻修改为金属 – 聚醚醚酮（MoPEEK）。（b）
PEEK 关节面边缘磨损（6 点钟方向）

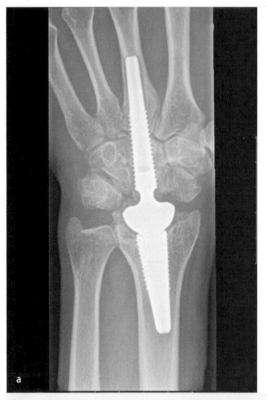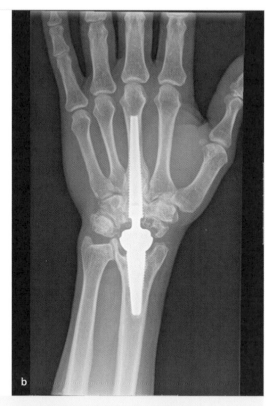

图 26.6　（a）术后 2 年 Motec 假体远端组件松动。（b）加长柄远端组件翻修后随访 11 年

行腕关节融合手术，可以获得与初次直接腕关节融合术相似的高融合率。

四、结论

　　Motec球窝腕关节假体可以获得良好的临床功能以及可接受的再手术和翻修率。该假体在骨固定和关节设计方面仍有改进的空间。

参考文献

[1]　Learmonth ID, Young C, Rorabeck C. The operation of the century: total hip replacement. Lancet. 2007; 370(9597):1508–1519

[2]　Swanson AB. Silicone arthroplasty of the wrist in rheumatoid arthritis. J Hand Surg Am. 1993; 18(1):166

[3]　Sagerfors M, Gupta A, Brus O, Pettersson K. Total wrist arthroplasty: a single-center study of 219 cases with 5-year follow-up. J Hand Surg Am. 2015; 40(12):2380–2387

[4]　Meuli HC. Arthroplasty of the wrist. Ann Chir. 1973; 27(5):527–530

[5]　Meuli HC. Total wrist arthroplasty: experience with a noncemented wrist prosthesis. Clin Orthop Relat Res. 1997(342):77–83

[6]　Strunk S, Bracker W. Wrist joint arthroplasty: results after 41 prostheses. Handchir Mikrochir Plast Chir. 2009; 41(3):141–147

[7]　Williams D. The golden anniversary of titanium biomaterials. Med Device Technol. 2001; 12(7):8–11

[8]　Reigstad O, Siewers P, Røkkum M, Espehaug B. Excellent long-term survival of an uncemented press-fit stem and screw cup in young patients: follow-up of 75 hips for 15–18 years. Acta Orthop. 2008; 79(2):194–202

[9]　Reigstad O, Johansson C, Stenport V, Wennerberg A, Reigstad A, Røkkum M. Different patterns of bone fixation with

26

hydroxyapatite and resorbable CaP coatings in the rabbit tibia at 6, 12, and 52 weeks. J Biomed Mater Res B Appl Biomater. 2011; 99(1):14–20

[10] Reigstad O, Franke-Stenport V, Johansson CB, Wennerberg A, Røkkum M, Reigstad A. Improved bone ingrowth and fixation with a thin calcium phosphate coating intended for complete resorption. J Biomed Mater Res B Appl Biomater. 2007; 83(1):9–15

[11] McKellop H, Park SH, Chiesa R, et al. In vivo wear of three types of metal on metal hip prostheses during two decades of use. Clin Orthop Relat Res. 1996(329) Suppl:S128–S140

[12] Reigstad A, Reigstad O, Grimsgaard C, Røkkum M. New concept for total wrist replacement. J Plast Surg Hand Surg. 2011; 45(3):148–156

[13] Reigstad O, Røkkum M. Wrist arthroplasty using prosthesis as an alternative to arthrodesis: design, outcomes and future. J Hand Surg Eur Vol. 2018; 43(7):689–699

[14] Reigstad O, Holm-Glad T, Bolstad B, Grimsgaard C, Thorkildsen R, Røkkum M. Five-to 10-year prospective follow-up of wrist arthroplasty in 56 nonrheumatoid patients. J Hand Surg Am. 2017; 42(10):788–796

[15] Giwa L, Siddiqui A, Packer G. Motec wrist arthroplasty: 4 years of promising results. J Hand Surg Asian Pac Vol. 2018; 23(3):364–368

[16] Boeckstyns ME, Toxvaerd A, Bansal M, Vadstrup LS. Wear particles and osteolysis in patients with total wrist arthroplasty. J Hand Surg Am. 2014; 39(12):2396–2404

[17] Reigstad O, Holm-Glad T, Thorkildsen R, Grimsgaard C, Røkkum M. Successful conversion of wrist prosthesis to arthrodesis in 11patients. J Hand Surg Eur Vol. 2017; 42(1):84–89

26

第 27 章 半腕关节置换术治疗独居老人急性不可修复的桡骨远端骨折（IDRF）

Guillaume Herzberg, Marion Burnier

【摘要】对于独居老人所谓"不可修复"的桡骨远端骨折，当ORIF有难度时，半腕关节置换术（WHA）正在成为一种可被接受的挽救性手术。本文的目的是报告笔者所在医疗机构上肢学科对患者随访至少2年的研究结果。共有12例女性患者（13个腕关节）符合标准，平均年龄77岁。所有患者都伴有一些合并症，但均为在家独居生活。平均随访39个月，平均VAS评分为1分/10分，平均PRWE为21%，主动腕关节背伸平均为36°。13例患者中无假体脱位、松动、感染和假体拔出。我们观察到3例CRPS（复杂性局部疼痛综合征），在18个月内消退。1例患者在接受标准手术20个月后，因肌腱粘连引起的手指僵硬和腕关节尺偏畸形，再次行手术治疗。目前，治疗我们所定义的独居老人不可修复的桡骨远端骨折（DRF）尚无好的方法。我们的数据表明，采用保留骨量的一期WHA，治疗独居老人严重不可修复的DRF可能是一个可行的选择。需要更长期的随访来证实这些初步的数据。

【关键词】老年人，桡骨远端骨折，半关节置换术，严重桡骨远端骨折，不可修复的桡骨远端骨折

一、概述

独居老人出现严重桡骨远端骨折（DRF）代表一个特定的亚组，既往曾被定义过[1]。之前定义的所谓"不可修复的DRF（IDRF）"也属于该亚组。

大多数医疗机构治疗老年患者严重IDRF使用掌侧钢板进行固定[3,4]。然而这也导致了较高的并发症。对于老年患者的大多数严重DRF，使用掌侧钢板固定进行治疗在临床上的获益值得怀疑[5,6]。

一期半关节置换术治疗老年患者严重肩肘复杂骨折，已经被证实是一个成熟有效的方案[7]。最近，几位研究者提议将这一理念扩大到腕关节治疗中[2,8,9,10]。

本章的目的是阐述一期半腕关节置换术治疗独居老人严重IDRF的益处。

二、目前独居老人严重IDRF的治疗方案

直至今日，还没有治疗老年IDRF可靠的选择[2]。对于功能需求较小的非独居老人而言，不做任何复位尝试直接行石膏固定通常是最好的选择。与之相比，独居老人需要更积极的治疗。尽管经常出现合并症，但他们仍然可以驾驶汽车和完成相对复杂的日常活动（ADL）。每种治疗方案的风险与收益并存。

尽管桡骨远端会出现力线异常，闭合复位和石膏固定仍可以获得良好的结果，但有一些患者会出现明显的功能障碍和畸形[6,11]。由于骨质疏松粉碎性骨折有限的把持力，经皮撬拨克氏针固定很难维持满意力线[3]。对于老年患者外固定特别不方便[4]。此外，单靠外固定提供的韧带牵拉复位法，在冠状面可以获得很好的复位，但由于背侧关节囊相对

27

于掌侧较弱，而不能获得矢状面的复位[12]。

最近有人建议对老年IDRF患者使用牵引钢板。然而，最近一篇文献报道[13]，牵引钢板术后固定时间很长，取出钢板的平均时间为30个月。而且我们发现这会给老年人带来潜在的明显的皮肤并发症。

无论其严重程度如何，掌侧钢板目前是治疗老年急性移位DRF的金标准。然而在Orbay和Fernandez的研究中[3]，只有33%的骨折属于AO分型的C型骨折，这可能使他们的研究结果出现偏倚。Arora 和 Gabl[5] 的一项I级研究表明，与闭合复位石膏固定相比，在这组病例中采用掌侧钢板 ORIF 并不能获得功能和活动度方面的任何改善。所以我们认为，在老年IDRF中很难成功地进行掌侧钢板固定，且骨折端再移位的风险也很高。

基于治疗不可修复的肩肘关节内骨折的理念，一期行半腕关节置换替代桡骨远端是一种新的治疗方案。已经有数篇与该主题相关的文献报道了良好的临床结果[2,8,14]。

三、当前的证据

在Roux的研究中[8]，有6例老年严重DRF患者进行了一期WHA，该组患者的临床结果没有单独报道。Vergnenègre等[14]报道使用同一种假体的WHA治疗严重IDRF，平均随访27个月，患者获得了满意的功能，且没有假体拔出。然而，这种假体体积较大，一旦假体拔出，骨量丢失较多，很难进行重建。在我们的研究中，使用保留骨量的WHA，不会出现这种情况。假体与近排腕骨凸状软骨面之间的金属–软骨界面不是关节置换术中最佳的界面。但是金属–软骨界面在肩肘严重创伤后的半关节置换术中是被广泛接受的。

四、作者的经验

2011年4月至2018年12月期间，我们在同一中心对22例严重IDRF独居老年女性患者进行了24个半腕关节置换术。其中21个腕关节置换是由资深医师完成，其他3个是在其监督下完成的。所有患者都有一些合并症，但都在家独立生活。患者的平均年龄为77岁（66～88岁）。从受伤到手术的平均等待时间为4天（1～7天）。

我们在12个腕关节中使用了SBI–Stryker ReMotion全腕关节假体中的桡侧组件，在另外12个腕关节中使用了专门设计的WHA（Cobra，Groupe Lepine）。在12个ReMotion假体中的1个和1个Cobra假体中使用了骨水泥。由于无法重建下尺桡关节的桡骨切迹，18个（75%）腕关节中进行了尺骨头切除术，其中92%为ReMotion假体和60%为Cobra假体，在植入时同时做了尺骨头切除。有2个腕关节我们不得不在标准手术后2周内进行了翻修，1个是因为ReMotion柄太短出现了桡偏而换成Cobra假体，另1例是由于Cobra假体太小而换成了较大的ReMotion假体。

手术技术既往已做过报道[2]，这两种假体在本质上是相同的。

我们回顾了共13例患者，随访时间至少24个月（平均39个月，24～57个月），主观指标方面我们使用疼痛VAS视觉评分（0～10分）、QuickDash、PRWE和VAS功能评价来评估疼痛。客观指标方面我们评估了前臂和腕关节的活动度，并测试了握力。我们采用了Lyon腕关节评分[15]，包括VAS疼痛评分、前臂旋转功能的VAS评分（0～10分）和腕关节屈伸活动度以及一些客观测量指标。Lyon腕关节评分可以使用菱形图对临床结果进行展示。

随访采用的放射学评价标准，包括由外科医生定义并测量的假体周围骨溶解以及腕骨移位情况，还包括假体在冠状面和矢状面相对于桡骨纵轴的倾斜情况。

评估中无患者出现脱位、松动和感染。除了有2个假体因机械因素被一期替换外，我们没有移除任何假体。有3例患者被诊断为复杂区域疼痛综合征I型（CRPS I），全部在18个月内治愈。1例患者在标准手术后20个月时，因腕关节处肌腱粘连导致手指僵硬，同时伴有腕关节尺偏倾向，再次手术治疗。我们进行了伸肌腱的松解，并将桡侧腕长伸肌腱（ECRL）转移至桡侧腕短伸肌腱（ECRB）。在末次随访时，患者的临床症状得到改善，手指屈曲功能几乎完全恢复。

研究结果显示，疼痛平均VAS评分为1分/10分（0～3分），平均QuickDASH评分为24%，平均PRWE评分为21%（表27.1）。在11例行WHA联合尺骨头切除术的患者中，未出现有临床症状的尺桡撞击。

在影像学上，未出现明显的假体下沉、假体周围骨溶解或明显的腕骨侵蚀。除1例患者外，影像显示所有假体周围的骨愈合情况令人满意。1例腕关节在术后1年的侧位影像片显示背侧骨缺损。术后早期X线片上出现这种骨缺损，说明术中假体背侧骨覆盖不足。我们在冠状面和矢状面上，未发现假体相关的腕骨移位（图27.1，图27.2，图27.3，图27.4）。

表 27.1　术后临床资料

	术后数据（13 例患者，最少随访 2 年）	
	平均值	范围
QuickDASH	24	0 ～ 50
PRWE	21	0 ～ 63
VAS 疼痛评分 /10 分	1	0 ～ 3
旋前	72	50 ～ 85
旋后	77	70 ～ 85
腕背伸	36	15 ～ 50
腕屈曲	27	10 ～ 45
相较对侧的握力（Jamar）%	72	36 ～ 100
Lyon 腕关节评分（标准版）	76	63 ～ 91

五、结论

我们目前的研究数据表明，WHA是治疗独居老人IDRF[2]的一种理想且较为合适的方法，但仍需更长期的随访研究来证实这些初步的研究结果。

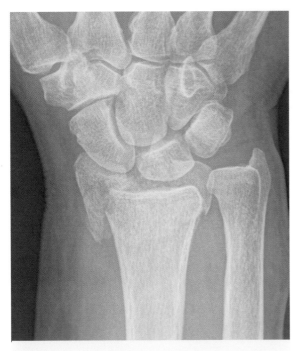

图 27.1　70 岁独居老年女性，不可修复的桡骨远端关节内骨折前后位（PA）X 线片

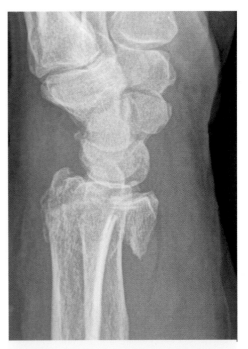

图 27.2　同一患者的侧位片

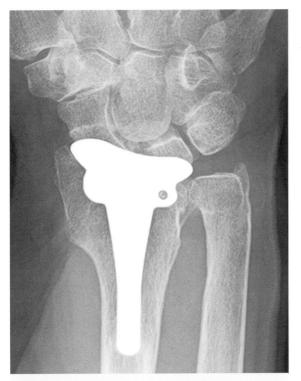

图 27.3　同一患者术后随访 3 年的前后位片

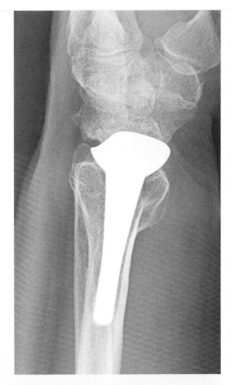

图 27.4　同一患者术后随访 3 年的侧位片

27

参考文献

[1]　Herzberg G, Izem Y, Al Saati M, Plotard F. "PAF" analysis of acute distal radius fractures in adults: preliminary results. Chir Main. 2010; 29 (4):231–235

[2]　Herzberg G, Burnier M, Marc A, Izem Y. Primary wrist hemiarthroplasty for irreparable distal radius fracture in the independent elderly. J Wrist Surg. 2015; 4(3):156–163

[3]　Orbay JL, Fernandez DL. Volar fixed-angle plate fixation for unstable distal radius fractures in the elderly patient. J Hand Surg Am. 2004;29(1):96–102

[4]　Brogan DM, Ruch DS. DRF in the elderly. J Hand Surg Am. 2015; 40(6):1217

[5]　Arora R, Gabl M. A prospective randomized trial comparing nonoperative treatment with volar locking plate fixation for displaced and unstable DRF in patients 65 years and older. J Bone Joint Surg Am. 2011; 93A(20):2146–2153

[6]　Day CS, Daly MC. Management of geriatric distal radius fractures. J Hand Surg Am. 2012; 37(12):2619–2622

[7]　Park YK, Kim SH, Oh JH. Intermediate-term outcome of hemiarthroplasty for comminuted proximal humerus fractures. J Shoulder Elbow Surg. 2017; 26(1):85–91

[8]　Roux JL. Treatment of intra-articular fractures of the distal radius by wrist prosthesis. Orthop Traumatol Surg Res. 2011; 97S:S46–S53

[9]　Vergnenègre G, Hardy J, Mabit C, Charissoux JL, Marcheix PS. Hemiarthroplasty for complex distal radius fractures in elderly patients. J Wrist Surg. 2015; 4(3):169–173

[10]　Ichihara S, Facca S, Liverneaux P. Unicompartmental isoelastic resurfacing prosthesis for malignant tumor of the distal radius: a case report with a 3 year follow-up. Orthop Traumatol Surg Res. 2015;101(8):963: ou 663

[11]　Brogan DM, Ruch DS, Kakar, P. Management of severely comminuted DRF. J Hand Surg Am. 2015; 40A(9):1905

[12]　Bartosh RA. Intraarticular fractures of the distal radius: a cadaveric study to determine if ligamentotaxis restores palmar tilt. J Hand Surg Am. 1990; 15A(1):18–21

[13]　Richard MJ, Ruch DS. Distraction plating for the treatment of highly comminuted DRF in elderly patients. J Hand Surg Am. 2012; 37A(5):948–956

[14]　Vergnenègre G, Mabit C, Arnaud JP, Charissoux JL. Treatment of comminuted DRF by resurfacing prosthesis in elderly patients. Chir Main. 2014; 33(2):112

[15]　Herzberg G, Burnier M, Nakamura T. A new wrist clinical evaluation score. J Wrist Surg. 2018; 7(2):109–114

27

第28章 腕关节热解碳假体：Amandys 假体和 RCPI 假体

Philippe Bellemère, Augusto Marcuzzi

【摘要】近年来，人们提出用热解碳（Pyrocarbon）假体置换术代替其他创伤较大或限制腕关节运动的手术来治疗广泛性腕骨关节炎。它也可以用来挽救既往失败的腕关节手术。目前可用的腕关节热解碳假体有两种：（1）Amandys假体是一种游离的桡腕关节间隔物，有桡腕关节和腕间关节两个关节面；（2）RCPI假体是一种带柄的替换头状骨头部的半关节假体，需同时行近排腕骨切除术（PRC）。由于采用这些假体的关节置换术是非限制性的，因此其手术指征要求腕关节术前X线显示力线良好。

假体植入通常采用背侧入路。在任何情况下它都要求截骨过程中要确保关节囊和韧带附着点的完整。确保假体大小合适以避免关节被过度撑开和任何的骨性撞击。

作者在大样本中期随访的经验表明其治疗结果令人鼓舞，且随着时间推移疗效并没有衰退。腕关节的活动度和功能得到保留，疼痛得到了缓解。两种假体的再手术率都很低。最常见的并发症是Amandys假体不稳定和RCPI假体出现的腕关节不稳定。

每种假体的适应证尚未明确，且两者之间有重叠。Amandys假体似乎更适合治疗严重的关节破坏，而RCPI假体使近排腕骨切除术（PRC）的适应证扩展到治疗头状骨头部破坏的情形。

【关键词】热解碳，腕关节，假体，关节置换术，间隔物，关节炎，类风湿，创伤后，Amandys，RCPI

一、概述

热解碳的特性（弹性模量接近皮质骨、低粗糙度、低摩擦系数、耐磨性和生物耐受性）使得这种材料适合作为植入物行关节置换术，它可以与软骨或软骨下骨之间形成光滑的界面[1]。

热解碳假体包含一个石墨中央核（混合少量钨粉使之能显影），其表面覆盖一层透X光的热解碳。

用于广泛腕关节破坏的热解碳关节置换术，有两种假体：

● Amandys假体是一种游离型间隔器，使一种新型插入式桡腕关节置换术成为可能。
● RCPI假体是一种带柄的替换头状骨头部的半关节假体，其设计需同时行近排腕骨切除术（PRC）。

在本章中，我们将报道这两种假体的手术技术和中期随访结果。

二、Amandys假体

Philippe Bellemère

Amandys假体的出现使插入式桡腕或腕间关节置换术成为可能[2]。这种假体是一个可移动的间隔物，能够在桡骨与腕骨间关节面上滑动和旋转，使其峰值负荷分散并降低。这种关节置换术仅需要在关节边缘少量截骨以保留骨量，有助于维持腕骨高度并充分发挥主要的腕骨间非固有韧带的功能。

（一）假体的特征

Amandys假体（Wright Medical-Tornier SAS, Bioprofile, Grenoble, 法国）是一个椭圆体间隔器，由四个曲面形成两个不对称的凸形关节面。远排腕骨的关节面曲度明显比近端桡骨关节面要小（图28.1）。该假体有三条轴线，一条是前后轴，与其宽度相对应；一条横向轴，与其长度相对应；还有一条从近端到远端的轴，与其厚度相对应。假体有8种尺寸的长度（24～26mm）和4种厚度：小号（S-9mm）；中号（M-10.7mm）；大号（L-12.4mm）；超大号（XL-14.1mm）。

Amandys假体用于治疗桡腕关节炎，它可以替代月骨、舟状骨近端2/3和头状骨的近端部分。不切除三角骨是为了保留桡背侧韧带和背侧腕骨间非固有韧带的附着点（图28.2）。假体没有骨性或者韧带的固定，因此它在桡骨和远排腕骨间保持游离并且可以移动，其稳定性依赖于假体与桡骨远端关节面和腕骨成形后所形成空间的匹配度以及前后方关节囊韧带的功能。

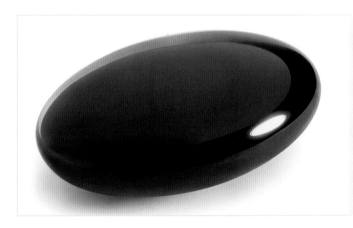

图28.1 Amandys假体

28

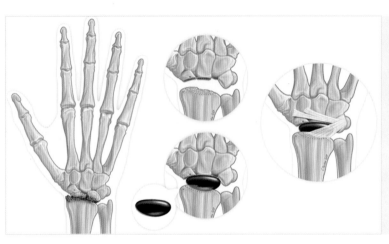

图28.2 Amandys关节置换术示意图

（二）适应证和禁忌证

Amandys插入式假体的使用，要求桡腕关节力线正常、关节囊韧带结构完整以及屈伸肌腱功能完好。风湿性关节炎或创伤后腕关节严重骨缺损或不稳定是绝对禁忌证。Amandys假体可用作全腕关节置换或全腕关节融合术的一种替代方案，包括适用于桡腕关节炎或腕中关节炎（OA）、类风湿性和创伤后关节炎以及Kienböck 病[3]。它也可以用于补救失败的腕关节手术，如部分腕关节融合术、硅胶假体植入术、近排腕骨切除术甚至全腕关节假体植入术[4,5]。

对不太严重的退行性关节炎，Amandys假体也可用作部分腕关节融合术的替代方案，尤其是老年患者。

（三）手术技巧

在截骨过程中对关节周围软组织松解时，必须特别注意，尤其要保护好掌侧关节囊。

1. 手术入路

通常采用腕背侧中央纵形切口。然而，如果腕骨排列良好、稳定且无需进行较大的骨关节重建，则可以采用桡侧入路，切除桡骨茎突。背侧入路有几个优点：明确截骨范围；截骨和滑膜切除时创伤最小；必要时可对桡骨远端或腕骨进行植骨；便于关节面的准备；评估关节囊的情况，尤其是掌侧关节囊。

采用背侧入路时，需沿着腕关节的桡侧，纵向切开一个L形关节囊瓣，使之可以向尺侧翻转（图28.3）。

2. 截骨

首先，在背侧桡腕韧带和桡舟头韧带止点上方，用摆锯切除舟状骨近端2/3，这些韧带必须保留。摆锯方向需平行于桡骨窝的掌倾角和尺偏角，即向掌侧倾斜11°，向尺侧倾斜22°。

然后剥离月骨周围所有韧带，取出月骨。用开瓶器样工具作为手摇柄来辅助月骨切除。用摆锯截除头状骨的头部，截骨平面位于舟状骨截骨面的尺侧，截骨面的尺侧与钩骨近端的尖平齐。去除突出的骨赘，可能也需要去除部分桡骨茎突。

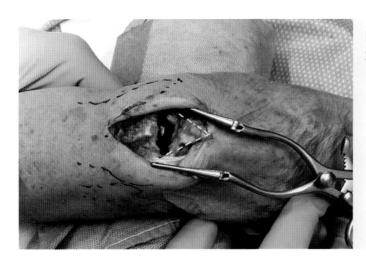

图 28.3 L形切开关节囊，虚线画定了关节囊瓣的轮廓

28

随后处理桡骨远端关节面使之光滑，以获得一个与Amandys假体的两个轴相匹配的椭圆凹。这个过程需要切除桡骨远端的舟骨窝和月骨窝中间的嵴。如果掌侧关节囊明显松弛或撕裂，需要折叠缝合或加固。在桡骨或腕骨上任何大的骨腔都需要刮除，并行松质骨打压植骨。

3. 选择假体尺寸

术中需要在X线监视下，确保植入的假体使腕关节获得尽可能大的被动活动度。由于凸轮效应，在极度屈曲、背伸、桡偏或尺偏时，会导致假体旋转，这会导致术后假体不稳定，因此要避免这种情况发生。过度的负荷也会导致假体不稳定或慢性疼痛，应尽力避免。如果没有把握，我们建议选择小一号假体，太厚的假体会增加腕尺侧的高度导致腕关节活动受限。

4. 术后护理

使用可拆卸的塑料夹板将腕关节固定在中立位2～3周，然后逐步增加腕关节活动度，术后6周达到正常活动度。

（四）相关手术

腕关节Amandys假体置换术，有时需要联合相邻关节的其他手术，如下尺桡关节（DRUJ）的手术（图28.4）。也可以进行三角骨钩骨关节或舟状骨大小多角骨关节（STT）部分融合术，或者联合STT关节置换术和第一CMC关节置换术。

（五）结果

1. 文献报道

目前仅有少数几篇相关报道，最长随访时间为42个月[2,8]。根据VAS评分、ROM和握力测量结果，显示手术可以很好地缓解疼痛，改善腕关节功能。腕关节活动度和握力通常没有明显变化，但患者满意度良好。

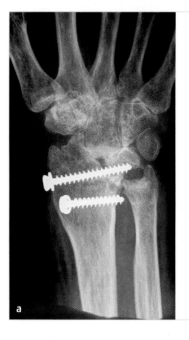
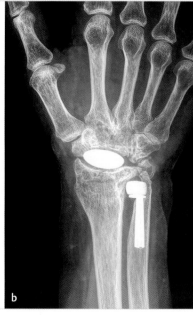

图 28.4　类风湿性腕关节炎同时行 Amandys 假体置换与部分 DRUJ 成形术（Eclypse 假体）。（a）术前前后位片。（b）术后随访 68 个月的前后位片

早期假体不稳定是最常见的并发症。在所有已发表的病例中，有10%的假体需要重新稳固。在一组包含11例患者的报道中有2例假体失败（3%），均采用全腕关节融合术翻修。1例是因为适应证选择错误以及缺乏经验，另1例是因为慢性疼痛[7]。

Cugola等[9]对一组平均随访6.5年的26例全腕关节置换患者与另一组平均随访3.5年的10例Amandys假体置换患者进行了比较，结果显示Amandys假体置换能更好地缓解疼痛，获得更好的关节活动度和握力，无一例翻修。然而有2例全腕关节置换术进行了翻修。

2. 个人经验

在我们研究中心曾实施超过200多例腕关节置换术，在此基础上，我们有10年使用Amandys假体的经验。其主要适应证是退行性变（32%），例如严重的舟月关节晚期塌陷（SLAC）或舟骨骨折不愈合晚期塌陷（SNAC），14%是类风湿关节炎，26%既往有腕关节手术史。有2例因假体不稳定伴持续性疼痛而转行全腕关节融合术。由于早期假体不稳定需要再进行稳固的翻修发生率约为6%，这一比率随着我们经验的提升而下降，显示了这项技术的学习曲线。

在一项包含51例患者（55个假体）的研究中，患者平均年龄为58岁（25～84岁），随访至少5年（平均84个月），结果显示（未发表），握力从术前的12kgf提高到平均20kgf（达到对侧的68%）。屈伸ROM为75°（术前为66°），尺桡偏为33°（术前为30°）。PRWE评分从63分降到27分（100分），Quick-DASH从63分降到34分（100分），平均疼痛VAS从6.3分降到2.3分（10分）。86%的患者感到满意或非常满意。比较术后2年和术后5年的结果，发现握力、PRWE和Quick-DASH均有显著改善。而影像学显示假体无显著的进行性下沉或假体移位（图28.5）。

一组包含28例类风湿性腕关节炎患者的研究采用Amandys假体置换进行治疗，平均随访45个月，获得了相似的结果（未发表）。

这些令人满意的结果促使我们扩大了Amandys假体的适应证，将其用于一些不太严重的腕关节破坏，作为SLAC III度、SCAC（舟状骨软骨钙质沉着病晚期塌陷）和SNAC行腕关节四角融合术（译者注：Four-corner arthrodesis，即头状骨、月骨、三角骨和钩骨融合）的替代方案，特别是对于60岁以上的患者。在一项包含20例患者的研究中，患者平均年龄为65岁，平均随访7年，结果显示，与周围关节融合术相比，Amandys假体置换术可获得更快的功能恢复，更明显的ROM改善，且并发症更少（未发表）。

（六）经验、教训和方法

选择合适的患者非常重要，尤其是要求良好的桡腕关节力线，没有大的骨缺损，并且没有腕骨间的不稳定。手术技术要精细，特别是要保护好关节周围软组织，尤其是掌侧关节囊。假体的凸轮效应需要在手术前后通过检查被动关节活动度来发现。

由于假体是一个活动的间隔物，不能被过度限制，因此应谨慎选择假体的尺寸。对于既往失败的近排腕骨切除术（PRC），推荐切除头状骨到更远端的位置，并选择更窄的假体（24mm）（图28.6），必要时行桡骨茎突切除术。

对于失败的腕关节四角融合术，如果三角骨可以保留，我们就采用标准操作（图28.7）。如果不能保留，就采用与治疗PRC失败一样的技术。

如果出现假体早期不稳定（旋转或脱位），根据我们的经验，可以再次手术重新修

28

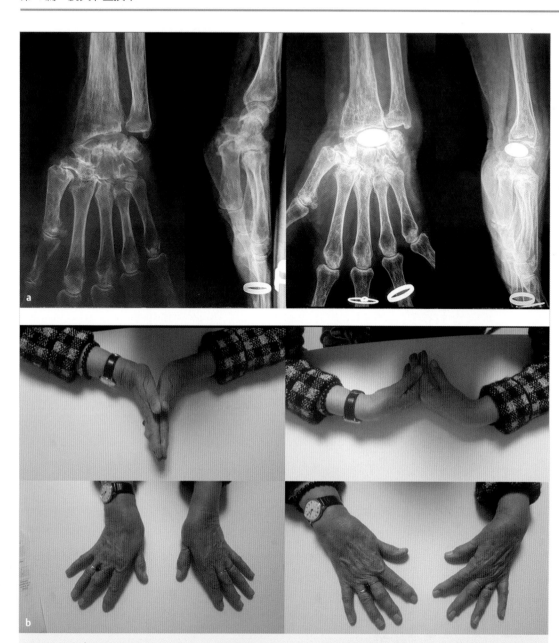

图 28.5　左腕关节退行性变 Amandys 假体植入。（a）术前及术后 8 年前后位 X 线片。（b）随访 8 年的临床结果对比

整骨面、折叠紧缩掌侧关节囊或者更换假体尺寸后重新植入假体。再次手术似乎不会影响最终结果。

（七）总结

对于我（PB）而言，Amandys 假体置换术是治疗重度腕关节破坏的首选方法。该方法可以相对比较快地获得良好的结果，并且中期随访无恶化倾向，甚至在几年后结果会更好。一旦假体失败，也不排斥进行全腕关节置换或全腕融合的翻修手术。

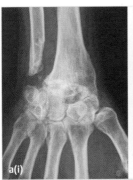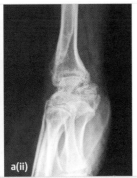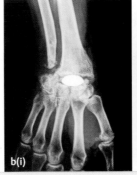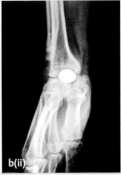

图 28.6　（a）近排腕骨切除术失败；（b）采用 Amandys 假体植入治疗，术后 69 个月 X 线片

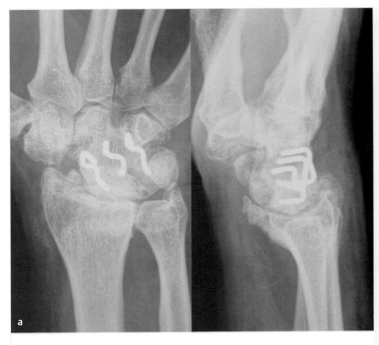

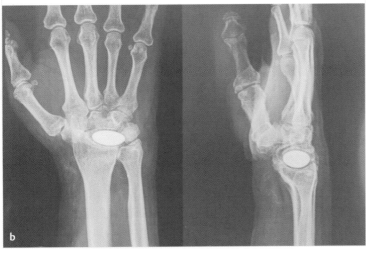

图 28.7　（a）四角融合术失败。（b）采用 Amandys 假体植入治疗，术后 4.5 年正侧位 X 线片

28

三、RCPI假体

Augusto Marcuzzi

近排腕骨切除术（PRC）是公认的治疗腕关节退行性变，如SNAC、SLAC和SCAC以及晚期Kienböck病的方法。当头状骨的头部有退行性变时，PRC是禁忌的[10,11]。对于这些患者，采用热解碳头状骨表面假体（RCPI）置换联合PRC手术，可能是一个很好的选择[11,12]。

（一）假体的特征

RCPI假体（Wright Medical–Tornier SAS, Bioprofile, Grenoble, 法国）是一体化成形设计，头和柄之间有15°的倾斜角（图28.8），非骨水泥固定。目前在售的假体头部直径为14mm（M号）和16mm（L号）。

（二）适应证和禁忌证

RCPI假体适用于SLAC、SNAC和SCAC的 3级和4级，以及Ⅳ级Kienböck病、近排腕骨切除术后失败和慢性月骨周围脱位或骨折脱位（图28.9）。禁忌证是复杂的局部疼痛综合征（CRPS）、感染、皮质骨质量差；炎症性关节炎以及依从性差的患者。

（三）手术技巧

1. 入路

以第四伸肌间室为中心，在腕背侧作纵行切口，背侧关节囊以近端为蒂作瓣状切开，显露桡腕关节[13]。分离保护骨间背神经的终末支，切除近排腕骨，有时还需要切除桡骨茎突（图28.10）。

2. 骨准备

在腕关节充分屈曲的情况下，用摆锯与头状骨长轴呈75°角进行头状骨头部截骨。头状骨近端截骨面要与桡骨远端月骨窝平行。在透视监测下，沿着中指掌骨轴线，向头状骨打入一枚直径1.5mm的克氏针作为导针。用中空RCPI扩孔器沿着克氏针对头状骨软骨下骨进行扩孔，直到扩孔器末端与头状骨截骨面平齐（图28.11）。用14或16mm的铰刀在头状骨髓腔进行扩髓，完成头状骨的准备工作，注意避免发生头状骨骨折。

3. 假体定位

在透视下确定试模的正确尺寸、位置，评估RCPI假体与桡骨远端月骨窝的匹配度。除了中立位常规透视外，还需要在最大桡偏位透视以排除是否存在桡腕撞击。在安装正式假体后，缝合背侧关节囊、伸肌支持带并关闭伤口。

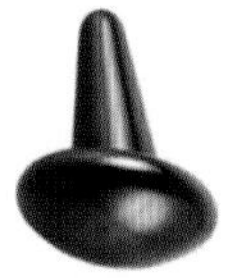

28

图 28.8　表面头状骨热解碳假体（RCPI）

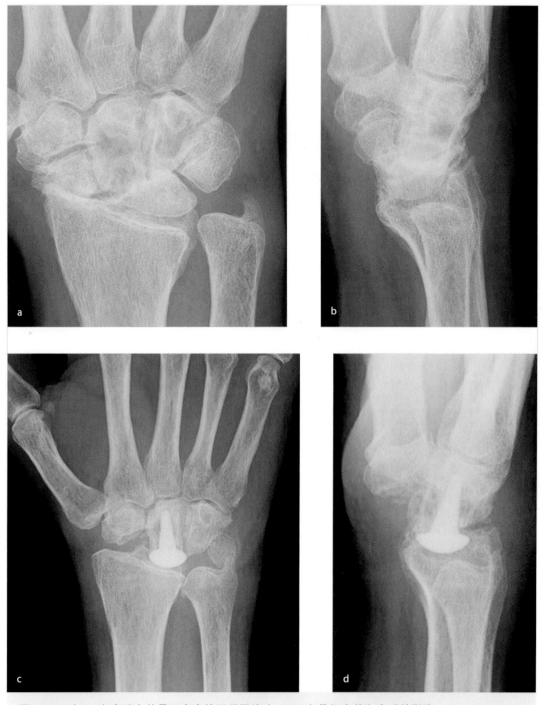

图 28.9　（a–d）右腕舟状骨不愈合伴严重塌陷（SNAC）Ⅲ级术前和术后的影像

4. 术后护理

使用塑料夹板将腕关节固定在背伸20°和尺偏15°位置4天。第5天开始，允许患者在
白天开始腕关节主动运动，夜间用夹板固定，持续3周。术后4周，开始对腕关节和手指

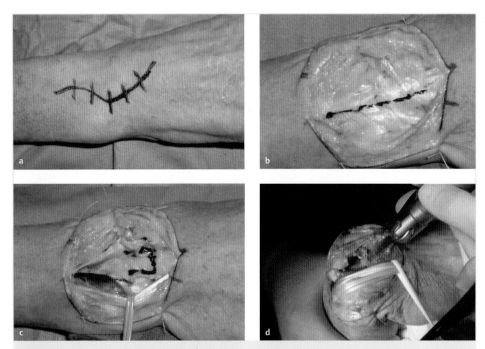

图 28.10　热解碳头状骨表面假体（RCPI）外科技术：入路和近排腕骨切除术。（a）腕背侧切口。（b）切开第四伸肌间室支持带。（c）切开背侧桡腕关节囊。（d）切除近排腕骨后，对头状骨近端进行最小限度截骨，以显露松质骨

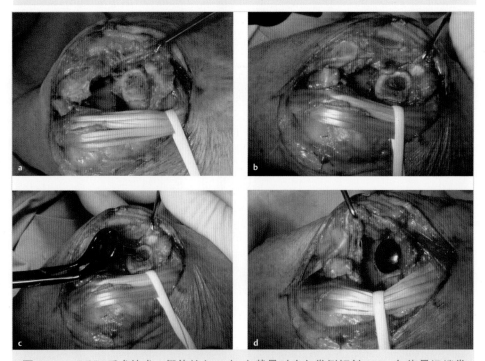

图 28.11　RCPI 手术技术：假体植入。（a）截骨时应向掌侧倾斜 15°，与桡骨远端掌倾角一致；（b）头状骨开孔用于 RCPI 柄的插入；（c, d）假体植入时要特别注意正确的假体方向，锐角是朝向背侧的

的屈伸肌腱进行电刺激（复合模式），每天21次，每次30分钟，用来改善ROM和握力。术后45天，患者恢复正常活动。

（四）文献结果

关于RCPI的文献很少。2011年，Fernandes等采用RCPI联合PRC治疗了一例有症状的Kienböck病Ⅳ级患者[14]，术后12个月，患者的疼痛和ROM得到明显改善。2011年Goubier等报道了7例（6例男性，1例女性）腕骨间关节炎和桡月骨关节炎的患者，采用RCPI联合PRC治疗，平均随访30个月（6～72个月）。术后平均疼痛VAS评分为4分（2～5分），平均握力为16kgf（5～20kgf），平均ROM为掌屈25°（20～40°），背伸30°（20～45°）。影像学上未发现腕关节脱位或者桡骨远端骨侵蚀。其中6例患者尽管腕关节活动度和握力有所下降，但对疼痛缓解感到满意[15]。2012年，Szalay等报道了5例接受PRC和RCPI联合治疗的晚期腕骨塌陷的患者，据报道患者的腕关节功能和活动度得到了改善，但也观察到有2例患者在影像学上有假体柄松动的迹象[16]。

2018年，Kopel[12]报道了33例患者（男性20例，女性13例，共35个腕关节）因为腕关节SLAC、SNAC和SCAC而接受PRC和RCPI联合治疗，平均随访30个月。术后平均疼痛VAS评分为2.8分，平均握力为24kgf，平均ROM为掌屈39°，背伸42°，尺桡偏31°（仅有平均值，无具体范围）。术后平均DASH评分为20；50%的患者对结果非常满意，22%的患者表示满意。在PRC和RCPI手术失败后，7例患者进行了部分关节融合术，2例患者进行了全腕关节融合术[12]。

（五）作者（Augusto Marcuzzi）的经验和推荐技术

从2004年3月到2018年11月，我们总共治疗了91例患者（男性76例，女性15例）的91个腕关节（右腕58个，左腕33个），平均年龄54岁（22～81岁）。适应证为：SNAC（40例）；SLAC（20例）；SCAC（15例）；Kienböck病（7例）；近排腕骨切除术失败（3例）；慢性经舟骨月骨周围骨折脱位（3例）；适应性舟状骨近端假体半脱位（2例）；痛风（1例）。

我们回顾了74例患者的病例资料，平均随访时间为63个月（14～134个月）。平均术后疼痛VAS评分从8.4分降到1.4分，31例患者疼痛完全缓解（VAS 0），平均握力从12kgf提高到22kgf，平均ROM分别从屈伸活动的52°提高到78°，从桡尺偏活动的16°提高到24°，平均DASH评分从57分降到8分。

影像学检查显示头状骨假体稳定，并且有50例患者假体与桡月窝非常适配。在19例患者中，发现假体略向尺侧移位（与位于桡月窝中心的假体宽度比较，小于其2/3），但是未出现与半脱位显著相关的临床症状，这可能是由于三角纤维软骨复合体（TFCC）的支持作用。2例SLAC Ⅲ期的患者在12个月内出现了尺腕撞击；1例改行了全腕关节融合术（图28.12）。只有1例出现了类似近侧指间关节（PIP）置换术常见的假体下沉。1例痛风患者在2年内由于假体周围有痛风石沉积，再次出现了腕关节僵硬。1例患者术后7年发生感染，取出了假体并植入含抗生素的骨水泥间隔器。研究中71例患者表示满意，只有3例患者不满意。

我喜欢这项技术，因为它可以很好地缓解患者的疼痛，并且保留了腕关节的活动度，在一定程度上可以提高握力，且根据报道满意度很高。我倾向于以第四伸肌间室底

28

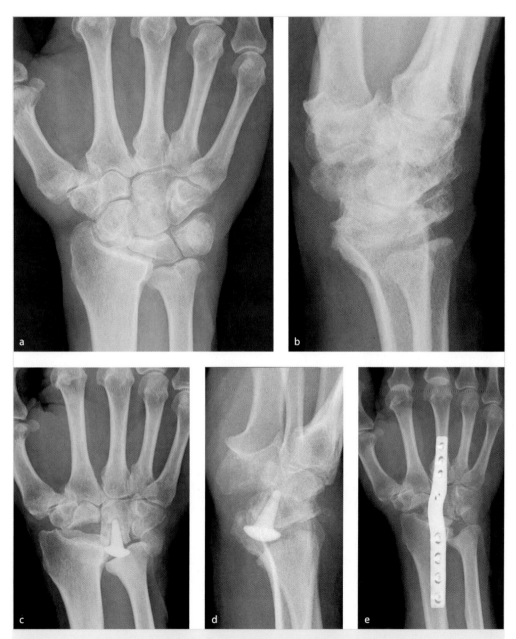

图 28.12 腕关节 SLAC Ⅳ期患者，20 年前因为月骨周围半脱位进行过切开复位。（a，b）术前 X 线片。（c，d）术后 24 个月 X 线片，提示腕关节尺侧不稳。（e）改行全腕关节融合术后的 X 线片

28

部为中心，以微小的矩形切口切开背侧关节囊，这样保留了背侧腕骨间韧带，且有利于术中的显露[17,18]。我认为还能让患者早期活动，即理论上在术后第4天就能获得较好的 ROM[13]。即使桡骨远端的月骨窝有些退行性变或磨损，该假体也能发挥它的作用[12-14]。

四、结论

Amandys假体和RCPI为腕关节OA的治疗提供了不同的思路，并且都能保持一部分腕关节活动度。中期随访结果令人满意，但是每个假体的适应证尚未明确，且两者之间似乎还有重叠。Amandys假体更适合用于腕关节破坏严重的病例，而RCPI更适合于PRC术后失败头状骨头部破坏的病例。

致谢

特别感谢Y.Tanwir博士和V.Lestienne博士提供了他们所做工作（Amandys假体）中尚未发表的一些数据。

参考文献

[1] Bellemère P. Pyrocarbon implants for the hand and wrist. Hand Surg Rehabil. 2018; 37(3):129–154

[2] Bellemère P, Maes-Clavier C, Loubersac T, Gaisne E, Kerjean Y. Amandys(®) implant: novel pyrocarbon arthroplasty for the wrist. Chir Main. 2012; 31(4):176–187

[3] Bellemère P, Al Hakim W, Le Corre A, Ross M. Pyrocarbon arthroplasty for Kienböck's disease. In: ain G, Lichtman D, eds. Kienböck disease. Springer International; 2016:271–284

[4] Bellemère P, Maes-Clavier C, Loubersac T, Gaisne E, Kerjean Y, Collon S. Pyrocarbon interposition wrist arthroplasty in the treatment of failed wrist procedures. J Wrist Surg. 2012; 1(1):31–38

[5] Daruwalla ZJ, Davies KL, Shafighian A, Gillham NR. Early results of a prospective study on the pyrolytic carbon (pyrocarbon) Amandys® for osteoarthritis of the wrist. Ann R Coll Surg Engl. 2012; 94(7):496–501

[6] Video of the surgical technique of Amandys arthroplasty. Available at https://youtu.be/HhZM-JlvJXs

[7] Pierrart J, Bourgade P, Mamane W, Rousselon T, Masmejean EH. Novel approach for posttraumatic panarthritis of the wrist using a pyrocarbon interposition arthroplasty (Amandys(®)): preliminary series of 11 patients. Chir Main. 2012; 31(4):188–194

[8] Tanwin Y, Maes-Clavier C, Lestienne V, et al. Medium-term outcomes for Amandys Implant: a 5-year minimum follow-up of 63 cases. J Wrist Surg. 2021 [published online ahead of print] DOI: 10.1055/s-0041-1726406

[9] Cugola L, Testoni R, Carita E, Dib G. Total wrist arthroplasty versus Amandys. J Hand Surg Eur Vol. 2015; 40E suppl 1:S64

[10] Bedeshi P, Folloni A, Landi A. Artrosi del polso. Riv Chir Mano. 1991; 28:39–65

[11] Marcuzzi A. Utilisation of RCPI prosthesis in post-traumatic chronic disease of wrist: technique of implantation and results. In: Allieu Y (ed.), Arthroplasties radiocarpiennes: 4èmeRencontres de l'IMM, Montpellier, Paris: Sauramps Medical; 2012:101–111

[12] Kopel L. Evaluation de implant RCPI en complément de la résection de la première rangée du carpe pour l'arthrose du carpe stade III et IV. Hand Surg Rehabil. 2018; 37:390–391

[13] Marcuzzi A, Leigheb M, Russomando A, Landi A. Personal technique for wrist dorsal approach. Acta Biomed. 2014; 85(2) Suppl 2:37–45

[14] Fernandes CH, Santos JBG, Nakachima LR, Hirakawa C, Faloppa F, Albertoni WM. Resurfacing capitate pyrocarbon implant (RCPI): an alternative treatment for aseptic necrosis of the stage IV of Litchmann' classification. A case report. J Orthop. 2010; 7:10–13

[15] Goubier JN, Vogels J, Teboul F. Capitate pyrocarbon prosthesis in radiocarpal osteoarthritis. Tech Hand Up Extrem Surg. 2011; 15(1):28–31

[16] Szalay G, Stigler B, Kraus R, Böhringer G, Schnettler R. Proximal row carpectomy and replacement of the proximal pole of the capitate by means of a pyrocarbon cap (RCPI) in advanced carpal collapse. Handchir Mikrochir Plast Chir. 2012; 44(1):17–22

[17] Marcuzzi A, Ozben H, Russomando A. The use of the pyrocarbon resurfacing implant in chronic wrist disorders. Hand Surg. 2014; 39E:611–618

[18] Marcuzzi A, Colantonio F, Petrella G, Ozben H, Russomando A. Stage IV Kienböck's disease: proximal row carpectomy and application of RCPI implant. Hand Surg Rehabil. 2017; 36(2):102–108

28

第 29 章　部分腕关节置换术：APSI、头月关节、豌豆三角关节和小指腕掌关节

Marc Leroy

【摘要】孤立型局限性腕关节病的治疗一直是一个挑战。近年来，热解碳假体的出现为解决这种潜在的复杂问题提供了一种可行的替代方案。

在本章中，我们将详细介绍部分腕关节置换术治疗大家所熟知的孤立性腕关节炎的病例：适应性近端舟状骨假体（APSI）在舟状骨骨不连晚期塌陷中的应用，头状骨热解碳插入式假体（Pi^2）和表面置换假体（RCPI）在孤立型头月关节病中的应用，以及Pyrocardan假体在豆三角骨关节病和创伤性小指腕掌关节炎中的应用。

这些关节置换术显示了较好的功能结果，在大多数情况下可以延缓骨关节炎的发生。另外，该技术与传统治疗方法（融合术、近排腕腕骨切除术）相比侵入性更小、更有回旋余地。

为了避免并发症（假体脱位）的发生，整个手术操作必须非常严格，术中需要进行动态影像透视，并保护好周围的软组织。

【关键词】热解碳，关节置换术，局限性腕关节炎

局限性腕关节炎一直是治疗的难点。近年来，热解碳假体的出现为其治疗提供了新的选择。由于其具有良好的力学性能和生物耐受性，因此非常适合用作插入式关节置换假体的材料[1]。

一、APSI：自适应舟状骨近端假体

（一）简介

热解碳材料的舟状骨近端假体（APSI）（Adaptive Proximal Scaphoid Implant）是由Péquignot和Allieu于2000年首次研发的[2]，据报道，这款假体是治疗因舟状骨近端骨不连和舟状骨骨不连晚期塌陷（SNAC）所引起腕关节病非常好的方法[2]。这种椭圆体形假体（图29.1）的作用是替代舟状骨近端以维持腕关节高度。假体有助于恢复近排腕骨均衡的力学分布，从而延缓退行性变（骨关节炎）的进展[1]。当保守治疗不再有效时，原则上是使用间隔物来保留腕关节的活动度，和维持桡侧柱的高度，进而阻止塌陷（图29.2a）。这种干预方法除了不会使舟状骨愈合外，不会排斥其他手术，即使手术失败，还可以采用其他的补救措施。

（二）假体置入和手术技巧

最常用的入路是桡侧或背侧入路，也可以采用掌侧入路，但不常见。我们更喜欢桡侧入路（图29.2b），桡侧入路可以使我们很容易地在同一切口完成桡骨茎突的切除。

如果选择桡侧入路，要保护好桡神经分支，从第1、2伸肌间室之间切开进入桡腕关节。若切除桡骨茎突，从茎突尖到截骨面的距离不要超过6mm，从而保护桡腕掌侧韧

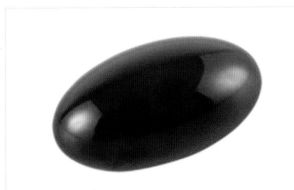

图 29.1　自适应舟状骨近端假体（APSI）

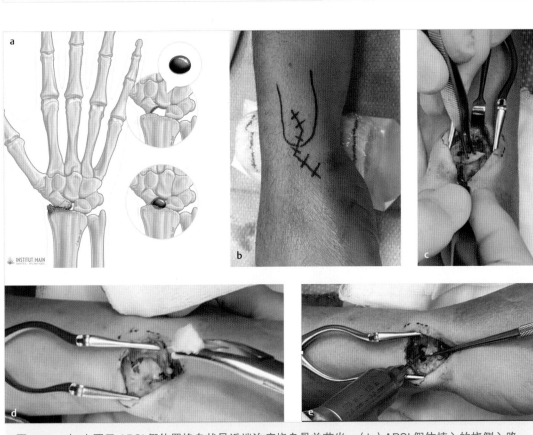

图 29.2　（a）图示 APSI 假体置换舟状骨近端治疗桡舟骨关节炎。（b）APSI 假体植入的桡侧入路。（c）桡骨茎突尖到截骨面的距离不要超过 6mm。（d）舟状骨近端切除术。（e）打磨舟状骨近端以匹配假体形状

带而不影响假体的稳定性（图29.2c）。舟状骨近端的切除范围取决于初始创伤：对于 SNAC，切除范围仅限于假关节（图29.2d）；对于 SLAC，我们建议尽可能少的截骨，从而使假体尽可能位于关节中心，且保留舟状骨的韧带止点。保留下来的舟状骨远端部分的近端，需要打磨掉尖刺以匹配假体的形状（图29.2e），其目的是提高假体的稳定性。重要的是去除后方任何可能产生凸轮效应并导致假体向前方半脱位或全脱位的碎骨

29

块。假体的大小通过术中X线透视来确定（图29.3）。目的是为了使假体在腕关节全范围运动时保持稳定，同时避免破坏腕关节近端Gilula弧线。如果有疑问，建议减小假体尺寸。为避免出现撞击，确保舟状骨近端截骨面在矢状位上平行于桡骨远端关节面是必要的。我们同时建议用动力摆锯去除一小部分头状骨头部，以防止与假体发生撞击。在试模测试完毕后，植入正式假体（图29.4）。完整缝合关节囊，必要时可以将关节囊缝在骨头上（图29.5）。用夹板或石膏将腕关节固定在中立位2周，然后换成可拆卸夹板，进行保护性功能锻炼4周。在术后6周鼓励患者开始在无任何固定约束的情况下锻炼。

（三）适应证和禁忌证

对于舟状骨骨不连无法对其近端进行重建时，例如骨折或桡舟骨关节炎，通常是SNAC的第Ⅰ～Ⅱ期，我们推荐APSI。对于SLAC而言，APSI的指征是不伴有腕骨塌陷的孤立型桡舟骨关节炎。对于出现腕骨塌陷，尤其是头状骨背侧半脱位时，我们非常谨慎，通常不建议使用APSI。中小型骨囊肿不是APSI的禁忌证，因为可以在术中使用舟状骨近端、桡骨茎突切除下来的骨块进行填充，或者用骨修复材料来填充。

（四）文献结果

多项研究已经证明了APSI假体在短期和中期的有效性，其可以在不影响腕关节活动度和握力的情况下较好地缓解患者的疼痛[2-9]。主要的并发症是脱位。对这些假体进行10年期的回顾性分析表明，12%的早期脱位主要是因为技术错误，9%的患者在术后3～9年内再次手术取出假体并进行腕间关节融合术[10]。目前缺乏对这项技术的长期随访结果，

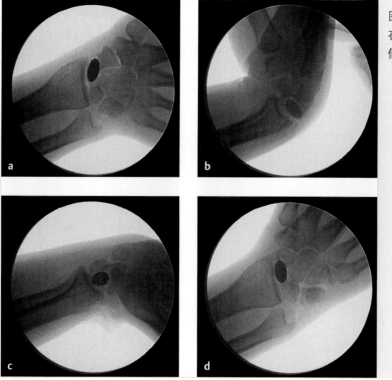

图29.3　（a-d）动态测试：在腕关节活动的各个方向假体都必须保持稳定

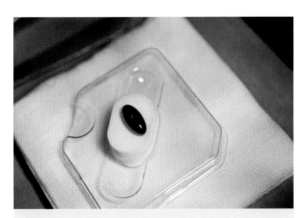

图 29.4 正式植入前的 APSI 假体

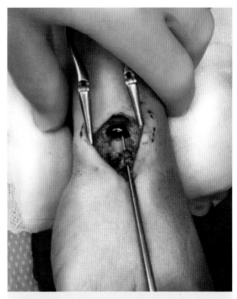

图 29.5 缝合关节囊

但热解碳的生物相容性已经得到了很好的证实，一项研究表明，它可以延缓腕关节其他部位关节炎的进展[11]。

（五）与其他技术的比较

与传统治疗方法(融合术、近排腕骨切除术)相比，APSI的创伤更小，更有补救的余地，一旦失败可以开展各种补救措施，包括其他传统治疗方法。

1. 舟状骨近端切除术和植入材料

单纯切除舟状骨近端，伴或不伴"软"材料（如硅胶、筋膜或肌腱）填充，不能阻止骨关节炎的进展和远期的腕关节塌陷[13-15]。

与舟状骨切除术和四角融合术相比[1,8,11]，APSI可以提供更好的腕关节活动度[11]和功能。除此之外，疼痛缓解、患者满意度和力量的改善与同类随访研究相似[16-19]。APSI似乎能使患者更快地恢复功能，但并发症的发生率更高[16-19]。

2. 近排腕骨切除术（PRC）

据报道，APSI能更好地缓解疼痛、恢复力量且患者满意度高，但尚无与PRC的比较研究发表[11-9]。此外，它是一种破坏性较小的技术，但APSI有较高的并发症发生率[3-7]。PRC似乎不太适合重体力劳动者，并且对于年轻患者而言，耐用性较差[18,19]。

3. 腕关节神经切断术

与全腕神经切断术相比，APSI可以提供更好的腕关节活动度，更好的疼痛缓解及腕关节功能，但在力量改善和患者满意度方面没有差异[20-22]。另外，APSI的并发症发生率更高。

4. 舟状骨近端的自体肋软骨移植

自体肋软骨移植替代舟状骨近端，用于治疗早期桡舟骨关节炎是一项很有吸引力的治疗方法。这种技术耗时较长，有供区损伤风险（全身麻醉、气胸），且效果似乎不如APSI好[23,24]。甚至在8年的随访中，作者发现76%的患者存在背侧植入骨块不稳定（DISI）[24]。

总之，我们建议在SNAC I和II期使用APSI：它不是一个创伤很大的手术，恢复时间相对较短。长期随访结果似乎非常好，可以延缓骨关节炎的进展。此外，即使操作失

29

败，还有进一步补救的方法。我们建议：在大多数情况下都要切除桡骨茎突；如果没有把握，可选择较小的假体；术中在透视下详细评估假体的活动度和稳定性。

二、头月关节置换术

（一）简介

当原发性骨关节炎（OA）、头状骨头部坏死或Fenton综合征（经舟骨头状骨骨折）破坏头月关节间隙时，使用热解碳假体如Pi^2（插入式热解碳假体）和RCPI（表面置换头状骨热解碳假体），进行非限制型头月关节插入式置换术，是部分腕关节融合术的一个替代选项。

（二）Pi^2 和 RCPI假体

Pi^{2}是一个椭圆形假体，9mm厚，共有两个尺寸（图29.6）。它最初是用来治疗拇指腕掌（CMC）关节炎的。RCPI是一种用于头状骨头部表面置换的半关节假体（图29.7）。一个去顶的球形头倾斜15°锚定在髓腔柄上，通过压配插入头状骨。

（三）手术技巧和适应证

手术采用背侧入路，为了保证背侧腕骨间韧带的完整性，关节囊横行切开。将头状骨头部截去几毫米（不超过5mm，以避免损伤非固有韧带），装入试模。与APSI类似，要注意在临床与影像学上都要保持"正常"的腕关节排列，特别是内侧腕关节间隙。通常选择比CMC置换小一点的假体。完整缝合关节囊以帮助维持假体稳定，特别是无柄的假体。腕关节在中立位用夹板或石膏固定2周，然后使用可拆卸夹板进行保护性功能锻炼4周。术后6周鼓励患者开始在无任何固定约束的情况下锻炼。

（四）文献结果和我们的经验

2010年，Dereudre等首次报道了热解碳假体RCPI的使用情况。随访22个月的结果显示患者获得了良好的临床结果，但在影像学上可以看到远排腕骨相对于近排腕骨向背侧移位。在随后的一项研究中报道了1例随访4年的15岁患者，结果令人鼓舞；该患者获得

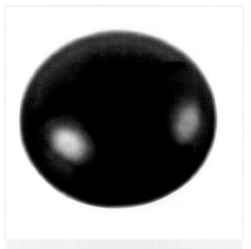

图 29.6　热解碳插入式假体（Pi^2）

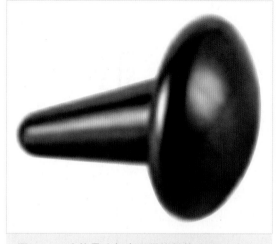

图 29.7　头状骨头部表面置换假体（RCPI）

了较好的关节活动度以及握力，并且恢复了体育运动[26]。我们发表的经验源自于3例患者，平均随访4.8年（1～8.2年）（表29.1），结果显示，患者的功能评分和疼痛有所改善，但活动能力改善不明显。目前我们已经在患者中使用该技术（未发表），其中有1例患者已经随访了10年（图29.8）。创伤后的患者即Fenton综合征，使用RCPI假体对头状骨头部进行表面置换已有报道[25,28]（表29.2）。虽然患者的功能评分良好，但活动度几乎没有改善。

表 29.1　在桡月关节置换术中 Pi² 假体的临床结果比较

	病例 1，29 岁，自发性骨坏死		病例 2，23 岁，创伤后骨坏死		病例 3，63 岁：骨关节炎	
	术前	术后	术前	术后	术前	术后
随访（月）		98		50		24
VAS	6	1	5	1	9	2
屈曲	40°	35°	70°	50°	60°	50°
伸展	30°	55°	30°	45°	40°	60°
RD	20	10	35	30	0	10
UD	20	30	10	20	25	30
握力（kgf）	8	12	26	43	12	22
DASH	68.18	25	45.45	25	72.73	2.27
PRWE	62	20	57.5	29	92	19

DASH：手臂、肩、手残疾评分；Pi²：碳纤维植入物；PRWE：患者相关腕关节评估量表；RD：桡偏；UD：尺偏

注：VAS = 视觉模拟评分 0 ～ 10

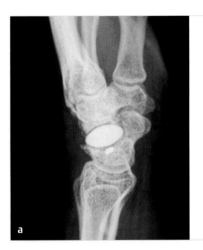
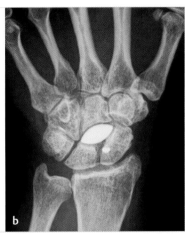

图 29.8 （a，b）特发性头状骨头部坏死，采用插入式热解碳假体（Pi²）置换术治疗随访 10 年（注意不透射线的位于舟状骨内的骨锚）

29

表 29.2　RCPI 治疗慢性 Fenton 综合征的临床结果

	病例 1，24 岁	病例 2，42 岁
随访（月）	64	48
握力（kgf）	36（90%）	38（90%）
屈曲	40°	40°
伸展	45°	50°
RD	15	15
UD	35	35
MWS	90	95
DASH	10	12

DASH: 手臂、肩膀和手部残疾评分；MWS：Mayo 手腕评分；RCPI：重新表面置换头状热解碳植入物；
RD：桡偏；UD：尺偏

总的来说，适应证很有限，但我们认为，在特定病例中还是起到一定作用的。

三、豌豆三角关节（PT）置换术

（一）简介

对于豌豆三角（PT）关节病而言，使用Pyrocardan假体进行PT界面的表面置换术，可以替代PT融合术或者更为传统的豌豆骨切除术(图29.7)。豌豆骨有一个小的略向前凹陷的关节面，与三角骨的远掌侧、较大的椭圆形略凸的关节面形成关节。这是一个髁状滑膜关节，有一层薄而松弛的关节囊，形成一个近端的大隐窝和一个远端的小隐窝。我们认为PT关节的形状很适合这种关节置换术。

（二）Pyrocardan假体

Pyrocardan假体是一种横截面为矩形的双凹形状假体（图29.9，图29.10）。有七种尺

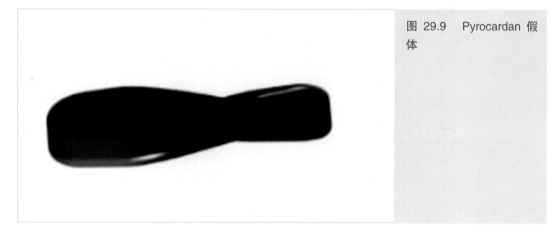

图 29.9　Pyrocardan 假体

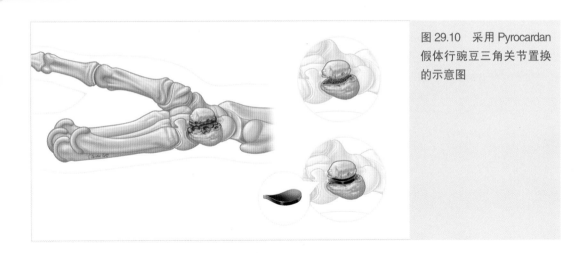

图 29.10 采用 Pyrocardan 假体行豌豆三角关节置换的示意图

寸可供选择，从XXS到XXL。假体尺寸与假体表面积有关。无论哪种尺寸，假体中心厚度为1mm，而假体边缘厚度为12～18mm，与假体尺寸成正比。

（三）手术技巧和策略

在豌豆三角关节（PT）的尺侧，做一长约3.5cm的弧形或Z形切口。显露尺侧腕屈肌腱(FCU)，在PT关节的尺侧纵行切开关节囊（图29.11a, b）。切除滑膜，移除疏松组织，抬起豌豆骨并向桡侧倾斜，用合适的剥离子评估关节囊的稳定状态，特别是其近端、远端和桡侧的强度。如果关节囊不完整或松弛，尽可能地对其进行加强。如果无法加强关节囊，我们建议最好是改变手术方案，通常是行豌豆骨切除术。在切除一切骨赘后，用摆锯或磨头对炎性关节表面的形状进行打磨，使三角骨和豌豆骨的关节面各自在远近端和内外侧方向呈凸起状，亦即需要与假体表面相匹配。使用假体试模以确定最佳尺寸（图29.11c），并在透视下对腕关节进行静态和动态的评估。假体在植入时，不要进行任何的压配，以避免出现骨性撞击，并严密闭合尺侧关节囊（图29.11d）。将腕关节用热成形夹板持续性固定在中立位2周。然后间断性使用可拆卸夹板，鼓励患者进行活动。从术后第4周逐渐开始轻体力活动。6周后，允许患者进行完全不受限制的功能锻炼（图29.11a）。

（四）我们的经验及结果

我们的经验是基于14例没有失败的案例。前8例患者的结果在平均随访2.8年(1.2～4.4年)后发表(见表29.3和表29.4)。疼痛VAS评分从8分降到2分（10分），握力增加了22%，关节活动度得到改善，尤其是桡尺偏（+47%）。术后平均Mayo腕关节评分（MWS）、QuickDASH评分和PRWE评分，分别为89分、18分和20分。据报告所有患者对结果满意或非常满意。在术后进行第一次X线检查时发现1例早期脱位（图29.12）；后来对假体进行重新复位，加强缝合近端关节囊，这里是豌豆三角关节囊最薄弱的部分。到目前为止，尚未有关于这类假体的其他报道。与豌豆骨切除术相比，我们认为热解碳插入式关节置换术由于保留了豌豆骨，创伤更小，预期可获得可靠的临床结果。

29

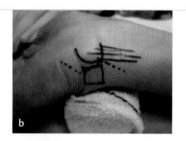
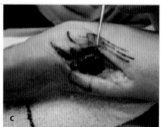
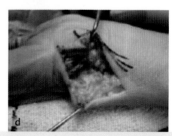

图 29.11　（a）Pyrocardan 假体植入豌豆三角关节的侧位片。（b–d）手术入路及假体植入过程

表 29.3　使用 Pyrocardan 假体治疗脊柱关节炎的临床结果

病例	疼痛 (VAS)	活动性（患侧 / 健侧 ROM 的百分比）		握力, kg (%/CL)	满意度	评分（术前）MWS QDASH PRWE
1	无（0）	F/E=85°–60°（100%）	RI/ UI=20°–50°（116%）	28（140%）	非常满意	100 9.1 4
2	无（0）	F/E=80°–70°（90%）	RI/ UI=0°–60°（100%）	18（100%）	非常满意	100 9.1 2
3	间歇性疼痛（5）	F/E=70°–60°（96%） RI/UI=10°–50°（120%）		28（140%）	满意	75 47.7（65.9） 58.5（75.5）
4	间歇性疼痛（2）	F/E=50°–65°（85%） RI/UI=35°–50°（100%）		30（86%）	非常满意	65 40.9 43
5	无（0）	F/E=X RI/UI=X		X	非常满意	X4.5 8（79.5）
6	无（0）	F/E=70°–70°（100%） RI/UI ¼ 35°–50°（121%）		20（133%）	非常满意	100 18.2（75） 8.5（83.5）

续表

病例	疼痛 (VAS)	活动性（患侧 / 健侧 ROM 的百分比）		握力，kg (%/CL)	满意度	评分（术前）MWS QDASH PRWE
7	无（0）	F/E=75°–50°（100%） UI=20°–50°（100%）	RI/	45（112.5%）	非常满意	100 13.6 4
8	间歇性疼痛（5）	F/E=50°–55°（95%） UI=10°–20°（75%）	RI/	10（55.5%）	非常满意	70 20.5（63.6） 56.5（73）
结果	平均 VAS=2 62.5% 无痛	F/E=70°–63°（99%） RI/UI=21°–51°（111%）		27 ± 9（113%）	87.5% 非常满意，12.5% 满意	MWS=89 ± 15 QDASH=18 ± 17 PRWE=20 ± 21

CL: 对侧；E: 伸展；F: 屈曲；MWS: Mayo 腕部评分；PRWE: 患者分级腕部评估；QDASH: 手臂、肩、手功能障碍快速评分；RI: 桡偏；ROM: 活动范围；UI: 尺偏；VAS: 视觉模糊量表。

注：X 表示无数据。

表 29.4　Pyrocardan 假体治疗豌豆三角关节炎的术前和术后结果比较

病例	术前（%/CL）	术前随访 2.8 年（%/CL）	从术前到术后的获益（%）
F	65°（89）	70°（96）	
E	63°（102）	63°（101）	
ROM F–E	128°（95）	133°（99）	+5°（4）$P=0.8$
RI	12°（71）	21°（126）	
UI	30°（62）	51°（106）	
ROM RI–UI	42°（64）	72°（111）	+30°（47）$P=0.3$
握力（kgf）	22kg（91）	27kg（113）	+5kg（22）$P=0.2$
疼痛 VAS	8	2	–6（75）$P<0.5$
QDASH	68	18	–50（74）$P<0.5$
PRWE	78	20	–58（74）$P<0.5$
MWS	57	89	32（56）$P<0.5$

CL: 对侧；E: 伸展；F: 屈曲；MWS: Mayo 腕部评分；PRWE: 患者分级腕部评估；QDASH: 手臂、肩、手功能障碍快速评分；RI: 桡偏；ROM: 活动范围；UI: 尺偏；VAS: 视觉模糊评分。

29

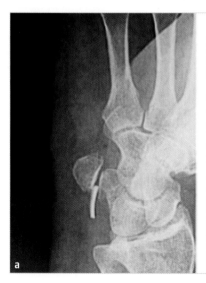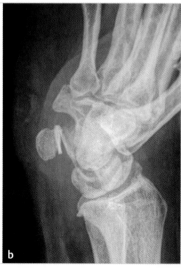

图 29.12　（a）Pyro-cardan 假体早期半脱位。（b）重新复位后随访 2 年

四、小指腕掌关节置换术

（一）简介

小指的腕掌关节（CMC）在骨折或者脱位后有可能发展为有症状的关节炎。目前已经有多种手术方法，包括关节融合术、关节切除成形术和假体置换术[30-35]。

（二）目前的手术方式

小指掌骨与钩骨的关节融合术可以缓解疼痛，但是会导致关节活动能力的丧失。小指 CMC 关节切除成形术伴或不伴软组织填充，可能因撞击产生疼痛。小指 CMC 关节的切除成形术以及环小指掌骨干融合术可能会限制掌骨的运动，理论上可能会导致环指 CMC 关节的过度负荷[30]。此外，关节融合术存在骨不连或延迟愈合的风险，通常需要术后制动[31]。也曾使用过硅胶假体，但所有假体的风险它都有，且不具备坚强的承载能力[34-36]。

（三）我们的手术入路和策略

我们已经开始使用 Pyrocardan 假体进行环指、小指的 CMC 关节置换术（图 29.13a）。手术采用背侧入路（图 29.13b），于伸指肌腱和尺侧腕伸肌腱（ECU）之间纵行切开关节囊，去除所有骨赘，用摆锯（图 29.13c）和骨锉对关节面进行打磨，使之成为双凸面。放入假体试模，在静态和动态透视下确定最合适的假体尺寸（图 29.13d，图 29.14）。最后植入正式假体，并缝合关节囊（图 29.13e）。用石膏将腕关节固定于中立位 2 周。在紧接的 4 周里换成可拆卸夹板进行轻度的体力活动。6 周后，允许患者去除固定进行功能锻炼。我们治疗的前 12 例患者的结果是令人鼓舞的（未发表），患者的疼痛明显缓解，力量得到改善，并重新投入工作。到目前为止，这些患者都未进行过翻修。

五、结论

虽然符合手术适应证的并不常见，但在我们的实践中，使用热解碳假体进行部分腕

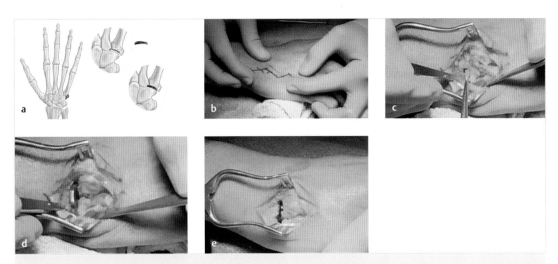

图 29.13　（a）小指腕掌关节采用 Pyrocardan 假体置换的示意图。（b）手术入路。（c）关节准备。（d）试模。（e）安装正式假体，缝合关节囊

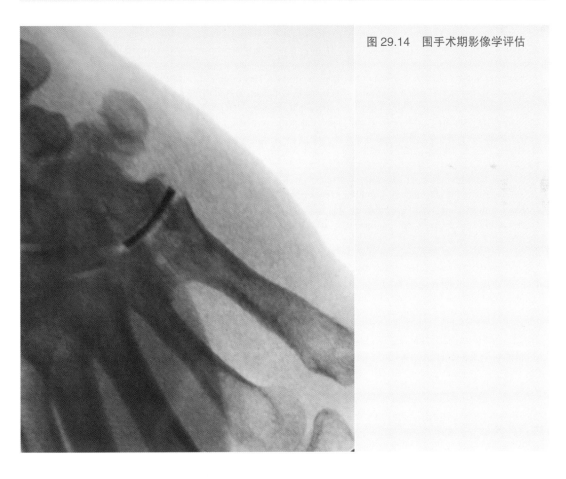

图 29.14　围手术期影像学评估

关节置换术的结果令人鼓舞。而且，即使手术失败，也可以通过传统的手术方式进行翻修。大多数情况下，假体不是直接固定在骨骼上，因此没有骨与假体之间的稳定性问

题。除了良好的手术技术外，选择合适的适应证也是非常重要的。此外，所有这些手术技术都有明显的学习曲线。

参考文献

[1] Bellemère P. Medium-and long-term outcomes for hand and wrist pyrocarbon implants. J Hand Surg Eur Vol. 2019; 44(9):887–897

[2] Pequignot JP, Lussiez B, Allieu Y. A adaptive proximal scaphoid implant. Chir Main. 2000; 19(5):276–285

[3] Grandis C, Berzero GF, Bassi F, Allieu Y. Prime esperienze di utilizzo in Italia della protesi parziale di scafoide APSI. Riv Chir Mano. 2004;41:36–42

[4] Grandis C, Berzero GF. Partial scaphoid pyrocarbon implant: personal series review [abstract]. J Hand Surg Eur Vol. 2007; 32:S95

[5] Daruwalla ZJ, Davies K, Shafighian A, Gillham NR. An alternative treatment option for scaphoid nonunion advanced collapse (SNAC) and radioscaphoid osteoarthritis: early results of a prospective study on the pyrocarbon adaptive proximal scaphoid implant (APSI). Ann Acad Med Singapore. 2013; 42(6):278–284

[6] Bellemère P, Bouju Y, Chaise F, et al. Pseudarthrose du scaphoïde: résection proximale et interposition d'un implant en pyrocarbone, à propos de 20 cas. Chir Main. 2011; 30:429–430

[7] Lima Santos F, Oliveira M, Santos Pereira R, Frias M, Ferreira A, Canela P. Proximal scaphoid hemiarthroplasty for the treatment of post-fracture avascular necrosis of the proximal pole. Chir Main. 2015; 34:353

[8] Dreant N, Pequignot JP, Fernadez J. L'implant APSI: indications et résultats. Chir Main. 2015; 34:353

[9] Pequinot JP, Allieu Y. Pyrocarbon proximal scaphoid implant allowing adaptive mobility (APSI) in proximal scaphoid pseudarthrosis. In: Driver M, ed. Coating for biomedical applications. Woodhead Publishing; 2012:298–306

[10] Gras M, Wahegaonkar AL, Mathoulin C. Treatment of avascular necrosis of the proximal pole of the scaphoid by arthroscopic resection and prosthetic semi-replacement arthroplasty using the pyrocarbon Adaptive Proximal Scaphoid Implant (APSI): long-term functional outcomes. J Wrist Surg. 2012; 1(2):159–164

[11] Aribert M, Bouju Y, Chaise F, Loubersac T, Gaisne E, Bellemère P. Adaptive Proximal Scaphoid Implant (APSI): 10-year outcomes in patients with SNAC wrists. Hand Surg Rehab. 2019; 38(1):34:43

[12] Stanley J, Klawitter J, More R. Replacing joints with pyrolytic carbon. In: Revell PA, ed. Joint replacement technology. Woodhead Publishing; 2008:631–656

[13] Garcia-Elias M, Goubier JN. Arthrodèse radioscapholunaire avec excision du scaphoïde. Chir Main. 2008; 27(5):227–231

[14] Vinnars B, Adamsson L, af Ekenstam F, Wadin K, Gerdin B. Patient-rating of long term results of silicone implant arthroplasty of the scaphoid. Scand J Plast Reconstr Surg Hand Surg. 2002; 36(1):39–45

[15] Smeraglia F, Ciaramella G, Cerbasi S, Balato G, Mariconda M. Treatment of proximal scaphoid non-union by resection of the proximal pole and palmaris longus interposition arthroplasty. Handchir Mikrochir Plast Chir. 2015; 47(3):171–174

[16] Bain GI, Watts AC. The outcome of scaphoid excision and four-corner arthrodesis for advanced carpal collapse at a minimum of ten years. J Hand Surg Am. 2010; 35(5):719–725

[17] Neubrech F, Mühldorfer-Fodor M, Pillukat T, Schoonhoven Jv, Prommersberger KJ. Long-term results after midcarpal arthrodesis. J Wrist Surg. 2012; 1(2):123–128

[18] Richou J, Chuinard C, Moineau G, Hanouz N, Hu W, Le Nen D. Proximal row carpectomy: long-term results. Chir Main. 2010; 29(1):10–15

[19] Wagner ER, Bravo D, Elhassan B, Moran SL. Factors associated with improved outcomes following proximal row carpectomy: a long-term outcome study of 144 patients. J Hand Surg Eur Vol. 2016; 41(5):484–491

[20] Rothe M, Rudolf KD, Partecke BD. Langzeitergebnisse nach Handgelenkdenervation bei fortgeschrittenem karpalem Kollaps (SLAC-/SNAC-Wrist Stadium II und III). Handchir Mikrochir Plast Chir. 2006;38(4):261–266

[21] Simon E, Zemirline A, Richou J, Hu W, Le Nen D. La dénervation totale du poignet : une étude rétrospective de 27 cas au recul moyen de 77 mois. Chir Main. 2012; 31(6):306–310

[22] Hohendorff B, Mühldorfer-Fodor M, Kalb K, von Schoonhoven J, Prommersberger KJ. Langzeitergebnisse nach Handgelenkdenervation. Unfallchirurg. 2012; 115(4):343–352

[23] Lepage D, Obert L, Clappaz P, Hampel C, Garbuio P, Tropet Y. Arthrose radio-scaphoïdienne traitée par autogreffe ostéocartilagineuse après résection proximale du scaphoïde. Rev Chir Orthop Repar Appar Mot. 2005; 91:307–313

[24] Obert L, Lepage D, Ferrier M, Tropet Y. Rib cartilage graft for posttraumatic or degenerative arthritis at wrist level: 10-year results. J Wrist Surg. 2013; 2(3):234–238

29

[25] Dereudre G, Kaba A, Pansard E, Mathevon H, Mares O. Avascular necrosis of the capitate: a case report and a review of the literature. Chir Main. 2010; 29(3):203–206

[26] Jagodzinski NA, Taylor CF, Al-Shawi AK. Pyrocarbon interposition arthroplasty for proximal capitate avascular necrosis. Hand (N Y). 2015; 10(2):239–242

[27] Ferrand M, Bellemère P. Pyrocarbon interposition after capitate head resection. J Wrist Surg. 2013; 2(4):351–354

[28] Marcuzzi A, Ozben H, Russomando A, Petit A. Chronic transscaphoid, transcapitate perilunate fracture dislocation of the wrist: Fenton's syndrome. Chir Main. 2013; 32(2):100–103

[29] Bellemère P, Aribert M, Choughri H, Leroy M, Gaisne E. Treatment of piso-triquetral arthritis by pyrocarbon interposition arthroplasty. J Wrist Surg. 2018; 7(1):2–10

[30] Clendenin MB, Smith RJ. Fifth metacarpal/hamate arthrodesis for posttraumatic osteoarthritis. J Hand Surg Am. 1984; 9(3):374–378

[31] Dubert TP, Khalifa H. "Stabilized arthroplasty" for old fracture dislocations of the fifth carpometacarpal joint. Tech Hand Up Extrem Surg. 2009; 13(3):134–136

[32] Gainor BJ, Stark HH, Ashworth CR, Zemel NP, Rickard TA. Tendon arthroplasty of the fifth carpometacarpal joint for treatment of posttraumatic arthritis. J Hand Surg Am. 1991; 16(3):520–524

[33] Black DM, Watson HK, Vender MI. Arthroplasty of the ulnar carpometacarpal joints. J Hand Surg Am. 1987; 12(6):1071–1074

[34] Green WL, Kilgore ES, Jr. Treatment of fifth digit carpometacarpal arthritis with Silastic prosthesis. J Hand Surg Am. 1981; 6(5):510–514

[35] Proubasta IR, Lamas CG, Ibañez NA, Lluch A. Treatment of little finger carpometacarpal posttraumatic arthritis with a silicone implant. J Hand Surg Am. 2013; 38(10):1960–1964

[36] Pruzansky JS, Goljan P, Bachoura A, Jacoby SM, Culp RW. Little finger carpometacarpal arthroplasty technique and result in 3 cases. J Hand Surg Am. 2014; 39(9):1734–1738

29

第 30 章　腕关节置换翻修术

Sumedh C. Talwalkar, Matthew Ricks, Ian Trail

【摘　要】腕关节置换术失败后的处理是一个重大的挑战。与腕关节融合术相比，腕关节翻修术治疗全腕关节置换术后失败，在理论上具有可保留关节活动度的优势。全腕关节置换术后翻修的远期疗效目前尚不清楚，假体松动、不稳定和其他并发症都是值得关注的问题。在缺乏足够骨量的情况下，腕关节融合术是很难进行的，除大多数的低需求患者外，切除性关节成形术的疗效不佳。虽然为特定的患者进行关节置换翻修术是合理的，但仍建议对患者进行定期的临床和影像学随访。

【关键词】腕关节置换翻修术；腕关节假体翻修；腕关节假体生存率；打压植骨术

一、概述

据预测，未来上肢关节置换术的需求将超过髋关节和膝关节置换术[1]。在没有关节登记系统的情况下，很难估计在英国或其他大多数欧洲国家有多少初次关节置换术。目前，每年开展的上肢关节置换的数量要比下肢关节置换少得多。很多外科医生可能仅开展了少量的复杂手术，但从长远来看增加了翻修的负担，并由此带来了挑战。失败的全腕关节置换的处理是非常困难的，且患者可能是合并系统性疾病的老年人。

全腕关节置换（TWA）失败后的治疗选择包括挽救性腕关节融合术，切除性关节成形术，关节置换翻修术。由于骨量的丢失，全腕关节置换失败后行腕关节融合术在技术上是困难的。除了低需求患者外，切除性关节成形术由于关节的稳定性丢失，导致握力减弱，因而疗效不佳。文献研究发现，在短期随访中腕关节置换翻修术与腕关节融合术疗效相当，但患者更看重置换术后所获得的关节活动度，而不是要一个融合的腕关节[2]。Ryu等[3]对40例患者的研究表明，腕关节的运动范围恢复到最大活动度的70%，才可以使患者完成所有工作。

二、腕关节置换术失败的原因

（一）感染

与所有关节置换失败一样，腕关节置换术失败也必须高度怀疑是否发生了感染。事实证明，低毒性感染是很难诊断的，尤其像常导致肩关节置换失败的痤疮丙酸杆菌感染。研究表明，感染已经成为一些全腕关节置换失败的原因，但似乎并不像肩关节中那么常见[5]。已经证实痤疮丙酸杆菌（P. acnes）在肩带和腋窝周围的浓度最高，而非腕关节，但它仍然是一个潜在的危险因素[6,7]。关节置换翻修术围手术期感染的检测是很困难的，其特点是敏感性高但特异性低[4]。排除或诊断感染常见的方法是结合临床症状、血中的感染标志物，有时需要抽吸或组织活检进行微生物培养。如果怀疑有感染和假体松动，与其他关节置换术一样，需要分两期进行翻修而不是简单的更换假体。两期手术包括一期取出疑似感染的假体，并临时放置一个含抗生素的填充物。通常在6~8周后，二期再进行假体植入，具体时间取决于致病菌类别和抗生素敏感性。

30

（二）无菌性松动

在没有感染的情况下，假体松动可能是由于初始固定不稳定、随着时间推移固定物的机械性能失效，或继发于粒子诱导的骨溶解所导致的生物固定失效。松动或骨重吸收可能是由于假体对周围骨施加的应力造成的。全腕关节置换术后假体松动会引起疼痛和不稳定，可能需要关节翻修术（图30.1，图30.2）。

回顾性分析我中心220例全腕关节置换术患者，他们主要是类风湿关节炎患者（92%）。其中25例确定需要进行翻修手术。在我们的研究中，全腕关节置换术后翻修最常见的原因是远端假体组件松动[8]。在Retting和Beckenbaugh的研究中显示了类似的松动类型，大多数需要翻修的是假体远端组件的松动[9]。

Boeckstyns 和 Herzberg回顾性分析了44例使用Re-Motion全腕关节假体（Small Bone创新公司）的连续病例。他们发现假体周围透亮带（大于2mm）在桡骨侧有16例，而腕骨侧有7例（图30.3，图30.4）。这些透亮带是逐渐形成的，无论最初诊断是什么，都邻近假体组件，且似乎大多数患者在1～3年的时间内趋于稳定。他们发现，少部分患者假体周围骨吸收的面积明显更大。其研究结果证明透亮带不一定与假体的松动有关；只有5个腕骨假体

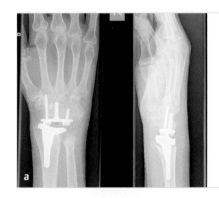
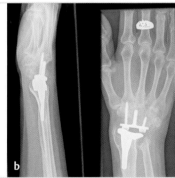

图 30.1 （a，b）术后 10 年 Universal II 假体无菌性松动，表现为疼痛越来越严重和活动度丢失

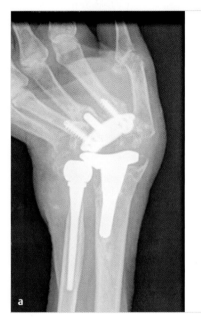
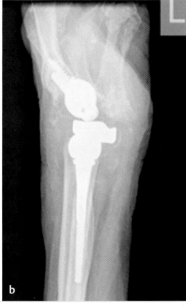

图 30.2 （a，b）1 例多发类风湿性关节炎患者，术后 9 年由于假体周围骨溶解（尺骨头置换术）导致假体无菌性松动。尺骨头假体难以取出，需要截骨

30

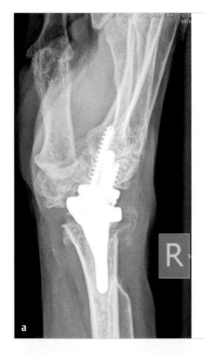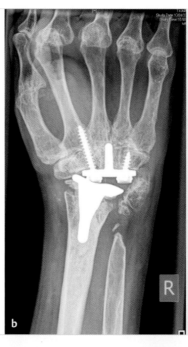

图 30.3　（a, b）另外 1 例无症状患者，随访 2 年时桡骨组件假体周围出现透光带

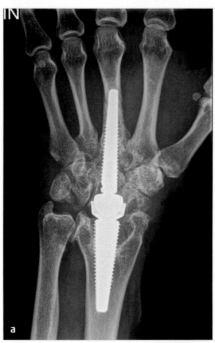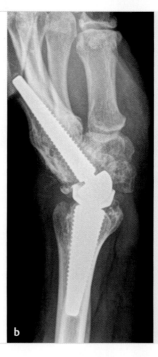

图 30.4——（a, b）5 年时出现无菌性松动，由 Toni Luokkala 博士提供

30

和 1 个桡骨假体发生沉降或倾斜。他们建议对 TWA 假体进行密切而连续的观察，尤其是放射影像中的透亮带。类似的现象也被证明出现在尺骨头置换中，它没有人工假体组件形成的铰链关节。这种吸收现象似乎在 6 个月至 1 年后趋于稳定，可能是由于应力遮挡[10]。

　　Packer 等的研究使用的是 Motec 非骨水泥、模块化设计、金属对金属的球窝式腕关节假体，发表了很有希望的中期随访结果。Rokkum 等回顾性分析了 57 例同一关节置换术的晚期关节炎患者，他们报告10年的假体生存率为86%，这表明Motec的全腕关节置换术可以为年轻活跃的患者提供长期不受限制的手部功能。最近，Reito等报告了两例出现早期严重失败的患者。1例失败是继发于金属碎片（图30.5），另1例失败被认为是由于对聚醚醚酮的不良反应。第一例患者血中钴铬水平升高，磁共振（MRI）显示了边界清晰的假瘤征象。另一例患者由于臼杯的不良磨损，有大量聚醚醚酮颗粒释放到关节周围的滑膜组织中，在滑膜内形成一个液性囊肿，囊内壁呈黑色，滑液中是以弥漫性淋巴细胞为主的炎症反应。作者建议对患者进行定期随访，包括X线片和钴铬离子水平监测，并对使用Motec假体行全腕关节置换术的患者进行低阈值横断面成像。

双轴假体和Universal Ⅱ型假体在桡骨远端区域有5个区，在掌骨和腕骨区域有6个区（图30.6）。

（三）假体断裂

这是一种继发于假体松动的罕见表现。在我们的病例中，有三个假体断裂：两个是固定远端组件的螺钉断裂，一个是栓钉与底座连接处断裂（图30.7）。所有这些假体都可以采用全腕关节置换翻修术进行挽救。

（四）生物力学不匹配

像所有非限制性假体一样，全腕关节置换术的成功取决于残存的骨量。在类风湿性关节炎患者中，骨储备的保护尤为重要。充分的软组织松解，对确保充分显露和假体平

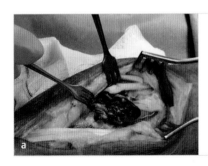
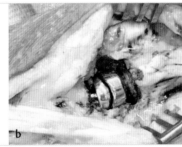

图 30.5　（a，b）在松动假体周围探查到金属颗粒。由 Toni Luokkala 博士提供

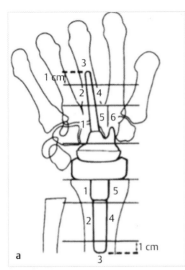
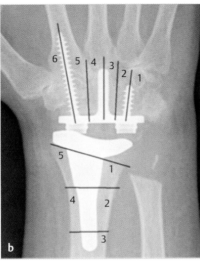

图 30.6　（a）双轴和（b）Universal Ⅱ假体的松动分区。引自：Pinder E. M., Chee K. G., Hayton M. et al. Survivorship of Revision Wrist Replacement. Journal of Wrist Surgery 2018; 07（01）: 018–023

30

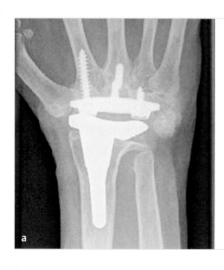
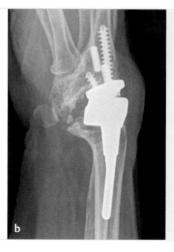

图 30.7　（a、b）栓钉断裂（Universal Ⅱ）

衡至关重要。根据我们的经验，当手腕严重变形时，通常需要松解掌侧关节囊和进行肌腱转位。这是基于我们在初次全腕关节置换中处理严重畸形的经验，尽管我们在翻修手术方面的经验有限。在我们的患者中，有1例患者因桡骨远端截骨不充分，在术后4个月时进行了翻修手术[12]。Vogelin和Nagy回顾了Meuli全腕关节置换术失败的一组患者。他们报告认为，失败是由机械失效和软组织问题共同导致的[11]。Stringer等发表了23例类风湿性关节炎使用Swanson硅胶假体的患者研究结果，显示假体断裂率大于50%，翻修率为30%。颗粒性腱鞘滑膜炎和影像学上不稳定性的恶化是导致翻修手术的原因。Swanson假体腕关节置换术具有重要的历史意义。

三、骨缺损的处理

（一）骨移植

在进行全腕关节置换翻修术时，可能会有相当大的骨缺损，特别是在其他固定良好的假体周围。巨大的骨缺损使重新植入假体变得非常困难。在缺乏稳定骨固定的情况下所获得的假体稳定很可能会导致早期失败。填充骨缺损可行的方法包括自体骨移植和同种异体骨移植。自体骨的骨量有限，而同种异体骨的供应量要大得多，但有一定程度的感染风险以及缺乏生物活性。对骨缺损进行植骨可以一期完成，也可以二期植骨。在骨缺损较大的情况下行一期植骨，稳定性可能是一个挑战。在二期植骨操作中，将骨打压植入缺损处并使它们成为一体，通常需要8～12周，直到植入骨与骨床融合，再行假体植入。融合情况需要通过影像学检查进行评估，直到显示移植骨与邻近松质骨结合为一体。

（二）腕关节融合术

腕关节融合术是一种公认的、最近比较流行的治疗全腕关节置换失败的挽救性手术。腕关节融合可以提供一个稳定的腕关节，但由于在恢复腕关节高度、获得稳定的固定和实现骨性融合方面存在一些困难，因此也面临持续的挑战。融合术中常规进行强化植骨以促进愈合，而且需要处理残余的关节软骨以使其能达到骨性融合。在骨融合过程中，通常需要在腕关节背侧放置一块横跨掌骨基底部和桡骨远端的钢板来维持稳定。Carlson和Simmons对12例腕关节置换失败翻修病例进行的研究表明，所有患者均能实现

30

骨性融合。他们使用来自股骨头的大块异体骨和自体髂骨联合植骨，能够实现基本无痛性融合[14]。尽管这些结果是有保证的，但代价是腕关节活动度的丧失（图30.8）。嵌入式骨移植术是一种有用的技术，可以恢复腕关节高度、改善屈伸肌腱功能，进而恢复握力。然而，如果存在大量骨缺损，过度延长会导致正中神经的问题，并且由于延长固定现象，导致肌腱偏移减少，这与慢性筋膜室综合征中发生的情况差不多。

（三）关节切除成形术

切除性腕关节成形术会导致关节不稳定，并伴随明显畸形，因而导致手部功能不佳。这种方法我们只推荐给有严重合并症或有大量证据表明有活动性感染的患者，因为这些患者不适合接受融合或翻修手术（图30.9）。

（四）腕关节置换术翻修方式总结

全腕关节假体移除后的外科选择，仅限于关节置换翻修术、切除性关节成形术和腕

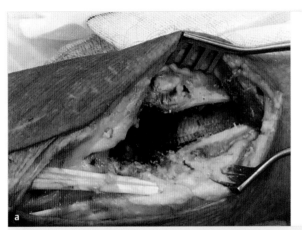
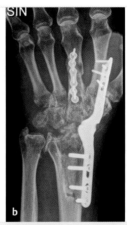
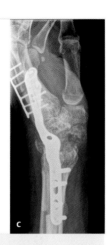

图 30.8　（a-c）全腕关节假体取出后出现大量骨缺损，随后进行了融合术。由 Toni Luokkala 博士提供

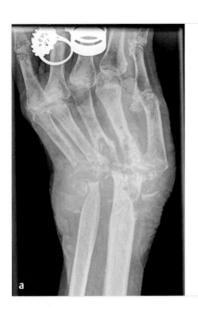
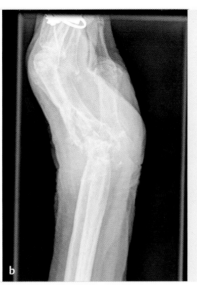

图 30.9　（a，b）关节切除成形术后大面积骨丢失

关节融合术。目的是提供一个稳定的关节以恢复功能。

四、关节置换术的翻修

（一）技巧

在Wrightington医院，原始的（经典的）背侧入路是通过背侧第3间室进入腕关节。这个入路允许在必要时"Z"形延长伸肌支持带，可以用一个倒"T"形切口打开关节，暴露假体。如上所述，在取出假体的过程中，需要特别注意保存骨量。我们使用同种异体股骨头骨块来增强固定，并使用骨水泥来填充假体植入后的任何间隙。图30.10显示了使用颗粒骨移植和骨水泥填充去除假体后留下的巨大空隙。

这里描述了几种对骨量减少伴骨皮质破坏的外科处理方案，从跨过骨缺损的长柄定制假体、同种异体皮质骨结构性植骨、异体骨-假体复合材料，到打压植骨。骨量丢失的严重程度与翻修手术的困难程度呈正比。手术应达到双重目的，一是为翻修假体提供机械稳定性，二是在生物学力上有助于恢复骨量。在没有长柄或定制假体的情况下，我院所采用的方案是打压植骨技术。

（二）操作步骤

步骤1：准备植骨材料

将新鲜冷冻未处理的股骨头用于同种异体骨移植。用咬骨钳去除软骨并使其去皮质。用碎骨钳咬成豌豆大小的松质骨块，而不是用骨头粉碎机。这样做是为了获得各种大小不等的骨粒用于打压植骨（图30.11）。

步骤2：冲洗植骨材料

将移植骨材料在温盐水中冲洗数次，以洗去骨髓脂肪。制备好的骨材料呈现多孔状，这种特性可以使植入物更好地与宿主骨融合。

步骤3：准备髓腔

使用刮匙和手术刀剥离相结合的方法来清除关节和髓腔内的所有碎片。

步骤4：打压植骨

使用水泥塞将髓腔变成一个坚硬但多孔的封闭区域。插入假体试模以评估骨缺损的

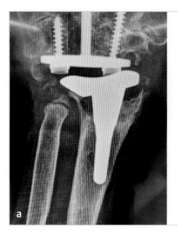
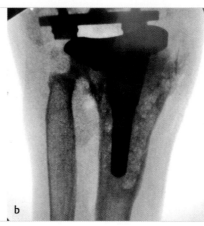

图 30.10 （a，b）桡骨组件松动进行打压植骨

大小，并暂时留在髓腔内作为模板。植骨材料通过高能冲击技术和试模柄周围的循环载荷法进行打压植骨。有效的打压使移植骨–假体柄界面足够坚硬，当移除假体试模时，可以留下一层稳定的骨壳，在将来作为假体的支撑（图30.12）。

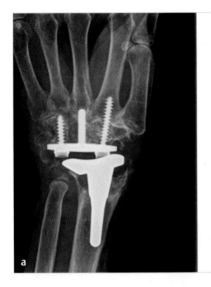
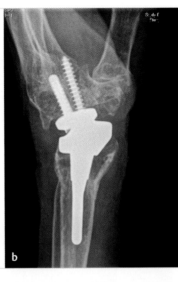

图 30.11　（a，b）桡骨组件松动进行打压植骨

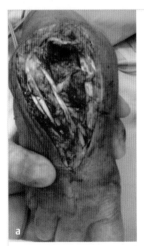
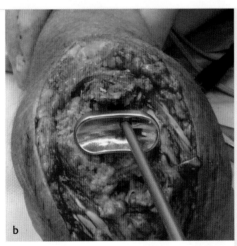
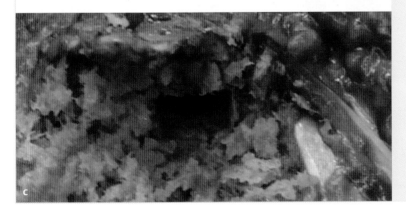

图 30.12　（a–c）采用假体试模作为模板进行打压植骨

30

步骤5：骨水泥固定

通常情况下，正式假体的骨水泥固定是通过水泥枪和加压泵来完成的。小心去除任何多余的骨水泥，并等待骨水泥和骨移植材料的"混合体"部分凝固，防止骨水泥被推入髓腔。因为每个病例的骨丢失量各不相同，这可能相当棘手（图30.13，图30.14）。

五、Wrightington医院的经验

（一）单中心经验

2016年我们对本中心腕关节置换翻修术患者的5年生存率进行了研究。回顾性分析1997—2010年行腕关节置换翻修术的中期临床和影像学结果。分析了患者的临床病历及快速上肢功能障碍评分（QuickDASH）、患者状态评估（PEM）、患者腕关节评分（PRWE）、腕关节活动范围和疼痛视觉模拟评分（VAS）。通过腕关节正位和侧位X线片来评估假体松动情况。将腕骨组件和桡骨组件划分为不同的区域，当假体所有区域均

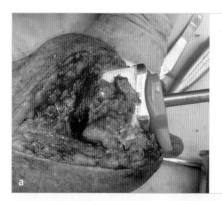
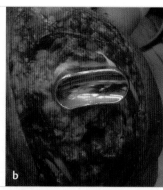

图30.13　（a，b）使用骨水泥对桡骨组件进行加强固定

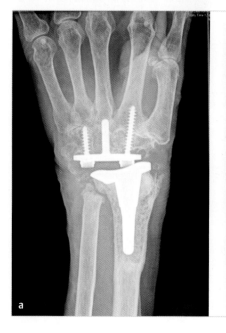
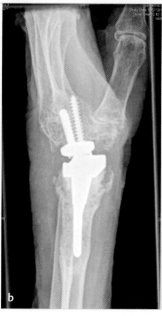

图30.14　（a，b）术后随访6个月的X线片

出现透亮带时被界定为整体松动。

（二）TWA翻修病例的存活情况

1997—2010年共18例患者进行了腕关节置换翻修术。所有患者均为风湿性关节炎。从初次关节置换到翻修的平均时间为6.7年（4个月～20.5年）。有1例患者在4个月时因骨切除不足导致的僵硬和疼痛进行了翻修。对桡骨组件进行翻修并进一步截骨。18例患者中有10例不需要植骨，有6例行打压植骨，1例行自体髂骨植骨。其中3例患者需要进一步的软组织手术，包括软组织松解术、屈肌腱松解术和桡侧腕长伸肌中央化。

累计5年假体翻修术的生存率为83%。随访的12例腕关节置换翻修术患者都有一些腕骨端组件松动的影像学证据。7例患者出现明显的腕骨组件松动（60%），6例出现桡骨组件松动（50%）。

（三）与其他中心的比较

其他研究者也发表了类似的关于腕关节置换翻修的研究。瑞典的Fischer等在一项研究中报告了他们在类风湿性关节炎患者中所做的工作，患者平均随访6.6年[113]。他们对16例行全腕关节置换翻修的患者进行了回顾性队列研究。手术指征为全腕关节置换失败。手术方式为人工同种异体骨、皮质骨松质骨混合植骨和骨水泥。16例腕关节置换翻修术中有4例进行了再次翻修。1例与感染有关翻修成另外一种全腕关节假体，另外3例由于缺乏足够的骨量而进行全腕关节融合术。未再次进行翻修的12例患者中，术前的腕关节活动范围和握力得到保留，亦即，尽管翻修植入了一个更稳定的假体（理论上），但握力没有改善。虽然在关节活动时的VAS疼痛评分有所改善，但无统计学意义。患者的加拿大职业能力测试和满意度以及PRWE评分在随访1年时显著改善，但在5年时无明显差异。该研究认为，虽然腕关节置换翻修术是一种有效的保留腕关节运动功能的方法，但结果并不确定，有多达25%的患者需要额外的手术治疗。

Retting和Beckenbaugh在1993年发表了他们在梅奥诊所的经验[9]。他们使用双轴腕关节置换术挽救了13例各种不同设计全腕关节置换术失败的患者。随访至31个月时，有2例患者因假体松动再次进行了全腕关节置换翻修术，有1例患者行腕关节融合术。其余10例患者的腕关节中，8例无疼痛，1例轻度疼痛，1例中度疼痛。8例患者感觉明显好转，1例感觉较好，1例无好转。随访影像评估显示有2例患者有明显假体松动。他们认为，腕关节置换翻修术的松动是个大问题。值得注意的是，双轴腕关节置换假体由于远端组件非常高的松动率而退出市场。论文指出假体松动与随访时间长短有关，正如所有失败的假体一样，在松动之前至少有2年位置是良好的。他们发现，随访不到2年的假体都未发生松动。所有失败的5例腕关节或出现无症状松动的均为类风湿关节炎患者。3例因创伤性关节炎而接受腕关节置换翻修术的患者均未失败或出现影像学松动[9]。

荷兰的Berkhout等研究了Universal II假体置换作为全腕关节融合术的替代方案在挽救失败的双轴全腕关节置换术中的作用[15]。研究回顾性分析了40例使用Universal II假体进行全腕关节置换翻修术的患者。在平均随访5.5年后，其中有14例患者接受了全腕关节融合术，有2例进行了第3次全腕关节置换术。在平均随访9年（4～13年）时，对24个仍保持在原位的Universal II假体进行了再次检查，发现有16个功能满意，PRWE和quick-DASH评分分别为53分和47分。在一项满意度调查中，有29例患者更喜欢Universal II，并将推荐给其他患者。在平均随访9年时的翻修假体的生存率为60%[16]。

六、结论

对于一个失败的初次全腕关节置换术如何进行翻修，是一个很困难的决策。这取决于患者因素和初次假体移除后的骨量储备。虽然腕关节融合术可以获得一个预期的结果，但是它牺牲了通过腕关节置换术能够获得的运动范围[14]。TWA的长期随访结果是不确定的，松动和随后的不稳定是一个问题。有证据表明，关节融合术与腕关节置换翻修术相比，可以获得一个更可靠的结果，具有更低的翻修率[12,14]。然而，如果患者"需要"运动和更好的功能，腕关节置换翻修术是一个选项，超过5年的假体生存率在60%～83%[12,13,16]。

参考文献

[1] Day JS, Lau E, Ong KL, Williams GR, Ramsey ML, Kurtz SM. Prevalence and projections of total shoulder and elbow arthroplasty in the United States to 2015. J Shoulder Elbow Surg. 2010; 19(8):1115–1120

[2] Talwalkar SC, Hayton MJ, Trail IA, Stanley JK. Management of the failed biaxial wrist replacement. J Hand Surg [Br]. 2005; 30(3):248–251

[3] Ryu JY, Cooney WP, III, Askew LJ, An KN, Chao EY. Functional ranges of motion of the wrist joint. J Hand Surg Am. 1991; 16(3):409–419

[4] Ahmadi S, Lawrence TM, Sahota S, et al. Significance of perioperative tests to diagnose the infection in revision total shoulder arthroplasty. Arch Bone Jt Surg. 2018; 6(5):359–364

[5] Lorei MP, Figgie MP, Ranawat CS, Inglis AE. Failed total wrist arthroplasty: analysis of failures and results of operative management. Clin Orthop Relat Res. 1997(342):84–93

[6] Patel A, Calfee RP, Plante M, Fischer SA, Green A. Propionibacterium acnes colonization of the human shoulder. J Shoulder Elbow Surg. 2009; 18(6):897–902

[7] Levy O, Iyer S, Atoun E, et al. Propionibacterium acnes: an underestimated etiology in the pathogenesis of osteoarthritis? J Shoulder Elbow Surg. 2013; 22(4):505–511

[8] Mohil R, Nwachuku I, Talwalkar S, Hearnden A, Hayton M, Trail I. The management of the failed total wrist replacement: the Wrightington experience: level 4 evidence. J Hand Surg Am. 2010; 35(10)(Suppl):47

[9] Rettig ME, Beckenbaugh RD. Revision total wrist arthroplasty. J Hand Surg Am. 1993; 18(5):798–804

[10] Boeckstyns ME, Herzberg G. Periprosthetic osteolysis after total wrist arthroplasty. J Wrist Surg. 2014; 3(2):101–106

[11] Vogelin E, Nagy L. Fate of failed Meuli total wrist arthroplasty. J Hand Surg [Br]. 2003; 28(1):61–68

[12] Pinder EM, Chee KG, Hayton M, Murali SR, Talwalkar SC, Trail IA. Survivorship of revision wrist replacements. J Wrist Surg. 2018; 7(1):18–23

[13] Fischer P, Sagerfors M, Brus O, Pettersson K. Revision arthroplasty of the wrist in patients with rheumatoid arthritis, mean follow-up 6.6 years. J Hand Surg Am. 2018; 43(5):489.e1–489.e7

[14] Takwale VJ, Nuttall D, Trail IA, Stanley JK. Biaxial total wrist replacement in patients with rheumatoid arthritis: clinical review, survivorship and radiological analysis. J Bone Joint Surg Br. 2002; 84(5):692–699

[15] Zijlker HJA, Berkhout MJ, Ritt MJPF, van Leeuwen N, IJsselstein CB. Universal 2 total wrist arthroplasty for the salvage of failed biaxial total wrist arthroplasty. J Hand Surg Eur Vol. 2019; 44(6):614–619

[16] Adams BD, Kleinhenz BP, Guan JJ. Wrist arthrodesis for failed total wrist arthroplasty. J Hand Surg Am. 2016; 41(6):673–679

30

第 5 篇
下尺桡关节置换术

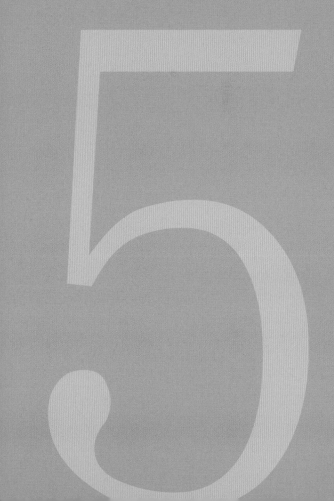

第31章 下尺桡关节（DRUJ）置换术的系统性回顾

Lawrence Stephen Moulton, Grey Giddins

【摘 要】下尺桡关节（DRUJ）对于前臂的正常功能和载荷至关重要。目前发展出了很多种外科技术用来治疗疼痛性下尺桡关节紊乱；然而，这些手术会改变前臂的生物力学并会引起疼痛性的尺骨残端撞击。

对于下尺桡关节紊乱的治疗，无论是在初诊、翻修还是挽救阶段，下尺桡关节置换术的应用日益广泛。我们对关注这些应用的文献进行了系统性回顾。这是按照《系统评价和荟萃分析推荐报告项目指南》（the Preferred Reporting Items for Systematic Reviews and Meta-Analysis，PRISMA）来完成的。我们对这些文献的临床结果、假体存活情况以及方法学的质量进行了评价。

共19篇论文评价了尺骨头置换术。在平均随访74个月时，假体生存率为92%。有20篇论文评价了全下尺桡关节置换术；除两例外，其余均使用Aptis假体。这些假体在平均随访47个月时的生存率为96%。有2项研究评价了部分尺骨头置换术。在这两篇小型论文中均未报道有假体翻修情况。所有类型假体的并发症都很低。

这些结果与我们既往的系统性回顾的结果相似。尽管这些数据令人印象深刻，且这篇系统性评价表明，下尺桡关节置换术获得了可接受的结果，但多数文献只是小样本的研究报道。这些手术对于有持续下尺桡关节紊乱症状的患者是一个很好的挽救选项，并且可以获得较长的寿命。但仍需要更大样本量和更长随访周期以及更多的研究来进一步评价这些假体。

【关键词】下尺桡关节，关节置换术，临床结果，尺骨头置换术，下尺桡关节置换术

一、概述

下尺桡关节（DRUJ）对于前臂的正常功能和载荷至关重要。下尺桡关节对前臂的旋前和旋后也很重要。同时它还具有承重的功能，当伸直手臂并手持重物时，应力通过下尺桡关节进行转移，使前臂骨骼共同分担载荷。

下尺桡关节可受到多种病理过程的影响，包括创伤和继发性骨关节炎或类风湿关节炎。目前发展出了多种外科技术用来治疗疼痛性下尺桡关节紊乱。包括：Sauvé-Kapandji手术（S-K手术，下尺桡关节融合及尺骨假关节成形术），Darrach切除术（尺骨远端切除术），或各种部分切除填充手术（Bower's，Watson等）。

任何尺骨远端的部分切除术，都会改变前臂的生物力学。当负重时，应力通过下尺桡关节从桡骨转向尺骨的正常传导机制将不复存在。由于前臂是通过固定在肘关节的尺骨进行悬吊连接的，当部分切除尺骨后，尺桡骨都不再稳定，将会发生疼痛性的尺骨残端撞击。这对于更年轻、更活跃、希望承担更重的手部活动的患者，可能是一个特别需要关注的问题。有这些问题的患者会在前臂远端活动时出现疼痛，特别是在前臂旋转时。

由于这些症状的致残性，人们尝试使用假体替换被切除的骨，主要是尺骨头，尽可能恢复前臂的稳定性。最初使用硅胶假体的尝试没有成功。近年来开发出了更耐用的下尺桡关节假体。可分为两大类：独立尺骨头置换假体（全部或部分）以及全下尺桡关节置换假体。

这些假体的使用日益增多。我们以前对其临床结果做过一次系统性回顾，目前更新的研究结果已经发表。因此，我们重新做了一次系统性回顾，以评估下尺桡关节置换术的临床结果。

二、方法

（一）纳入标准

尽管我们没有对这次回顾性分析进行正式注册，但我们的研究是按照《系统评价和荟萃分析推荐报告项目指南》（PRISMA）的要求进行的[13]。本文按照以下的标准收录了13篇论文：

- 患者接受了DRUJ置换术，独立尺骨头置换术或全DRUJ置换术。
- 研究必须至少包括四个腕关节的四个假体。
- 治疗结果中报告了运动范围、疼痛、力量、并发症或失败率。
- 随访至少1年。

（二）排除标准

排除标准为：

- 少于4例的病例报告。
- 尸体研究。
- 生物力学研究。
- 非假体植入关节成形术的研究。
- 综述。
- 随访时间少于1年。
- 软性假体，即硅胶假体置换术，因为它们不再被使用。

（三）文献检索

文献综述通过Medline进行，最近一次文献检索于2019年5月27日进行。按以下检索标准对PubMed数据库进行检索:（（Distal radioulnar joint）OR（DRUJ）OR（Distal radio ulnar joint）OR（Ulna head））AND（（Arthroplasty）OR（replacement）OR（implant）OR（prosthesis）OR（ulnar head replacement））。MEDLINE和Embase数据库也使用类似的方法进行搜索。同时还检索了Cochrane数据库。

然后对论文的摘要进行审查，以筛选合适的论文。如果在审查这些论文的过程中，从参考文献中获得更多其他的论文，那么这些论文也会被纳入。根据假体类型将结果制成表格以帮助分析。

（四）结果评估

按照以下结果参数对研究进行评估：假体数量；平均随访时间；患者自主腕关节功能评分（PRWE）或上肢功能残疾评分（DASH）；疼痛评分；活动范围；握力；并发

症；假体存活情况。如果论文中报道的是患者个体的数据，那么将手工计算平均值作为综述的一部分。

（五）证据级别评估

我们使用由 Jovell 和 Navarro-Rubio 开发的设计分类标准来评估研究的质量和一致性[14]。使用这种分类法，我们确定了所纳入论文的证据质量等级并提出了推荐强度。

（六）方法学质量评估

由两位评审员使用 Coleman 评分独立地进行研究方法学质量评估[15]。如果存在任何争议，则进一步讨论，直到对每项研究达成共识。

（七）生存率评估

在比较不同类型的假体时，假体存活情况是很重要的。报告的生存率或特定假体的失败情况均被记录在研究中。

三、结果

（一）文献筛选

经过数据库搜索产生了 902 条记录，其中 417 条是重复的。我们还从其他来源找到了10 条记录，但这些都是重复的。最终剩下 485 条记录需要筛选；433 条因为不符合纳入标准而被排除，对剩余的 52 篇全文进行研究。因为涉及的患者很少（3 人），De Smet 和Peeters[16]的研究以及 Garcia-Elias[17]的研究被排除，另外 3 项研究因为使用的是硅胶假体而被排除。因为 Cooney 和 Berger[18]的结果与他们在同一时间发表的另一篇论文相同[10]，他们的进一步研究也被排除在外。其他的研究被排除是因为最初的摘要不清晰，而在审查全文时发现它们属于综述文章。因此，只有 41 项研究被纳入最终的分析（图 31.1）。

（二）假体类型

在文献检索过程中，确定了三种主要的假体类型：尺骨头假体；部分尺骨头假体；全下尺桡关节假体。本文将依次进行介绍。

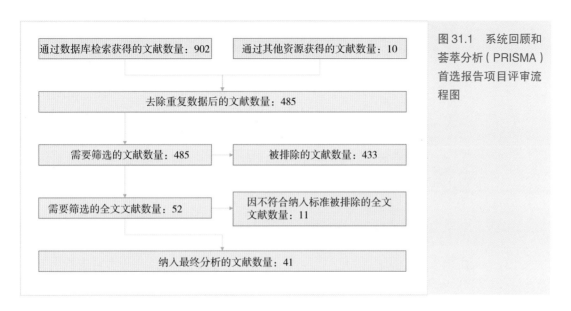

图 31.1　系统回顾和荟萃分析（PRISMA）首选报告项目评审流程图

表 31.1 Herbert 尺骨头假体

作者	假体类型	手术适应证	假体数量	平均随访时间(月)	治疗后平均疼痛评分	前臂平均旋前(°)	前臂平均旋后(°)	腕背伸平均度数(°)	腕屈曲平均度数(°)	握力(与对侧相比)
Van Schoonhoven 等[21]	Herbert	切除性关节成形术失败	23	27	1.9	76	82	NR	NR	68%
Fermandez 等[22]	Herbert	切除性关节成形术失败	10	31.2	NR	73	69	NR	NR	55%
Van Groningen 等[23]	Herbert	创伤性关节炎的桡舟月骨融合相关	6	24	VAS25	69	38	28	19	59%
Van Schoonhoven 等[19]	Herbert	切除性关节成形术失败	16	132	1.7	83	81	NR	NR	81%
Axelsson 等[24]	Herbert	初次和翻修病例	22	90	1.7	65	70	50	35	83%
Fok 等[25]	Herbert	S-K 手术失败	17	72	NR	74	76	66	64	66%

NR：未报告。

注：发起者的研究加粗。

表 31.2 Avanta 尺骨头假体

作者	假体类型	手术适应证	假体数量	平均随访时间（月）	治疗后平均疼痛评分	前臂平均旋前（°）	前臂平均旋后（°）	腕背伸平均度数（°）	腕屈曲平均度数（°）	握力（与对侧相比）
Berger 等[10]	Avanta U Head	类风湿湿性关节炎，创伤及切除性关节成形术失败	22	24	22 例中有 18 例报告为优秀，但没有报道具体结果					
Willis 等[20]	Avanta U Head	类风湿湿性关节炎，创伤及切除性关节成形术失败	19	32	NR	75	60	NR	NR	83%
Kaiser 等[26]	Avanta U Head	多种指征	8	17.94	0.8	75	70	53	51	69%
Kakar 等[27]	Avanta U Head	混合的适应证	47	56	2	71	59	43	47	NR
Baring 等[28]	Avanta U Head	混合的适应证	10	48	2.7	86	70	51	54	NR

缩写：NR：未报告。
注：发起者的研究加粗。

表 31.3　其他或混合型尺骨头假体

作者	假体类型	手术适应证	假体数量	平均随访时间（月）	治疗后平均疼痛评分	前臂平均旋前（°）	前臂平均旋后（°）	腕背伸平均度数（°）	腕屈曲平均度数（°）	握力（与对侧相比）
Shipley 等[29]	14 Herbert 7 Avanta	初次和翻修病例	22	54.3	1.73	初次手术：60%的患者认为良好，40%的患者认为优秀；挽救手术：25%差，50%良好，23%优秀。这些术语未被定义				NR
Herzberg[30]	未说明	初次和挽救病例	17	36	2		NR	NR		NR
Sauerbier 等[31]	20 uHead 5 Herbert	初次和翻修病例	25	30	2.4	146°（圆弧）	124°（圆弧）	77°（圆弧）		NR
Warwick 等[32]	52 Herbert 3 uHead 1 Martin spherical	49 例初次手术，7 例挽救性手术	56	60	2.15	NR	NR	NR	NR	NR
Sabo 等[33]	53 Herbert 6 First choice 21 例不清楚	适应证范围广泛：创伤、炎症和其他	79	至少 24	NR	80	53	39	44	NR
Aita 等[34]	First choice	创伤后	10	16.8	2.3	174.5°（圆弧）		NR		90/7%
Adams 等[35]	18 部分尺骨头 10 全尺骨头	混合的适应证	28	55	NR	71	55	52	55	85%
Poujade 等[36]	7 Herbert 2 uHead	尺骨远端切除术后的不稳定性	9	78.5	0	70	50	60	60	60%

缩写：NR：未报告。
注：发起者的研究加粗。

31

1. 尺骨头假体

共有19项研究，报告了430例独立尺骨头置换（表31.1、表31.2和表31.3）。Van Schoonhoven等的一项研究是对既往研究中报告的患者进行的长期随访研究[19]。Willis等[20]的研究与Berger等[10]来自同一个单位，目前尚不清楚这是否为一组新的患者，或者是否为既往报告病例的更长期随访。我们曾试图联系作者以明确这一点，但没有成功。我们已将这篇论文纳入我们的分析和表格中。

使用的假体主要是Herbert（KLS Martin集团）或Avanta uHead（Small Bone创新公司），也有其他假体（First Choice尺骨头假体，Integra公司）。在一项研究中，假体类型未说明。我们试图直接联系作者以澄清，但也没有成功。6项研究使用了混合型的假体。其中一项研究包含了尺骨头置换术和部分尺骨头置换术的结果，但没有将两者的结果分开[35]。当评估这些论文时，并不总是能够确定每种假体的独立结果，因为它们被报告为一个数据集[29,31,32,33,35,36]。

研究人群中存在相当大的异质性。研究对象包括类风湿关节炎、其他炎症性关节炎、原发性骨关节炎、创伤后关节炎患者，以及既往做过手术的患者，即挽救性手术患者。在同质患者组的研究中，最常见的指征是既往切除关节成形术失败的患者。

报告结果的细节各不相同。虽然一些研究给出了术后活动范围、握力、疼痛和功能评分的详细结果，但有15项研究并没有报告这些参数中的一个或多个参数。一些论文的结果使用了自己的参数。所有的论文都声称，大多数患者对治疗结果感到满意，并将结果描述为良好。

据报道，这些病例中并发症的发生率很低（表31.4）。包括尺骨远端残留的不稳定、感染、假体松动、骨吸收、肌腱断裂以及假体失败。只有两篇论文报道了假体生存率：即Avanta假体随访6年的生存率为83%，混合型假体随访15年的生存率为90%[27,33]。共报告了34例假体失败（取出或翻修），在平均随访74个月（17~132个月）时的假体生存率为92%。

表 31.4 文献列出的尺骨头置换术并发症

文献	假体数量	并发症	翻修数量
Van Schoonhoven 等 [21]	23	2 例复发性不稳定，都需要进一步手术重建桡骨乙状窝 1 例柄松动（翻修） 1 例深部感染需要移除假体	4
Berger 等 [10]	22	2 例因松动翻修 1 例因对位不良翻修 2 例需要进一步修复周围软组织 1 例残留不稳	3
Fernandez 等 [22]	10	4 例影像可见的钙化（1 例需要切除） 2 例骨折	1

31

续表

文献	假体数量	并发症	翻修数量
Willis 等[20]	19	1 例尺骨背侧不稳定 1 例因持续疼痛而翻修 2 例因松动需要翻修 5 例骨吸收 1 例尺骨骨折 1 例疼痛性神经瘤	3
Kaiser 等[26]	8	未报告	0
Shipley 等[29]	22	复发性不稳定（2 例翻修） 假体断裂（1 例翻修） 持续性疼痛	3
Herzberg[30]	17	1 例因持续性疼痛移除假体 1 例假体不稳定行背侧关节囊紧缩术 10 例在假体领处出现骨吸收 30% 的患者发生桡骨侵蚀	0
van Groningen 等[23]	6	1 例假体翻修成更小的尺寸 1 例三角骨切除 1 例需要克氏针固定	1
Van Schoonhoven 等[19]	16	对既往研究的长期随访 与既往研究的相比无增加	0
Kakar 等[27]	47	8 例假体失败 3 例软组织稳定术 2 例螺钉取出 1 例关节囊重建 假体生存率83%	8
Sauerbier 等[31]	25	未报告	0
Warwick 等[32]	56	1 例迟发性肌腱断裂 1 例感染性松动（翻修） 1 例无菌性松动 1 例骨折 1 例不稳定	1
Sabo 等[33]	79	6 例非感染性翻修 1 例因感染翻修 7 例尺侧腕伸肌肌腱手术 4 例乙状切迹成形术 5 例关节松解术 6 例腕关节融合 / 关节成形术 1 例尺骨短缩术 1 例桡骨远端截骨术 假体 15 年生存率90%	6

续表

文献	假体数量	并发症	翻修数量
Axelsson 等[24]	22	浆液瘤 尺神经感觉支障碍 小指僵硬 DRUJ 不稳定，需要关节囊成形术	0
Aita 等[34]	10	尺骨背侧不稳定和疼痛	0
Baring 等[28]	10	1 例无菌性松动 1 例假体过大 2 例感觉缺失	0
Adams 等[35]	28	2 例 DRUJ 疼痛和不稳定（1 例翻修，1 例移除） 骨吸收 应力遮挡	2
Poujade 等[36]	9	1 例疤痕触物痛感	0
Fok 等[25]	17	2 例骨溶解（翻修） 2 例假体背侧半脱位 1 例 SK 手术后骨折需固定	2
合计	430 个案	142（33%）	34（8%）

DRUJ：下尺桡关节；ECU：尺侧腕伸肌；SK：Sauvé-Kapandji 手术，下尺桡关节融合及尺骨假关节成形术。

注：发起者的研究加粗

2. 全DRUJ假体

我们筛选出20项研究，共448个假体（表31.5和表31.6）。除了两项研究外，其他都使用了Aptis假体（Aptis Medical公司）；其余使用的是原型假体。有七项使用Aptis假体的研究是来自假体设计单位。据报道，其中一篇论文的资深作者已经使用这种假体治疗了231例患者[11,37,38]。我们直接联系了Scheker博士，想弄清楚这些论文中有多少报告的是个案，有多少是重复的。他证实，这一系列研究中只有Rampazzo等这一篇包含既往发表的患者[39]。因此，这篇论文不被纳入生存分析。还有其他论文存在患者交叉；然而，这些论文因为假体数太少等原因，不符合纳入标准。

在这些研究中，全DRUJ置换术的适应证相当广泛。大多数患者既往接受过手术，也有一些患者接受过初次DRUJ置换手术，还有两篇论文未说明适应证。在这些论文中手术单一适应证最常见的是作为既往尺骨头切除术失败后的挽救手术。

报告的结果又是多样化的。只有4篇论文报告了在所有运动平面的运动范围、握力、疼痛以及功能评分。有1篇论文使用了自己的评分系统。所有的论文都报告了满意或良好的治疗结果及良好的患者满意度。

报道的并发症发生率很低，包括：感染（深层和浅层）、异位骨化、肌腱炎、骨吸

31

表 31.5　Aptis 全关节假体

作者	假体类型	手术适应证	假体数量	平均随访时间（月）	治疗后平均疼痛评分	前臂平均旋前（°）	前臂平均旋后（°）	腕背伸平均度数（°）	腕屈曲平均度数（°）	握力（与对侧相比）
Laurentin-Perez 等[37]	Aptis	混合适应证，包含挽救性手术	31	42（临床）75（电话）	1	79	72	56	52	61%
Scheker[11]	Aptis	混合适应证	49	24	1.3	79	72	NR	NR	63%
Zimmerman 等[40]	Aptis	既往行切除关节成形术	6	28	NR	87	80	NR	NR	59%
Savvidou 等[38]	Aptis	92% 是挽救性手术	27	60	2.71	81	75	NR	NR	90%
	Aptis first generation	NR	31	70	1	79	72	56	52	NR
Scheker 等[41]	Aptis second generation	NR	35	60	NR	83	75	NR	NR	NR
Axelsson 等[42]	Aptis	均为挽救性手术	9	45	0.3	70	80	NR	NR	NR
Bizimungu 等[43]	Aptis	初次假体植入手术	10	60	3.6	70	73	45	32	NR
Galvis 等[44]	Aptis	类风湿性关节炎	19	39	2.2	78	72	NR	NR	NR
Kakar 等[45]	Aptis	既往手术失败	10	48	NR	137°（圆弧）		81.6°（圆弧）		52%
Kachooei 等[46]	Aptis	既往手术失败	14	60	0	64	51	62	54	47%
Martinez-Villen 等[47]	Aptis	既往手术失败	5	52	6.22	127°（圆弧）		127°（圆弧）		NR
Rampazzo 等[39]	Aptis	混合适应证，包含挽救性手术	46	61	2	77	73	56	56	NR

续表

作者	假体类型	手术适应证	假体数量	平均随访时间（月）	治疗后平均疼痛评分	前臂平均旋前（°）	前臂平均旋后（°）	腕背伸平均度数（°）	腕屈曲平均度数（°）	握力（与对侧相比）
Reissner 等[48]	Aptis	肌腱填充失败	10	32	2.9	88	84	52	53	20.2kg
Wimalawansa 等[49]	Aptis	混合适应证，包含挽救性手术	7	25.9	2.3	86	86	46	56	24kg
Bellevue 等[50]	Aptis	既往行腕关节成形术	52	19	NR	NR	NR	NR	NR	NR
Lans 等[51]	Aptis	挽救性手术	14	67	1.3	76.1	76.1	NR	NR	8.5kg
DeGeorge 等[52]	Aptis	作为挽救手术	50	35.8	1.5	73.4	69	51.6	49.9	18.3kg

NR：未报告。
注：发起者的研究加粗。

表 31.6 其他全关节假体

作者	假体类型	手术适应证	假体数量	平均随访时间（月）	治疗后平均疼痛评分	前臂平均旋前度数（°）	前臂平均旋后度数（°）	腕背伸平均度数（°）	腕屈曲平均度数（°）	握力（与对侧相比）
Ewald 等[53]	Stability	创伤后	4	46	2.5	80	64	NR	NR	73%
Schuurman[54]	未报告（3 种不同的原型假体）	17 例挽救性手术 2 例初次手术	19	49	3.5	79	70	59	46	NR

NR：未报告。
注：发起者的研究加粗。

收、假体断裂、螺钉刺激、假体松动以及骨骼的应力性反应（表31.7）。在这些研究中报告了25例假体失败；其中7例是由Schuurman报告的原型假体[54]。在使用Stability假体（Small Bone创新公司）的论文中没有出现假体失败的情况。在使用Aptis假体（381例）的论文中，平均随访47.1个月（24～75个月）时，有16例翻修，即假体生存率为95.8%。

表 31.7　文献报道中的全关节置换术的并发症

文献	假体数量	并发症	翻修数量
Laurentin-Perez 等[37]	31	1 例感染需要二期翻修 2 例高能创伤后假体断裂（翻修） 1 例异位骨化	3
Scheker[11]	49	2 例软组织感染 2 例尺侧腕伸肌肌腱炎 1 例异位骨化 1 例骨吸收	0
Zimmerman 等[40]	6	2 例持续性疼痛 1 例螺钉刺激需要缩小尺寸 1 例慢性疼痛综合征	0
Ewald 等[53]	4	未报告	0
Savvidou 等[38]	27	2 例软组织感染 6 例尺侧腕伸肌肌腱炎 5 例异位骨化 1 例螺钉 / 螺帽松动 1 例翻修 2 例 X 光片显示松动	1
Scheker 等[41]	31	未报告	0
	35	2 例软组织感染 6 例尺侧腕伸肌肌腱炎 5 例异位骨化 1 例螺钉松动 2 例柄松动 1 例翻修 5 年生存率 100%	1
Axelsson 等[42]	9	1 例腕管综合征 1 例桡骨茎突狭窄性腱鞘炎 2 例肘部疼痛 1 例螺钉周围吸收	0
Schuurman[54]	17	7 例因松动而移除假体	7

续表

文献	假体数量	并发症	翻修数量
Bizimungu 等 [43]	10	未报告	0
Galvis 等 [44]	19	1 例松动（翻修） 尺侧腕伸肌腱刺激，需要手术	1
Kakar 等 [45]	10	1 例因无菌性松动进行翻修 伸肌腱刺激 螺钉更换 正中神经病变	1
Kachooei 等 [46]	14	2 例螺钉末端清创 无翻修记录	0
Martinez–Villen 等 [47]	5	1 例异位性骨化 1 例尺骨远端应力性反应	0
Rampazzo 等 [39]	46	9 例尺侧腕伸肌肌腱炎 2 例翻修 3 例异位骨化 假体异响 假体位置不良 假体失败 月骨假体撞击	2
Reissner 等 [48]	10	1 例影像学松动（翻修） 2 例异位骨化 2 例桡神经浅支刺激	1
Wimalawansa 等 [49]	7	2 例尺侧腕伸肌滑膜炎（需要进一步手术）	0
Bellevue 等 [50]	52	4 例假体周围骨折 3 例感染 2 例无菌松动 2 例假体失败 1 例螺钉松动 3 例神经瘤 2 例手指僵硬，需要肌腱松解 2 例异位骨化 5 例翻修 / 移除假体 1 例转换为单骨前臂（one–bone forearm 手术） 其他未报告 仅报告了需要手术干预的并发症	5

31

续表

文献	假体数量	并发症	翻修数量
Lans 等 [51]	14	1 例深部感染（翻修） 1 例异位骨化 5 例腕关节尺侧疼痛 3 例豌豆骨切除 1 例三角骨切除 2 例浅层感染	1
DeGeorge 等 [52]	50	11 例伤口并发症 9 例感觉异常 5 例肌腱病 1 例有症状瘢痕 5 例有症状内固定 3 例假体周围骨折（2 例切开复位内固定） 2 例假体周围感染（假体均移除）	2
合计	448	169（38%）	25（6%）
Aptis 总数仅为	381	144（38%）	16（4%）

ECU：尺侧腕伸肌；NB：未报告；ORIF：切开复位内固定。
注：发起者的研究加粗。

3. 部分尺骨头置换术

我们筛选出两项研究，报告了部分尺骨头置换术的治疗结果（表31.8和表31.9）。此外，还有一项深入的研究，在同一篇论文中包含了部分尺骨头置换和全部尺骨头置换的结果，没有区分不同的假体[35]。这篇论文的研究结果归入尺骨头置换部分。

两篇只报道部分尺骨头置换的论文中，共有9个假体。其中一篇论文将这些假体用于治疗类风湿关节炎，另一篇用于治疗DRUJ骨关节炎。术后活动范围和疼痛评分良好。无并发症发生，也无翻修。

（三）文献质量和偏倚风险

纳入的研究均为低等级的（Ⅳ级和Ⅴ级）研究。所有纳入的研究均为无对照的病例研究。此外，即使在这些研究内部也存在相当大的异质性。这一点在对这些研究进行Coleman方法学评分时得到了证实（表31.10）。虽然评分结果跨度很大，但最高得分只有67分，说明这些研究的等级很低。

四、讨论

这项更新的系统性回顾结果表明，DRUJ置换术在小部分具有一系列适应证的患者中取得了良好的成果。在少数发表的文献中，报道了假体较好的短期生存率。

本文的优势在于，我们能够识别并获取文献中所有的相关研究。此外，针对这一主题，自从上次的系统回顾以来，我们又获得了新的数据[12]。这使我们能够对所有发表的

表 31.8 部分尺骨头置换术

作者	假体类型	手术适应证	假体数量	平均随访时间（月）	治疗后平均疼痛评分	前臂平均旋前（°）	前臂平均旋后（°）	腕背伸平均度数（°）	腕屈曲平均度数（°）	握力（与对侧相比）
Bigorre 等[55]	Eclypse	类风湿关节炎	5	64	4.5	70	80	NR	NR	148%
Kakar 等[56]	Integra 联合异体半月板移植	DRUJ 骨性关节炎	4	NR	NR	156°（圆弧）		125°（圆弧）		92%

DRUJ：尺骨远端关节；NR：未报告；OA：骨性关节炎；RA：类风湿关节炎
注：发起者的研究加粗。

数据进行整理和制成表格，并在可能的情况下计算相关假体的生存率。

表 31.9　文献报道的部分尺骨头置换术的并发症

文献	假体数量	并发症	翻修数量
Bigorre 等[55]	5	未报告	0
Kakar 等[56]	4	未报告	0
合计	9	0	0

注：发起者的研究加粗。

表 31.10　文献的 Coleman 方法学质量评分

文献	Coleman 评分	文献	Coleman 评分
尺骨头置换术		Scheker[11]	31
Van Schoonhoven 等[21]	67	Zimmerman 等[40]	41
Berger 等[10]	36	Savvidou 等[38]	52
Fernandez 等[22]	34	Scheker 等[41]	45
Willis 等[20]	35	Axelsson 等[42]	43
Kaiser 等[26]	36	Bizimungu 等[43]	41
Shipley 等[29]	33	Galvis 等[44]	41
Herzberg[30]	19	Kakar 等[45]	39
van Groningen 等[23]	28	Kachooei 等[46]	40
Van Schoonhoven 等[19]	63	Rampazzo 等[39]	62
Kakar 等[27]	35	Martinez–Villen 等[47]	33
Sauerbier 等[31]	42	Reissner 等[48]	33
Warwick 等[32]	49	Wimalawansa 等[49]	39
Sabo 等[33]	40	Bellevue 等[50]	34
Axelsson 等[24]	54	Lans 等[51]	41
Aita 等[34]	48	DeGeorge 等[52]	52
Baring 等[28]	43	Ewald 等[53]	46
Adams 等[35]	45	Schuurman[54]	31
Poujade 等[36]	34	**部分尺骨头置换术**	
Fok 等[25]	51	**Bigorre 等[55]**	45
全 DRUJ 置换术		**Kakar 等[56]**	35
Laurentin–Perez 等[37]	44		

注：发起者的研究加粗。

本文的局限性在于，小部分已发表的研究的随访时间相对较短。在我们既往对文献进行综述时，已经有690例假体被报道。两年后，就有887例假体被报道。目前尚不清楚其中一些病例是否有重复。令人欣慰的是，更多的研究中心正在发表他们使用这些假体的经验；然而，总的报道数量仍然非常低，限制了我们对其使用做出强力推荐。

需注意的一点是，本文得出的假体生存率并不能真实反映实际的假体生存率。大多数论文只报告了短期治疗结果，而未报道长期结果。如果这是一个主要的下肢假体，我们期望的随访时间要长得多，以便对假体存活情况做出确定性的评价。即使在那些进行大量假体植入的手术中心，此类假体植入与下肢关节置换相比也不算多。Scheker博士向我们报告，在2005年至2015年期间，他进行了357例Aptis假体置换（私人交流）。

与所有新兴技术和植入物一样，发现问题和失败原因非常重要。目前报道这些手术结果的论文越来越多，所有开展这些假体置换手术的中心把他们的短期或长期结果报道出来也是很重要的。这对于未参与假体设计的外科医生尤为重要。报告的内容需要包含尽可能多的结果，以便进行独立评估。我们已经看到，在许多筛选出的研究中，未报道很多重要的观察指标。

最后，随着世界各地关节注册登记系统的日益成功，将能够识别出好和差的假体，把各种类型假体纳入到现有注册登记系统或某些跨国注册登记系统可能是有益的。这将有助于提供更好的治疗结果数据。

五、结论

在文献报告的一部分病例中，DRUJ置换术可以获得良好的关节功能和假体存活结果。它们使用该假体的适应证是不相同的，通常用于挽救性治疗。如果要进一步评估这些假体的作用，则需要进一步的研究。尽管如此，对影响下尺桡关节的一系列疾病，DRUJ置换术似乎是一种成功的干预措施。

总体而言，对于典型的以DRUJ为中心的疼痛和僵硬患者，适合进行关节置换，我们推荐使用半关节置换术，即尺骨头置换，而不是全DRUJ置换。部分或全尺骨头置换术与全DRUJ置换相比，手术要小得多，而且其翻修相对简单。全DRUJ置换术似乎更适合于挽救性手术，特别是伴有桡骨远端乙状切迹破坏或有明显不稳定及疼痛的情况。

参考文献

[1] Shaaban H, Giakas G, Bolton M, Williams R, Scheker LR, Lees VC. The distal radioulnar joint as a load-bearing mechanism: a biomechanical study. J Hand Surg Am. 2004; 29(1):85–95

[2] Bowers WH. Distal radioulnar joint arthroplasty: the hemiresectioninterposition technique. J Hand Surg Am. 1985; 10(2):169–178

[3] Darrach W. Partial excision of the lower shaft of the ulna for deformity following Colles' fracture. Ann Surg. 1913; 57(5):764–765

[4] Sauvé L, Kapandji M. Nouvelle technique de traitement chirurgical des luxations récidivantes isolées de l'extrémité inférieure du cubitus. J Chir (Paris). 1936; 47:589–594

[5] Zimmerman RM, Jupiter JB. Instability of the distal radioulnar joint. J Hand Surg Eur Vol. 2014; 39(7):727–738

[6] Douglas KC, Parks BG, Tsai MA, Meals CG, Means KR, Jr. The biomechanical stability of salvage procedures for distal radioulnar joint arthritis. J Hand Surg Am. 2014; 39(7):1274–1279

[7] Sagerman SD, Seiler JG, Fleming LL, Lockerman E. Silicone rubber distal ulnar replacement arthroplasty. J Hand Surg [Br]. 1992; 17(6):689–693

[8]　Stanley D, Herbert TJ. The Swanson ulnar head prosthesis for posttraumatic disorders of the distal radio-ulnar joint. J Hand Surg [Br]. 1992; 17(6):682–688

[9]　Swanson AB. Implant arthroplasty for disabilities of the distal radioulnar joint. Use of a silicone rubber capping implant following resection of the ulnar head. Orthop Clin North Am. 1973; 4(2):373–382

[10]　Berger RA, Cooney WP, III. Use of an ulnar head endoprosthesis for treatment of an unstable distal ulnar resection: review of mechanics, indications, and surgical technique. Hand Clin. 2005; 21(4):603–620,vii

[11]　Scheker LR. Implant arthroplasty for the distal radioulnar joint. J Hand Surg Am. 2008; 33(9):1639–1644

[12]　Moulton LS, Giddins GEB. Distal radio-ulnar implant arthroplasty: a systematic review. J Hand Surg Eur Vol. 2017; 42(8):827–838

[13]　Liberati A, Altman DG, Tetzlaff J, et al. The PRISMA statement for reporting systematic reviews and meta-analyses of studies that evaluate healthcare interventions: explanation and elaboration. BMJ (Clinical research ed). 2009;339(jul21 1):b2700–b2700

[14]　Jovell AJ, Navarro-Rubio MD. Evaluation of scientific evidence. Med Clin (Barc). 1995; 105(19):740–743

[15]　Coleman BD, Khan KM, Maffulli N, Cook JL, Wark JD, Victorian Institute of Sport Tendon Study Group. Studies of surgical outcome after patellar tendinopathy: clinical significance of methodological deficiencies and guidelines for future studies. Scand J Med Sci Sports. 2000; 10(1):2–11

[16]　De Smet L, Peeters T. Salvage of failed Sauvé-Kapandji procedure with an ulnar head prosthesis: report of three cases. J Hand Surg [Br]. 2003; 28(3):271–273

[17]　Garcia-Elias M. Eclypse: partial ulnar head replacement for the isolated distal radio-ulnar joint arthrosis. Tech Hand Up Extrem Surg. 2007; 11(1):121–128

[18]　Cooney WP, III, Berger RA. Distal radioulnar joint implant arthroplasty. J Am Soc Surg Hand. 2005; 5(4):217–231

[19]　van Schoonhoven J, Mühldorfer-Fodor M, Fernandez DL, Herbert TJ. Salvage of failed resection arthroplasties of the distal radioulnar joint using an ulnar head prosthesis: long-term results. J Hand Surg Am. 2012; 37(7):1372–1380

[20]　Willis AA, Berger RA, Cooney WP, III, Cooney WP. Arthroplasty of the distal radioulnar joint using a new ulnar head endoprosthesis: preliminary report. J Hand Surg Am. 2007; 32(2):177–189

[21]　van Schoonhoven J, Fernandez DL, Bowers WH, Herbert TJ. Salvage of failed resection arthroplasties of the distal radioulnar joint using a new ulnar head prosthesis. J Hand Surg Am. 2000; 25(3):438–446

[22]　Fernandez DL, Joneschild ES, Abella DM. Treatment of failed Sauvé-Kapandji procedures with a spherical ulnar head prosthesis. Clin Orthop Relat Res. 2006; 445(445):100–107

[23]　van Groningen JM, Schuurman AH. Treatment of post-traumatic degenerative changes of the radio-carpal and distal radio-ulnar joints by combining radius, scaphoid, and lunate (RSL) fusion with ulnar head replacement. Eur J Plast Surg. 2011; 34(6):465–469

[24]　Axelsson P, Sollerman C, Kärrholm J. Ulnar head replacement: 21 cases; mean follow-up, 7.5 years. J Hand Surg Am. 2015; 40(9):1731–1738

[25]　Fok MWM, Fernandez DL, van Schoonhoven J. Midterm outcomes of the use of a spherical ulnar head prosthesis for failed Sauvé-Kapandji procedures. J Hand Surg Am. 2019; 44(1):66.e1–66.e9

[26]　Kaiser GL, Bodell LS, Berger RA. Functional outcomes after arthroplasty of the distal radioulnar joint and hand therapy: a case series. J Hand Ther. 2008; 21(4):398–409

[27]　Kakar S, Swann RP, Perry KI, Wood-Wentz CM, Shin AY, Moran SL. Functional and radiographic outcomes following distal ulna implant arthroplasty. J Hand Surg Am. 2012; 37(7):1364–1371

[28]　Baring TKA, Popat R, Abdelwahab A, Ferris B. Short-to mid-term results of ulna head replacement as both a primary and revision implant. J Clin Orthop Trauma. 2016; 7(4):292–295

[29]　Yen Shipley N, Dion GR, Bowers WH. Ulnar head implant arthroplasty: an intermediate term review of 1 surgeon's experience. Tech Hand Up Extrem Surg. 2009; 13(3):160–164

[30]　Herzberg G. Periprosthetic bone resorption and sigmoid notch erosion around ulnar head implants: a concern? Hand Clin. 2010; 26(4):573–577

[31]　Sauerbier M, Arsalan-Werner A, Enderle E, Vetter M, Vonier D. Ulnar head replacement and related biomechanics. J Wrist Surg. 2013; 2(1):27–32

[32]　Warwick D, Shyamalan G, Balabanidou E. Indications and early to mid-term results of ulnar head replacement. Ann R Coll Surg Engl. 2013; 95(6):427–432

[33]　Sabo MT, Talwalkar S, Hayton M, Watts A, Trail IA, Stanley JK. Intermediate outcomes of ulnar head arthroplasty. J Hand Surg Am. 2014; 39(12):2405–11.e1

[34]　Aita MA, Ibanez DS, Saheb GCB, Alves RS. Arthroplasty of the distal ulna distal in managing patients with post-traumatic disorders of the distal radioulnar joint: measurement of quality of life. Rev Bras Ortop. 2015; 50(6):666–672

[35] Adams BD, Gaffey JL. Non-constrained implant arthroplasty for the distal radioulnar joint. J Hand Surg Eur Vol. 2017; 42(4):415–421

[36] Poujade T, Balagué N, Beaulieu J-Y. Unipolar ulnar head replacement for treatment of post-Darrach procedure instability. Hand Surg Rehabil. 2018; 37(4):225–230

[37] Laurentin-Pérez LA, Goodwin AN, Babb BA, Scheker LR. A study of functional outcomes following implantation of a total distal radioulnar joint prosthesis. J Hand Surg Eur Vol. 2008; 33(1):18–28

[38 Savvidou C, Murphy E, Mailhot E, Jacob S, Scheker LR. Semiconstrained distal radioulnar joint prosthesis. J Wrist Surg. 2013; 2(1):41–48

[39] Rampazzo A, Gharb BB, Brock G, Scheker LR. Functional outcomes of the Aptis-Scheker distal radioulnar joint replacement in patients under 40 years old. J Hand Surg Am. 2015; 40(7):1397–1403.e3

[40] Zimmerman RM, Jupiter JB. Outcomes of a self-constrained distal radioulnar joint arthroplasty: a case series of six patients. Hand (NY). 2011; 6(4):460–465

[41] Scheker LR, Martineau DW. Distal radioulnar joint constrained arthroplasty. Hand Clin. 2013; 29(1):113–121

[42] Axelsson P, Sollerman C. Constrained implant arthroplasty as a secondary procedure at the distal radioulnar joint: early outcomes. J Hand Surg Am. 2013; 38(6):1111–1118

[43] Bizimungu RS, Dodds SD. Objective outcomes following semi-constrained total distal radioulnar joint arthroplasty. J Wrist Surg. 2013;2(4):319–323

[44] Galvis EJ, Pessa J, Scheker LR. Total joint arthroplasty of the distal radioulnar joint for rheumatoid arthritis. J Hand Surg Am. 2014; 39(9):1699–1704

[45] Kakar S, Fox T, Wagner E, Berger R. Linked distal radioulnar joint arthroplasty: an analysis of the APTIS prosthesis. J Hand Surg Eur Vol.2014; 39(7):739–744

[46] Kachooei AR, Chase SM, Jupiter JB. Outcome assessment after Aptis distal radioulnar joint (DRUJ) implant arthroplasty. Arch Bone Jt Surg. 2014; 2(3):180–184

[47] Martínez Villén G, García Martínez B, Aso Vizán A. Total distal radioulnar joint prosthesis as salvage surgery in multioperated patients.Chir Main. 2014; 33(6):390–395

[48] Reissner L, Böttger K, Klein HJ, Calcagni M, Giesen T. Midterm results of semiconstrained distal radioulnar joint arthroplasty and analysis of complications. J Wrist Surg. 2016; 5(4):290–296

[49] Wimalawansa SM, Lopez RR, de Lucas FG, et al. Salvage of failed Achilles tendon interposition arthroplasty for DRUJ instability after ulnar head resection with Aptis prosthesis. Hand (N Y). 2017; 12(5):476–483

[50] Bellevue KD, Thayer MK, Pouliot M, Huang JI, Hanel DP. Complications of semiconstrained distal radioulnar joint arthroplasty. J Hand Surg Am. 2018; 43(6):566.e1–566.e9

[51] Lans J, Chen S-H, Jupiter JB, Scheker LR. Distal radioulnar joint replacement in the scarred wrist. J Wrist Surg. 2019; 8(1):55–60

[52] DeGeorge BR, Jr, Berger RA, Shin AY. Constrained implant arthroplasty for distal radioulnar joint arthrosis: evaluation and management of soft tissue complications. J Hand Surg Am. 2019; 44(7):614.e1–614.e9

[53] Ewald TJ, Skeete K, Moran SL. Preliminary experience with a new total distal radioulnar joint replacement. J Wrist Surg. 2012; 1(1):23–30

[54] Schuurman AH. A new distal radioulnar joint prosthesis. J Wrist Surg.2013; 2(4):359–362

[55] Bigorre N, Saint Cast Y, Cesari B, Rabarin F, Raimbeau G. Intermediate term evaluation of the Eclypse distal radio-ulnar prosthesis for rheumatoid arthritis: a report of five cases. Orthop Traumatol Surg Res.2016; 102(3):345–349

[56] Kakar S, Noureldin M, Elhassan B. Ulnar head replacement and sigmoid notch resurfacing arthroplasty with a lateral meniscal allograft:"calamari procedure". J Hand Surg Eur Vol. 2017; 42(6):567–572

第32章 下尺桡关节 First Choice 部分尺骨头假体置换术

Ladislav Nagy

【摘要】First Choice部分尺骨头假体，被设计为最大可能地贴近原生尺骨头的形状和力学特性。与全尺骨头假体相比，它只需要最少的骨切除，因此保留了下尺桡关节（DRUJ）软组织的稳定作用。另一方面其适应证仅限于DRUJ的初次挽救性手术。这种一体式假体的外科植入技术比全尺骨头假体的植入技术容错率更低，因为它要求在预定的位置进行斜形和弧形截骨，更重要的是要在解剖学正确的旋转方向上截骨。这决定了假体的位置和它的生物力学功能。该手术的临床结果与全尺骨头置换术相比更有优势。我们在21例患者中的经验表明，与尺骨头置换相比，该组患者术后未出现并发症，能更好地缓解疼痛和恢复力量，这可能是由于DRUJ的稳定性获得了改善，但也牺牲了一些关节的活动范围，特别是旋后时。在未来需要更加关注这一点，但我们认为这种假体的好处大于坏处。

【关键词】下尺桡关节，关节成形术，假体，表面成形

一、概述

DRUJ大多数的挽救性手术，都包括了尺骨头切除术，如Darrach's手术、部分切除关节成形术或者Sauvé-Kapandji手术。由于尺骨头全部或部分缺失，不再能够传导应力，尺骨的残端会压在桡骨上——这种尺桡骨会聚可能会产生明显症状，但大多数患者无症状。此外，这种会聚将会导致尺桡韧带松弛，进而导致尺桡骨在矢状面和冠状面的不稳定。

尺骨头置换术旨在解决这一问题，可以重建一个更符合解剖的DRUJ关节。随着硅胶尺骨头假体的失败[1]，引入了金属和陶瓷假体[2]。生物力学测试证实其可以防止尺桡骨远端的会聚[3]，且临床测试显示出了可靠的结果[2]。然而，尺骨头假体并不是按解剖学设计的：假体尺骨头实际上是球形的，一部分被移除，被设计为位于尺骨轴上。

尺骨头假体并不是依靠韧带附着保持稳定，而是通过假体周围的软组织套所形成的包裹作用达到稳定。如果软组织包裹不够牢靠，可能会引起症状性的DRUJ不稳定。相反，在正常解剖中，尺骨头的球形是偏置于尺骨长轴上[4,5]。保持尺桡骨韧带和骨间膜的合理张力以维持DRUJ和前臂单元的稳定是必要的。First Choice假体是一个偏置于尺骨轴上的"解剖型"尺骨头，同时保留尺桡骨韧带的止点，以确保DRUJ更稳定[6,7]。尽管根据我的经验，三角纤维软骨复合体（TFCC）附着点"关键"的中央凹在手术过程中无法保留。

二、假体的特征

First Choice部分尺骨头假体是一种由钴铬合金制成的一体化假体。其远端关节面高度抛光，而近端柄的表面用氧化铝喷砂进行粗糙处理，以优化压配固定后骨的长入能力（图32.1）。假体头有4种不同的直径（14.5、16.0、17.5、19.0mm），柄有三种不同的

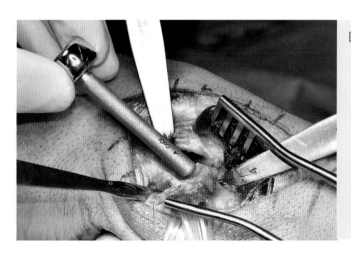

图 32.1　部分尺骨头假体

直径（4.5、5.5、6.5mm），可以组合出12种不同的假体。头部大约相当于圆周的220°（360°），带有固定方向的斜领，偏心固定于一长5.5cm略微呈圆锥形的柄上。其设计目的是仅仅取代关节面，保留尺骨茎突及其附着韧带和尺侧腕伸肌腱的沟。

对于挽救性手术，也可以使用模块化设计的标准全头假体，具有相同设计和尺寸的柄，意味着可以使用相同的铰刀。它有3个不同的领圈高度（3，11，20mm）和3个不同大小的头部（16.0，17.5，19.0mm）以及配套的Morse圆锥。假体头就像由Small Bone创新公司（现在的Stryker）推出的Uhead尺骨头一样，带有用于固定局部软组织的孔。

三、手术技巧

术前使用透明模板评估柄和头的合适大小（图32.2）。 对于头的大小，尽可能进行轴向CT扫描，以便获得更精确的数据。尤其重要的是测量尺骨变异的程度，这将决定截骨的多少。 手术的目标是让患者的尺骨负变异比正常情况略微大一些。

我们更喜欢通过第五伸肌腱间室显露DRUJ关节囊。在背侧尺桡韧带的近端，矩形切开背侧关节囊，保留TFC在尺骨茎突上的止点，并在桡骨乙状切迹的背侧保留部分关节囊以便缝合。我们发现保留TFC的中心凹附着点是不可能的：在这个结构完整的情况下，几乎不可能将尺骨头充分脱位，不管怎样，铰刀都会损伤破坏这个附着点。保持前臂旋前、手腕屈曲位，将尺骨头向背侧脱位。用一个或两个霍夫曼拉钩保持尺骨头脱位状态。当开始准备髓腔时，特别要注意的是，尺骨头相对于髓腔是偏心的，锥子的入口不应该在尺骨头的中央，而应该更偏尺侧，几乎在尺侧中央凹处（图32.3）。必须注意，即使扩髓器大小正确，也不要将其插入到比术前基于尺骨变异测得结果更深的位置（图32.4）。 其次，在我看来最重要的是做一个相对于尺骨长轴，方向正确、倾斜的、不完全的截骨面，而不是像全尺骨头置换所做的完全的、垂直的截骨面。截骨模板以一个固定的角度固定在扩髓器上，扩髓器手柄需要精确地对准尺骨的长轴，这并不容易确定；尺骨茎突的位置对于截骨导向是至关重要的。将截骨导板用克氏针固定在原生尺骨头上，因为存在尺骨远端骨折的风险，进行斜向截骨时，注意拐角不要过度截骨（图32.5）。在进行保留尺骨茎突的纵向截骨后，部分切除尺骨头，并用于确定最佳的假体头大小。然后，将试模柄和尺骨头放置好（图32.6）。将关节复位后，检查尺骨头与桡

32

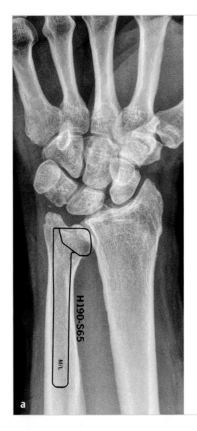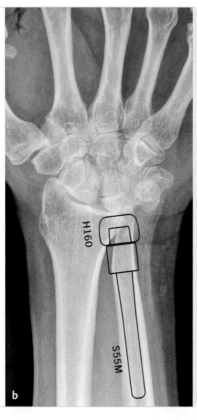

图 32.2　（a，b）部分尺骨头和模块化全头假体模板的使用

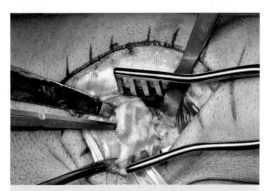

图 32.3　用锥子几乎在中央凹处对尺骨头进行开路

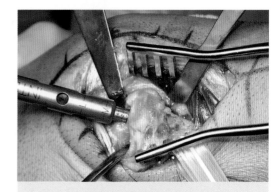

图 32.4　放置假体需扩髓至 0mm 处

骨远端乙状切迹的匹配度和DRUJ的稳定性。有时，特别是术前尺骨正变异的情况下，乙状切迹需要用一个大的球形骨锉进行平整。然后验证假体试模的正常位置和匹配度。一旦试模被认为是合适的，将替换为正式假体（图32.7，图32.8）；当锤击进入时，需要仔细的定位和控制旋转，直到假体头和尺骨之间贴合紧密。用3-0可吸收缝线，分别地间断缝合关节囊和第五伸肌腱间室。术后用肘上石膏将前臂固定于中立位或轻微旋后位，3周之后移除石膏，前臂和手腕非负重活动3周。 6周时，如果假体在临床和放射影像学上稳

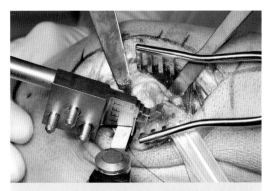

图 32.5　沿截骨导板切除尺骨头的关节面部分

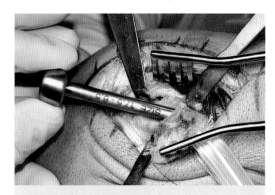

图 32.6　插入假体试模

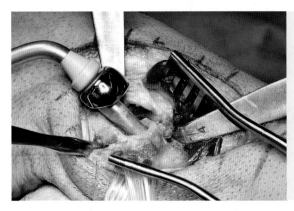

图 32.7　用正式假体替代试模

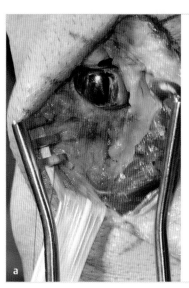
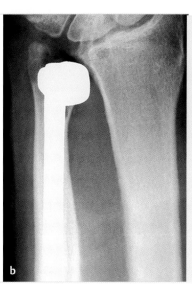

图 32.8　（a，b）术中最终的表现

定，则开始强化训练及渐进式持重等手部支持治疗。 术后6个月、1年、2年、5年和10年进行进一步的临床随访和放射影像学评估。

四、适应证

主要指征是对非手术治疗无反应的症状性DRUJ关节炎。桡骨远端严重畸形，尤其是骨折后，必须事先或同时进行矫正。部分尺骨头假体置换的特殊禁忌证是尺骨变异≥4mm，因为First Choice假体矫正长度的潜力有限。

五、文献结果

目前仅有三篇关于First Choice部分尺骨头置换的公开报道。不幸的是，在这些发表的系列文章中，使用了几种不同的尺骨头假体，但每种假体的结果没有分别报道。

Santos等[8]报道了3例患者，其中2例采用部分尺骨头置换治疗，第3例采用了模块化的全头置换假体。在随访1年时，据报道3例患者均获得了很好的疼痛缓解，增加了运动能力和力量。

Sabo等[9]回顾了74例患者的79个尺骨头置换术，平均随访7±4（最少2）年。其中，有6例采用了First Choice假体（未说明是半关节还是全关节置换术）。共有6例翻修，无一例是First Choice假体。

Adams和Gaffey[10]治疗的18例患者采用了部分尺骨头假体，10例患者采用全尺骨头假体。对其中21例（共28例）患者进行随访，随访时间平均4.6年（1～10年）；他们报道了相似的结果。患者关节的平均活动度为旋前71°，旋后55°，握力35kgf（相当于对侧手的85%）。2例患者报告疼痛无变化或比术前加重，17例患者报告有改善，在日常活动中无痛或轻微疼痛，但在剧烈活动时有疼痛，疼痛可忍受并在数小时内缓解，有2例患者报告无疼痛。X线片显示部分尺骨头假体下方有骨吸收，平均为1.7mm（0～9mm），乙状切迹处平均为2mm（0～7mm）。有一例假体因疼痛不得不取出，另一例假体因不稳定，被翻修成更小的假体头后获得成功。

六、作者的经验

从2007年至2018年，我们使用First Choice尺骨头假体治疗了24例患者。其中21例腕关节采用部分尺骨头假体置换，3例采用模块化全头假体。1例部分尺骨头假体在植入1.3年后因持续的背侧半脱位阻碍旋后而不得不移除，并用Aptis全关节假体替换，效果良好。患者平均随访3.4年（0.3～10年，SD 2.7），无感染和假体松动，但3例患者在外伤后假体柄近端发生骨折，均采用切开复位钢板内固定，最终骨愈合且无功能丢失。

其余20例患者采用部分尺骨头假体置换术的患者平均年龄56岁（30～77岁，SD 12.9），平均随访3.4年（0.3～10年，SD 2.7）。旋前功能无变化，平均为66°（40°～90°，SD 16），旋后功能从平均67°（10°～95°，SD 19）下降到49°（0°～85°，SD 22）。握力由平均19kgf（7～31kgf，SD 7）增加到25kgf（8～45kgf，SD 11），从相当于对侧的60%增加到对侧的87%。平均疼痛评分（0～4分）由3.0（1～4，SD 0.9）降至1.2（0～4，SD 1.3）；9例患者完全无痛，7例患者疼痛有改善，4例患者无变化；无疼痛加重的情况。除旋前功能外，其他客观的变化均有统计学意义（P＜0.05）。1年的X线分析显示，部分尺骨头假体下方存在1.3（0～2.5）mm的骨吸收，乙状切迹侵蚀0.5

（0~2mm），之后无进展。

3例采用模块化全头假体的患者平均年龄为50岁（45~55岁，SD 4.7）年，术后平均2年（1~2.6岁，SD 0.9）进行回顾分析。旋前从平均62°增加到77°，旋后从平均45°增加到78°。握力从平均11kgf增加到14kgf。平均疼痛评分（0~4级）从3.3下降至1.7；1例患者完全无痛，1例好转，还有1例无变化。

根据我们的经验，部分尺骨头假体按照临床评估，提供了更好的DRUJ稳定性和更强的力量；因此，它是我们优先选择的假体。旋后功能的受限令人关注，但我们认为这是可接受的。如果临床症状明显，我们建议对DRUJ进行掌侧关节囊切除术[11]；我们治疗了3例患者，前臂旋后功能从平均18°（5°~30°）改善到平均35°（20°~50°）。

旋后功能的丧失可能会增加稳定性，因为软组织张力增加了。旋后功能丧失也可能是由于假体位置不正确，术中很难评估原生尺骨头的正确方向。我们建议在术中用克氏针确定尺骨茎突相对于尺骨头的位置，相应地使扩髓器手柄与之平行（图32.9）。此外，在插入正式假体时，必须注意假体的旋转，确保从与截骨面相同的方向插入，这可能会特别的困难。因为正式假体不像假体试模，它没有任何手柄可以控制。部分尺骨头假体的理论优势是保留尺骨茎突，进而保证TFCC的止点是在活骨上（图32.10）。

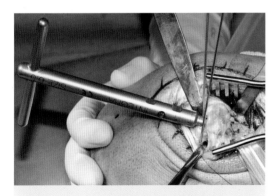

图32.9　用针头或克氏针定位尺骨茎突，扩髓器柄与之平行，以确保合适的旋转方向

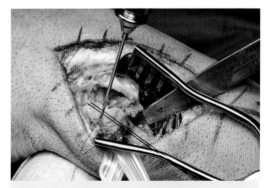

图32.10　在尺骨外侧皮质准备钻孔，用于三角纤维软骨复合体（TFCC）的附着

参考文献

[1] Sagerman SD, Seiler JG, Fleming LL, Lockerman E. Silicone rubber distal ulnar replacement arthroplasty. J Hand Surg [Br]. 1992; 17(6):689–693

[2] van Schoonhoven J, Fernandez DL, Bowers WH, Herbert TJ. Salvage of failed resection arthroplasties of the distal radioulnar joint using a new ulnar head prosthesis. J Hand Surg Am. 2000; 25(3):438–446

[3] Sauerbier M, Hahn ME, Fujita M, Neale PG, Berglund LJ, Berger RA. Analysis of dynamic distal radioulnar convergence after ulnar head resection and endoprosthesis implantation. J Hand Surg Am. 2002;27(3):425–434

[4] Conaway DA, Kuhl TL, Adams BD. Comparison of the native ulnar head and a partial ulnar head resurfacing implant. J Hand Surg Am. 2009; 34(6):1056–1062

[5] Gordon KD, Dunning CE, Johnson JA, King GJW. Kinematics of ulnar head arthroplasty. J Hand Surg [Br]. 2003; 28(6):551–558

[6] Sauder DJ, King GJ. Hemiarthroplasty of the distal ulna with an eccentric prosthesis. Tech Hand Up Extrem Surg. 2007; 11(1):115–120

[7]　Kopylov P, Tägil M. Distal radioulnar joint replacement. Tech Hand Up Extrem Surg. 2007; 11(1):109–114

[8]　Santos C, Pereira A, Sousa M, Trigeuiros M, Silva C. Indications for distal radioulnar arthroplasty: report on three clinical cases. Rev Bras Ortop. 2015; 46(3):321–324

[9]　Sabo MT, Talwalkar S, Hayton M, Watts A, Trail IA, Stanley JK. Intermediate outcomes of ulnar head arthroplasty. J Hand Surg Am. 2014; 39(12):2405–11.e1

[10]　Adams BC, Gaffey JL. Non-constrained implant arthroplasty of the distal radioulnar joint. J Hand Surg Am. 2017; 42E:415–421

[11]　Kleinman WB, Graham TJ. The distal radioulnar joint capsule: clinical anatomy and role in posttraumatic limitation of forearm rotation. J Hand Surg Am. 1998; 23(4):588–599

32

第33章　下尺桡关节尺骨头假体置换术

Jörg van Schoonhoven

【摘要】下尺桡关节（DRUJ）的关节炎破坏，可导致疼痛性前臂旋转功能受限。通过部分或全尺骨头切除以及Kapandji手术可恢复前臂旋转功能，但可能会导致前臂不稳定以及尺骨残端与桡骨之间的疼痛性尺桡骨撞击。从生物力学的角度看，使用尺骨头假体置换，结合软组织修复能够恢复前臂的稳定性。在临床上，该手术已经在多项研究中得到证实能够获得良好且持久的疗效，它不仅可以对截骨关节成形术失败进行翻修，还可以作为治疗下尺桡关节破坏伴疼痛的首选手术方案。禁忌证包括：半关节成形术维持稳定所需的软组织条件不足；假体柄初次压配和骨长入所需的骨质量不佳；桡骨头切除或Essex-Lopresti损伤导致的前臂纵向不稳定。在我看来，使用尺骨头假体的半关节置换是治疗DRUJ切除成形术失败以及年轻活跃患者疼痛性DRUJ破坏的首选项。对极少数失败的病例，取出假体进行尺骨头切除，或进行限制性全下尺桡关节置换术仍然是翻修术的选项。

【关键词】尺骨头，假体，半关节切除成形术，下尺桡关节，不稳定，尺桡骨撞击，Kapandji

一、概述

下尺桡关节（DRUJ）的关节炎破坏经常伴随疼痛性前臂旋转受限和握力下降。多种病理变化均可导致关节的炎性退变，包括DRUJ的慢性不稳定、类风湿或原发性骨关节炎以及Madelung畸形（译者注：腕关节进行性半脱位）。原发性骨关节炎很少见，而创伤性关节炎比较常见，尤其是桡骨远端骨折，具体是指畸形愈合的桡骨远端关节外骨折和累及乙状切迹或尺骨头的关节内骨折。

对于有症状的退行性DRUJ，传统治疗方案包括尺骨头切除、部分切除伴或不伴插入式关节成形术和Sauvé-Kapandji手术。所有这些手术方案都能恢复前臂旋转功能，且能够获得令人满意的临床结果。但有些患者手术后会出现持续性的或新发的疼痛以及功能障碍。这通常是由于前臂不稳定导致的疼痛，尤其在负重情况下。腕关节失去尺骨的支撑，可能会导致腕关节旋后畸形。而失去桡骨的骨性支撑可能会导致疼痛性的尺桡骨撞击，桡骨远端在横向负荷下会碰到尺骨远端，被称为"尺骨撞击综合征"[1]。这可以通过Lees和Scheker提出的应力位X线片显示出来[2]（图33.1）。

为了治疗继发性前臂不稳定，Timothy Herbert报道了使用硅胶尺骨头间隔器重建原生的下尺桡关节。这一概念包括利用间隔器和以尺侧为蒂的局部软组织皮瓣，重新调整桡骨相对于尺骨的力线，以稳定前臂复合体。最初的结果良好，但随着硅胶在负荷下失效，疗效维持不长久[3]。基于这一经验，Schoonhoven和Herbert开发了一种生物相容性更强、更耐用的尺骨头替代物，称为尺骨头假体（UHP）。

这项新技术的主要目的是，帮助DRUJ切除成形术后前臂不稳定引起疼痛的患者减轻

33

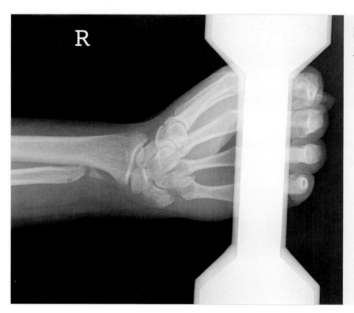

图 33.1　腕关节横向应力位 X 线片
显示尺骨头切除后的尺桡骨撞击

疼痛以及恢复稳定性和功能。已发表的生物力学[4]和临床研究[5-8]证明了DRUJ的稳定性得到良好恢复，临床结果得到改善，并长期保持。这使得更多的外科医生选择UHP，把它作为治疗DRUJ疼痛性关节炎的主要的手术方案。

二、Herbert 尺骨头假体

通过解剖和放射学研究，评估尺骨远端髓腔直径、尺骨头的直径和形状以及DRUJ的几何形状，开发出了一种可组装的模块化尺骨头假体。假体柄的解剖型设计可实现尺骨髓腔内的初级压配稳定。假体柄的钛涂层允许骨长入，以获得长期的稳定性。有3种不同的假体柄设计。带有2mm颈领的标准柄，用于DRUJ的一期重建。带有4mm颈领的假体柄可以对少量尺骨远端截骨进行精确的长度重建，而带有17mm颈领的翻修柄，可以对较大的尺骨截骨进行重建。

由于锆陶瓷具有良好的弹性模量和生物相容性，因此被选为假体头材料。它也有3种尺寸可供选择，所有的假体柄和头都是可以替换的（图33.2）。

三、手术技巧

手术操作技巧，部分取决于尺骨远端残留的长度以及局部软组织结构和破坏程度。主要从骨性条件和软组织条件进行综合考量。

截骨主要取决于术前的模板测量。如果尺骨头仍在原位，则按照术前规划的尺骨远端截骨面去除尺骨头。截除尺骨远端最好不要一次截除过长，因为它很容易向近端再次截骨。检查桡骨的乙状切迹，去除任何多余骨赘，并用骨锉磨平关节面内的台阶。使用合适的锉刀（标准或改良），处理尺骨髓腔，并插入试模。安装试模头，并在术中进行透视检查，确认柄的大小以及是否与尺骨髓腔匹配。根据切除尺骨头选择试模头的大小，如果术前尺骨头已经切除，则根据对侧的模板测量结果进行判断。试模头需要与桡

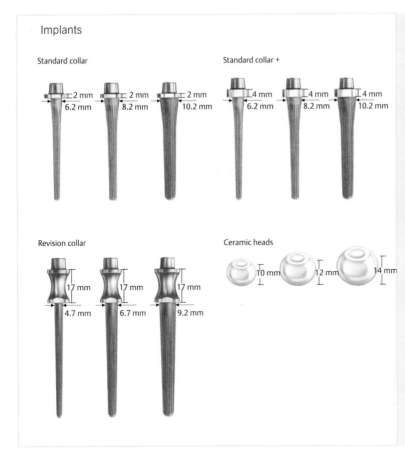

图 33.2 Herbert 尺骨头假体，各种设计和型号的假体柄及头

骨远端的乙状切迹匹配。确保试模头在桡骨乙状切迹内的正确位置以及假体的合适长度，保持尺骨存在2mm负变异，以避免尺骨撞击综合征。这是插入正式假体前最后的调整机会。

尺骨头置换术所重建DRUJ的稳定性，依赖于以尺侧为蒂的局部软组织瓣，该组织瓣包括关节囊、伸肌支持带、尺侧腕伸肌腱所在第六伸肌间室和三角纤维软骨复合体（TFCC）。

在下尺桡关节的背侧纵向切开后，确定第5伸肌间室，纵向打开，松解小指伸肌腱并向桡侧牵开。切开第五伸肌间室底部以及覆盖DRUJ的背侧关节囊，形成软组织瓣。将组织瓣向近端延伸约3cm，显露尺骨远端的颈部（图33.3）。然后将软组织瓣整体牵向尺侧，并沿着桡尺背侧韧带向远端延伸。进行尺骨截骨后，将尺骨头及其残余组织切除。我们建议对第六伸肌间室底部或TFCC的任何缺损进行修复。在这一阶段，用小钻头或克氏针（0.8mm）在乙状切迹的背侧缘钻2～3个孔。在植入正式假体后，用不可吸收（2-0）缝合线穿过这些钻孔，将尺侧组织瓣缝合固定至桡尺背侧韧带和乙状切迹背侧缘（图33.4）。在最终的组织瓣缝合前，检查前臂旋转功能和下尺桡关节的稳定性，并确保组织瓣合适的张力。用3-0可吸收缝合线，将第五伸肌室伸肌支持带尺侧残端与组织瓣的背侧部分，纵行缝合在一起，以进一步加强背侧附着点的强度，注意不要缝到皮下的小指伸肌腱。我们建议伤口放置引流管，虽然没有证据证明它的用途。关闭切口，无菌敷料包扎，使用长臂石膏，保持肘关节屈曲约70°，旋后约30°，腕关节背伸约20°，以减少尺侧软组织瓣的张力。

这一入路和手术技术已经发表[9-11]。

术后固定时间，取决于软组织的质量和术中所获得的稳定程度，超肘石膏固定2～4周，再用尺侧合页夹板固定2～4周。术后6～8周内允许去除固定自由活动，术后12周可不受限制地使用和持重。

四、适应证

- 原发性和创伤性DRUJ关节炎伴有疼痛。
- DRUJ切除成形术或Sauvé-Kapandji手术后DRUJ关节不稳和撞击导致疼痛。
- 肿瘤或外伤导致的尺骨头破坏。

五、禁忌证

- 没有足够的软组织条件来维持稳定，例如在多次手术之后，或由于类风湿关节炎导致的软组织条件不足。
- 尺骨骨量不足，无法获得初次压配稳定和骨长入。
- Essex-Lopresti损伤或桡骨头切除术后前臂纵向不稳。
- 一个相对禁忌证是桡骨或尺骨力线不正，这应该在重建下尺桡关节之前或同时进行矫正。

六、结果

（一）文献结果

我们对这种假体和相关的软组织手术进行了一项前瞻性长期随访研究，包括三个阶段。最初的研究包括3例患者，获得良好的临床结果[12]，随后开展了一项包括另外20例患

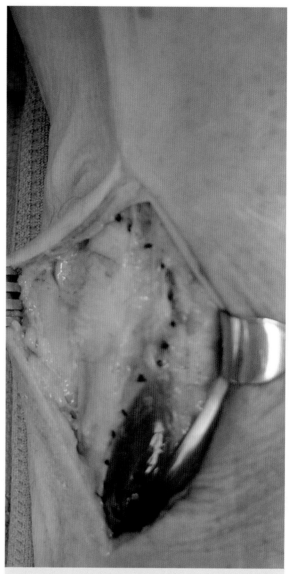

图 33.3　尺侧为蒂的软组织瓣设计：打开第五伸肌间室，小指伸肌腱向桡侧牵开

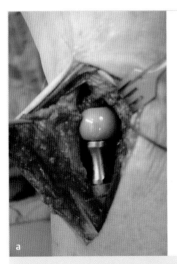 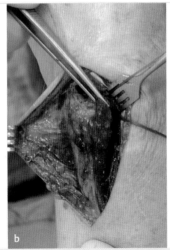 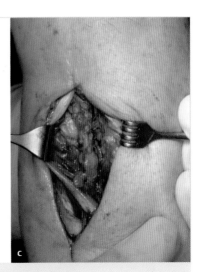

图 33.4　（a）在远侧三角纤维软骨复合体（TFCC）下方植入尺骨头假体以重建 DRUJ，在尺侧用组织镊夹持住尺侧软组织瓣，穿好线的骨间膜位于桡侧，将组织瓣缝合到乙状切迹的背侧缘。（b）在将组织瓣缝合到乙状切迹之前检查张力。（c）皮瓣缝合后的最终情况

33

者的前瞻性、跨国多中心研究。对这23例患者进行了短期随访，在平均28个月（10～43个月）后对其结果进行了评估并发表。最后，作为有规划的试验的最后一步，最初的23例患者中有16例在术后平均11年（97～158个月）时进行复查，并将长期结果与术前、短期随访的临床结果和放射影像学数据进行比较。结果显示无患者出现DRUJ不稳定，在短期和长期随访中的视觉模拟疼痛评分（VAS）从术前的平均3.7分下降到1.7分。患者的视觉模拟满意度从平均2.2分（10分）分别提高到8.2分和8.9分。运动范围从平均旋前73°分别提高到86°和83°，平均旋后从52°分别提高到77°和81°。平均握力由相当于健侧的42%分别提高到72%和81%。所有的临床参数，从术前到短期随访结束时均有明显改善，但在短期和长期随访结果之间差异无显著统计学意义。X线片未显示有假体柄松动或DRUJ不匹配的征象[14]。由于假体柄在尺骨髓腔内的压配嵌入，可能会出现应力遮挡，表现为假体领下方的骨吸收。目前还没有导致假体任何的不稳定或松动，这一过程似乎在8～12个月内停止了进展[7]。在大量患者（在出版物中未明确指出）中的短期随访X线片中发现陶瓷头周围的乙状切迹有重塑现象，但在更长期随访中无进一步发展。其他专家也注意到了这些放射影像学发现，它们似乎不会引起临床问题[15]。

报道中出现的并发症也包括了感染，如果是深部感染，将不得不取出假体。间歇性或持续性的不稳定通常是由于软组织条件不佳所致。该手术中DRUJ的稳定，依赖于DRUJ原生软组织结构的保存情况和坚韧程度。因此，由于DRUJ多次手术导致的软组织条件不佳、炎症反应如类风湿性关节炎导致的破坏、前臂Essex-Lopresti损伤或桡骨头切除导致的复杂前臂纵向不稳定，是该手术的禁忌证。在这些情况下，应考虑使用带有约束功能的方法。据报道有尺骨假体松动现象。除了感染的原因，松动似乎是由于尺骨或桡骨对线不良，通常是在骨折后。使用假体重建DRUJ的适应证，仅限于前臂尺桡骨的纵向力线和乙状切迹符合正常解剖形态的患者。任何对线不良都将导致假体应力增加，并

可能继发松动或症状性DRUJ不稳。对线不良并非假体重建DRUJ的绝对禁忌证，但必须在进行DRUJ假体重建之前或在手术中同时进行矫正。

（二）临床病例

男性，卡车司机，28岁时双侧桡骨远端关节内骨折，并接受了保守治疗。后发展为双侧创伤性桡腕关节炎和下尺桡关节炎。尽管他在2007年（46岁）时接受了去神经化手术和右腕桡舟月关节融合术，但左腕和前臂的疼痛和僵硬进行性加重（图33.5a）。之后左腕关节接受了桡舟月骨融合联合下尺桡关节部分切除填充成形术（图33.5b）。2008

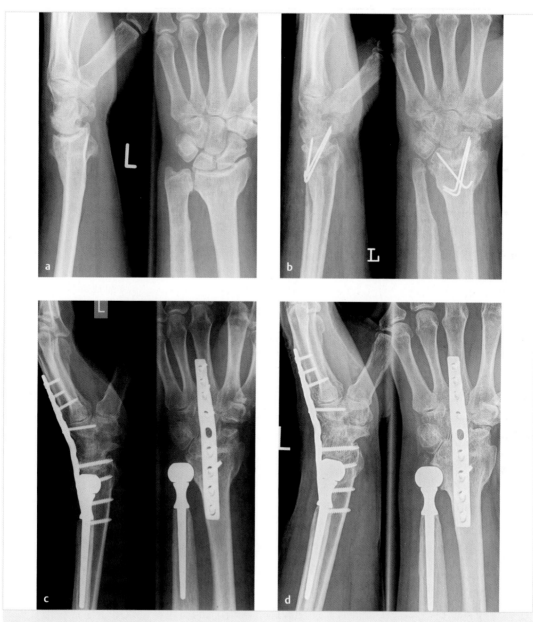

图 33.5　（a–d）临床病例

年，由于左腕关节持续性疼痛和继发性尺桡关节撞击疼痛综合征，接受了腕关节融合术和下尺桡关节UHP假体置换术（图33.5c）。

由于右手腕和前臂存在持续性的症状（图33.6a，b），患者于2011年接受了一期右UHP尺骨头置换术和舟状骨远端切除术（图33.6c，d）。

在2017年（56岁）的最近一次随访中，患者报告说左手腕无疼痛，下尺桡关节稳定，旋前和旋后各70°，握力达到32kgf。右侧手腕在承重时有疼痛（VAS评分4分/10

33

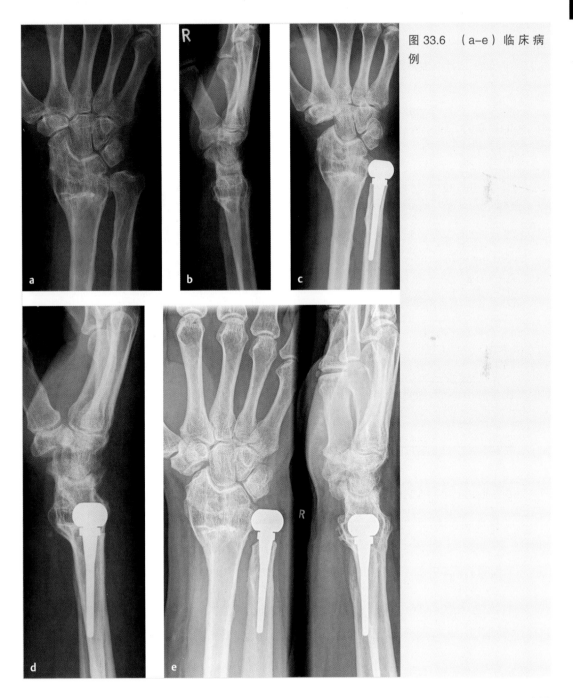

图33.6　（a-e）临床病例

363

33

分），背伸40°，屈曲30°，下尺桡关节稳定，前臂旋前和旋后均为80°，握力28kgf。X线片显示假体稳定，右侧尺骨假体颈领下有一些轻微的骨吸收，但没有松动或其他问题的迹象（图33.5d，图33.6e）。

七、 结论

根据我的经验，只要牢记禁忌证，尺骨头置换术可以获得非常可靠、良好的功能结果以及持久的临床疗效。我最近回顾分析了自己在1995至2012年期间采用这种假体置换手术治疗的89例患者，15年生存率为90%（未发表）。因此，在我看来，该手术是DRUJ切除成形术后失败进行翻修的一个选项，而对于DRUJ破坏伴有疼痛的年轻活跃患者是首选治疗方案。如果由于任何原因导致该手术失败，也可以使用限制性假体进行翻修。

参考文献

[1] Bell MJ, Hill RJ, McMurtry RY. Ulnar impingement syndrome. J Bone Joint Surg Br. 1985; 67(1):126–129

[2] Lees VC, Scheker LR. The radiologic demonstration of dynamic ulnar impingement. J Hand Surg Am. 1997; 22B:448–450

[3] Stanley D, Herbert TJ. The Swanson ulnar head prosthesis for posttraumatic disorders of the distal radio-ulnar joint. J Hand Surg [Br]. 1992; 17(6):682–688

[4] Sauerbier M, Hahn ME, Fujita M, Neale PG, Berglund LJ, Berger RA. Analysis of dynamic distal radioulnar convergence after ulnar head resection and endoprosthesis implantation. J Hand Surg Am. 2002;27(3):425–434

[5] V Schoonhoven J, Herbert TJ, Fernandez DL, Prommersberger KJ, Krimmer H. Ulnar head prosthesis. Orthopade. 2003; 32(9):809–815

[6] Yen Shipley N, Dion GR, Bowers WH. Ulnar head implant arthroplasty: an intermediate term review of 1 surgeon's experience. Tech Hand Up Extrem Surg. 2009; 13(3):160–164

[7] Sauerbier M, Arsalan-Werner A, Enderle E, Vetter M, Vonier D. Ulnar head replacement and related biomechanics. J Wrist Surg. 2013; 2(1):27–32

[8] Axelsson P, Sollerman C, Kärrholm J. Ulnar head replacement: 21 cases; mean follow-up, 7.5 years. J Hand Surg Am. 2015; 40(9):1731–1738

[9] van Schoonhoven J, Herbert T. The dorsal approach to the distal radioulnar joint. Tech Hand Up Extrem Surg. 2004; 8(1):11–15

[10] Herbert TJ, van Schoonhoven J. Ulnar head replacement. Tech Hand Up Extrem Surg. 2007; 11(1):98–108

[11] Mühldorfer-Fodor M, Pillukat T, Pausch T, Prommersberger KJ, van Schoonhoven J. Reconstruction of the distal radioulnar joint using the Herbert ulnar head prosthesis. Oper Orthop Traumatol. 2011; 23(2):86–97

[12] van Schoonhoven J, Herbert TH, Krimmer H. New concepts for endoprostheses of the distal radio-ulnar joint. Handchir Mikrochir Plast Chir. 1998; 30(6):387–392

[13] van Schoonhoven J, Fernandez DL, Bowers WH, Herbert TJ. Salvage of failed resection arthroplasties of the distal radioulnar joint using a new ulnar head prosthesis. J Hand Surg Am. 2000; 25(3):438–446

[14] van Schoonhoven J, Mühldorfer-Fodor M, Fernandez DL, Herbert TJ. Salvage of failed resection arthroplasties of the distal radioulnar joint using an ulnar head prosthesis: long-term results. J Hand Surg Am. 2012; 37(7):1372–1380

[15] Herzberg G. Periprosthetic bone resorption and sigmoid notch erosion around ulnar head implants: a concern? Hand Clin. 2010; 26(4):573–577

第 34 章 下尺桡关节 Eclypse 假体置换术

Dirck Ananos Flores, Marc Garcia-Elias

【摘　要】下尺桡关节（DRUJ）病相对罕见，但仍是个未解决的问题。目前治疗此病的手术方法，可分为非解剖性重建手术（nonanatomical procedures）和假体重建手术。非解剖性重建手术（如：Sauve-Kapandji，Darrach's手术等）在手外科医生中被广泛使用，但患者可能会患上撞击综合征，导致功能受限。

Eclipse假体作为这类手术的替代方案，可避免这些常见并发症。该假体由热解碳材质的头和柄组成。在植入假体时要非常仔细，因此，本章将对此技术进行详细介绍。

该假体适用于DRUJ的单关节病，并且关节无严重的不稳定。不适用于既往接受过Darrach's或Sauve-Kapandji手术的患者。

已发表的文献表明，该假体在早期随访中获得了良好结果，并且随着时间推移依然稳定可靠。除了我们遇到的1例钼过敏患者需要取出假体外，到目前为止并发症很少。

【关键词】Eclypse，下尺桡关节病，关节置换术，DRUJ关节病，热解碳假体

一、概述

完整的下尺桡关节（DRUJ），对于前臂旋转和腕关节运动时的稳定性和应力传导至关重要[1]。DRUJ是配合完成前臂旋转和腕关节环转的重要结构[2]。DRUJ病不常见，但一旦出现会导致严重的活动受限。目前DRUJ关节病的治疗方案可分为非解剖性重建手术和假体重建手术。

挽救性非解剖重建手术（如：Darrach's手术，Bowers's手术，匹配的尺骨远端切除术或Sauvé–Kapandji手术）不能恢复关节的正常解剖结构，并可能导致不稳定、半脱位、异响和错位等并发症[3]。

最常见的并发症是尺骨撞击综合征。Bell等[4]认为尺桡骨靠拢导致撞击，患者主诉为疼痛、咔嗒异响和握力减弱。临床症状包括腕关节间隙变窄、前臂挤压痛和抗阻力旋后疼痛。影像学表现为桡骨干骺端与尺骨接触的部位呈扇贝状。

Eclipse假体作为非解剖性切除手术的替代方案，可避免尺骨撞击综合征。该手术的目的是重建远端支点，这对保持骨间膜等软组织的张力是必要的，从而保持尺桡骨之间最佳的应力传导机制。

二、假体的特征和置入技巧

Eclipse假体是一种热解碳间隔器，用于孤立性DRUJ关节病患者，以替代受损尺骨头的关节面部分[2]。该假体在植入时不会对三角纤维软骨复合体（TFCC）的中央凹止点和尺侧腕伸肌（ECU）鞘造成严重破坏，也就是说，保留了生理性DRUJ的稳定结构。

该假体由两部分组成：一个四足钛柄和一个热解碳尺骨头。柄的作用是防止间隔器在运动范围末段时脱位。热解碳头"取代"了原生尺骨头，以恢复更加接近正常的下尺

桡关节运动力学。它比肌腱"锚定点"或关节切除成形术后的瘢痕更能抵抗压应力和剪切应力。

（一）手术技巧

以尺骨头为中心，在尺背侧作皮肤切口，识别并保存尺神经的背侧皮支。纵行松解第五伸肌间室，将伸肌支持带以尺侧为蒂牵开，不打开下尺桡关节，同时也不干扰ECU鞘，这样就可以显露下方的DRUJ关节囊（图34.1a，b）。

切开背侧关节囊，以便进入尺腕间隙，显露TFCC背侧缘和尺骨头[5]。这可以通过牵开以尺侧为蒂的关节囊组织瓣加以显露，注意识别并利用以下解剖标志（图34.2）：三角骨背侧缘，第四和第五间室之间的支持带隔膜及尺骨头的颈部。所设计皮瓣的最远端部分与沿着桡骨三角骨背侧韧带近端纤维所作的切口重叠。提起皮瓣，必要时可切除TFCC半月板样组织以帮助显露尺腕间隙。

可以将尺骨头半脱位以充分暴露它。这可以通过将前臂完全旋前并将尺骨向背侧牵拉来实现。在这个过程中，TFCC一直保持连接。

截骨术是整个手术过程中最重要的一步。截骨位置的准确定位至关重要。在截骨导板的帮助下设计两个截骨线：①横行截骨线：在DRUJ关节面近端的尺骨头上，垂直于尺骨纵轴；②纵行截骨线：通过尺骨头的关节软骨，平行于尺骨纵轴，不破坏中央窝，以保护尺桡韧带（RUL）的止点（图34.3）。此外，纵向截骨术需要垂直于肘关节屈伸平面。这样截骨的目的是引导假体，使其在肘关节弯曲90°时，无论前臂旋转位置如何，总能与地面平行。

在切除受损的关节面后，将前臂充分旋前，尺骨向背侧牵拉，这使得锥子容易插入髓腔。入口应靠近尺茎突基底部，避免损伤位于中央窝的尺桡韧带。锥子应对准尺骨干方向的髓腔中心。用直径3.5mm的钻头，在尺骨髓腔内钻出一条4cm深的隧道。钻孔的同时确定假体型号：如果钻头接触到髓腔内皮质，应该选择一个小号柄；如果钻孔时没有

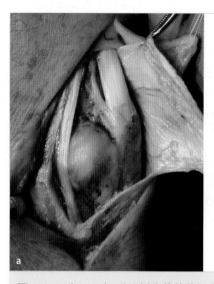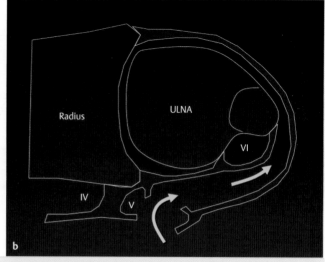

图34.1　（a，b）以尺侧为蒂的伸肌支持带，保留深面的 DRUJ 关节囊和 ECU 鞘

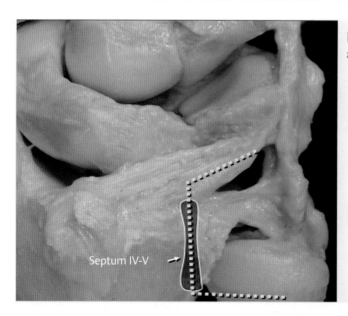

图 34.2　以尺侧为蒂的关节囊组织瓣
标志线

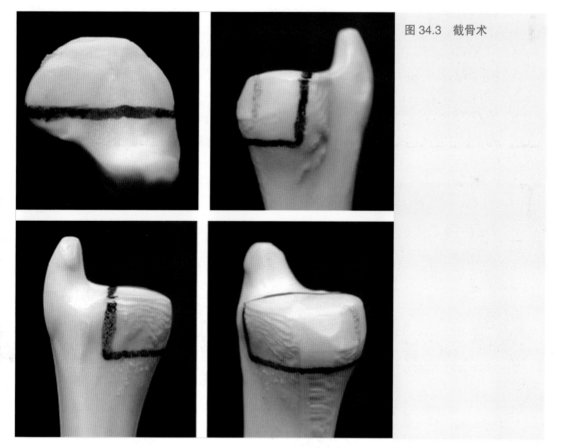

图 34.3　截骨术

接触到髓腔内皮质（骨髓腔较宽），接着使用直径4.5mm的钻头，随后插入中号柄；对于体型较大的患者，需要5.5mm的钻头和一个大柄。

假体柄插入时应进行紧密压配。在正式插入前，用橡皮筋从假体的远端向头侧（解

34

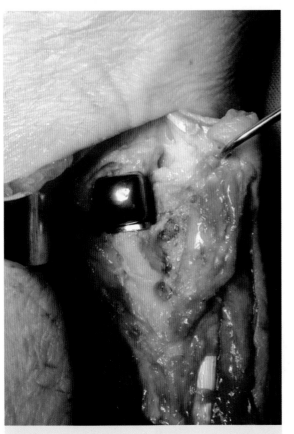

图 34.4　假体植入后

剖上的近端）缠绕，以保持柄的四足捆在一起。当柄插入时，橡皮筋会向远端滚动，稍后可以剪掉。一旦假体插入髓腔，四足就会张开，形成一种内在的稳定结构，防止自动脱落。预计6周内四足的周围会长出新的骨质，因此，在此期间应采取一些保护措施，防止极端的旋前或旋后。有小、中、大三种试模头可供选择。假体头应与切除的尺骨头直径相匹配。

如果原来的尺骨头变形，无法进行可靠的评估，则首先尝试小号，并检查关节的稳定性和全范围的活动能力。根据经验，在体试模时，重建后的结构既不能太松也不能太紧（图34.4）。建议逐层关闭切口。第一步是用3-0 Vicryl缝线修复TFCC和关节囊在背侧的连接处（图34.5）。

这一点不可忽视，因为它有助于确保假体的稳定性。关节囊的远端切口需通过间断缝合与背侧桡骨三角骨韧带的

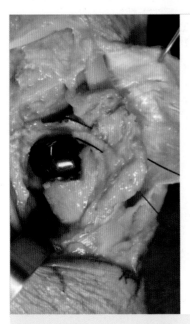
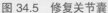
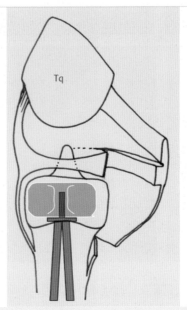
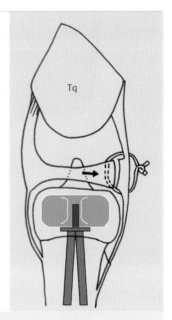

图 34.5　修复关节囊

平行纤维连接；关节囊切口的垂直部分可与第四和第五之间的隔膜进行加强缝合。这个隔膜也可以与支持带缝合在一起。最后，进行皮下组织和皮肤闭合。

术后佩戴肘上石膏并维持前臂轻度旋后位3周，然后改为可拆卸夹板固定，每天拆掉三次，在疼痛允许的范围内进行前臂主动旋转锻炼。术后至少在6周内，应避免被动的前臂活动，以免影响假体柄四足周围的骨长入。此时开始强化锻炼肱桡肌（唯一能对DRUJ动态施加应力的肌肉）和ECU肌（有效的DRUJ动态稳定结构）。我们建议在6个月内避免身体接触性运动。

三、适应证和禁忌证

Eclipse假体的主要适应证是各种原因导致的孤立性DRUJ关节病变，前提是没有严重的DRUJ不稳定（图34.6，图34.7）。典型的病因包括特发性骨关节炎（OA），创伤性尺骨头关节面与现有乙状切迹不匹配，以及慢性炎症［假性痛风（译者注：即关节软骨钙化症）、类风湿关节炎等］继发的尺骨头退行性变。它也适用于DRUJ部分切除填充成形术后有症状的的患者。禁忌证包括既往做过Darrach's或Sauvé-Kapandji手术、TFCC功能不全导致DRUJ明显不稳定，尺骨头乙状切迹不匹配以及桡骨远端严重对线不良如骨折后的患者。

四、文献结果

Bigorre等[6]报道了他们在6年内对5例行Eclipse DRUJ半关节置换术患者的中期随访结

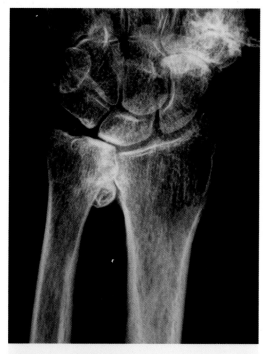

图 34.6　下尺桡关节病变

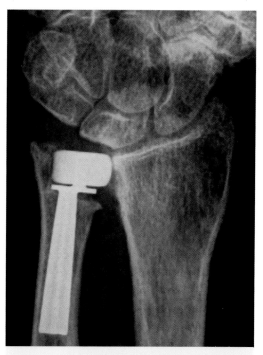

图 34.7　植入假体后腕关节影像

果。其唯一的适应证为类风湿关节炎继发DRUJ关节病的患者。1例患者失访，其余4例在术后平均64个月（43～90个月）进行了疗效评估。关节的平均活动范围为旋前70°和旋后80°；与对侧手相比，平均握力为148%；平均DASH得分为55.9分；无术中及术后并发症。作者认为该术式可使患者早期获益，并且随时间推移，假体仍可保持稳定。

Mesquida[17]回顾分析了27例接受Eclipse假体植入的患者，随访时间平均30个月（12～69个月）。与健侧相比，手术侧腕关节保留了100%的旋前功能和84%的旋后功能。握力超过了健侧，平均DASH评分为26.3分。

并发症包括：1例翻修（尺骨头切除不完全并有旋后功能障碍）；1例有症状性DRUJ不稳定；1例假体导致尺腕关节撞击。X线片显示：10例（38%）患者的金属底座下方出现骨吸收，9例（33%）患者出现乙状切迹的重塑现象；这些似乎都未导致任何副反应。未发现有假体松动的影像学征象。

五、作者的经验和推荐技术（技巧和方法）

自从Eclipse假体进入市场以来，我们已经为7例患者植入了7个Eclipse假体。6例患者成功地改善了症状，1例因钼过敏不得不在35个月后移除假体。

手术指征包括各种原因导致的DRUJ OA（5例）、假性痛风（1例）以及同时患尺腕撞击和假性痛风（1例）。平均随访97个月（35～147个月）。术前和术后评估包括视觉模拟疼痛评分（EVA）、前臂运动范围（用量角器测量）、握力（使用Jamar测力仪）、功能和放射检查以及患者自我评分（PRWE）。

（一）结果

回顾性分析结果显示，关节的平均旋前70°（55°～80°），平均旋后54°（30°～70°）。运动范围的平均恢复百分比为对侧的73%（44%～89%）。平均握力为17.4kgf（0～35kgf），相当于对侧的74.8%（0～100%）。钼过敏患者的握力为0kgf。平均PRWE评分为26.7%。冲击试验结果显示，所有DRUJ保持了临床稳定性。1例患者由于术后持续疼痛，在35个月时进行了翻修，取出假体并进行了相应的尺骨手术，后来证实患者对钼过敏。未进行其他的翻修手术。

（二）技巧和方法

- 如果尺骨头试模插入后，有任何旋后功能受限，需要注意掌侧关节囊和旋前方肌（PQ）的情况。可向近侧延伸切口，并屈曲腕关节，根据需要对这些结构进行探查和松解。
- 如果DRUJ不稳定，则不适合使用Eclypse假体。

致谢

感谢Juana Medina医学博士对本章的贡献。

参考文献

[1]　Garcia-Elias M. Failed ulnar head resection: prevention and treatment. J Hand Surg [Br]. 2002; 27(5):470–480

[2]　Garcia-Elias M. Eclypse: partial ulnar head replacement for the isolated distal radio-ulnar joint arthrosis. Tech Hand Up Extrem Surg. 2007; 11(1):121–128

[3]　Minami A, Iwasaki N, Ishikawa J, Suenaga N, Yasuda K, Kato H. Treatments of osteoarthritis of the distal radioulnar

joint: long-term results of three procedures. Hand Surg. 2005; 10(2–3):243–248

[4]　Bell MJ, Hill RJ, McMurtry RY. Ulnar impingement syndrome. J Bone Joint Surg Br. 1985; 67(1):126–129

[5]　Garcia-Elias M, Smith DE, Llusá M. Surgical approach to the triangular fibrocartilage complex. Tech Hand Up Extrem Surg. 2003; 7(4):134–140

[6]　Bigorre N, Saint Cast Y, Cesari B, Rabarin F, Raimbeau G. Intermediate term evaluation of the Eclypse distal radio-ulnar prosthesis for rheumatoid arthritis: a report of five cases. Orthop Traumatol Surg Res. 2016; 102(3):345–349

[7]　Mesquida V. Partial ulnar head replacement: Eclypse prosthesis: a multicentric review of 27 patients. Médecine humaine et pathologie 2011. ffdumas-00658822f

34

第35章 挽救性下尺桡关节 Aptis 假体置换术

Maurizio Calcagni, Thomas Giesen, Marco Guidi, Lisa Reissner, Florian S. Frueh

【摘要】当前臂在旋转中立位，屈肘举起物体时，应力从肱肌的尺骨止点向上传递到尺骨头、乙状切迹，最后传递到手。当下尺桡关节（DRUJ）受损或不稳定时，举重物时就会比较困难甚至产生疼痛。处理这种情况的大多数外科手术方式是切除尺骨头，这样就无法维持将应力从手传递到前臂所需关键解剖结构的完整性。

Aptis假体是一种全关节置换假体。该假体不仅可以替代DRUJ关节的两个组成部分，还可以替代三角纤维软骨复合体（TFCC）的功能。根据我们的经验，这种假体是治疗DRUJ骨关节炎疼痛和不稳定的安全且非常有效的解决方案。此外，它也可以作为尺骨残端或尺骨头置换术后，关节不稳定和疼痛的挽救性手术方案。已发表的数据显示，该假体能够减轻疼痛和改善握力，差异具有统计学显著性意义。前臂旋转通常会改善，但程度较小。最常见的并发症是肌腱和神经的激惹，但可以通过精准的手术操作来预防。据报道，该假体5年的生存率为97%。

【关键词】DRUJ置换术，DRUJ假体，DRUJ不稳定，DRUJ骨性关节炎，关节置换术，半限制型假体

一、概述

尺桡关节是一种由上尺桡关节（PRUJ）和下尺桡关节（DRUJ）组成的双关节结构[1]。当前臂在旋转中立位，屈肘举起物体时，应力从肱肌的尺骨止点向上传递到尺骨头、乙状切迹，最后传递到手。

当下尺桡关节（DRUJ）受损或不稳定时，举重物时就会比较困难甚至产生疼痛[2]。通常，DRUJ有问题的患者，会出现腕部尺侧的疼痛，用力时疼痛加重[3,4]。

目前有各种外科手术方案来处理这些问题。大多数手术方案是部分或全部切除尺骨头[5,6]。这些关节成形术成功的关键取决于维持关节对合的关节囊和韧带的完整性。但是，它们往往无法保护这些将应力从手传递到前臂所必需的关键解剖结构。DRUJ融合结合尺骨干截断术（即Sauvé-Kapandji手术）导致尺桡骨之间应力传导机制发生障碍，进而导致功能丧失[7]。另一种方法是尺骨头置换术，联合或不联合周围韧带重建术[8,9]。最后，有人提出跟腱填充关节成形术，以避免尺骨远侧残端与桡骨撞击而产生疼痛[10]。重要的是，手术后DRUJ的功能通常受限，并产生术后疼痛、残留症状性不稳定或关节僵硬，尤其是在手部用力的时候[11]。

所有这些手术，所获得的功能恢复都很有限，这主要是由于尺骨头置换术后残留关节不稳定，或尺骨残端与桡骨的撞击，尤其是在活跃的患者中。在某些情况下，患者前臂在旋转过程中会出现咔嗒异响并伴随疼痛，进一步限制了前臂的功能。

二、假体和置入技巧

半限制型DRUJ假体（Aptis Medical）于2001年首次被提出，作为一种全关节置

换假体，不仅可以替代DRUJ关节的两个组成部分，还可以替代三角纤维软骨复合体（TFCC）的功能[13]。

该假体完全是模块化设计。桡骨侧组件是一块贴合桡骨尺侧面解剖形态的钢板，其远端有一个半圆窝状结构以容纳尺骨头假体。它有三种尺寸可供选择。桡骨侧组件的桡侧有一个栓钉，表面涂有钛等离子以增强骨结合能力。根据钢板的尺寸，用3~5枚螺钉将钢板固定在桡骨上。最近开发出了锁定钢板，进一步提高了桡骨固定的强度。尺骨柄也涂有钛等离子，远端有一个销栓，用于安装超高分子聚乙烯尺骨头假体。假体柄有各种型号以及不同长度的颈，以适应之前手术所留下的尺骨远端骨缺损。

假体的大小可以根据正位（后前位）和侧位X线影像进行规划。采用背侧入路，沿着尺骨远端的尺侧边界做一长约8cm的皮肤切口，并向手腕部斜向延伸3cm。在大多数情况下，既往手术留下的瘢痕决定了这次皮肤切口，但切口应尽可能靠近前臂尺侧边缘，以便轻松地将钢板放置并固定在桡骨的尺侧边缘。在整个手术过程中，注意尺神经的背侧支并小心保护。然后显露伸肌支持带，在第二背侧间室的水平部切开，以形成一个以尺侧为蒂的组织瓣。在DRUJ的水平，背侧关节囊也包括在这个组织瓣中。然后切开尺侧腕伸肌（ECU）间室，将肌腱完全松解至其远端止点。此时，如果尺骨头仍然存在，则将其切除，并将骨间膜切开8~9cm，以便更好地移动尺骨残端并暴露乙状切迹。建议切除桡骨的掌侧边缘骨质，放置桡骨钢板试模，并与冠状面成90度，不要向背侧倾斜。钢板的远端应位于月状窝下方至少3mm处。用克氏针和螺钉临时固定钢板，并用C臂机透视确认其位置。钢板边缘不应超过桡骨背侧皮质，以降低伸肌腱激惹的风险。最后放置正式钢板并用螺钉固定。最近端的螺钉应使用单皮质固定，以防止应力性骨折。

前臂极度旋前，用引导器将尺骨按计划平面截骨。在尺骨髓腔内放置一直径2.4mm的导针，并用逐级扩髓器（4.0~6.0mm）扩髓，深度达到11cm标记处，直到大小紧密匹配。最后用相应尺寸的扩髓器对尺骨远端髓腔进行精加工。此时用塑料材质的锤击器，向尺骨柄敲入，直到涂层与骨质平齐。尺骨栓钉的远端应比桡骨钢板的远端更靠近端。然后放置尺骨头球和封盖并固定。伸肌支持带在ECU肌腱下方通过，并跨过第二背侧间室，缝合到其原来的位置上。逐层关闭伤口，并用短臂夹板固定以保护软组织。

手腕部的康复治疗在术后1~2天内开始，包括手指活动、主动腕关节运动和轻柔的前臂旋转。4周后，允许前臂充分旋转，术后6周开始承重锻炼。完全承重需要在术后3个月。

三、适应证和禁忌证

Aptis半限制型假体，理论上可用于所有DRUJ疼痛和不稳定的病例[4]。主要适应证包括：有症状的类风湿性关节炎、退行性或创伤性DRUJ关节炎，以及既往做过其他DRUJ手术的成年人[13]。根据我们的经验，大多数患者既往曾因各种DRUJ问题进行过一次或多次手术干预，特别是接受过尺骨头部分或全部切除，尺骨近侧残端撞击桡骨，并伴随关节不稳定（图35.1a~c）[14]。我们也可使用Aptis假体治疗腕关节融合术后尺骨头或尺骨残端不稳定（图35.2a~d）以及用作尺骨头置换术后伴有疼痛和不稳定的挽救性手术（图35.3a~f）。

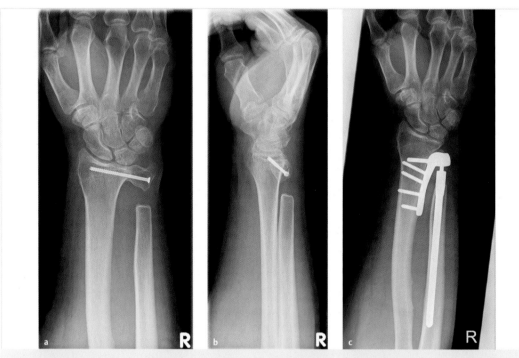

图 35.1　（a，b）Sauvé–Kapandji 手术后尺骨残端不稳定。（c）尺骨残端切除，植入 Aptis 假体

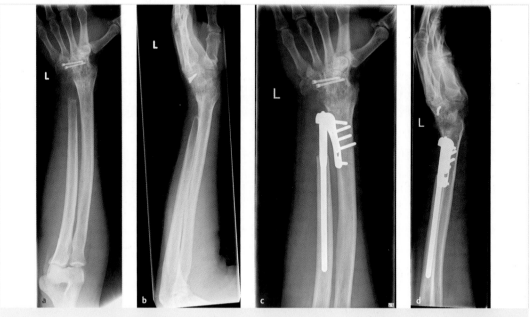

图 35.2　（a，b）腕关节融合和尺骨头切除术后尺骨残端不稳定。（c，d）使用 Aptis 假体行 DRUJ 关节置换术后随访 3 个月的影像结果

　　禁忌证包括：已知的金属过敏（钴铬、镍）、骨骼未发育成熟、活动性感染以及尺骨残端短于11cm。

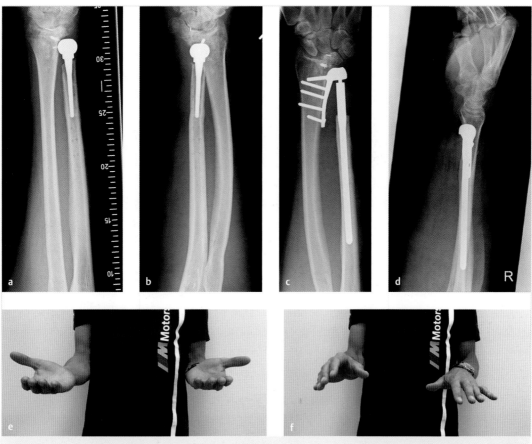

图 35.3　（a，b）在经历 5 次手术后尺骨头假体不稳定。（c，d）使用 Aptis 假体 DRUJ 关节置换术后随访 3 个月的影像结果。（e，f）旋前旋后仅轻微受限，活动范围与术前相同

四、文献结果

相关文献报道相对较少。近期的综述文章[15,16]发现仅有 14 项研究，涉及的假体数略大于 300 例。绝大多数的患者均是由假体研发者所在的科室治疗的。据报道，术后关节平均旋前/旋后范围为 167°～115°，握力相当于对侧 DRUJ 的 46%～90%。平均随访 56 个月（24～75 个月）[16]的假体生存率为 97%，主要并发症相对较少。然而，另一篇综述报道了高达 21% 的再手术率[15]，主要是因为 ECU 肌腱或桡神经激惹。

五、作者的经验和推荐技术（技巧和方法）

我们的经验来自于既往 10 年中超过 40 例的手术案例。我们的结果与其他作者报告的结果非常相似[14]。在我们的前 10 例患者中，由于各种不同的并发症，再次手术率高达 21%。有两例假体不得不拆除，都发生在前 10 例患者中。严格的适应证选择和非常精确的技术是避免并发症的关键，就像在所有其他关节置换手术中一样，细节决定成败，同

时也会使学习曲线非常平坦。

我们这组病例主要的适应证是尺骨头切除术后尺骨近侧残端不稳定伴有疼痛的患者。既往的手术次数各不相同，我们观察到前臂旋转功能发生障碍的程度是影响最终结果的主要因素，因为手术并不能使其显著改善[14]（图35.4）。平均随访5年（未发表），患者的疼痛、力量和举重物能力均有统计学意义上的改善（图35.5）。我们发现，对于有症状的DRUJ患者，既往未接受过其他手术，进行初次置换的临床效果更好，但由于数量太少，结果无显著统计学意义。

该技术独创的方法非常可靠，根据已报道的并发症，仅做了少许改良。在我们看来，关键要素是：桡骨侧组件的放置；螺钉的长度；以及尺骨柄的大小。

伸肌腱激惹，尤其是ECU肌腱，是最常见的并发症。应特别注意脂肪筋膜瓣的解剖。应该按计划在正确的位置切开，并且切口要足够宽，以覆盖假体的远端部分，避免肌腱激惹。出于同样的原因，ECU腱鞘应小心地切开，解剖至掌骨基底部止点。在这个操作过程中，容易损伤尺神经的背侧支，在整个过程中应对其进行识别和保护。

桡骨钢板背侧沿，必须与桡骨齐平，以减少肌腱激惹的风险。

桡骨钢板应放置在腕骨近端至少3mm处，以避免撞击。在可能的情况下，如果TFCC还存在，则应保留TFCC，以避免与腕骨之间的撞击。桡骨钢板的位置应该在X光影像的各个角度上进行检查确认。观察桡骨钢板位置时，评估X光投照方向的一个简单技巧是，当模板的螺钉孔变成正圆时，就能确保投照方向是垂直于钢板的。

螺钉过长也是导致并发症的原因。远端螺钉的末端对桡神经浅支或第一背侧间室的肌腱的激惹是最常见的外科翻修原因之一。使用这种假体时，我们建议螺钉的尖端不应

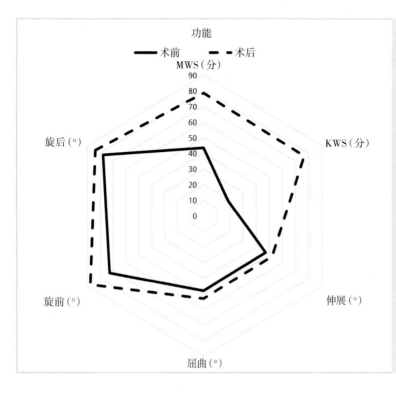

图 35.4　腕关节活动的蜘蛛网图（无统计学差异），Mayo 腕关节评分（MWS）和 Krimmer 腕关节评分（KWS）较前改善，并有统计学意义（$P < 0.05$）

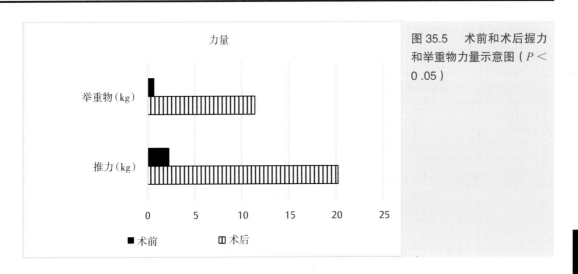

图 35.5　术前和术后握力和举重物力量示意图（$P <$ 0.05）

35

突破第二层皮质。近端螺钉也应采用单皮质固定，以减少钢板末端产生的应力，因为可能导致应力性骨折。

文献中尚无关于桡骨侧组件松动的报道，根据我们的经验，这也不是一个问题。

尺骨侧假体柄有不同的长度，以适应既往接受过各种尺骨头切除术的患者。必须注意的是，可承受的最大负载与假体柄延伸的长度成反比，因此应尽可能使用短柄。尺骨柄松动是罕见的，在我们的患者中仅有1例。我们认为，如果最大尺寸（6mm）的尺骨柄很容易就能插入，则应该进行植骨或使用骨水泥来加强固定。

随着时间推移，对假体进行了改进，采用了更小的钢板、锁定螺钉固定和改良的桡骨钢板封盖。更小的桡骨钢板有助于解决较小桡骨所面临的多种假体问题。在最初报道的病例中，在尺骨柄远端的周围，观察到一些假体周围钙化，但使用1cm短柄后则减少了钙化的发生，随后也未发现这种情况。

六、结论

根据我们的经验，Aptis假体是治疗DRUJ骨关节炎疼痛和不稳定的安全且非常有效的解决方案。此外，它也可以作为尺骨残端或尺骨头置换术后，关节不稳定和疼痛的挽救性手术方案。已发表的数据显示，该假体能够减轻患者疼痛和改善握力，差异有显著统计学意义。前臂旋转通常会改善，但程度较小。最常见的并发症是肌腱和神经的激惹，但可以通过精准的手术操作来预防。据报道，该假体5年的生存率为97%。

参考文献

[1] Markolf KL, Lamey D, Yang S, Meals R, Hotchkiss R. Radioulnar loadsharing in the forearm. A study in cadavera. J Bone Joint Surg Am. 1998; 80(6):879–888

[2] Shaaban H, Giakas G, Bolton M, et al. The load-bearing characteristics of the forearm: pattern of axial and bending force transmitted through ulna and radius. J Hand Surg [Br]. 2006; 31(3):274–279

[3] Savvidou C, Murphy E, Mailhot E, Jacob S, Scheker LR. Semiconstrained distal radioulnar joint prosthesis. J Wrist Surg. 2013; 2(1): 41–48

[4] Axelsson P, Sollerman C. Constrained implant arthroplasty as a secondary procedure at the distal radioulnar joint:

early outcomes. J Hand Surg Am. 2013; 38(6):1111–1118

[5]　Bowers WH. Distal radioulnar joint arthroplasty: the hemiresectioninterposition technique. J Hand Surg Am. 1985; 10(2):169–178

[6]　Van Schoonhoven J, Lanz U. Salvage operations and their differential indication for the distal radioulnar joint. Orthopade. 2004; 33(6): 704–714

[7]　Field J, Majkowski RJ, Leslie IJ. Poor results of Darrach's procedure after wrist injuries. J Bone Joint Surg Br. 1993; 75(1):53–57

[8]　Willis AA, Berger RA, Cooney WP, III. Arthroplasty of the distal radioulnar joint using a new ulnar head endoprosthesis: preliminary report. J Hand Surg Am. 2007; 32(2):177–189

[9]　Garcia-Elias M. Eclypse: partial ulnar head replacement for the isolated distal radio-ulnar joint arthrosis. Tech Hand Up Extrem Surg. 2007; 11(1):121–128

[10]　Greenberg JA, Sotereanos D. Achilles allograft interposition for failed Darrach distal ulna resections. Tech Hand Up Extrem Surg. 2008; 12(2):121–125

[11]　Degreef I, De Smet L. The Scheker distal radioulnar joint arthroplasty to unravel a virtually unsolvable problem. Acta Orthop Belg. 2013; 79(2):141–145

[12]　Scheker LR, Martineau DW. Distal radioulnar joint constrained arthroplasty. Hand Clin. 2013; 29(1):113–121

[13]　Scheker LR. Implant arthroplasty for the distal radioulnar joint. J Hand Surg Am. 2008; 33(9):1639–1644

[14]　Reissner L, Böttger K, Klein HJ, Calcagni M, Giesen T. Midterm results of semiconstrained distal radioulnar joint arthroplasty and analysis of complications. J Wrist Surg. 2016; 5(4):290–296

[15]　Calcagni M, Giesen T. Distal radioulnar joint arthroplasty with implants: a systematic review. EFORT Open Rev. 2017; 1(5):191–196

[16]　Moulton LS, Giddins GEB. Distal radio-ulnar implant arthroplasty: a systematic review. J Hand Surg Eur Vol. 2017; 42(8):827–838

索 引